Integrale geboortezorg

Hajo Wildschut
Inge Boesveld

Integrale geboortezorg

Samen bevalt goed

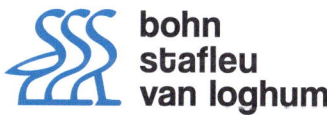

Houten 2018

ISBN 978-90-368-2201-5   ISBN 978-90-368-2202-2 (eBook)
https://doi.org/10.1007/978-90-368-2202-2

© Bohn Stafleu van Loghum is een imprint van Springer Media B.V., onderdeel van Springer Nature 2018, gecorrigeerde versie 2019
Alle rechten voorbehouden. Niets uit deze uitgave mag worden verveelvoudigd, opgeslagen in een geautomatiseerd gegevensbestand, of openbaar gemaakt, in enige vorm of op enige wijze, hetzij elektronisch, mechanisch, door fotokopieën of opnamen, hetzij op enige andere manier, zonder voorafgaande schriftelijke toestemming van de uitgever.

Voor zover het maken van kopieën uit deze uitgave is toegestaan op grond van artikel 16b Auteurswet j° het Besluit van 20 juni 1974, Stb. 351, zoals gewijzigd bij het Besluit van 23 augustus 1985, Stb. 471 en artikel 17 Auteurswet, dient men de daarvoor wettelijk verschuldigde vergoedingen te voldoen aan de Stichting Reprorecht (Postbus 3060, 2130 KB Hoofddorp). Voor het overnemen van (een) gedeelte(n) uit deze uitgave in bloemlezingen, readers en andere compilatiewerken (artikel 16 Auteurswet) dient men zich tot de uitgever te wenden.

Samensteller(s) en uitgever zijn zich volledig bewust van hun taak een betrouwbare uitgave te verzorgen. Niettemin kunnen zij geen aansprakelijkheid aanvaarden voor drukfouten en andere onjuistheden die eventueel in deze uitgave voorkomen. De uitgever blijft onpartijdig met betrekking tot juridische aanspraken op geografische aanwijzingen en gebiedsbeschrijvingen in de gepubliceerde landkaarten en institutionele adressen.

NUR 850
Basisontwerp omslag: Studio Bassa, Culemborg
Automatische opmaak: Scientific Publishing Services (P) Ltd., Chennai, India
Omslagontwerp: Ronald Coffie atelierroco@hotmail.com

Bohn Stafleu van Loghum
Walmolen 1
Postbus 246
3990 GA Houten

www.bsl.nl

Voorwoord

Alles op alles voor betere zorg!

Een jongen? Een meisje? Je kunt je voorkeur hebben, maar elke aanstaande ouder weet wat écht belangrijk is: als de baby maar gezond is!

Elk jaar bevallen in ons land 170.000 vrouwen. En gelukkig gaat dat meestal goed. Dan wordt die grote wens – een gezonde baby – vervuld. Geweldig!

Helaas gaat het ook wel eens mis; bij de zwangerschap of rondom de bevalling; met het kindje of met de moeder. Dan is er geen blijdschap, maar zijn er grote spanningen: komt het wel goed? En als het niet goed komt, is er groot verdriet.

We moeten samen alles op alles zetten om te voorkomen dat het misgaat. Nóg beter samenwerken in de verloskunde. Goede zorg voor moeder en kind draait om er *zijn*; bereikbaar en beschikbaar, 24 uur per dag, 7 dagen per week. Dat kan alleen als zorgverleners onderling afspraken maken, zodat de zorg naadloos aansluit.

We hebben in de geboortezorg al veel bereikt en er gebeurt veel, maar om de vermijdbare babysterfte nog verder terug te dringen, moet het nog beter en sneller. Dat vraagt heel veel van u – de mensen die dit mooie werk mogen doen. De oude manier van werken met de taakverdeling, de verschillende bevoegdheden, de tradities – het is lastig om dat los te laten. Toch is dat wat moet gebeuren, juist om integrale geboortezorg te kunnen bieden. Dit boek geeft veel voorbeelden uit de praktijk die ons laten zien hoe dat moet en kan. Hoe bent u samen verantwoordelijk? Wat is samen beslissen eigenlijk? Hoe vormt u dat netwerk rondom moeder en kind? Hoe maakt u bindende afspraken over kwaliteit, registratie, verantwoording en helderheid?

Dit boek kwam ook door samenwerking tot stand; gynaecologen, verloskundigen, verpleegkundigen, kraamverzorgenden, kinderartsen, jeugdartsen, medisch antropologen en zwangere vrouwen delen hun lessen en ervaringen met u. Doe er uw voordeel mee. Want alleen samen maken we de zorg voor moeders en kinderen beter. En daar gaat het om!

Edith Schippers
voormalig minister van Volksgezondheid, Welzijn en Sport

Dankwoord

Speciale dank gaat uit naar de leden van de adviesraad: dr. Suze Jans, research midwife, Britt Myren, medisch antropoloog, Elle Struijf, arts Maatschappij en Gezondheid en drs. Floor Molkenboer, bedrijfskundige en oprichter cliëntenorganisatie ▶ Zelfbewustzwanger.nl. Zij waren nauw betrokken bij de eerste opzet van dit leerboek, het uitwerken van ideeën, de identificatie van blinde vlekken, het beoordelen van de tekst en het leveren van commentaar op alle concepthoofdstukken. Dank voor jullie inzet, tijd en inspiratie!

Tevens een woord van dank aan de medeauteurs van de diverse hoofdstukken en aan Paul Asbreuk, Trudeke Biermasz, Kitty Bloemenkamp, Klaus Boonstra, Chiel Bos, Merlijn Botter, Marc Bruijnzeels, Julia Dikkers-Halbertsma, Jeannette van Ditzhuijzen, Marina van Dijk, Jan Jaap Erwich, Christine Fenenga, Arie Franx, Corine van Geffen, Hanneke de Graaf, Michiel Hageman, Marjolijn van Heemstra, Ingrid Heidema, Klaartje Kalver, Stefan Koomen, Dunya Khayame, Hugo Keuzenkamp, Petra Kunkeler-Willems, Jacqueline Laudy, Karsten van Loon, Ingrid Peters, Uriëll Malanda, Dineke Moerman, Hajé Nordbeck, Mickey de Rooij, Sicco Scherjon, Sophie Six, Eric Steegers, Sjoerd Terpstra, Bas Tierolf, Arno Timmermans, Koos van der Velden, Mariëlle van Pampus, Lidwien Verweij, Melanie Wiegerinck, Mira Westland, Trees Wiegers, Jitske Wildschut, Noëmi Willemen, Susanne Zuidhof en Ellen Zwagerman. Allen hebben een onbaatzuchtige bijdrage geleverd aan dit boek.

Hajo Wildschut (hoofdredacteur) en Inge Boesveld

Inhoud

Deel I Moeder en kind centraal

1   De (aanstaande) moeder 5
H.I.J. Wildschut, A.J.M. Waelput, K.M. Paarlberg, M.P. Fransen, C.J.M. Groenen,
M. Nieuwenhuijze, M. Rijnders en J.C. Mooij

1.1	Inleiding	7
1.2	Samen beslissen	8
1.2.1	Paradigmaverschuiving	8
1.2.2	Specifieke aspecten bij integrale geboortezorg	11
1.3	Communicatie	13
1.4	Informatie	13
1.4.1	Informatie voor de (aanstaande) moeder om tot goede besluiten te kunnen komen	13
1.4.2	Hoeveel informatie kunnen zwangere vrouwen aan?	15
1.5	Gezamenlijke besluitvorming in de praktijk	16
1.5.1	Achtergrond	16
1.5.2	Drie goede vragen	16
1.5.3	BRAIN-methodiek	16
1.5.4	Samen beslissen tijdens de zwangerschap	17
1.5.5	Vier algemene voorbeelden	19
1.5.6	Zorg op maat	22
1.6	Moeilijke of onmogelijke keuzes	26
1.6.1	Noodgevallen	26
1.6.2	Taalbarrière en/of lage gezondheidsvaardigheden	26
1.6.3	Uiteenlopende persoonlijkheden	28
1.6.4	Zelf geen keuze willen of kunnen maken	29
1.6.5	Beperkingen in 'vrije keuze'	29
1.6.6	Praktische afwegingen als de (aanstaande) moeder zich niet kan vinden in het gangbare beleid	30
1.7	Zwangerschapsbegeleiding	31
1.7.1	CenteringPregnancy®	31
1.7.2	CenteringParenting®	33
1.7.3	Zwangerschapscursussen	34
1.7.4	Doula	35
1.8	Moeder of kind centraal?	37
1.9	Conclusies	37
1.10	Opdrachten	38
	Literatuur	39

2   De kwetsbare (aanstaande) moeder 47
H.I.J. Wildschut, A.J.M. Waelput, K.M. Paarlberg, M.P. Fransen, C.J.M. Groenen,
M. Nieuwenhuijze en J.C. Mooij

2.1	Gezondheidsverschillen in Nederland	50
2.1.1	Perinatale gezondheid in Nederland is ongelijk verdeeld	51
2.1.2	Oorzaken van geografische verschillen in sterfte en morbiditeit	51
2.1.3	Ongunstige omgevingsfactoren	52

2.2	Sociale verloskunde	53
2.3	Definities van 'kwetsbare (aanstaande) moeders'	57
2.3.1	Vrouwen met psychiatrische en/of psychosociale problematiek	57
2.3.2	Vrouwen met verslavingsproblematiek	57
2.3.3	Vrouwen met een verstandelijke beperking	60
2.3.4	Vrouwen met 'sociale problematiek'	60
2.3.5	Vrouwen met een migratieachtergrond	62
2.4	Instrumenten voor vroegsignalering psychopathologie, psychosociale problematiek en middelengebruik	63
2.4.1	R4U	63
2.4.2	Mind2Care	64
2.4.3	ALPHA-NL	65
2.4.4	Zelftest van het Landelijk Kenniscentrum Psychiatrie en Zwangerschap (LKPZ)	65
2.5	Integrale geboortezorg voor kwetsbare (aanstaande) moeders	66
2.5.1	Inleiding	66
2.5.2	Sociale wijkteams	66
2.5.3	Gerichte zorg voor kwetsbare (aanstaande) moeders	67
2.6	Blauwdruk psychosociale zorg	71
2.7	POP-poli	71
2.8	Conclusies	72
2.9	Opdrachten	72
	Literatuur	72
3	**Het kind**	77
	H.I.J. Wildschut en A. Kesler	
3.1	Inleiding	78
3.2	Potentieel conflicterende belangen van moeder en kind	79
3.3	Voedingskeuze	79
3.3.1	JGZ-richtlijn Voeding en eetgedrag	79
3.3.2	Borstvoeding	80
3.4	Landelijke neonatale hielprikscreening	84
3.4.1	Inleiding	84
3.4.2	Voorlichtingsmomenten	84
3.5	Landelijke gehoorscreening	84
3.5.1	Inleiding	84
3.6	Rijksvaccinatieprogramma	85
3.6.1	Inleiding	85
3.6.2	Vaccinatiegraad	85
3.6.3	Vaccinatie tegen kinkhoest	86
3.7	De rol van de (aanstaande) ouders	87
3.7.1	Inleiding	87
3.8	Conclusies	87
3.9	Opdrachten	88
	Literatuur	88

Deel II Integrale zorg

4 Integrale geboortezorg – achtergrond, definitie, doelstellingen en organisatorische aspecten 93
H.I.J. Wildschut, I.C. Boesveld, E. Hallensleben, W.J. Hofdijk, E. Cellissen, J.A.M. de Boer en S.E.M. Truijens

4.1	**Inleiding**	95
4.2	**Het reguliere Nederlandse geboortezorgstelsel**	95
4.3	**Redenen voor geboortezorgvernieuwing**	96
4.3.1	Relatief hoge perinatale sterfte..	96
4.3.2	Veranderend zorglandschap	98
4.3.3	Risico's in een nieuw licht...	98
4.3.4	Verlies van informatie door fragmentatie van zorg	99
4.3.5	Toenemende zorgkosten	101
4.4	**Waardegedreven zorg (value-based health care)**	101
4.4.1	Triple Aim-programma	102
4.5	**Definitie, doelstellingen en opzet van integrale geboortezorg**	102
4.5.1	Geen verschil tussen 'integraal' en 'geïntegreerd'	103
4.5.2	Dimensies en niveaus van integrale geboortezorg	105
4.5.3	Doelstellingen van integrale geboortezorg	106
4.6	**Implicaties van integrale geboortezorg**	107
4.6.1	Persoonsgerichtheid	107
4.6.2	Populatiegericht	107
4.6.3	Continuüm van zorg...	107
4.6.4	Continuïteit van zorg...	107
4.7	**Voorwaarden voor succesvolle implementatie van integrale geboortezorg**...........	109
4.7.1	Inleiding...	109
4.7.2	Visie...	109
4.7.3	Plan van aanpak...	111
4.7.4	Teamklimaat..	113
4.7.5	Het betrekken van het sociaal-maatschappelijke domein	117
4.8	**Implementatiestrategieën integrale aanpak geboortezorg – enkele praktijkvoorbeelden**	117
4.9	**Cliëntenparticipatie**	124
4.9.1	Inleiding...	124
4.9.2	Adviesraad van zwangere vrouwen/(jonge) ouders......................................	125
4.9.3	Samenwerking met de adviesraad van zwangere vrouwen/(jonge) ouders.................	126
4.9.4	Knelpunten in het opzetten van een adviesraad van (jonge) ouders.......................	127
4.9.5	De cliëntenparticipatieladder	127
4.10	**Deskundigheidsbevordering op organisatorisch terrein**.............................	128
4.10.1	Inleiding...	128
4.10.2	Lean®-filosofie..	128
4.10.3	Kleurendenken voor organisatieverandering..	131
4.11	**Deskundigheidsbevordering op het terrein van communicatie**.......................	133
4.11.1	Inleiding...	133
4.11.2	SBAR-methode..	133

4.12	**Voortgang van de implementatie**	134
4.12.1	Cirkel van Deming	134
4.12.2	Checklist CPZ	135
4.12.3	VSV-spiegel	135
4.12.4	CPZ-ladder interprofessionele samenwerking	135
4.13	**Conclusies**	135
4.14	**Opdrachten**	141
	Literatuur	141
5	**Kwaliteit van zorg**	149
	H.I.J. Wildschut, A. de Jonge, S. Denktaş, P.W. Achterberg, S.E.M. Truijens,	
	I.C. Boesveld en G. de Winter	
5.1	**Inleiding**	151
5.2	**Algemene kaders voor kwaliteit van zorg**	151
5.3	**Verloskundigenzorg**	153
5.4	**Evidence-based denken**	153
5.4.1	Levels of evidence	155
5.4.2	Wetenschappelijke benadering van complexe vragen	156
5.5	**Wetenschappelijke overzichtsartikelen**	156
5.5.1	Het klassieke overzichtsartikel	156
5.5.2	Systematisch literatuuroverzicht	157
5.6	**Evidence-based medicine/practice**	158
5.7	**Beoordeling van de kwaliteit van zorg: stand van zaken**	159
5.7.1	Inleiding	159
5.7.2	Kwaliteitsindicatoren	159
5.7.3	Wettelijke kaders voor kwaliteit van zorg	160
5.7.4	Professionele kwaliteitsstandaarden	161
5.8	**Kwaliteitsregistraties: algemene doelstellingen**	164
5.8.1	Inleiding	164
5.8.2	Intern gebruik van kwaliteitsregistraties	164
5.8.3	Extern gebruik van kwaliteitsregistraties	164
5.8.4	Beperkingen in het gebruik van gegevens van kwaliteitsregistraties	164
5.9	**Cliëntervaringen met kwaliteit van zorg**	165
5.9.1	Inleiding	165
5.9.2	De Net Promotor Score	165
5.9.3	De PCQ Zwangerschap en Geboorte vragenlijst	166
5.9.4	Childbirth Perception Scale (CPS)	166
5.9.5	ReproQuestionnaire (ReproQ)	166
5.9.6	Nijmegen Continuity Questionnaire (NCQ)	166
5.9.7	PROM's en PREM's	167
5.10	**Landelijke kwaliteitsregistraties (integrale) geboortezorg**	168
5.10.1	Perined	168
5.10.2	De Adverse Outcome Indicator (AOI-5)	168
5.10.3	Indicatorenset Zwangerschap en bevalling	170
5.10.4	Kwaliteitsindicatoren Kraamzorg	171

5.11	**Internationale kwaliteitsregistraties geboortezorg**	171
5.11.1	ICHOM	171
5.11.2	Europese monitor voor verloskundigenzorg	171
5.12	**Conclusies**	173
5.13	**Opdrachten**	174
	Literatuur	174

6	**Risicosignalering en risicomanagement**	179
	H.I.J. Wildschut, P.M. Offerhaus, T.J. Roseboom en W. Otten	
6.1	**Inleiding**	180
6.2	**Risicosignalering in tijd**	181
6.3	**Definitie van risico**	182
6.3.1	Risico-informatie met getallen	185
6.3.2	Communicatie van getalsmatige risico-informatie	186
6.3.3	Perceptie van getalsmatige risico's	186
6.3.4	Risico-informatie zonder getallen	187
6.4	**Risicocommunicatie en geboortezorg**	188
6.5	**Knelpunten in risicosignalering**	189
6.5.1	Lage positief voorspellende waarde	190
6.5.2	Hoge negatief voorspellende waarde	190
6.6	**Preventieparadox**	190
6.7	**Algemene adviezen voor risicocommunicatie**	191
6.8	**Risicosignalering en risicomanagement tijdens het geboortezorgtraject**	192
6.8.1	Inleiding	192
6.8.2	Preconceptiezorg	192
6.8.3	Risicosignalering tijdens de zwangerschap en rond de bevalling	197
6.9	**Conclusies**	200
6.10	**Opdrachten**	201
	Literatuur	201

Deel III Zorgprofessionals

7	**Geboortezorgprofessionals – competenties, bevoegdheden en taken**	209
	H.I.J. Wildschut, C.G.J.M. Hilders, N. van der Lee, G.A.M. Vermeulen,	
	C. Dominicus-van Raam en E.C. Hoogendoorn	
7.1	**Inleiding**	211
7.2	**Verschillende professionele werelden**	211
7.3	**Interprofessionele samenwerking**	212
7.4	**Beroepsnormen en beroepsprofielen**	213
7.4.1	Interprofessioneel onderwijs	215
7.5	**Voorbehouden handelingen**	215
7.6	**De zorgprofessionals**	216
7.6.1	Verloskundigen	217
7.6.2	Echoscopisten en counselors	223
7.6.3	Gynaecologen	224

7.7	**Overige medisch-specialistische disciplines die betrokken zijn bij geboortezorg**	231
7.8	**Verpleegkundigen**	232
7.8.1	Inleiding	232
7.8.2	Obstetrieverpleegkundigen	232
7.8.3	De intensivecare-neonatologieverpleegkundige	235
7.8.4	De jeugdverpleegkundige	235
7.9	**Kraamverzorgenden**	236
7.9.1	Beroepsprofiel	236
7.9.2	Taken en rollen	237
7.10	**Lactatiekundigen**	239
7.11	**De huisarts**	240
7.12	**Conclusies**	241
7.13	**Opdrachten**	241
	Literatuur	242

8	**Professionele verantwoordelijkheid – omgang met klachten, incidenten, complicaties en calamiteiten**	245
	H.I.J. Wildschut, B.J. Smit, G.M. van Dijk en A. de Jong	
8.1	**Inleiding**	247
8.2	**Waar kan de (zwangere) vrouw terecht als in haar ogen de verleende zorg niet deugt?**	248
8.2.1	Integrale geboortezorg en professionele verantwoordelijkheden	250
8.2.2	Verantwoordelijkheden van het interprofessioneel geboortezorgteam	251
8.2.3	Het eerste consult tijdens de zwangerschap	252
8.2.4	Prenataal huisbezoek (28–36 weken)	254
8.2.5	Geboortezorg in het ziekenhuis tijdens opname, klinische bevalling en kraambedperiode	254
8.3	**Hoe te handelen bij klachten en geschillen?**	255
8.3.1	Wettelijke klachten- en geschillenregeling	255
8.3.2	Landelijk Meldpunt Zorg	257
8.3.3	Aandachtspunten voor de huidige wettelijke klachten- en geschillenregeling	257
8.4	**Hoe te handelen bij incidenten en calamiteiten?**	257
8.4.1	Incidenten	257
8.4.2	Algemene informatie voor cliënten	257
8.4.3	Algemene informatie voor zorgprofessionals	258
8.5	**Veiligheidscultuur**	261
8.5.1	Verantwoordelijkheid, vertrouwelijkheid en openbaarheid	261
8.5.2	Ontbreken van een veiligheidscultuur	261
8.5.3	Angst voor consequenties	263
8.5.4	Praktische consequenties	263
8.5.5	Calamiteiten	265
8.6	**Rekenschap afleggen over de geleverde zorg – reflectie op eigen handelen**	266
8.6.1	Inleiding	266
8.6.2	Maternale sterfte	266

8.6.3	Sterftebesprekingen	267
8.6.4	Visitatie	272
8.6.5	Moreel beraad	273
8.7	**Weerslag van een ingrijpend incident op de zorgverleners**	274
8.8	**Conclusies**	275
8.9	**Opdrachten**	277
	Literatuur	277

Deel IV De digitale wereld

9	**Het zorgdossier – ICT-toepassingen, eHealth en social media**	285
	H.I.J. Wildschut, D. Berks, W.J. Hofdijk, G. de Winter, M. de Jong-Fintelman,	
	M.I.H. Tan, H.R. Heilema en P.C.M. de Groot	
9.1	**Inleiding**	287
9.2	**Het zorgdossier**	288
9.2.1	Het perinataal webbased dossier	289
9.2.2	Digitale gegevensvastlegging in het individueel geboortezorgplan	291
9.2.3	Digitale interprofessionele gegevensuitwisseling	294
9.3	**Eigendom zorggegevens en toestemmingsvereisten**	295
9.3.1	Medisch beroepsgeheim	295
9.3.2	Eigendom van medische gegevens	296
9.3.3	Toestemmingsvereisten voor toegang tot zorggegevens	296
9.3.4	Geen toestemming	298
9.4	**ICT-bronnen in de zorg**	298
9.4.1	eHealth	298
9.4.2	Patiënten-, cliënten of zwangerenportaal	298
9.4.3	Keuzehulp	299
9.5	**Digitale informatiebronnen voor integrale geboortezorg**	299
9.5.1	Preconceptiezorg	299
9.5.2	Zwangerschap en bevalling	299
9.5.3	Kraamperiode en de periode daarna	300
9.6	**Digitale gegevensdiensten en social media**	300
9.6.1	Inleiding	300
9.6.2	Zorgmail	301
9.6.3	Populaire berichtendiensten	301
9.7	**Kunstmatige intelligentie**	301
9.8	**E-learning**	302
9.8.1	Videoconferencing	302
9.9	**Conclusies**	302
9.10	**Opdrachten**	303
	Literatuur	303

Deel V Financiële consequenties

10	**Geboortezorg – van monodisciplinaire naar integrale bekostiging** 309	
	H.I.J. Wildschut, P.F. Boekkooi, K.F.M. Kuijper, R.C. de Jong, H. van Belzen-Slappendel, M.S. van Galen, M.F.M. Shekary-Moonen en J.N. Struijs	
10.1	**Inleiding** 311	
10.2	**Achtergrond** 312	
10.3	**Basispakketvergoedingen: welke kosten worden gedekt?** 313	
10.3.1	Prenataal 313	
10.3.2	De bevalling 314	
10.3.3	Kraambedperiode 315	
10.3.4	Ambulancezorg 316	
10.4	**Eerstelijnsgeboortezorg – tarieven en prestaties** 317	
10.4.1	Bevalling in een geboortecentrum 322	
10.5	**Tweedelijnszorg – tarieven en prestaties** 323	
10.5.1	Inleiding 323	
10.5.2	Achtergrond 323	
10.6	**Kraamzorg: tarieven en prestaties** 326	
10.7	**Het integrale bekostigingsmodel** 326	
10.7.1	Inleiding 326	
10.7.2	Experimenten 327	
10.7.3	Integrale bekostiging als uitgangspunt van geboortezorgvernieuwing 327	
10.7.4	Implementatie 330	
10.7.5	Integrale bekostigingsmodellen 330	
10.8	**Juridische organisatiemodellen** 335	
10.9	**Autoriteit Consument en Markt (ACM)** 337	
10.10	**Conclusies** 337	
10.11	**Opdrachten** 338	
	Literatuur 338	

Deel VI Lerende omgeving

11	**Gezamenlijke deskundigheidsbevordering** 341	
	H.I.J. Wildschut, G.A.M. Vermeulen, C.G.J.M. Hilders en D. Berks	
11.1	**Inleiding** 342	
11.2	**Kennisdomeinen** 343	
11.2.1	De werkvloer 343	
11.2.2	Bij- en nascholing 343	
11.2.3	Nationale wetenschappelijke onderzoeksagenda 344	
11.2.4	Overige wetenschappelijke onderzoeksprogramma's 348	
11.2.5	Kennis- en onderzoeksagenda van beroepsverenigingen 349	
11.2.6	Overige kennisdomeinen voor professionals 352	
11.2.7	Kennisplatformen sociale vraagstukken 353	
11.2.8	Buitenlandse digitale kennisdomeinen 353	

11.3	**Conclusies.**	355
11.4	**Opdrachten**	355
	Literatuur	355

12 Integrale geboortezorg – medisch-verloskundige en sociaal-maatschappelijke aandachtspunten ... 357
H.I.J. Wildschut, C.J.M. de Groot, R.J.H. Galjaard en G. de Wert

12.1	**Inleiding**	358
12.2	**Het geboortezorgstelsel.**	358
12.3	**Medisch-verloskundige aandachtspunten: de Big 4-aandoeningen.**	360
12.3.1	Inleiding	360
12.3.2	Aangeboren afwijkingen.	360
12.3.3	Vroeggeboorte.	369
12.3.4	Te laag geboortegewicht	371
12.3.5	Slechte start bij de geboorte	372
12.4	**Sociaal-maatschappelijke aandachtspunten.**	373
12.4.1	Manifest '1001 kritieke dagen'	373
12.4.2	Jeugdgezondheidszorg (JGZ)	373
12.4.3	Centrum voor Jeugd en Gezin (CJG)	376
12.4.4	De huisarts.	376
12.5	**Conclusies.**	377
12.6	**Opdracht.**	377
	Literatuur	377

Erratum bij: Integrale geboortezorg – Samen bevalt goed ... E1

Bijlagen ... 383
Nawoord ... 384
Bijlage A ... 385
Bijlage B ... 386
Register. ... 387

Redactie en auteurs

Redactie

Dr. H.I.J. Wildschut
Gynaecoloog/perinatoloog (np); Wildschut Consultancy, Enkhuizen, Nederland

Dr. I.C. Boesveld
Wetenschappelijk onderzoeker, verloskundige (np), Den Haag, Nederland

Auteurs

Dr. P.W. Achterberg
Senior adviseur RIVM, Bilthoven, Nederland

H. van Belzen-Slappendel
Verloskundige, Verloskundigenpraktijk De Vooroever, Medemblik, Nederland

Dr. D. Berks
Gynaecoloog, Westfriesgasthuis, Hoorn, Nederland

Dr. P.F. Boekkooi
Gynaecoloog Elizabeth-Tweesteden Ziekenhuis (ETZ), Tilburg, Nederland

Dr. J.A.M. de Boer
Coach/trainer, gynaecoloog Ziel & Zorg, coaching en training Zorgprofessionals Lelystad, Nederland

E. Cellissen MSc
Senior beleidsadviseur College Perinatale Zorg, Utrecht, Nederland

Prof. S. Denktaş
Hoogleraar, hoofd afdeling Social & Behavioural Sciences Erasmus University College, Rotterdam, Nederland

Mr. G.M. van Dijk
Senior rechter, Rechtbank Amsterdam, voorzitter klachtencommissie Amsterdam UMC, Amsterdam, Nederland

C. Dominicus-van Raam MBA
Directeur bedrijfsvoering KraamZus BV, Hoorn

Dr. M.P. Fransen
Universitair docent, gezondheidswetenschapper, afdeling Sociale geneeskunde, AMC, Universiteit van Amsterdam, Amsterdam, Nederland

Dr. M.S. van Galen
Onderzoeker Vektis, Zeist, Nederland

Dr. R.J.H. Galjaard
Klinisch geneticus, afdeling Klinische genetica Erasmus MC, Rotterdam, Nederland

C.J.M. Groenen MSc
Advies en (Project) Management in de geboortezorg, verloskundige (np) Coöperatieve Verloskundigen Nijmegen e.o, Nijmegen, Nederland

Prof. C.J.M. de Groot
Gynaecoloog afdeling Verloskunde en Gynaecologie, Amsterdam UMC, Amsterdam, Nederland

Drs. P.C.M. de Groot
Gynaecoloog afdeling Verloskunde en Gynaecologie, Spaarne Gasthuis, Hoofddorp

Drs. E. Hallensleben
Gynaecoloog, voorzitter VSV InZwang, Voorzitter Federatie van VSV's i.o., Groene Hart Ziekenhuis, Gouda, Nederland

Prof. C.G.J.M. Hilders
Gynaecoloog en directievoorzitter Reinier de Graaf Ziekenhuis, Delft, Nederland

H.R. Heilema
Verloskundige Lid van de PWD-werkgroep Eenheid van Taal. Verloskundigenpraktijk Heilema, Zaandijk

Drs. W.J. Hofdijk
Oprichter en partner CQT Zorg en Gezondheid,
Utrecht, Nederland

E.C. Hoogendoorn
Obstetrieverpleegkundige; Westfriesgasthuis,
Hoorn, Nederland

Dr. mr. A. de Jong
Ethicus en jurist, Utrecht, Nederland

Drs. R.C. de Jong
Relatiemanager zorgverzekeraars Stichting
Ziekenhuizen West-Friesland en Waterland
(te Hoorn) en Westfriesgasthuis Hoorn, Nederland

Dr. A. de Jonge
Universitair hoofddocent, verloskundige
afdeling Midwifery Science, Amsterdam Public
Health onderzoeksinstituut, Amsterdam UMC,
Amsterdam, Nederland

Drs. M. de Jong-Fintelman
Senior adviseur patiëntenparticipatie en eHealth
Nictiz, Den Haag, Nederland

Drs. A. Kosler
Arts Maatschappij & Gezondheid/Infant
mental health-specialist, GGD Amsterdam
Jeugdgezondheidszorg, Amsterdam, Nederland

Ing. K.F.M. Kuijper
Content marketeer in zorg, Rotterdam, Nederland

Dr. N. van der Lee
Gynaecoloog in opleiding, Amsterdam UMC,
Amsterdam, Nederland

J.C. Mooij MSc
Beleidsmedewerker Patiëntenfederatie Nederland,
Utrecht, Nederland

M. Nieuwenhuijze PhD MPD RM
Lector Midwifery, Verloskundige Academie
Verloskunde Zuyd, Maastricht, Nederland

Dr. P.M. Offerhaus
Senior onderzoeker/lector, verloskundige (np)
Midwifery Science Academie, Verloskunde
Maastricht/hogeschool Zuyd, Maastricht,
Nederland

Dr. W. Otten
Wetenschappelijk onderzoeker Decisions & Child
Health, TNO, Leiden, Nederland

Dr. K.M. Paarlberg
Gynaecoloog, voorzitter Stchting Mind2Care Gelre
Ziekenhuizen Apeldoorn, Apeldoorn, Nederland

Dr. M. Rijnders
Verloskundig onderzoeker TNO Child Health
Leiden, Leiden, Nederland

Prof. T.J. Roseboom
Bioloog, epidemioloog, hoogleraar Vroege
Ontwikkeling en Gezondheid afdeling Klinische
epidemiologie, biostatistiek en bio-informatica
& afdeling Verloskunde en Gynaecologie,
Amsterdam UMC, Amsterdam, Nederland

M.F.M. Shekary-Moonen MD, MHA
Gynaecoloog Amphia ziekenhuis Breda, directeur
zorg Annature geboortezorg, voorzitter bestuur
Echocentrum Focus, Breda, Nederland

Dr. B.J. Smit
Gemandateerd portefeuillehouder IGZ/
stafadviseur pijler Kwaliteit & Patiëntenzorg,
Erasmus MC Rotterdam, Rotterdam, Nederland

Dr. J.N. Struijs
Onderzoeker RIVM, Bilthoven, Nederland;
Associate Professor, Department of Public Health
and Primary Care / LUMC Campus den Haag

M.I.H. Tan MSc
Productmanager Geboortezorg Nictiz, Den Haag,
Nederland

Dr. S.E.M. Truijens
Psycholoog, wetenschappelijk onderzoeker
Máxima Medisch Centrum Veldhoven, Veldhoven,
Nederland

G.A.M. Vermeulen MSc
Directeur Academie Verloskunde Amsterdam
(sinds 01-6-2018 concerndirecteur Sociale Stad
en Participatie bij Gemeente Almere), Almere,
Nederland

Drs. A.J.M. Waelput
Programmadirecteur Healthy Pregnancy4All,
Erasmus MC Rotterdam, Rotterdam, Nederland

Prof. dr. G. de Wert
Biomedisch ethicus, voorzitter vakgroep
Metamedica/Health, Ethics & Society, Maastricht,
Nederland

Drs. G. de Winter
Directeur Perined, Utrecht, Nederland

Afkortingen

ACM	Autoriteit Consument en Markt	JGZ	Jeugdgezondheidszorg
ATAG	Academie Verloskunde Amsterdam Groningen	GB/P	Gezondheidsbevordering en Preventie
AVG	Algemene verordening gegevensbescherming	GRADE	Grading of Recommendations Assessment, Development and Evaluation
AVM	Academie Verloskunde Maastricht	HELLP	Hemolysis, Elevated Liver enzymes and low Platelets; ernstige complicatie van de zwangerschap
BEN	Beroepsvereniging Echoscopisten Nederland		
BI	betrouwbaarheidsinterval	IEA	irregulaire erytrocyten antistoffen
BITSEA	Brief Infant-Toddler Social and Emotional Assessment	IGO	integrale geboortezorgorganisatie
		IGJ	Inspectie Gezondheidszorg en Jeugd i.o.
BFHI	Baby Friendly Hospital Initiative		
BOEG	Bezinning Op de Eindtermen voor Gynaecologen	KIGZ	Kwaliteitsinstituut Individuele Gezondheid
CanMEDS	Canadian Medical Education Directives for Specialist	KNOV	Koninklijke Vereniging voor Verloskundigen
CBS	Centraal Bureau voor de Statistiek	KNMG	Koninklijke Nederlandse Maatschappij tot bevordering der Geneeskunst
CCO	Commissie Collegiale Ondersteuning		
CGS	College Geneeskundige Specialismen	LNR	Landelijke Neonatale Registratie
CPZ	College van perinatale Zorg	LHV	Landelijke huisartsenvereniging
CTG	cardiotocogram	LVR	Landelijke Verloskunde Registratie; LVR1 (eerste lijn), LVR2 (tweede en derde lijn)
CvB	Centrum voor Bevolkingsonderzoek (RIVM)		
DAIMH	Dutch Association for Infant Mental Health	Mbo	middelbaar beroepsonderwijs
		MBRT	Medische en Beeldvormende en Radiotherapeutische Technieken
DBC	diagnosebehandelcombinatie		
DMO	Dienst Maatschappelijke Ondersteuning	MIP	Melding Incidenten Patiënten
		MPA-KV	Master Physician Assistant Klinisch Verloskundigen
DNA	desoxyribo nucleic acid (desoxyribonucleïnezuur)	NCJ	Nederlands Centrum Jeugdgezondheid
DOT	DBC op weg naar transparantie		
EPD	elektronisch patiëntendossier	NEORAH	Neonatale Registratie van Afwijkende Hielprikbevindingen
FONA	Faults Or Near-Accidents		
FMS	Federatie Medisch Specialisten	NHG	Nederlands Huisartsengenootschap
GAIA	Gemeenschappelijke Accreditatie Internet Applicatie	Nictiz	Nationaal Instituut voor ICT in de Zorg
GUO	geavanceerd ultrageluidonderzoek	NICU	Neonatale Intensive Care Unit
Hbo	hoger beroepsonderwijs	NIP	Nederlands Instituut voor Psychologen (NIP)
IBCLC	International Board Certified Lactation Consultant	NIVEL	Nederlands instituut voor onderzoek van de gezondheidszorg
ICHOM	International Consortium for Health Outcome Measurements	NIPT	niet-invasieve prenatale test
ICT	informatie- en communicatietechnologie	NVA	Nederlandse Vereniging voor Anesthesiologie,
IUGR	intra-uterine groeirestrictie (foetaal)	NVI	Nederlandse Internisten Vereniging

NVK	Nederlandse Vereniging voor Kindergeneeskunde	TNO	Nederandse Organisatie voor Toegepast Natuurwetenschappelijk Onderzoek
NVO	Nederlandse Vereniging van pedagogen en onderwijskundigen	UNICEF	United Nations International Children's Emergency Fund; tegenwoordig bekend als United Nations Children's Fund
NVOG	Nederlandse Organisatie voor Obstetrie en Gynaecogie		
NVvP	Nederlandse Vereniging voor Psychiatrie	VAR	Verloskunde Academie Rotterdam
Nza	Nederlandse Zorgautoriteit	VBHC	value-based health care
MRNN	Midwifery Research Network Nederland	VIL	Verloskundige Indicatielijst
		VIM	Veilig Incidenten Melden
PAN	Perinatale Audit Nederland	VN	Verenigde Naties
PDCA	Plan-Do-Check-Act; methodiek voor periodieke evaluaties	VSV	verloskundig samenwerkingsverband
		VWS	Volksgezondheid, Welzijn en Sport
Peridos	landelijk digitaal dossier waarin zorgverleners in het kader van de screening op downsyndroom en het structureel echoscopisch onderzoek (SEO) gegevens vastleggen	Wet BIG	Wet op de beroepen in de individuele gezondheidszorg
		Wet BOPZ	Wet bijzondere opneming in psychiatrische ziekenhuizen
		Wgbo	Wet op de geneeskundige behandelingsovereenkomst
Perined	samenvoeging van twee landelijke databanken, de PRN en de PAN	WHO	Wereldgezondheidsorganisatie
POP-poli	multidisciplinaire poli voor psychiatrie, obstetrie en pediatrie	Wkkgz	Wet kwaliteit, klachten en geschillen en zorg
PRISMA	Prevention and Recovery Information System for Monitoring and Analysis	Wmo	Wet maatschappelijke ondersteuning
		ZiN	Zorginstituut Nederland (voorheen College voor Zorgverzekeringen)
PRN	Perinatale Registratie Nederland		
Praeventis	landelijke database voor het vastleggen van gegevens van het PSIE-programma	ZonMw	Nederlandse organisatie voor gezondheidsonderzoek en zorginnovatie
PSIE	Prenatale Screening Infectieziekten en Erytrocytenimmunisatie		
PWD	perinataal webbased dossier		
RCT	randomised controlled trial		
RGS	Registratiecommissie Geneeskundig Specialisten		
RIVM	Rijksinstituut voor Volksgezondheid en Milieu		
SCOPE	Systematisch Cultuur Onderzoek Patiëntveiligheid Eerste lijn		
SEO	structureel echoscopisch onderzoek		
SDQ	Strengths and Difficulties Questionnaire		
SES	sociaaleconomische status		
SPARK	Structured Problem Analysis of Raising Kids		
SIRE	Systematische Incident Reconstructie Evaluatie		

Toelichting

Integrale geboortezorg is het nieuwe paradepaardje van de geboortezorg. Dit boek leidt u door het nieuwe zorglandschap waarbij interprofessionele samenwerking centraal staat. Door de eeuwen heen ontbrak in Nederland een goede basis voor interprofessionele samenwerking (Lee en Scheele 2016). Integrale geboortezorg beoogt hierin verandering te brengen. Goede samenwerking is namelijk onontbeerlijk voor kwalitatief goede zorgverlening aan de (aanstaande) moeder en haar (ongeboren) kind en voor het welslagen van het gehele traject van integrale geboortezorg (Rijksoverheid 2009). De (aanstaande) moeder is de spil waar deze samenwerking om draait; zij is niet alleen onderwerp van gesprek maar ook gesprekspartner – zij is de belangrijkste beslisser.[1]

Een ervaringsverhaal

Tara is voor het eerst zwanger. De zwangerschapscontroles in de plaatselijke verloskundigenpraktijk verlopen vlot. Een korte controle van groei, bloeddruk en gewicht, wat tips voor de ongemakken die zij als gevolg van de zwangerschap ervaart en ze staat weer buiten. De focus van de aandacht ligt niet bij haar als mens, maar bij het uitsluiten van mogelijke medische risico's.

Tara wil graag thuis bevallen. Rond de uitgerekende datum begint de bevalling met het breken van de vliezen. Tara belt met de dienstdoende verloskundige. Deze adviseert af te wachten. De weeën komen langzaam op gang. Haar eigen verloskundige komt later langs en spreekt haar bemoedigend toe. In de loop van de dag nemen de weeën af; de ontsluiting vordert onvoldoende. De verloskundige belt Tara en vraagt hoe het met haar gaat. 'De weeën zijn helemaal weg', antwoordt Tara bedremmeld. 'Volgens protocol is het beter dat je nu naar het ziekenhuis gaat', zegt de verloskundige. 'Ik zal dat voor je regelen.'

Even later komt Tara met haar vriend op de afdeling Verloskunde van het plaatselijk ziekenhuis. Haar eigen verloskundige heeft ze niet meer gezien. Ondanks de aanwezigheid van haar vriend, voelt Tara zich alleen en in de steek gelaten. Aan de relatie die ze heeft opgebouwd met de vier verloskundigen uit haar dorp heeft ze nu niets meer. De zaalarts komt binnen en wil dat ze op haar rug gaat liggen om een infuus in te brengen. Terwijl het CTG wordt aangesloten vertelt hij haar wat het gangbare protocol is en wat dat voor haar betekent. De ontsluiting moet volgens een vast stramien verlopen. Tara voelt dat ze de regie verliest en geen keus heeft. Ze voelt zich 'overgeleverd' aan het ziekenhuis. De verloskamer is kil en onpersoonlijk. Verpleging loopt in en uit. De coassistent is opvallend aardig. Een paar uur later komt een batterij van ziekenhuismensen binnen. Hun namen kan ze niet onthouden. Het duizelt haar. De baby wordt geboren. Ze is blij met haar dochter en ook overweldigd door het verdriet dat ze voelt rond deze bevalling.

Tijdens de maanden die volgen probeert Tara de gebeurtenissen rondom haar bevalling te verwerken. Ze is angstig en onzeker en kan zich moeilijk hechten aan haar dochtertje. Tara is in haar jeugd seksueel misbruikt. Tijdens de intake heeft ze

---

1 In dit boek wordt met de term 'de (aanstaande) moeder' zowel de (aanstaande) zwangere vrouw, de kraamvrouw als de moeder van het kind bedoeld als, afhankelijk van de tekstuele context, haar (eventuele) partner/levensgezel (m/v) of de biologische vader van haar kind.

er met haar verloskundige over gesproken. Maar toen heeft ze dapper gezegd dat ze dat 'verwerkt' had en dus was het daarbij gebleven. Het verband tussen de moeizame ontsluiting, de angstgevoelens en dit verleden lijkt haar achteraf logisch. 'Waarom heeft de verloskundige niet doorgevraagd?', vraagt Tara zich af. De band die de zwangere vrouw opbouwt met haar verloskundig zorgverlener is belangrijk. Niet alleen in het ziekenhuis had de zorg anders gekund, maar ook de relatie met haar verloskundigen. Een compassievol gesprek, doorvragen bij de intake, meer continuïteit in de zorg en meer persoonlijke aandacht tijdens de bevalling hadden voor Tara en haar vriend wellicht verschil kunnen maken. Het gevoel van verlies van regie was hiermee mogelijk voorkomen. Haar bevallingservaring had ook verrijkend kunnen zijn, een ervaring waarin ze haar eigen kracht en autonomie had kunnen ervaren.

Integrale geboortezorg: nog veel open vragen

Hoe bouwt de (aanstaande) moeder een band op met de vele zorgprofessionals waarmee zij eventueel te maken krijgt? Hoe merkt ze dat ze echt centraal staat? Hoe verleent de zorgprofessional zorg op maat? Hoe signaleert de zorgprofessional tijdig haar behoeften, kwetsbaarheden en wensen om actief zorg aan te bieden, daar waar nodig? Hoe krijgt de (aanstaande) moeder de zorg die zij zelf nodig heeft? Hoe zet de zorgprofessional de (aanstaande) moeder in haar kracht, zodat zij zelf de regie behoudt? Is integrale geboortezorg het antwoord op dit soort vragen?

Het antwoord op de laatste vraag luidt bevestigend als er persoonlijke betrokkenheid van de professionals is en de zorg zodanig geboden wordt dat ze aansluit op de zorgvraag. Als de regie daar gelaten wordt waar hij hoort, namelijk bij de (zwangere) vrouw. Als zorgprofessionals onderling goed samenwerken, als er ruimte is om een persoonlijke band en betrokkenheid te ervaren, als compassie en respect basiswaarden zijn, onafhankelijk van het type zorgverlener en de plek van de zorg, en als de zwangere en/of barende vrouw kan kiezen welke plek het best bij haar past: thuis, ziekenhuis of geboortecentrum. En dat kan! Maar alleen wanneer de deelnemers van integrale geboortezorgorganisaties (IGO's) gezamenlijk verantwoordelijkheid nemen voor kwalitatief goede zorg en het behoud van deze unieke keuzemogelijkheden.

Redenen voor geboortezorgvernieuwing

De relatief hoge perinatale sterfte in Nederland ten opzichte van andere landen in Europa, nieuwe wetenschappelijke ontwikkelingen, het veranderende 'geboortezorglandschap', wijzigende praktijkvoering, het verlies van informatie door fragmentatie van zorg, de toename van intrapartumverwijzingen, onvoldoende interprofessionele samenwerking, het gebrek aan het continuüm van zorg en de sterk veranderende zorgvraag zijn allemaal redenen om het huidige Nederlandse geboortezorgmodel kritisch te herzien en te streven naar eigentijdse en kwalitatief-hoogwaardige zorg die betaalbaar is (Rijksoverheid 2009; Lint 2014; Romijn et al. 2016).

Mede in het licht van nieuwe ontwikkelingen op het gebied van ketenzorg en kostenbeheersing zijn verschillende verschuivingen in het zorglandschap te onderscheiden: van een ziektegerichte naar een persoonsgerichte zorg, van gefragmenteerde naar integrale zorg, van volumegedreven naar waardegedreven zorg en van betaling per verrichting naar integrale bekostiging.

De gevolgen voor de Nederlandse geboortezorg zijn onmiskenbaar: het huidige verloskundige zorgstelsel gaat over naar een nieuw stelsel, waar de regie zo veel mogelijk bij de cliënt ligt, met betere zorg op maat, met meer aandacht voor preventie, en uiteindelijk verdwijnende schotten tussen eerste en tweede lijn (Pieters et al. 2014). Deze transitie vraagt om een betere samenwerking (integratie) tussen zorgprofessionals die rechtstreeks bij de keten- en netwerkzorg zijn betrokken, idealiter vanaf de preconceptionele periode tot aan de jongvolwassen leeftijd, met speciale aandacht voor de zogeheten '1.001 kritieke dagen' (dat wil zeggen vanaf de conceptie tot de tweede verjaardag) (Leadsom et al. 2013; Monasta et al. 2010; Roseboom 2018).

Uitgangspunten van integrale geboortezorg

Integrale geboortezorg betekent het leveren van kwalitatief-hoogwaardige zorg, op het juiste moment, op de juiste plaats, door de juiste persoon, met optimale uitkomsten voor moeder en kind. De focus ligt daarbij zowel op de verbetering van de beleving van de kwaliteit van zorg op individueel niveau, als op de verbetering van de algemene gezondheid en het welzijn op populatieniveau. Deze verbeteringen moeten zowel haalbaar als betaalbaar zijn. De zorgverlening is veilig, doeltreffend, doelmatig en toegesneden op de reële behoeften en wensen van de cliënt, waarbij zorgverleners handelen in overeenstemming met de op hen rustende verantwoordelijkheid, die voortvloeit uit de voor hen geldende professionele kwaliteitsstandaarden (▶par. 5.7.4). Wettelijk uitgangspunt voor kwalitatief-hoogwaardige zorg is dat zorgverleners de rechten van de cliënt zorgvuldig in acht nemen en de cliënt met respect behandelen.

Organisatorische implicaties

Integrale geboortezorgorganisaties (IGO's) spannen zich in om de genoemde doelstellingen van geboortezorgvernieuwingen te bereiken. Zorgverleners die deel uitmaken van het interprofessioneel geboortezorgteam gaan als één team te werk, ieder vanuit zijn of haar eigen expertise. Zij streven naar zorg op maat. Zorgverleners die rechtstreeks betrokken zijn bij geboortezorg in de regio werken bij voorkeur met één digitaal dossier. IGO's zorgen voor continuïteit van zorg, zijn efficiënt, flexibel en kosteneffectief. Het interprofessioneel geboortezorgteam is gezamenlijk verantwoordelijk voor afspraken over kwaliteit, registratie, verantwoording en transparantie (Zorgstandaard Integrale Geboortezorg 2016). Een en ander vereist een goede geboortezorgorganisatie, goede onderlinge afstemming met heldere afspraken, duidelijkheid over wie de regie heeft en duidelijkheid over verantwoordelijkheden van de betrokken zorgverleners op lokaal en regionaal niveau, waaronder de ambulancezorg. Daarbij gaat het niet alleen om afstemming binnen en tussen de verschillende echelons of teams, maar ook om afstemming binnen bijvoorbeeld een ziekenhuis en de verschillende professionals die betrokken zijn bij het verlenen van (acute) zorg rond zwangerschap en geboorte. Als een IGO als zodanig gebreken vertoont, kan de organisatie op grond van de 'algemene verantwoordelijkheid' daarop worden aangesproken.

Praktische implicaties van integrale geboortezorg

Dit multidisciplinaire boek gaat over achtergronden en praktische implicaties van integrale geboortezorg. Mede aan de hand van een aantal voorbeelden uit de praktijk, besteedt dit boek aandacht aan zes facetten van integrale geboortezorgverlening:
- persoonsgerichte zorg (moeder en kind centraal);
- kwaliteit van zorg;
- organisatie van zorg;
- informatie- en communicatietechnologie (ICT);
- integrale bekostiging;
- de lerende omgeving.

Deze facetten hangen nauw met elkaar samen. De voorwaarden voor goede interprofessionele samenwerking worden daarbij in kaart gebracht.

Dit boek is vooral bestemd voor rechtstreeks betrokken geboortezorgprofessionals, waaronder eerste- en tweedelijnsverloskundigen, arts-assistenten, gynaecologen, kraamverzorgenden, neonatologen/kinderartsen en verpleegkundigen. Samen met de (aanstaande) moeder en haar (eventuele) partner geven zij inhoud aan integrale geboortezorg. Waar nodig, betrekken zij hierbij andere zorgprofessionals, waaronder anesthesiologen, jeugdartsen, JGZ-verpleegkundigen, maatschappelijk werkers en psychiaters.

Dit boek geeft allen die betrokken zijn bij geboortezorg, waaronder ook beleidmakers, bestuurders en verzekeraars, een indruk van de ideeën die achter integrale geboortezorg zitten. Er verschijnen talrijke belangwekkende publicaties over geboortezorg in Nederland. Dit boek slaat bruggen tussen deze publicaties, zonder daarbij de suggestie te willen wekken een compleet beeld te geven van alle publicaties op dit terrein. De inhoud van dit boek geeft u stof tot nadenken en biedt u alle ingrediënten die van belang zijn voor de implementatie van integrale geboortezorg. Samen met uw collega's in de geboortezorgorganisatie kunt u aan deze implementatie werken vanuit het besef dat goede ervaringen van de vrouw met haar zwangerschap, bevalling en de periode erna bijdragen aan haar gevoel van eigenwaarde. Haar goede ervaringen en die van haar (eventuele) partner zijn bovendien de basis van gezondheid en welzijn van het hele gezin.

Hajo Wildschut (hoofdredacteur) en Inge Boesveld

Literatuur

Lint M de. Zorgstelsel op koers of op drift? Acht jaar RVS adviezen voor het nieuwe zorgstelsel. Den Haag: Raad voor Volksgezondheid en Samenleving; 2014. Bron: ▶ https://www.raadrvs.nl/uploads/docs/Zorgstelsel_op_koers_of_op_drift_-_8_jaar_RVZ_adviezen.pdf.

Leadsom A, Burstow P, Lucas C, Field F. Manifesto 1.001 critical days. The importance of the conception to age two period. 2013. ▶ http://www.1001criticaldays.co.uk/manifesto.

Lee N van der, Scheele F. Integrale verloskunde gehinderd door verleden? Verloskundigen en gynaecologen door de eeuwen heen. Ned Tijdschr Geneeskd. 2016;160(0):D621. Dutch. PubMed PMID: 27879181.

Monasta L, Batty GD, Cattaneo A, Lutje V, Ronfani L, Lenthe FJ van, Brug J. Early-life determinants of overweight and obesity: a review of systematic reviews. Obes Rev. 2010;11(10):695–708. ▶ https://doi.org/10.1111/j.1467-789X.2010.00735.x.

Pieters AJHM, Oorschot KE van, Akkermans HA, Brailsford SC. Care and cure: compete or collaborate? Improving inter-organizational designs in healthcare. A case study in Dutch perinatal care. Tilburg: Prisma Print; 2014. Bron: ▶ https://www.researchgate.net/publication/276894326_Care_Cure_Combine_or_Collaborate_Evaluating_Inter-Organizational_Designs_in_Healthcare.

Romijn A, Muijtjens AM, Bruijne MC de, Donkers HH, Wagner C, Groot CJ de, Teunissen PW. What is normal progress in the first stage of labour? A vignette study of similarities and differences between midwives and obstetricians. Midwifery 2016;41:104–9. ▶ https://doi.org/10.1016/j.midw.2016.08.006.

Roseboom TJ. De eerste 1000 dagen. Het fundamentele belang van een goed begin vanuit biologisch, medisch en maatschappelijk perspectief. Utrecht: De Tijdstroom; 2018.

Rijksoverheid. Een goed begin. Veilige zorg rond zwangerschap en geboorte. Advies Stuurgroep Zwangerschap en Geboorte (olv prof. J van de Velden). Den Haag: Gezondheidsraad; 2009. ▶ https://www.rijksoverheid.nl/documenten/kamerstukken/2009/12/30/een-goed-begin-veilige-zorg-rond-zwangerschap-en-geboorte.

Zorgstandaard Integrale Geboortezorg versie 1.1. 2016. Bron: ▶ https://www.zorginzicht.nl/bibliotheek/integrale-geboortezorg-zorgstandaard/Paginas/Home.aspx.

Deel I Moeder en kind centraal

Hoofdstuk 1   **De (aanstaande) moeder – 5**
*H.I.J. Wildschut, A.J.M. Waelput, K.M. Paarlberg,
M.P. Fransen, C.J.M. Groenen, M. Nieuwenhuijze,
M. Rijnders en J.C. Mooij*

Hoofdstuk 2   **De kwetsbare (aanstaande) moeder – 47**
*H.I.J. Wildschut, A.J.M. Waelput, K.M. Paarlberg,
M.P. Fransen, C.J.M. Groenen, M. Nieuwenhuijze
en J.C. Mooij*

Hoofdstuk 3   **Het kind – 77**
H.I.J. Wildschut en A. Kesler

Moeder en kind centraal – dat lijkt vanzelfsprekend, maar is het niet. In het rapport 'Een goed begin', dat op verzoek van de toenmalige minister van Volksgezondheid, Welzijn en Sport (VWS) werd samengesteld en eind 2009 gepubliceerd, schrijft de Stuurgroep Zwangerschap en Geboorte: 'Om moeder en kind in de hoofdrol te kunnen plaatsen moet er beter worden geluisterd naar de ervaringen van de zwangere vrouw. Mede op basis daarvan moeten verdere verbeteringen worden doorgevoerd' (Rijksoverheid 2009).

Verbeteringen in geboortezorg zijn kennelijk nodig, niet alleen om de kans op ongunstige 'medische' zwangerschapsuitkomsten, waaronder vermijdbare perinatale sterfte, te verlagen, maar ook om de kwaliteit van zorgverlening zoals die door de (aanstaande) ouder(s) wordt ervaren te verbeteren. De Wereldgezondheidsorganisatie onderscheidt acht domeinen van kwaliteit van zorg zoals die door de cliënt wordt ervaren (▶par. 5.9.5). Met de toenemende medisch-technologische zorginnovaties raken de niet-medische aspecten van zorgverlening vaak onderbelicht (Downe et al. 2016). Cliëntervaringen in de geboortezorg zijn tegenwoordig cruciaal voor de evaluatie van de kwaliteit van zorg (▶par. 5.9).

De eerste drie hoofdstukken van dit deel gaan in op de positie van de cliënt en haar (ongeboren) kind in de geboortezorg en op de rol van de zorgprofessionals. De hoofdstukken betreffen (1) de (aanstaande) moeder, (2) de kwetsbare (aanstaande) moeder en (3) het kind. Deze kunstmatige indeling is om puur praktische redenen gekozen. Zwangerschap en kind kunnen feitelijk niet los van elkaar worden gezien.

Wat betekent 'moeder en kind centraal stellen'? De keuzen van de (aanstaande) moeder respecteren? Zo ja, welke informatie gebruikt de moeder om haar keuzen te maken? De gezondheid van de (aanstaande) moeder en haar (ongeboren) kind beschermen? Zo ja, wat doen wij als professionals met haar voorkeuren?

> **Ethische reflectie op de betekenis van 'moeder en kind centraal'**
> Zwangerschap en geboorte hebben een grote impact op de (aanstaande) ouder(s). De (aanstaande) moeder houdt zich in gedachten vrijwel altijd bezig met haar kind: groeit het goed? Is het gezond? Zal ik ervan houden? Zal het van mij houden? Hoe red ik het na de geboorte van mijn kind? Word ik een goede moeder? Wat verwacht ik van mijn (eventuele) partner? Ben ik nog aantrekkelijk voor mijn partner? Heb ik voldoende sociale steun?
> Deze vragen geven aan hoe potentieel kwetsbaar de (zwangere) vrouw is in de transitie naar het ouderschap (Mazzeschi et al. 2015) en hoezeer zij en haar kind (lots)verbonden zijn: *'There is no such thing as a baby …'* Deze beroemde uitspraak is afkomstig van de Britse kinderarts, psychiater en psychotherapeut Donald W. Winnicot (1896–1971). Hij stelde dat de vroege interacties tussen moeder en kind van essentieel belang zijn voor de gezonde groei en ontwikkeling van het kind (▶www.blackwellreference.com).

Centraal staan? Echt? Wie wil er nou centraal staan?

Vroeger was de klant nog gewoon koning. Tegenwoordig 'staat hij centraal' of erger nog 'wordt hij centraal gezet'. Ik weet niet waar dat is misgegaan en wie ermee begonnen is; ik weet wel dat het behoorlijk druk kan worden op Centraal. Want niet alleen de klant staat daar tegenwoordig centraal, ook 'de leerling', 'de burger', 'de docent', 'het kind', 'de verbinding' en dan was er nog dat seminar waar laatst uw uitdaging 'centraal' stond. Wat een gedoe.

Want er staat nooit bij hoe je al die dingen en mensen centraal krijgt, of het daar dan niet te druk wordt en over welk centrum we het dan hebben.

Maar de belangrijkste vraag is natuurlijk: waarom moet het gezegd worden? Ligt het niet voor de hand dat je als je een school bent, je de leerling centraal hebt staan? Of als dat je in de politiek zit, de burger?

Japke-d. Bouma, NRC Media, 18 januari 2017 (met toestemming)

Brief van de aanstaande moeders in Nederland

Wij, aanstaande moeders, vinden het het meest belangrijk dat we zelf de regie kunnen voeren over de zorg rondom onze zwangerschap en de geboorte van ons kind.

Wij willen op tijd duidelijke, eerlijke en volledige informatie ontvangen. Die individueel is afgestemd op onze zorgbehoeften, op ons kennisniveau van de zorg en op onze beheersing van de Nederlandse taal. Met jullie hulp, en voor zover we dat zelf willen, kunnen we daarmee eigen keuzes maken over welke zorg op welk moment op welke plaats wordt verleend. Samen met jullie maken we goede zorg rondom zwangerschap en geboorte.

We willen niet steeds door andere zorgverleners worden behandeld, maar we verwachten wél dat alle zorgverleners goed samenwerken; individuele zorgverlening staat op de voorgrond, interprofessionele geboortezorgteams werken op de achtergrond. We verwachten dat jullie als professionals met wederzijds respect werkafspraken kunnen maken met elkaar over wie wanneer welke (aanstaande) moeder en haar kind behandelt. Zodat wij dankzij die werkafspraken een naadloze overgang ervaren aan het begin en het einde van de geboortezorgketen, bij doorverwijzingen binnen de keten en bij wisselingen van zorgverleners (mochten die tussentijds noodzakelijk zijn).

Jullie moeten weliswaar jullie professionele richtlijnen en normen volgen – en dat verwachten wij ook – maar wij waarderen het erg als jullie je in de dagelijkse praktijk ook inspannen om tegemoet te komen aan onze individuele wensen en voorkeuren. Als dit op verantwoorde wijze mogelijk is, uiteraard. Dit vraagt misschien maar kleine aanpassingen van jullie gebruikelijke werkwijze.

Onze vraag en jullie aanbod komen bij elkaar in een plan dat we samen opstellen. Dit plan gaat het geboortezorgteam gebruiken zodat jullie zorg optimaal overeenstemt met onze ideeën daarover.

Per slot van rekening is de geboorte van onze kinderen een ingrijpende gebeurtenis waarop wij de rest van ons leven met goede herinneringen hopen te kunnen terugkijken. Wij vertrouwen deze bijzondere periode in ons leven aan jullie goede zorg toe.
Met vriendelijke groet,
De (aanstaande) moeders van Nederland

Bron: Patiëntenfederatie Nederland (2014)

De (aanstaande) moeder

H.I.J. Wildschut, A.J.M. Waelput, K.M. Paarlberg, M.P. Fransen, C.J.M. Groenen, M. Nieuwenhuijze, M. Rijnders en J.C. Mooij

1.1 Inleiding – 7

1.2 Samen beslissen – 8
1.2.1 Paradigmaverschuiving – 8
1.2.2 Specifieke aspecten bij integrale geboortezorg – 11

1.3 Communicatie – 13

1.4 Informatie – 13
1.4.1 Informatie voor de (aanstaande) moeder om tot goede besluiten te kunnen komen – 13
1.4.2 Hoeveel informatie kunnen zwangere vrouwen aan? – 15

1.5 Gezamenlijke besluitvorming in de praktijk – 16
1.5.1 Achtergrond – 16
1.5.2 Drie goede vragen – 16
1.5.3 BRAIN-methodiek – 16
1.5.4 Samen beslissen tijdens de zwangerschap – 17
1.5.5 Vier algemene voorbeelden – 19
1.5.6 Zorg op maat – 22

1.6 Moeilijke of onmogelijke keuzes – 26
1.6.1 Noodgevallen – 26
1.6.2 Taalbarrière en/of lage gezondheidsvaardigheden – 26
1.6.3 Uiteenlopende persoonlijkheden – 28
1.6.4 Zelf geen keuze willen of kunnen maken – 29
1.6.5 Beperkingen in 'vrije keuze' – 29
1.6.6 Praktische afwegingen als de (aanstaande) moeder zich niet kan vinden in het gangbare beleid – 30

© Bohn Stafleu van Loghum is een imprint van Springer Media B.V., onderdeel van Springer Nature 2018
H. I. J. Wildschut en I. C. Boesveld (Red.), *Integrale geboortezorg*,
https://doi.org/10.1007/978-90-368-2202-2_1

1.7	Zwangerschapsbegeleiding	– 31
1.7.1	CenteringPregnancy®	– 31
1.7.2	CenteringParenting®	– 33
1.7.3	Zwangerschapscursussen	– 34
1.7.4	Doula	– 35
1.8	Moeder of kind centraal?	– 37
1.9	Conclusies	– 37
1.10	Opdrachten	– 38
	Literatuur	– 39

1.1 Inleiding

Patiëntenfederatie Nederland ontwikkelde na raadpleging van de achterban een set met tien kwaliteitscriteria voor goede zorg die, vanuit het perspectief van de (aanstaande) moeder, voor het gehele geboortezorgtraject gelden. Deze set is van toepassing op de preconceptieperiode, de zwangerschap, de bevalling en de periode erna.

Eigenschappen voor goede kwaliteit van geboortezorg:

1. Regie over de zorg
   De (aanstaande) moeder maakt zelf de keuze voor de begeleiding en zorg. De verloskundig zorgverlener stimuleert en begeleidt haar daarbij goed, zodat de (aanstaande) moeder de best mogelijke keuzes kan maken passend bij haar en haar situatie.
2. Effectieve zorg
   De (aanstaande) moeder krijgt effectieve (evidence-based) behandeling en begeleiding aangeboden. Zorg en ondersteuning zijn professioneel, dus vrij van persoonlijke waarden en normatieve opvattingen van de verloskundig zorgverlener.
3. Toegankelijke zorg
   De verloskundige zorg is beschikbaar, goed bereikbaar, betaalbaar en toegankelijk. Pijnstilling tijdens de bevalling is voor alle zwangere vrouwen in Nederland toegankelijk.
4. Continuïteit van zorg
   De (aanstaande) moeder weet wie verantwoordelijk is voor haar zorg.
5. Informatie, voorlichting en educatie
   De (aanstaande) moeder krijgt op haar situatie afgestemde informatie, voorlichting en educatie.
6. Emotionele ondersteuning, empathie en respect
   De zwangere vrouw weet zich gehoord en begrepen en krijgt psychosociale ondersteuning. Verloskundig zorgverleners respecteren geïnformeerde keuzes van de (aanstaande) moeder.
7. Persoonsgericht
   De (aanstaande) moeder ervaart de omgeving waarin zorg wordt verleend als geschikt en prettig.
8. Veilig
   De (aanstaande) moeder voelt zich veilig in de omgeving waar zorg wordt verleend.
9. Kwaliteit van zorg inzichtelijk
   De (aanstaande) moeder weet hoe de regionale ketenzorg werkt en heeft inzicht in de uitkomsten van de zorg op ketenniveau.
10. Kosten transparant
    De (aanstaande) moeder weet wat zij zelf moet betalen van de kosten van de aan haar geleverde geboortezorg.

Bron: Patiëntenfederatie Nederland; ▶ www.patientenfederatie.nl

Nederland kent drie verschillende beroepsgroepen die gerechtigd zijn verloskundige zorg te verlenen: de huisarts, de verloskundige en de gynaecoloog. Overigens is bijdrage van de huisarts aan directe verloskundige zorgverlening miniem: 0,4 % van alle bevallingen (peiljaar 2016) (Hollander en Dillen 2017). Hoewel deze beroepsgroepen alle hetzelfde doel voor ogen hebben – namelijk het verstrekken van kwalitatief hoogwaardige, doelmatige en individueel gerichte zorg (Verloskundig Vademecum 2003) – verschillen zij in de invalshoek van waaruit zorg wordt verleend. Deze verschillen worden vooral verklaard door de verschillende referentiekaders en competenties die de zorgprofessionals tijdens hun opleiding krijgen aangereikt of ontwikkelen. De huisarts en verloskundige zijn naast medicus ook opgeleid als coach, counselor en gezondheidsbevorderaar en zijn van daaruit geschikt en bekwaam om naast de medische zorg ook het psychosociale welzijn van de (aanstaande) moeder te begeleiden. De gynaecologen kunnen door hun specifieke specialistische expertise op het gebied van gecompliceerde zwangerschappen en bevallingen, indien nodig, medisch-verloskundige zorg op maat bieden. De gezonde zwangere vrouw die in 'blijde verwachting' is en een gezonde levensstijl heeft, zal bij de huisarts en verloskundige eerder bevestigd worden in het gevoel dat alles in orde is dan bij de gynaecoloog die zijn bezorgdheid uit over voor haar soms volslagen onbekende risicofactoren. Voor een (aanstaande) moeder kan het praten over en rekening houden met risicofactoren als ongrijpbaar en zelfs bedreigend overkomen. Als daarnaast bevestiging van 'het blijde gevoel' door de gynaecoloog uitblijft, voelt zij zich soms in de steek gelaten of niet gehoord (Baas et al. 2015). Keirse (2011) hanteert voor dit perceptieverschil de metafoor van de Dorpsstraat en de Kerkstraat (▶box 1.1).

> **Box 1.1 De metafoor van de Dorpsstraat en de Kerkstraat**
> Als de arts informeert, richt hij zich tot het verstand. Hij praat over zijn bevindingen, over medische diagnoses en de consequenties daarvan. Voor de (aanstaande) ouders is zwangerschap niet een medische maar veeleer een sociale gebeurtenis. Zij denken aan hun leven, hun toekomst en wat zij aan hun ouders en de andere kinderen gaan vertellen.
> We kunnen dit verschil in perceptie voorstellen als twee straten. De straat van het verstand, van medische informatie, noemen we de Dorpsstraat en de straat van de gevoelens, van het leven, de Kerkstraat. Als de arts praat in de Dorpsstraat en de ouders bevinden zich in de Kerkstraat, dan bereikt de informatie hen niet, hoe helder de uitleg ook is. Als men wil dat de informatie echt wordt gehoord, moet de arts voortdurend de verbinding maken tussen de Dorpsstraat en de Kerkstraat. Dat wil zeggen dat de arts zich steeds moet afvragen wat de informatie bij de ouders oproept en welke gedachten en gevoelens door hen heengaan – dus niet doorpraten terwijl de ouders met hun gedachten elders zijn.
>
> Bron: naar Keirse (2011)

1.2 Samen beslissen

1.2.1 Paradigmaverschuiving

In de algemene geneeskunde is er een immense verschuiving van de manier waarop besluitvorming in de (poli)klinische setting tot stand komt: van het paternalistische model naar het model van geïnformeerde keuze en gezamenlijke besluitvorming (▶box 1.2) (Coulter 1999; Salzburg Global Seminar 2011; NICE 2012; Elwyn et al. 2012).

> **Box 1.2 Geïnformeerde keuze, gezamenlijke besluitvorming en informed consent**
> - Geïnformeerde keuze (of: geïnformeerde beslissing; Engels: *informed decision-making*) is een op goede informatie gebaseerde autonome keuze van de patiënt of cliënt, die enerzijds berust op voldoende relevante kennis en anderzijds in overeenstemming is met eigen opvattingen en waarden.

- Gezamenlijke besluitvorming (of: gedeelde besluitvormig, samen beslissen; Engels: *shared decision-making*) betekent dat de zorgverlener en de patiënt of cliënt op basis van gelijkwaardigheid gezamenlijk tot een besluit zijn gekomen nadat informatie over de reikwijdte van de verschillende opties is toegelicht, besproken en begrepen. De zorgverlener helpt of ondersteunt de patiënt bij het maken van een goede afweging, daarbij rekening houdend met de leefwereld van de betrokkene. De juiste keuze kan betekenen dat – beargumenteerd – wordt afgeweken van een protocollair vastgesteld beleid.
- *Informed consent* is verkregen toestemming van de betrokkene voor onderzoek of specifieke behandeling, na gerichte informatie. Informed consent zegt niets over de betrokkenheid van de (aanstaande) moeder bij de totstandkoming van het besluit tot onderzoek of behandeling.

Bron: Charles et al. (1997); Elwyn et al. (2000), (2012); Fried (2016)

Volgens het paternalistische model weet de zorgprofessional wat goed is voor de (aanstaande) moeder: 'Ik raad u behandeling X aan omdat die betere resultaten geeft dan behandeling Y.' Tijdens het consult beperkt de inbreng van cliënt zich tot het beantwoorden van vragen zoals: is dit uw eerste zwangerschap? Wanneer was uw laatste menstruatie? Komen er aangeboren afwijkingen in de familie voor? Heeft u nog klachten? Enzovoort. De communicatie tussen zorgverlener en cliënt is voornamelijk eenrichtingsverkeer (Wiegant et al. 2017).

Het nieuwe model van besluitvorming kent een wezenlijk andere benadering: 'Ik informeer u over de voor- en nadelen van behandeling X en Y, zodat u zelf kunt beslissen welke behandeling uw voorkeur heeft.' De zorgverlener heeft een open gesprek met cliënte en vraagt bijvoorbeeld: wat doet de zwangerschap met u en met uw directe omgeving? Het primaat van keuze voor een voorgenomen onderzoek en/of voorgestelde behandeling verschuift van de zorgverlener naar degene aan wie de zorg wordt verleend, de patiënt of cliënt (Berwick 2009; Elwyn et al. 2012; Wiegant et al. 2017). Deze benadering is kenmerkend voor cliënt-, mens- of persoonsgerichte zorg (Berwick 2009; Pieterse et al. 2017; Wiegant et al. 2017).

De minister van VWS heeft in samenwerking met de Federatie Medisch Specialisten en Patiëntenfederatie Nederland in het najaar van 2016 de campagne 'Samen beslissen' gelanceerd om artsen en patiënten/cliënten te ondersteunen in het samen nemen van beslissingen (►www.begineengoedgesprek.nl). Daarin staat gezamenlijke besluitvorming[1] centraal (Makoul en Clayman 2006; Elwyn et al. 2012; Weijden et al. 2017) (►box 1.2). Samen beslissen veronderstelt een open gesprek tussen de zorgprofessional en de cliënt, waarin zienswijze, kennis en bezorgdheid over de aandoening en eventuele behandelingsopties worden gedeeld met als doel gezamenlijk tot overeenstemming te komen over het te voeren beleid. In dat gesprek maakt de cliënt de eigen wensen en zorgen kenbaar; de zorgprofessional helpt de cliënt op een begrijpelijke manier inzicht te krijgen in zijn of haar (medische) situatie en de mogelijke gevolgen daarvan. De zorgprofessional peilt de reële wensen en behoeften van de cliënt en biedt daarvoor gepaste oplossingen, zodat dat de cliënt zelf de keuze kan maken over het te voeren beleid.

---

1   De in de tekst gebruikte term 'gezamenlijke besluitvorming' gaat ervan uit dat aan de voorwaarden van geïnformeerde keuze is voldaan.

Voor de totstandkoming van gezamenlijke besluitvorming hanteert de zorgprofessional een werkwijze die varieert van niet-directieve counseling en geringe tot matige sturing (Engels: *nudging*) (Thaler en Sunstein 2009) tot het geven van een concreet advies (directieve counseling). Opvallend is de neiging van zorgprofessionals om de beslissing geheel aan de patiënt of cliënt over te laten in het geval dat er weinig tot geen wetenschappelijke onderbouwing (evidence) is voor de effectiviteit van een voorgenomen behandeling – een situatie die voor het eventuele besluit van de betrokkene ook lastig is. Als er 'harde' evidence is zijn zorgprofessionals geneigd een meer sturende houding aan te nemen (Elwyn et al. 2000). Een goede arts-patiëntrelatie die gekenmerkt wordt door wederzijds respect en vertrouwen, is cruciaal voor geïnformeerde besluitvorming (Elwyn et al. 2000, 2012; Struijs en Jongsma 2013).

》 Iemand serieus nemen is niet hetzelfde als iemand zijn of haar zin geven.
Jos Palm in *NRC*, 23 okt 2017

Persoonlijke aandacht is het kernelement van goede zorg (▶box 1.3).

Box 1.3 Aandacht
Wat houdt aandacht precies in? Er zijn hierover verschillende opvattingen en definities (Klaver en Baart 2016a, b). Aandacht kan taakgericht zijn (instrumenteel), zoals aandacht voor het inbrengen van een infuus, of persoonsgericht (relationeel). Oogcontact is een voorbeeld van non-verbale persoonlijke aandacht, aandacht die van twee kanten komt. De filosoof Levinas zet 'de Ander' daarbij centraal (▶www.filosofie.nl). Voor de geboortezorg geldt, om met Levinas te spreken, dat de (aanstaande) moeder (de Ander) tijdens het contact met de zorgverlener een appèl doet op zijn of haar deskundigheid. Pellegrino (1991) omschrijft dit contact als 'een eigenaardige constellatie van noodzaak, intimiteit, onvermijdbaarheid, onvoorspelbaarheid en buitengewone kwetsbaarheid, waarbinnen vertrouwen moet worden gewonnen' (geciteerd uit Lombarts 2016).

Meer kennis, vertrouwen in de totstandkoming van het besluit, betrokkenheid en cliënttevredenheid zijn de potentiële voordelen die samenhangen met gezamenlijke besluitvorming (Berwick 2009; Elwyn et al. 2012). Gezamenlijke besluitvorming ('samen beslissen') in de geboortezorg impliceert dat de verloskundig zorgverlener en de (aanstaande) moeder (vaak met naaste familie) gezamenlijk (be)handelingsopties bespreken. Handelingsopties kunnen betrekking hebben op diagnostiek, behandeling en/of leefstijladviezen. Het uitgangspunt daarbij is dat de (aanstaande) moeder haar wensen en voorkeuren kenbaar maakt, waarop de zorgprofessional haar en haar (eventuele) partner helpt om op basis hiervan zelf de juiste keuze(n) te maken (Makoul en Clayman 2006; Struijs en Jongsma 2013; Zorgstandaard Integrale Geboortezorg 2016). De zorgverlener heeft een belangrijke stem in de totstandkoming van een voorgenomen besluit door (1) de (aanstaande) zwangere vrouw te informeren dat zij zelf keuzes kan maken, (2) haar goed te informeren over de opties met de eventuele voor- en nadelen en (3) haar te helpen of ondersteunen bij het maken van een goede afweging voor het nemen van een beslissing (▶box 1.4). Dat besluit berust op het onderling uitwisselen van informatie die zowel voor de zorgverlener als voor de (aanstaande) zwangere vrouw en haar toekomstig kind relevant is. Daarbij maakt de zorgverlener eigen inzichten kenbaar en geeft, waar nodig, de grenzen van eigen professioneel handelen aan.

> **Box 1.4 Het principe van gezamenlijke besluitvorming**
> - *Choice talk*: de (aanstaande) moeder informeren over het feit dat er een keuze is.
> - *Option talk*: beschrijven wat de mogelijke opties zijn die passen bij haar eigen situatie, liefst met gebruikmaking van digitale beslissingsondersteuning (keuzehulp).
> - *Decision talk*: de (aanstaande) moeder hulp of ondersteuning bieden bij het inzicht in haar situatie en bij het zich bewust worden van eigen waarden en voorkeuren, zodat zij een besluit kan nemen dat haar past.
>
> Bron: naar Elwyn et al. (2012) en Stiggelbout et al. (2015)

1.2.2 Specifieke aspecten bij integrale geboortezorg

In het integrale[2] geboortezorgmodel is er, in goed overleg met de zorgprofessional, ruimte voor de eigen keuze van de (aanstaande) moeder. Heel beslist stelt de Stuurgroep in haar rapport 'Een goed begin' de (aanstaande) moeder en haar toekomstig kind centraal. Moeder en kind in de hoofdrol. Luister naar de verwachtingen, wensen, behoeften en angsten van de (aanstaande) moeder en betrek actief haar leefomgeving. Dit is het eerste punt van de lijst van zeven speerpunten dat het rapport telt (▶ par. 4.5.3). Het derde speerpunt – 'Goed geïnformeerde zwangere' – is in dit kader ook van belang. Daarin schrijft de Stuurgroep dat ook de (aanstaande) moeder een eigen verantwoordelijkheid heeft om haar zwangerschap zo gezond en veilig mogelijk uit te dragen. Hierin moet zij worden ondersteund door heldere en eenduidige voorlichting over alle facetten van de zwangerschap, bevalling en kraamperiode, daarbij rekening houdend met taal- en opleidingsniveau (Schölmerich et al. 2016). Kortom, eigen keuzes van de (aanstaande) moeder, waarvoor zij zelf medeverantwoordelijk is (Struijs en Jongsma 2013) (▶ par. 4.4 en 8.1).

Contact tussen zorgprofessional en (aanstaande) moeder

Een mens ontmoeten is een mens echt zien. Tijdens het spreekuur vraagt deze ontmoeting meer dan de inzet van medische kennis en vaardigheden. Elk mens is uniek – uniek in aard, ervaringen en persoon. De (aanstaande) moeder heeft recht op goede zorg met persoonlijke aandacht. Zorg die goed aansluit op haar wensen, verwachtingen en mogelijkheden (Baas et al. 2015, 2017) (zie brief Patiëntenfederatie 2014). Voor veel vrouwen is zwangerschap een enerverende, overrompelende en ingrijpende gebeurtenis die gepaard gaat met tegenstrijdige gevoelens en emoties, blijdschap, onzekerheid, frustraties en/of angst (Mazzeschi et al. 2015). Het is aan de zorgprofessional hiermee rekening te houden, onder meer door het stellen van open en empathische vragen. Hoe beleeft de aanstaande moeder haar zwangerschap? Wat zijn haar verwachtingen? Hoe ziet haar leefwereld eruit? Hoe is haar gezinssituatie? Wat ervaart zij als positief? Waar maakt zij zich zorgen over? Heeft zij een traumatisch verleden of een traumatische ervaring tijdens een vorige bevalling (Stramrood en Slade 2017)? Welke ondersteuning ervaart zij? Hoe ziet zij – vanuit haar achtergrond – haar zwangerschap, bevalling en de transitie naar het moederschap? Kan zij zelf bepalen wat zij belangrijk vindt,

---

2   In dit boek is gekozen voor het gebruik van de term 'integraal' in de brede betekenis van persoonsgerichte kwalitatief hoogwaardige keten- en netwerkzorg.

zowel voor haarzelf als voor haar (eventuele) partner en haar (toekomstige) kind? Hoe weet zij dat zij gehoord en begrepen wordt? Allemaal vragen die verder reiken dan het medische verhaal.

Het uitgangspunt van het contact tussen de cliënt en de zorgverlener is dat ieder expert is op eigen gebied (Struijs en Jongsma 2013): de zorgverlener heeft veel vakinhoudelijke kennis van geboortezorg, terwijl de (aanstaande) moeder ervaringskennis heeft van haar eigen leven en de omstandigheden waarvan haar kind deel zal uitmaken en – afhankelijk van haar voorgeschiedenis – eigen ervaring heeft met een voorgaande zwangerschap en geboorte. Beiden brengen hun specifieke kennis in en beslissen vervolgens samen over het geboortezorgtraject.

Voor Levinas is de focus van aandacht primair gericht op degene die aandacht vraagt. Daarbij speelt de situatieve omgeving waarin 'de Ander' zich bevindt ook een cruciale rol. Wachttijd, duur van het consult, niet-geïnformeerd worden of informatie krijgen die niet begrepen wordt, de (niet-aangekondigde of besproken) aanwezigheid van stagiair(e)s, tijdsdruk en discontinuïteit van zorgverleners zijn door zwangere vrouwen gerapporteerde beletselen met een negatief effect op de ervaren kwaliteit van zorg (Baas et al. 2015). Niet alleen situatieve omgevingsfactoren, ook de leefomgeving (relaties, sociaal netwerk en traumatische ervaringen in het verleden) is van invloed op de door de (aanstaande) moeder ervaren kwaliteit van zorg. Hoe gaat de zorgprofessional daarmee om?

In Nederland wordt de bevalling door 10 tot 30 % van de vrouwen als traumatisch ervaren[3] (Stramrood et al. 2011a, b, 2017). In tegenstelling tot wat meestal wordt gedacht, zijn het vaak niet de interventies op zichzelf, die vrouwen als traumatisch ervaren, maar gebrek aan goede communicatie en uitleg (Hollander et al. 2017a). Hodnett et al. (2012) toonden aan dat empathische en continue steun tijdens de baring de tevredenheid over de baring verhoogt en de kans op complicaties vermindert.

Hans van Santen, eindredacteur van *Medisch Contact*, beschreef empathie als 'betrokkenheid met behoud van professionele distantie' (Santen 2017). Zorgprofessionals kunnen door hun houding een belangrijk verschil maken (▶box 1.5).

> **Box 1.5 Suggesties voor een professionele attitude in de dagelijkse praktijk**
> - Wees proactief. Zorg voor empowerment van de (aanstaande) ouder(s). Peil hun ideeën en opvattingen over geboortezorg en ouderschap.
> - Peil de feitelijke zorgbehoefte, verwachtingen en voorkeuren van de cliënt.
> - Deel met hen relevante informatie over gezondheid en welzijn.
> - Geef goed uitleg over de gezondheidstoestand, de verschillende behandelingsopties en de te verwachten effecten en eventuele bijwerkingen. Maak, desgewenst, gebruik van digitale keuzehulp.
> - Betrek cliënten bij beleidsbeslissingen.
> - Deel onzekerheden over effecten van behandeling.
> - Stel hen in staat de regie te nemen, of te behouden, voor hun eigen leven en dat van hun kinderen.
> - Meet cliëntervaringen.
>
> Bron: Tonelli (2010); Greenhalgh et al. (2014); Kelly et al. (2015); Paternotte et al. (2015)

---

3   In Nederland wordt momenteel door de Capture-group onderzoek gedaan naar de factoren die maken dat een bevalling als traumatisch ervaren wordt en naar behandelmogelijkheden bij angst voor de bevalling en posttraumatische stressklachten (▶http://capture-group.nl).

Kort samengevat: gezamenlijke besluitvorming doet een beroep op het vermogen van de (aanstaande) moeder om zelf verantwoordelijkheid te nemen voor eigen gezondheid en welzijn en voor gezondheid en het welzijn van haar kind. Dat vraagt om een actieve betrokkenheid en inspanning van haar en haar (eventuele) partner. Gezamenlijke besluitvorming veronderstelt dat zorgverleners de competentie hebben hen daarbij te stimuleren en te ondersteunen. Dit vraagt van hen meer dan alleen medische expertise; het omvat persoonlijke aandacht, empathie, goede communicatieve vaardigheden en mensenkennis (Politi en Street 2011; Hodnett et al. 2012; Struijs en Jongsma 2013; Pieterse et al. 2017; Klaver en Baart 2016a, b).

1.3 Communicatie

Communicatie kent vier aspecten: (1) het expressieve (de manier waarop de boodschap wordt overgebracht), (2) het zakelijke (de feitelijke informatie), (3) het relationele (de relatie tussen de zender en de ontvanger) en (4) het appellerende (het doel van de zender). Deze vier aspecten verdienen in de communicatie met de (zwangere) vrouw en haar (eventuele) partner alle aandacht.

In het eerste contact met de (zwangere) vrouw informeert de zorgprofessional naar de zorgvraag en gaat hij wat haar referentiekader is. Vervolgens geeft de zorgprofessional kort uitleg over de voorgenomen plannen en zegt hij toe dat deze plannen met haar en haar (eventuele) partner zullen worden afgestemd. Een open onbevooroordeelde houding, het beschikken over goede communicatieve vaardigheden en gesprekstechnieken, en het tonen van interesse die niet alleen is gefocust op de medische aspecten van de zwangerschap, maar die ook de persoonlijke situatie van de (aanstaande) moeder zelf betreft, zijn belangrijk competenties van de zorgverlener. Tot goede persoonlijke zorg behoren het peilen van wensen, verwachtingen en vaardigheden, het goed luisteren naar de (aanstaande) moeder, het goed uitleggen van beleidsopties, en het nagaan of de (aanstaande) moeder de informatie heeft begrepen.

Het erkennen van onzekerheden en het herkennen van eigen valkuilen (oververmoeidheid, stress) dragen bij aan de menselijke maat in het persoonlijk contact tussen de zorgprofessional en de (aanstaande) moeder en haar (eventuele) partner. Dat geldt voor alle zwangere vrouwen, ook voor degenen met een andere sociaal-culturele achtergrond en/of lage gezondheidsvaardigheden (Dwamena et al. 2012; NICE 2012; Struijs en Jongsma 2013; Gitsels-van der Wal et al. 2015; National Academies of Science, Engineering, Medicine 2016; El Bouazzaoui en Peters 2017) (▶ par. 1.6.2).

De houding van deze zorgprofessional kenmerkt zich door empathie, flexibiliteit, sociaal initiatief en emotionele stabiliteit, ook in spanningsvolle situaties.

1.4 Informatie

1.4.1 Informatie voor de (aanstaande) moeder om tot goede besluiten te kunnen komen

Welke informatie heeft de (aanstaande) moeder nodig? Hoe en tot op welke hoogte moet zij worden voorgelicht over risicofactoren die mogelijk van invloed zijn op de uitkomst van de zwangerschap? Krijgt zij niet te veel informatie of juist te weinig? Wie bepaalt dat? De (aanstaande) moeder zelf of de zorgprofessional? En wat is haar inbreng in het voorgenomen beleid, ook als zij het er niet mee eens is?

Een van de belangrijkste wettelijke rechten van de cliënt is het recht op informatie (zie verder, ▶box 1.14). Het recht op informatie houdt in dat de zorgprofessional de cliënt op duidelijke wijze mondeling en desgevraagd schriftelijk inlicht over diens gezondheidstoestand, het mogelijk uitvoeren van diagnostisch onderzoek en de eventuele behandeling (Ploem en Voskes 2016).

Aan het begin van de zwangerschap informeert de verloskundig zorgverlener de (aanstaande) moeder en haar (eventuele) partner over het gebruikelijke zorgtraject tijdens de zwangerschap, bevalling en de kraamperiode. De zorgverlener geeft hun ook informatie over het tijdig identificeren van eventuele medische risico's. Zwangerschap, bevalling en de eerste periode na de geboorte zijn immers niet zonder risico's (▶H. 6). Ook bespreekt de zorgprofessional met de aanstaande ouder(s) een aantal relevante onderwerpen, waaronder een gezonde leefstijl, de aanpak van potentiële risico's en het toekomstig ouderschap. Zij worden over veel onderwerpen zowel mondeling als schriftelijk geïnformeerd. Het begripsniveau en taalbeheersing van de cliënt spelen een rol bij informatievoorziening.

Verder dient er rekening mee worden gehouden dat de (aanstaande) ouder(s) dikwijls internet raadplegen voor informatie. Het nadeel van internet is dat geen uitspraak kan worden gedaan over de betrouwbaarheid van de verkregen informatie. Er zijn geen afspraken over hoe gedetailleerd informatie moet zijn. Is bijvoorbeeld voorlichting over alarmsymptomen van relatief vaak voorkomende aandoeningen, zoals pre-eclampsie, tijdens de zwangerschap wenselijk? (▶box 1.6).

Box 1.6 Informatie over pre-eclampsie

Wat is pre-eclampsie?
Pre-eclampsie (zwangerschapsvergiftiging) is een matige tot ernstige complicatie van de zwangerschap die gekenmerkt wordt door hoofdpijn, visusstoornissen (o.a. sterretjes zien), gewichtstoename, bloeddrukverhoging en proteïnurie (eiwit in de urine). In zeldzame gevallen treden epileptische insulten op. Men spreekt dan van eclampsie.

Hoe vaak komt pre-eclampsie voor?
Afhankelijk van de gehanteerde definitie, treft deze ernstige complicatie ongeveer 2 tot 7 % van de populatie zwangere vrouwen.

Moet iedere zwangere vrouw worden gewezen op risicofactoren van deze complicatie?
Moet iedere zwangere vrouw worden gewezen op vroege klinische symptomen? Of moeten wij bij elke vrouw tijdens het eerste trimester van de zwangerschap laboratoriumonderzoek naar biomarkers doen om te zien of zij een verhoogde kans heeft op deze complicatie (Wu et al. 2015)? Uit recent kwalitatief focusgroeponderzoek onder gezonde zwangere vrouwen met een probleemloze voorgeschiedenis blijkt dat zij over het algemeen positief staan tegenover eerste-trimesterscreeningstesten die mogelijk voorspellend zijn voor pre-eclampsie (Crombag et al. 2017). Onnodige ongerustheid als gevolg van foutpositieve testuitslagen wordt door hen op de koop toe genomen. Of geldt dat uitsluitend voor hoogopgeleide vrouwen die in het genoemde onderzoek oververtegenwoordigd zijn?

Wat zeggen de beroepsstandaarden?
In de NVOG-richtlijn 'hypertensieve aandoeningen in de zwangerschap' wordt niet het eventuele nut genoemd van tijdige risicoselectie en de daaruit voortvloeiende maatregelen om pre-eclampsie te voorkomen (primaire preventie). De NVOG-richtlijn beperkt zich tot

> zwangere vrouwen bij wie reeds een verdenking bestaat op zwangerschapshypertensie/pre-eclampsie/HELLP-syndroom of vrouwen bij wie deze aandoening is vastgesteld (secundaire en tertiaire preventie).

Met een zogenoemde 'praktijkkaart' geeft de KNOV praktische aanbevelingen voor tijdige risicoselectie van ogenschijnlijk gezonde vrouwen met als doel degenen met een verhoogde kans op pre-eclampsie te identificeren en, waar nodig, gespecialiseerde zorg in te schakelen. Het verloskundig samenwerkingsverband (VSV) of de integrale geboortezorgorganisatie (IGO), kan de KNOV-praktijkkaart Hypertensie onder de aandacht brengen van de betrokken verloskundig zorgverleners en hen aanmoedigen deze in de dagelijkse praktijk te gebruiken (Praktijkkaart bij de KNOV-standaard hypertensieve aandoeningen tijdens de zwangerschap, bevalling en kraamperiode. Bron: ▶www.knov.nl).

1.4.2 Hoeveel informatie kunnen zwangere vrouwen aan?

Het is niet duidelijk hoeveel informatie zwangere vrouwen aankunnen. Belangrijk is relevante informatie te doseren en de uitleg aan te passen aan het taal- en inzichtniveau van de zwangere vrouwen, en daarbij steeds na te gaan of de verkregen informatie wordt begrepen. Dat is geen eenvoudige opgave, omdat er tijdens de zwangerschap zo veel te vertellen is, zowel op medisch terrein als op het terrein van psychosociale zorg en leefstijl. Denk bijvoorbeeld aan alle bloedtesten aan het begin van de zwangerschap. De zwangere vrouw moet worden ingelicht over het doel van de verschillende testen en de consequenties van eventuele afwijkende testuitslagen. Dat is praktisch vaak ondoenlijk. Dit geldt ook voor testen later in de zwangerschap. Rond een zwangerschapsduur van 34 weken wordt de verloskundig zorgverlener geacht mondelinge informatie te verstrekken over de hielprik. Tijdens dit gesprek wordt de folder 'Screeningen bij pasgeborenen' aan de ouders uitgereikt. In deze folder, die in meerdere talen beschikbaar is, krijgen ouders globale informatie over de neonatale hielprikscreening (▶par. 3.4) en de neonatale gehoorscreening (▶par. 3.5) (▶www.rivm.nl).

Voor mensen met beperkte taal- en/of gezondheidsvaardigheden is informatieoverdracht die louter berust op het uitreiken een folder ontoereikend, ook al is die in verschillende talen opgesteld. Sociale wijkteams kunnen, desgewenst, de zwangere vrouw en haar (eventuele) partner nadere uitleg geven zodat zij goed begrijpen waarover het gaat en wat de verkregen informatie voor hen betekent (▶par. 1.6.2).

Informatie waarover een besluit moet worden genomen, dient tijdig te worden gegeven, zodat de zwangere vrouw en haar (eventuele) partner) nog kunnen nadenken, en desgewenst met anderen kunnen overleggen, voordat zij tot een besluit komen. Voor wetenschappelijk onderbouwde en betrouwbare informatie wordt bij voorkeur gebruikgemaakt van digitale informatie- en beslissingsondersteuning (Elwyn et al. 2009: Dugas et al. 2012; Vlemmix et al. 2013; Tucker Edmonds 2014; Poddar et al. 2015; Beulen et al. 2016; Stacey et al. 2017).

Goede vakinhoudelijke informatie is niet altijd eenduidig en soms tegenstrijdig. Dat geldt zowel voor informatie voor professionals als voor informatie voor cliënten. En in hoeverre deelt de zorgprofessional onzekerheid met de (aanstaande) moeder als uit bevindingen van de wetenschappelijke literatuur wordt geconcludeerd dat onzekerheid bestaat over de effecten van bepaalde preventieve maatregelen en/of medische handelingen? Richtlijnen en protocollen zijn maatgevend voor kwalitatief goede zorg (▶par. 5.7.2), maar zijn soms verouderd. Op welke informatie moet de zorgprofessional dan vertrouwen? En de (aanstaande) moeder?

Die zoekt 'zelfbewust' op internet en komt van alles tegen, waar en onwaar. De benodigde informatie is ook niet altijd beschikbaar; denk daarbij aan het eerdergenoemde voorbeeld van pre-eclampsie (▶box 1.6).

Ondertussen veranderen wetenschappelijke inzichten continu. Inzichten van gisteren kunnen vandaag verouderd zijn. Van zorgprofessionals wordt dan ook verwacht dat de informatie die zij verschaffen up-to-date is. Maar is dat ook zo? En wie controleert dat? Wat zijn de juiste websites?

1.5 Gezamenlijke besluitvorming in de praktijk

1.5.1 Achtergrond

Goede (verloskundige) zorgverlening is een wettelijk recht (▶par. 5.7.3). Goede zorg wordt door de (aanstaande) moeder als min of meer als vanzelfsprekend ervaren. Maar 'vrije' keuze voor de cliënt en 'samen beslissen' zijn dikwijls niet vanzelfsprekend. Raakt de zorgprofessional hiermee de regie over het voorgenomen beleid kwijt? Het antwoord daarop is: nee! Het is vrijwel nooit: 'U vraagt, wij draaien.' Iedere zorgverlener heeft een eigen professionele verantwoordelijkheid en van zorgverleners kan niet worden gevraagd 'gedwongen' handelingen te verrichten of onderzoek te doen waar zij vanuit hun beroepsethiek persoonlijk niet achter staan. Het doel is om via een open gesprek (dialoog) te komen tot een besluit waar beiden achter kunnen staan (Elwyn et al. 2012; Légaré en Thompson-Leduc 2014) (zie ook ▶par. 1.2.2). Over het algemeen geldt dat hoe meer het individu betrokken is bij het behandelplan, hoe hoger de tevredenheid is over de verleende zorg, zowel bij het individu als bij de zorgverlener (Elwyn et al. 2012; Edwards en Elwyn 2014; Brom et al. 2014).

1.5.2 Drie goede vragen

De Zorgstandaard Integrale Geboortezorg (2016) heeft gezamenlijke besluitvorming ('samen beslissen') hoog in het vaandel staan. In het individueel geboortezorgplan (▶par. 1.5.6) wordt verondersteld dat de zorgverlener gerichte aandacht schenkt aan de noden, behoeften en wensen van de (aanstaande) moeder. Hoe maak je die als (aanstaande) moeder kenbaar? Patiëntenfederatie Nederland en de Federatie Medisch Specialisten proberen patiënten te stimuleren om drie goede vragen te stellen:
– Wat zijn mijn mogelijkheden?
– Wat zijn de voor- en nadelen van die mogelijkheden?
– Wat betekent dat in mijn situatie?

Bron: ▶www.patientenfederatie.nl; de website hierover voor patiënten/consumenten is: ▶http://3goedevragen.nl/

1.5.3 BRAIN-methodiek

De BRAIN-methodiek is een handvat voor de (aanstaande) moeder om tot een geïnformeerde keuze te komen (Zorgstandaard Integrale Geboortezorg 2016). BRAIN is de Engelse afkorting van *Benefits*, *Risks*, *Alternatives*, *Intuition*, *Need time* (▶http://keendoula.blogspot.com; ▶box 1.7 en ◘fig. 1.1).

1.5 · Gezamenlijke besluitvorming in de praktijk

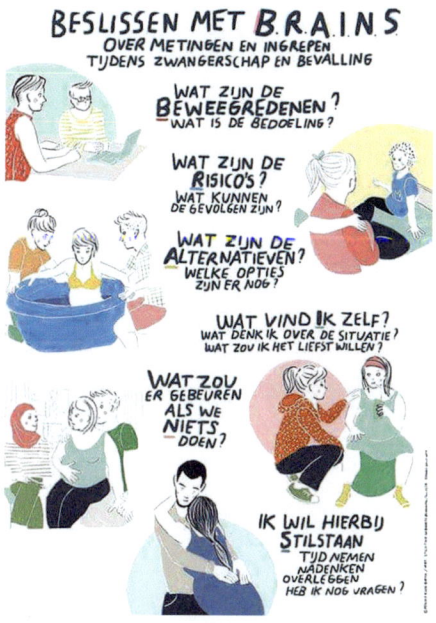

Figuur 1.1 Illustratie van BRAIN-methodiek (met toestemming overgenomen van Mira Westland en Noëmi Willemsen en Peach Keen Birth Services)

> **Box 1.7 BRAIN-methodiek voor geïnformeerde keuze**
> - *Benefits*: Wat zijn mijn voordelen? Wat wil ik hiermee bereiken?
> - *Risk*: Wat zijn de risico's? Welke interventies hangen hiermee samen? En wat zijn de risico's van de voorgenomen interventie(s)?
> - *Alternatives*: Wat zijn de alternatieve (be)handelingsoptie(s)?
> - *Intuition*: Wat zegt mijn gevoel?
> - *Need time*: Hoeveel tijd heb ik nodig om tot een keuze te komen? Ik wil liever even alleen gelaten worden. Ik wil nog met mijn directe omgeving overleggen.

1.5.4 Samen beslissen tijdens de zwangerschap

Tijdens de zwangerschap zijn er verschillende momenten voor de vrouw (en haar (eventuele) partner), waarop zij samen met de zorgprofessional keuzes kan maken tussen beleidsopties. In de cliëntenbrochure 'Geboortezorg in Nederland; Samenwerking rondom de zwangerschap', die onder auspiciën van het College Perinatale Zorg (CPZ) is uitgegeven, staan deze expliciet benoemd (▶box 1.8).

Box 1.8 Geboortezorg in Nederland – samenwerking rondom de zwangerschap

De eerste 9 weken:
- Welke verloskundigenpraktijk? Of zo nodig: welke gynaecoloog?
- Welke aanpassingen in leefstijl zijn nodig?
- Wel of geen informatie over prenatale screening op foetale afwijkingen?
- Afspraken over begeleiding tijdens de zwangerschap.

9 tot 14 weken:
- Wel of geen NIPT-test?
- Welke kraamzorgorganisatie of zelfstandig kraamverzorgende?

14 tot 22 weken:
- Wel of geen informatie over een 20-wekenecho (SEO)?
- Wel of geen 20-wekenecho (SEO)?
- Afspraken over de bevalling.
- Afspraken over borstvoeding.

22 tot 28 weken:
- Onderzoek naar resusantistoffen.*
- Onderzoek naar zwangerschapsdiabetes (suikerziekte).*

28 tot 36 weken:
- Plaats van bevalling.
- Afspraken over eventuele pijnbestrijding tijdens de bevalling.
- Afspraken over houding en manier van bevallen.
- Afspraken over de aanwezigen tijdens de bevalling.
- Hielprik.

36 tot 42 weken:
- Geboortezorgplan wel of niet aanpassen?
- Afspraak over antiresus (D) immunoglobuline-injectie na de geboorte.*
- Afspraak over het actief leiden van nageboortetijdperk.

* Alleen voor de groep vrouwen met een gerichte indicatie.

Bron: bewerkte versie van CPZ-brochure; ▶ www.kennisnetgeboortezorg.nl

De momenten voor persoonlijke keuze beperken zich niet tot de hier genoemde beleidsopties. Denk aan, bijvoorbeeld, (aanstaande) ouders die onverwacht geconfronteerd worden met een zeer ernstige afwijking van hun ongeboren kind. Zij worden geacht keuzes te maken tussen verschillende handelingsopties, waaronder het beëindigen van de zwangerschap of het niet-instellen van een levensverlengende behandeling (Bijma et al. 2008). Of denk aan vrouwen met een kind in stuitligging, die kunnen kiezen tussen een keizersnede of een normale bevalling (▶ par. 1.5.5).

Met uitzondering van onderzoek naar prenatale screening op foetale afwijkingen (Marteau 1995; García et al. 2008; Skjøth et al. 2015; Beulen et al. 2016) en naar baringshoudingen (Nieuwenhuijze 2014) is wetenschappelijk onderzoek naar de opvattingen van (aanstaande) moeder over geïnformeerde keuze en gezamenlijke besluitvorming schaars.

1.5.5 Vier algemene voorbeelden

Prenatale screening op foetale chromosoomafwijkingen

Het idee van geïnformeerde keuze en gezamenlijke besluitvorming tijdens de zwangerschap werd in het begin van de jaren negentig van de vorige eeuw geïntroduceerd door de Engelse psycholoog Therese Marteau (1995). Zij hield zich vooral bezig met de keuze van zwangere vrouwen van 36 jaar of ouder voor de vruchtwaterpunctie of de vlokkentest. Met deze zogenoemde 'invasieve prenatale testen' kunnen chromosoomafwijkingen bij het nog ongeboren kind worden vastgesteld. Sindsdien zijn er verschillende niet-invasieve prenatale testen ontwikkeld, waaronder de combinatietest, de NIPT en het structureel echoscopisch onderzoek (SEO), ook wel de 20-wekenecho genoemd.

- De combinatietest is een test die in Nederland tijdens het eerste trimester van de zwangerschap officieel wordt gehanteerd voor de kansbepaling op chromosoomafwijkingen van het ongeboren kind, waaronder trisomie 21, trisomie 18 en trisomie 13. Deze test bestaat uit hormoononderzoek in het serum van de aanstaande moeder en echoscopische nekplooimeting van het ongeboren kind. Als de uitslag hoger is dan 1 op 200 dan is sprake van een verhoogde kans op een chromosomale afwijking van het kind en is nader onderzoek mogelijk om eventuele foetale chromosomale afwijkingen aan te tonen (RIVM; bron: ▶ www.rivm.nl).
- NIPT is een afkorting van niet-invasieve prenatale test. Aan de hand van bloedonderzoek van de aanstaande moeder worden bepaald of haar – ongeboren – kind trisomie 21, 13 of 18 heeft. Op basis van een advies van de Gezondheidsraad heeft de minister van VWS besloten vanaf 1 april 2017 NIPT aan te bieden als eerste test in de prenatale screening aan alle zwangere vrouwen die dat willen (▶ www.meerovernipt.nl/).

Deze testen zijn beschikbaar voor alle vrouwen, ongeacht hun leeftijd, risicoprofiel of migratieachtergrond. Het maken van een geïnformeerde keuze staat daarin centraal (Agt et al. 2012; Gitsels-van der Wal et al. 2015). De zwangere vrouw kan aldus een weloverwogen beslissing nemen al of niet in te gaan op het aanbod van prenatale screening op foetale afwijkingen. Niet-directieve voorlichting[4] over deze testen gebeurt meestal door gecertificeerde counselors die voldoen aan de landelijke kwaliteitseiseneisen die zijn opgesteld door het Centrum voor Bevolkingsonderzoek van het Rijksinstituut voor Volksgezondheid en Milieu (RIVM) (RIVM 2015) (▶ box 1.9).

> **Box 1.9 Enkele taakstellingen van het RIVM in het kader van geboortezorg**
> - Het RIVM/Centrum voor Bevolkingsonderzoek (CvB) coördineert twee prenatale screeningprogramma's op aangeboren foetale afwijkingen (prenatale screening op downsyndroom en het structureel echoscopisch onderzoek (SEO)), het prenatale screeningsprogramma op infectieziekten en erytrocytenimmunisatie (PSIE) en twee neonatale screeningsprogramma's (de hielprik- en de gehoorscreening). Het werkt hierbij samen met verloskundige beroepsgroepen, huisartsen, laboratoria, kinderartsen, jeugdgezondheidszorg, klinisch genetici, regionale screeningsorganisaties,

---

4 Niet-directieve voorlichting of counseling betekent niet sturend: de counselor zegt de ouder(s) niet welke keus zij moet(en) maken.

academische centra, kennisinstituten, patiëntenperspectief en zorgverzekeraars. Kern van de coördinatie is het tot stand brengen van gezamenlijke afspraken tussen de partijen over de uitvoering en mogelijke verbeteringen van de screenings. Onderdeel hiervan vormt de uitvoering van de voorlichting en het ontwikkelen van landelijk uniform voorlichtingsmateriaal voor de screenings (folders, internetsites, films enzovoort). Daarnaast faciliteert het RIVM/CvB de landelijk uniforme brochure *Zwanger!* (▶ www.rivm.nl).

— Het RIVM/Centrum Gezond Leven (CGL) biedt lokale professionals een platform voor kennisuitwisseling op het gebied van gezondheidsbevorderende leefstijlinterventies. Het CGL werkt samen met gezondheidsbevorderende instanties, GGD's, thuiszorgorganisaties, GGZ-instellingen, onderwijsbegeleidingsdiensten en gemeenten. Het RIVM/Centrum Jeugdgezondheid heeft als doel het verbeteren van de kwaliteit van de inhoud en de uitvoering van het Basistakenpakket JGZ 0–19 jaar. Het RIVM/Centrum voor Infectieziektebestrijding coördineert de bestrijding van infectieziekten. Het gaat hierbij om effectieve preventie, hoge waakzaamheid en snelle reactie bij een uitbraak. Werkzaamheden van het centrum betreffen ook de coördinatie van het Rijksvaccinatieprogramma.

Bron: Veldhuizen-Eshuis en Wieringa (2012); RIVM (2015)

Een vrouw beslist echter niet alleen op grond van een afweging van rationele argumenten. Intuïtie, 'onderbuikgevoel', eigen normen en waarden, en emoties spelen bij haar uiteindelijke beslissing ook een belangrijke rol (Tijmstra en Bajema 1990; Hall 2002; Kahneman 2011; Struijs en Jongsma 2013; Timmermans 2016). De competente zorgprofessional is zich daarvan bewust, staat hiervoor open en moedigt de zwangere vrouw aan deze strikt persoonlijke kant van haar besluit niet te onderschatten. Ook zijn sommige vrouwen geneigd om gebruik te maken van prenatale testen in verband met anticipatie op een eventueel verkeerd genomen beslissing (Tijmstra 1987): 'Ik maak van dit onderzoek gebruik omdat ik met spijtgevoelens zou zitten als later blijkt dat mijn kind afwijkend is.'

Box 1.10 Counseling van zwangere vrouwen voor eerste-trimesterscreening op foetale chromosoomafwijkingen

Choice talk
De zwangere vrouw wordt eerst gevraagd of zij wil worden geïnformeerd over de mogelijkheden van prenatale screening op foetale chromosoomafwijkingen voordat nadere uitleg over trisomie 21 (downsyndroom), trisomie 18 (edwardssyndroom) en trisomie 13 (patausyndroom) wordt gegeven. Zij wordt geïnformeerd over het recht op niet-weten.

Option talk
Elke vrouw die meer wil weten over screening op foetale chromosoomafwijkingen krijgt uitleg over trisomie 21, trisomie 18 en trisomie 13, de beschikbare screeningstesten (combinatietest of NIPT), het eventuele vervolgonderzoek (NIPT, vlokkentest, vruchtwaterpunctie of geavanceerd ultrageluidonderzoek) en de eventuele implicaties van een afwijkende testuitslag. Ook wordt zij geïnformeerd over de NIPT-studies

(►www.meerovernipt.nl/). Tot slot wordt zij geïnformeerd in hoeverre kosten van de screening zelf en het eventuele vervolgonderzoek vallen onder het basispakket van de zorgverzekering. Mede op basis van deze informatie besluit de zwangere vrouw al of niet op het screeningsaanbod in te gaan. Behalve (digitale) RIVM-folders is ook een keuzehulp (digitale informatie en beslissingsondersteuning) over screening beschikbaar (►www.onderzoekvanmijnongeborenkind.nl/).

Decision talk
De zwangere vrouw kan ondersteuning worden aangeboden om de informatie te verwerken en tot besluitvorming te komen. Desgewenst wordt een aantal dagen bedenktijd ingelast. De informatie en keuzemogelijkheden moeten binnen bepaalde tijdsgrenzen worden aangereikt, zodat keuzes haalbaar zijn.

Bron: RIVM (2015)

Plaats van de bevalling

In de verloskunde zijn er ook andere situaties waarin geïnformeerde keuze en gezamenlijke besluitvorming de norm zou moeten zijn. Denk aan de keuze van vrouwen met een ongecompliceerde zwangerschap (dus zonder medische indicatie) voor een bevalling thuis of in een geboortecentrum/ziekenhuis (Haaren-ten Haken et al. 2017). Het gesprek daarover verloopt bij voorkeur via de in ►par. 1.3 en 1.4 besproken stappen. De overheid heeft een site ontwikkeld met informatie voor vrouwen hoe zij zich kunnen voorbereiden op de aanstaande bevalling (bron: ►www.kiesbeter.nl).

Vrouwen met een litteken in de baarmoeder

Ook vrouwen met een medische indicatie in verband met een litteken in de baarmoeder (uterus) hebben keuzes. Als de zwangere vrouw eerder een keizersnede had, kan zij – uitzonderingen daargelaten – kiezen tussen een 'normale' vaginale baring in het ziekenhuis of een geplande keizersnede (NVOG 2010; Kaimal en Kuppermann 2012; Horey et al. 2013; Schoorel et al. 2014). De overheid stelt hiervoor de online behandelkeuzehulp 'baring na keizersnede' gratis ter beschikking (►www.kiesbeter.nl).

Vrouwen met een kind in stuitligging

Keuzes zijn er ook voor vrouwen bij wie rond de uitgerekende datum het kind in stuit ligt (►www.kiesbeter.nl). In de meeste gevallen heeft zij de keuze tussen wel of geen uitwendige kering (versie) van het kind (Say et al. 2013; Rosman et al. 2014), (zie de online behandelkeuzehulp 'baby draaien bij stuitligging'. Bron: ►www.kiesbeter.nl) en als het kind in stuit blijft liggen tussen een 'geplande' vaginale bevalling en een keizersnede (Hofmeyr et al. 2015; Berhan en Haileamlak 2016) (zie de online behandelkeuzehulp 'stuitbevalling'. Bron: ►www.kiesbeter.nl). De Patiëntenfederatie Nederland en de NVOG hebben diverse Consultkaarten (►box 1.11) ontwikkeld, waaronder de Consultkaart Stuitbevalling. Deze Consultkaart kan de zwangere vrouw en haar verloskundig zorgverlener helpen om de keuze tussen een stuitbevalling en een keizersnede te bespreken (►http://consultkaart.nl).

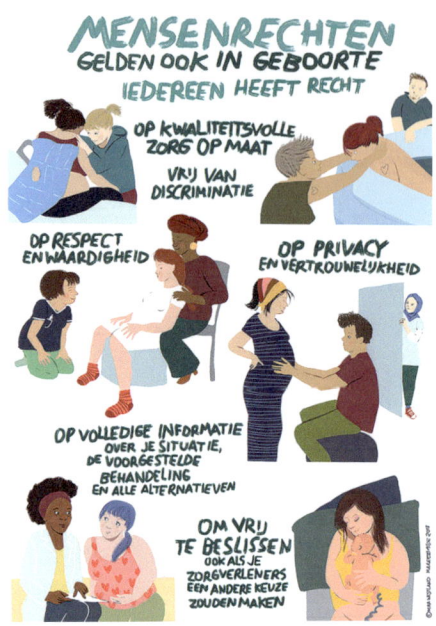

◘ **Figuur 1.2** Mensenrechten in geboortezorg (met toestemming overgenomen van Mira Westland en Noëmi Willemsen en Peach Keen Birth Services)

Box 1.11 Consultkaart

Een Consultkaart is een nieuwe keuzehulp voor patiënten en artsen, geïnspireerd door de internationaal bekende 'Option Grid decision aids and library' (▶http://optiongrid.org/). Een Consultkaart ondersteunt cliënten en zorgverleners bij het gesprek als sprake is van verschillende behandelopties. De Consultkaart geeft een beknopt overzicht van de mogelijkheden in vraag en antwoord. Aan de hand van de medisch wetenschappelijke richtlijn worden de meest gestelde vragen van cliënten per behandelmogelijkheid beantwoord.

De cliënt en zorgverlener kunnen aan de hand van de Consultkaart de mogelijkheden bespreken, vergelijken en samen een keuze maken voor de behandeloptie die het beste bij de cliënt past. Een Consultkaart is bedoeld om samen met de cliënt in de spreekkamer te gebruiken.

Bron: ▶http://consultkaart.nl/

1.5.6 Zorg op maat

Uitgangspunten

Iedereen heeft recht op zorg op maat (◘fig. 1.2). Zorg op maat betekent zorg die niet meer of minder is dan nodig. Hiervoor peilt de zorgprofessional eerst de reële behoeften en wensen van de cliënt en plaatst die in de juiste context (▶par. 2.1 en 2.3.4). Vervolgens komt de zorgprofessional, in samenspraak met de betrokkene, tot een (wetenschappelijk) verantwoord en acceptabel behandelplan (Greenhalgh et al. 2014). De afspraken voor goede zorgverlening worden samen met de (aanstaande) moeder vastgelegd in het individueel geboortezorgplan.

Individueel geboortezorgplan

Uiterlijk in week 16 stellen de coördinerend zorgverlener en de aanstaande moeder gezamenlijk het individueel geboortezorgplan op (Zorgstandaard Integrale Geboortezorg 2016). Uitgangspunt van het geboortezorgplan is zorg op maat (Zorgstandaard Integrale geboortezorg 2016) (▶par. 2.6). Het staat de (aanstaande) moeder daarbij vrij om van bepaalde zorg of onderzoeken af te zien. De (aanstaande) moeder wordt verder geïnformeerd over de landelijke registratie van haar gegevens (Landelijk Perinatale Registratie (Perined) (▶par. 5.10.1), Praeventis voor de landelijke registratie in het PSIE-programma (▶par. 10.3.1) en Peridos voor het vastleggen van gegevens over screening op downsyndroom en de 20-wekenecho (SEO; ▶par. 1.5.5).

In het individueel geboortezorgplan worden alle aspecten vastgelegd die in de begeleiding en zorg voor (een) aanstaande ouder(s) van belang zijn, vanaf de kinderwens tot en met de eerste zes weken na de geboorte. Het geboortezorgplan geeft de cliënt inzicht in wat zij tijdens haar zwangerschap en bevalling kan verwachten van de verloskundige zorg. Ook kan zij met de coördinerend zorgverlener haar wensen en behoeften bespreken. Hierdoor kan een eventuele mismatch in verwachtingen met betrekking tot zwangerschap, geboorte en kraamperiode worden voorkomen. Het individueel geboortezorgplan kan in samenspraak met de aanstaande ouder(s) worden bijgesteld (Zorgstandaard Integrale Geboortezorg 2016).

Het individueel geboortezorgplan vormt in de combinatie van – fysiologische, medische en/of gedeelde – zorgpaden de basis voor de vastlegging van de gegevens van de zwangere vrouw en haar eventuele partner. Zowel de (aanstaande) moeder als de coördinerend zorgverlener (▶box 1.12) en zo nodig eventuele andere leden van het interprofessioneel geboortezorgteam hebben, met toestemming van de (aanstaande) moeder, toegang tot deze gegevens (Zorgstandaard Individuele Geboortezorg 2016).

> **Box 1.12 De coördinerend zorgverlener**
> De coördinerend zorgverlener (zorgcoödinator of casemanager) wordt gedurende de zwangerschap, bevalling en kraamperiode het vaste aanspreekpunt voor de zwangere vrouw. De coördinerend zorgverlener behartigt de belangen van de zwangere vrouw en haar kind, is in staat om goed te luisteren naar en te communiceren met de (aanstaande) moeder en haar (eventuele) partner en heeft inzicht in de sociale omstandigheden waarbinnen zij leeft en waarin het kind terechtkomt. De coördinerend zorgverlener ondersteunt de (aanstaande) moeder bij beleidsbeslissingen en ziet erop toe dat geboortezorg wordt geleverd volgens het opgestelde individueel geboortezorgplan.
>
> Bron: Zorgstandaard Integrale Geboortezorg (2016)

Het is van belang dat de coördinerend zorgprofessional een vertrouwensband met de (aanstaande) moeder en haar (eventuele) partner opbouwt zodat beiden zich gezien en gehoord voelen. Daarnaast is het van belang dat de coördinerend zorgverlener goed communiceert met de betrokken zorgverleners en/of sociale instanties. De rol van coördinerend zorgprofessional wordt in de meeste gevallen vervuld door de verloskundige die het eerste consult uitvoert (Groenen et al. 2016), maar het kan ook de verloskundig actieve huisarts, de klinisch verloskundige, de gynaecoloog, de jeugdverpleegkundige, een VoorZorgverpleegkundige (▶par. 2.3.4) of een lid van het sociale wijkteam (▶par. 2.5.2) zijn.

De coördinerend zorgverlener informeert de aanstaande ouder(s) over onder meer voorlichting en counseling, de organisatie van de verloskundige en de kraamzorg, keuzevrijheid, dossiervorming, overdracht van informatie aan andere zorgverleners en privacy (zie ook ▶par. 8.2.3).

Wanneer de zwangere vrouw wordt verwezen naar een zorgverlener in een andere setting, wordt van de coördinerend zorgverlener verwacht de zwangere vrouw te informeren over wie de zorg overneemt. De coördinerend zorgverlener is verantwoordelijk voor – de coördinatie van – de benodigde zorg door het interprofessionele geboortezorgteam, totdat deze na de bevalling is overgedragen aan respectievelijk huisarts, jeugdarts of kinderarts. In de Zorgstandaard Integrale Geboortezorg (2016) wordt benadrukt dat de coördinerend zorgverlener geen professionele verantwoordelijkheden van andere zorgverleners of van de zwangere vrouw zelf overneemt. Het is dan ook onwaarschijnlijk dat een zorgverlener die samenwerkt in het kader van integrale geboortezorg aansprakelijk kan worden gesteld voor het handelen van andere zorgprofessionals (Rijken 2016). Er kunnen – al of niet op verzoek van de zwangere vrouw – redenen zijn om van coördinerend zorgverlener te veranderen, bijvoorbeeld bij ernstige complicaties tijdens de zwangerschap.

Geboorte- of bevalplan

Relatief nieuw is het geboorteplan of bevalplan dat specifiek gaat over de bevalling. Het geboorteplan is onderdeel van het individueel geboortezorgplan. Met het geboorteplan laat de (aanstaande) moeder de coördinerend zorgverlener of rechtstreeks betrokken verloskundig zorgverlener weten wat zij met betrekking tot de bevalling belangrijk vindt, wat haar ideeën en wensen zijn en hoe zij graag wil worden behandeld (Wiegers 2009). De verloskundig zorgverlener informeert de aanstaande ouder(s) over het gangbare beleid, zoals is vastgelegd in de Zorgstandaard Integrale Geboortezorg (2016). Samen met hen wordt beoordeeld in hoeverre dit plan medisch verantwoord en praktisch haalbaar is. De zorgverlener geeft, desgewenst, nadere uitleg of toelichting en stelt, in samenspraak met de aanstaande ouders, het plan eventueel bij.

1.5 · Gezamenlijke besluitvorming in de praktijk

Naam:

Motivatie

Communicatie
(meerdere antwoorden mogelijk)

☐ Ik verwacht van verloskundigen, artsen en ander medisch personeel dat zij alle procedures en eventuele ingrepen met mij bespreken voordat ze worden uitgevoerd.

☐ Ik wil graag betrokken worden bij beslissingen die mij, mijn kind of mijn begeleiders aangaan.

☐ Als ik niet in staat ben beslissingen te nemen, dan neemt [Naam] deze voor mij.

Overige wensen:

Ik verwacht van verloskundigen, artsen en ander medisch personeel dat zij alle procedures en eventuele ingrepen met mij bespreken voordat ze worden uitgevoerd.

☐ Ik wil graag betrokken worden bij beslissingen die mij, mijn kind of mijn begeleiders aangaan.

☐ Als ik niet in staat ben beslissingen te nemen, dan neemt [Naam] deze voor mij.

Overige wensen:

    De KNOV heeft voor het geboorteplan een online checklist ontwikkeld, waarmee de zwangere vrouw op een gestructureerde wijze haar wensen voor een goed verloop van de bevalling kenbaar kan maken. Daarnaast is er ruimte voor het invullen van open vragen over de begeleiding, de plaats van de bevalling, het beleid tijdens de bevalling, het ziekenhuis en het kind.
    Tijdens de bevalling kunnen zorgverleners bij beleidsbeslissingen tegemoet proberen te komen aan de wensen en behoeften die zijn vastgelegd in het geboorteplan. Dat geldt in het bijzonder op momenten dat de zwangere vrouw zelf niet goed kan aangeven wat zij wil. De zwangere vrouw wordt geadviseerd om een kopie van de laatste versie van het geboorteplan altijd bij zich te hebben. Aan het begin van de baring dienen zorgverleners zich aan te leren om naar het geboorteplan te vragen en kennis te nemen van de inhoud en wensen die in dit plan zijn vastgelegd. Het geboorteplan is (juridisch) niet bindend. In situaties die potentieel bedreigend zijn voor de aanstaande moeder en/of het (ongeboren) kind, kan beargumenteerd worden afgeweken van de afspraken in het geboorteplan. Belangrijk is de aanstaande ouder(s) voor te bereiden op mogelijke onverwachte en acute beslissingen tijdens de bevalling.

1.6 Moeilijke of onmogelijke keuzes

Soms is het ideaal van gezamenlijke besluitvorming in de dagelijkse praktijk moeilijk te realiseren (Elwyn et al. 2005; Joseph-Williams et al. 2014a, b; Struijs en Jongsma 2013; Légaré en Thompson-Leduc 2014). We beschrijven enkele redenen en verklaringen hiervoor.

1.6.1 Noodgevallen

Gezamenlijke besluitvorming veronderstelt tijd, ruimte voor overleg tussen partijen en gelegenheid om inzicht te krijgen in de individuele voorkeuren en wensen (Nieuwenhuijze 2014). In acute en/of levensbedreigende situaties zijn vaak meerdere zorgprofessionals – al dan niet in teamverband – betrokken bij de zorgverlening. In zulke situaties is gezamenlijke besluitvorming veel lastiger en soms zelfs onmogelijk: er moet immers snel worden gehandeld. Daarom moeten vrouwen tijdens de zwangerschap worden voorbereid op mogelijk onverwachte en urgente beslissingen tijdens de bevalling, zoals een keizersnede of een knip om de schede-ingang te vergroten (episiotomie). Dan is het gesprek na de bevalling van groot belang (Nieuwenhuijze et al. 2014).

1.6.2 Taalbarrière en/of lage gezondheidsvaardigheden

Een taalbarrière en lage gezondheidsvaardigheden (▶box 1.13) belemmeren goede communicatie met de (aanstaande) moeder. Voor veel mensen met een migratieachtergrond, in het bijzonder nieuwkomers, lijkt dit evident. Echter ook zonder migratieachtergrond zijn er veel vrouwen met wie goede communicatie bemoeilijkt is door beperkt taalbegrip, lage gezondheidsvaardigheden en/of cognitieve beperking. Professionals herkennen deze beperkingen niet altijd omdat cliënten deze soms uit schaamte camoufleren (Gezondheidsraad 2011).

> **Box 1.13 Definitie van gezondheidsvaardigheden**
> Onder gezondheidsvaardigheden (Engels: *health literacy*) wordt verstaan: het hebben van vaardigheden in het verkrijgen, begrijpen en gebruiken van informatie bij het nemen van gezondheidsgerelateerde beslissingen.

Mensen met lage gezondheidsvaardigheden en mensen die on- of laaggeletterd zijn en/of de Nederlandse taal onvoldoende beheersen, ontberen dikwijls voldoende steun of mogelijkheden voor het maken van eigen keuzes (Fransen et al. 2013; Smith et al. 2016). Zij hebben problemen met het verkrijgen, begrijpen en gebruiken van informatie bij het nemen van gezondheidsgerelateerde beslissingen. Dit stelt eisen aan de begeleiding en ondersteuning van verloskundig zorgverleners (Gezondheidsraad 2011; Fransen et al. 2013; Paternotte et al. 2015; Inspectie Gezondheidszorg en Jeugd 2016; Sørensen et al. 2015; Heijmans et al. 2016; El Bouazzaoui en Peters 2017) (zie ▶ par. 1.3).

De Alliantie Gezondheidsvaardigheden (▶gezondheidsvaardigheden.nl) is een netwerk dat bestaat uit organisaties, instellingen en bedrijven die zich inzetten voor het bevorderen van gezondheid en het voorkomen van ziekten bij mensen met beperkte gezondheidsvaardigheden. De Alliantie beoogt het thema gezondheidsvaardigheden op de agenda te zetten om ervaringen onderling uit te wisselen en kennis te verbeteren.

In Nederland is de zorgverlener wettelijk verantwoordelijk voor het verschaffen van informatie 'in een vorm die voor de patiënt/cliënt duidelijk is' (▶box 1.14).

> **Box 1.14 Wettelijke regeling voor informatievoorziening**
> — De zorgverlener licht de cliënt op duidelijke wijze mondeling, en desgevraagd schriftelijk, in over het voorgenomen onderzoek en de voorgestelde behandeling en over de ontwikkelingen omtrent het onderzoek, de behandeling en de gezondheidstoestand van de patiënt.
> — Bij het uitvoeren van de in lid 1 neergelegde verplichting laat de zorgverlener zich leiden door hetgeen de patiënt redelijkerwijze dient te weten ten aanzien van: (a) de aard en het doel van het onderzoek of de behandeling die hij noodzakelijk acht en van de uit te voeren verrichtingen; (b) de te verwachten gevolgen en risico's daarvan voor de gezondheid van de cliënt; (c) andere methoden van onderzoek of behandeling die in aanmerking komen; (d) de staat van en de vooruitzichten met betrekking tot diens gezondheid voor wat betreft het terrein van het onderzoek of de behandeling.
> — De zorgverlener mag de cliënt voornoemde inlichtingen slechts onthouden wanneer het verstrekken ervan kennelijk ernstig nadeel voor de patiënt zou opleveren. Indien het belang van de zorg dit vereist, dient de hulpverlener de desbetreffende inlichtingen aan een ander dan de patiënt te verstrekken.
>
> Bron: Burgerlijk Wetboek Boek 7. Art. 448. De overeenkomst inzake geneeskundige behandeling (beknopte weergave).

Het uitreiken van folders in de eigen taal is niet de oplossing als de betrokkene het lezen en schrijven niet machtig is. Vaak wordt gebruikgemaakt van informele tolken (familie, buren), met het risico dat relevante informatie verloren gaat of niet naar voren komt omdat de (aanstaande) moeder de informatie niet in het bijzijn van het familielid wil vertellen. Van oorsprong niet-Nederlandse vrouwen spreken dikwijls niet over ernstige ziekten in de familie of over overleden broers of zussen (El Bouazzaoui en Peters 2017). Doorvragen is noodzakelijk. De telefonische tolkendienst kan uitkomst bieden voor vrouwen met een taalbarrière. Het gebruik van een formele tolk via de tolkentelefoon leidt over het algemeen tot betere zorg, dat wil zeggen: minder communicatiefouten, beter begrip bij cliënten, betere klinische uitkomsten en hogere cliënttevredenheid (Karliner et al. 2007; Boerleider et al. 2013). Tolk- en Vertaalcentrum Nederland (▶www.tvcn.nl/) heeft een gratis app gelanceerd waarmee zorgverleners snel een professionele tolk kunnen lokaliseren. De kosten voor het gebruik van de telefonische tolkendienst worden alleen in uitzonderlijke gevallen vergoed.[5] Dat ontslaat zorgverleners niet van hun wettelijke plicht anderstalige zwangere vrouwen goed te informeren.

Het opheffen van de taalbarrière alleen staat niet garant voor adequate communicatie en effectieve zorg. Veel kwetsbare vrouwen hebben onvoldoende gezondheidsvaardigheden om de actieve rol te vervullen die van hen als zorggebruiker wordt verwacht. Voor een adequate communicatie met deze groep zwangere vrouwen is het van belang dat zorgverleners zich bewust zijn van de lage gezondheidsvaardigheden en dat zij hun communicatie afstemmen op hun begripsniveau (▶box 1.15).

---

5 De kosten voor het gebruik van de telefonische tolkendienst worden uitsluitend vergoed aan de huisarts ten behoeve van nieuwe statushouders.

> **Box 1.15 Communicatiestrategieën voor zwangere vrouwen met lage gezondheidsvaardigheden**
> - Praat langzaam en neem de tijd voor het gesprek.
> - Gebruik gewone taal en zo min mogelijk medische en verloskundige termen.
> - Gebruik verschillende communicatiemiddelen.
> - Gebruik verhalen of analogieën om de boodschap persoonlijk te maken.
> - Focus op kernboodschappen.
> - Toets het begrip door terug te vragen wat is uitgelegd.
> - Help de (aanstaande) moeder vragen te stellen.
>
> Bron: Gezondheidsraad (2011); Fransen et al. (2013)

In dit kader is het raadzaam om de zwangere vrouw en haar (eventuele) partner regelmatig te vragen welke kennis en ideeën ze zelf hebben. Er zijn verschillende andere strategieën die gericht zijn op het verbeteren van de communicatie met cliënten met lage gezondheidsvaardigheden. Een veelgenoemde strategie is de *teach back method*, het regelmatig terugvragen en toetsen of de informatie goed is begrepen, maar ook langzaam praten, eenvoudig taalgebruik, meerdere vormen van communicatie gebruiken en hen helpen met het vragen, zijn bekende strategieën (Gezondheidsraad 2011; Fransen et al. 2013). Sommige migrantengroepen zijn sociaal geïsoleerd en moeilijk te bereiken. Voorlichters in eigen taal en cultuur (vetc'ers) kunnen hierin uitkomst brengen. Zij geven vooral voorlichting in groepsverband over bevordering van gezondheid en ziektepreventie (Enting 2005).

In Rotterdam is gewerkt aan de opleiding Voorlichting perinatale gezondheid als aansluiting op de beroepsopleiding Gezondheidsbevordering en preventie (GB/P) (Peters et al. 2014). Voor deze opleiding zijn tweetalige vrouwen geworven die naast het Nederlands de moedertaal van vrouwen van niet-Nederlandse herkomst beheersen.[6] GB/P-professionals vervullen een brugfunctie tussen de zorgprofessional en zorggebruiker (TNO 2010; Peters et al. 2014). Zij zijn in staat om de medische boodschap in eigen taal en cultuur over te brengen (Denktaş et al. 2012; Peters et al. 2014).

1.6.3 Uiteenlopende persoonlijkheden

Zorgverleners hebben niet met iedere (aanstaande) moeder een goede 'match', onder meer als gevolg van verschillen in persoonlijkheid en attitude (Struijs en Jongsma 2013; Joseph-Williams et al. 2014a). De 'vrije keuze' kan daardoor worden bemoeilijkt, vooral als sprake is van wederzijds gebrek aan begrip en vertrouwen.

---

6   De tweetalige voorlichters hebben de volgende achtergrond: Marokkaans-Nederlands (taalgebied Nederlands, Arabisch en Berber), Turks-Nederlands (taalgebied Nederlands en Turks), Antilliaans (taalgebied Nederlands, Papiaments en Spaans), Surinaams-Nederlands (taalgebied Nederlands en Scranantango), Braziliaans-Nederlands (taalgebied Nederlands en Portugees) of Kaapverdisch-Nederlands (taalgebied Nederlands en Portugees) (Peters et al. 2014).

1.6.4 Zelf geen keuze willen of kunnen maken

Niet iedereen wil of kan zelf keuzes maken. Is dat erg? Soms wel en soms niet. Recentelijk publiceerden Nederlandse onderzoekers een literatuurstudie naar de ideeën die bij patiënten leven over hun betrokkenheid bij medische besluitvormig (Brom et al. 2014). Ruwweg 60 % van de patiënten voelt zich voldoende betrokken bij medische besluitvorming. Van de groep die zich onvoldoende betrokken voelt, wil een meerderheid actiever betrokken worden. Een minderheid daarentegen, wil juist minder betrokken worden. De laatste groep vraagt de arts vaak expliciet om advies: 'Wat zou u in mijn geval doen, dokter?' (Légaré en Thompson-Leduc 2014). Geven zij daarmee indirect te kennen dat zij weinig tot geen behoefte hebben aan gezamenlijke besluitvorming? Of dat ze meer behoefte hebben aan steun en angst hebben voor de verantwoordelijkheden van de beslissing? Uit deze literatuurstudie bleek dat leeftijd, sociaaleconomische achtergrond, opleidingsniveau en etnische achtergrond determinanten zijn voor betrokkenheid bij keuze voor behandelingsopties (Brom et al. 2014). Sommige culturen zijn niet vertrouwd met autonome ('vrije') keuzes (Elwyn et al. 2012). Dat betekent overigens niet dat er geen behoefte aan is. Genoemde Nederlandse literatuurstudie heeft vooral betrekking op patiënten met kanker. De bevindingen kunnen daarom niet zomaar worden vertaald naar de situatie van zwangere vrouwen.

1.6.5 Beperkingen in 'vrije keuze'

De medewerking aan de 'vrije keuze' van de zwangere vrouwen voor, bijvoorbeeld, een eerste- of tweedelijnszorgaanbieder of de plaats van bevalling wordt om verschillende redenen beperkt. Eén daarvan is het al of niet hebben van een medische indicatie voor een bevalling in het ziekenhuis (▶ par. 6.8.3). Vrouwen met een medische indicatie hebben, 'mogen' niet thuis bevallen. De Geboortebeweging, een belangenvereniging die opkomt voor het zelfbeschikkingsrecht van de (aanstaande) moeder, is het hier niet mee eens. Zij pleit voor vrouwgestuurde zorg. Met vrouwgestuurde geboortezorg wordt bedoeld dat de vrouw de regisseur is van haar eigen zwangerschap, bevalling en kraamtijd. Zij kiest zelf hoe, waar en met wie zij bevalt. Het zorgsysteem informeert, faciliteert en ondersteunt haar bij het maken van die keuzes. ▶ Geboortebeweging.nl beschouwt cliëntenparticipatie als structureel en essentieel onderdeel van het geboortezorgstelsel (▶ http://geboortebeweging.nl). Volgens ▶ Geboortebeweging.nl is het niet aan de zorgprofessional, maar aan de (aanstaande) moeder om na goede oriëntatie een afweging te maken en het risico van een thuisbevalling te nemen (zie ook ▶ par. 1.4). Volgens de Wet op de geneeskundige behandelingsovereenkomst (Wgbo), bepalen zorgprofessionals op basis van de geldende 'professionele standaarden' wat goede zorg inhoudt.[7] De regels en normen van 'goed hulpverlenerschap' zijn terug te vinden in kwaliteitsstandaarden, zorgstandaarden, richtlijnen en protocollen (▶ par. 5.7.2).

---

[7] Artikel 453 Burgerlijk Wetboek Boek 7: De hulpverlener moet bij zijn werkzaamheden de zorg van een goed hulpverlener in acht nemen en handelt daarbij in overeenstemming met de op hem rustende verantwoordelijkheid, voortvloeiende uit de voor hulpverleners geldende professionele standaard, waaronder het overeenkomstig artikel 66 van de Zorgverzekeringswet in het openbaar register opgenomen voor hem geldende professionele standaard.

De zorgprofessional heeft 'zorgplicht'. Deze zorgplicht gaat echter niet zover dat eventuele wensen van de cliënt die niet met de professionele standaard verenigbaar zijn, moeten worden gehonoreerd (Ploem en Voskes 2016). In de geboortezorg betreft dat soms situaties waarin de zorgprofessional (het nalaten van) medisch handelen niet verantwoord acht (zie ook ▶ par. 1.6.6).

Naast vakinhoudelijke redenen zijn zorgprofessionals om medicolegale redenen beducht om zich door de patiënt te laten 'dicteren' als het gaat om beleidsafspraken waar zij niet achter staan (Elwyn et al. 2000). Een uitspraak van het Centraal Tuchtcollege in 2013, waarin een verloskundige door het Centraal Tuchtcollege tijdelijk uit haar ambt werd gezet omdat zij op verzoek van de betrokken zwangere vrouw assisteerde bij een risicovolle thuisbevalling, heeft hun mening hierover versterkt. (▶ http://tuchtrecht.overheid.nl). De verloskundige werd overigens niet verweten dat zij afweek van de heersende standaard, maar dat zij zich onvoldoende had ingespannen om de vrouw te overtuigen van de risico's van haar keuze. In 2015 hebben de KNOV en de NVOG voor dit soort situaties gezamenlijk de leidraad 'Verloskundige zorg buiten de richtlijnen' opgesteld (▶ http://nvog-documenten.nl). Kernboodschap van deze leidraad is te zoeken naar een acceptabele oplossing voor zowel de (aanstaande) moeder als haar verloskundig zorgverlener. Dat kan volgens deze leidraad worden bereikt door consensus proberen te vinden zonder te oordelen (zie ook ▶ par. 1.6.6).

Ook maatschappelijke omstandigheden en/of sociale druk kan de 'vrije keuze' van vrouwen beïnvloeden, bijvoorbeeld als het gaat om de afweging wel of geen borstvoeding te geven. Tot slot kunnen financiële gevolgen ook van invloed zijn op de 'vrije keuze' van vrouwen voor de plaats van de bevalling. Dat geldt voor vrouwen die geen medische indicatie hebben voor een ziekenhuisbevalling. Zij moeten voor het gebruik van de verloskamer betalen (▶ H. 10). Dat geldt niet voor vrouwen met een medische en/of sociale indicatie. Momenteel staat de eigen bijdrage ter discussie.

1.6.6 Praktische afwegingen als de (aanstaande) moeder zich niet kan vinden in het gangbare beleid

Wat doet de zorgprofessional als een vrouw met een verhoogd risico op een ongunstige uitkomst van de zwangerschap toch thuis wil bevallen (Feeley en Thomson 2016)? Of als de zwangere vrouw met bijvoorbeeld een matig verhoogde bloeddruk de voorgestelde behandeling niet ziet zitten terwijl haar arts een inleiding van de baring vanaf 37 weken adviseert omdat het protocol dit voorschrijft (Koopmans et al. 2009)? Of dat de gynaecoloog in het belang van het ongeboren kind een keizersnede adviseert doch de zwangere vrouw hiervoor geen toestemming geeft (Anonymous 2015; Blondeau et al. 2015; Hollander et al. 2017b, c)? Of andersom? Hoe reageert de zorgprofessional als de zwangere vrouw verzoekt om een keizersnede terwijl daarvoor geen medische indicatie is (Demontis et al. 2011; Ecker 2013; Wiel et al. 2017)? Moet de zorgprofessional in dit verzoek meegaan?

Verschil van opvatting tussen de zorgprofessional en de zwangere vrouw kan snel leiden tot een verstoorde relatie tussen beiden, met onbegrip en soms een klacht tot gevolg (Hollander et al. 2017b, c) (▶ H. 8). Hoe kan dat anders? Door contact te zoeken, op een rustig moment in gesprek te gaan en goed en onbevooroordeeld te luisteren naar de argumenten van de aanstaande ouder(s), kan de zorgverlener samen met hen tot een oplossing voor het dilemma komen. De basis van dit gesprek is openheid en wederzijds respect, waarbij de ouders zich gehoord voelen en weten. Als desondanks de zwangere vrouw zich niet kan vinden in het voorgestelde beleid dan kunnen de in ▶ box 1.16 genoemde suggesties van toepassing zijn om het verschil van opvatting in goede banen te leiden.

> **Box 1.16 Plan van aanpak als de zwangere vrouw zich niet kan vinden in het voorgestelde beleid**
> - Leg contact en ga in gesprek. Probeer de aard van het dilemma te expliciteren. Laat de vrouw vertellen wat haar afwegingen zijn. Luister naar haar verhaal en heb aandacht voor haar emoties en pijnpunten.
> - Bespreek de verschillende beleidsopties.
> - Bespreek de voor- en nadelen van elke beleidsoptie.
> - Maak samen met de zwangere vrouw en haar (eventuele) partner de afweging en kom tot een uiteindelijke beslissing over het beleid.
> - Betrek zo nodig andere verloskundig zorgverleners uit de eerste of tweede lijn bij het dilemma; ga gezamenlijk het gesprek aan.
> - Stel de zwangere vrouw voor om personen uit haar eigen omgeving te betrekken bij het gesprek.
> - Tref de nodige maatregelen om het afgesproken beleid ten uitvoer te brengen.
> - Blijf contact houden met de zwangere vrouw.
> - Zet de deur open en houd deze open; de zwangere vrouw blijft te allen tijde welkom!
> - Als geen overeenstemming wordt bereikt, creëer dan een vangnet zodat de zorg aan de zwangere vrouw en haar ongeboren kind gewaarborgd blijft. Maak hiervan aantekeningen in het dossier.
>
> Bron: KNOV/NVOG (2015); Wiel et al. (2017)

Momenteel is er wetenschappelijk onderzoek gaande – de WONDER-studie – waarin wordt ingegaan op de motieven van zwangere vrouwen om niet in te (willen) stemmen met het voorgestelde beleid. De onderzoekers hopen met dit multicenteronderzoek meer zicht te krijgen op achtergronden en oorzaken van deze problematiek, zodat zij met aanbevelingen kunnen komen voor een betere afstemming van zorgvraag en zorgaanbod (Hollander et al. 2017b).

1.7 Zwangerschapsbegeleiding

1.7.1 CenteringPregnancy®

Als alternatief voor de gebruikelijke een-op-een zwangerschapscontroles kunnen groepsbijeenkomsten worden georganiseerd, waarin zwangere vrouwen en hun (eventuele) partner onderling informatie kunnen delen en uitwisselen (►www.centeringhealthcare.nl). Deze zogenaamde CenteringPregnancy®-bijeenkomsten worden begeleid door twee of meer zorgverleners die daarvoor een opleiding hebben gevolgd.

CenteringPregnancy® is een andere vorm van pre- en postnatale zorg. Onder leiding van ten minste twee zorgprofessionals worden groepsbijeenkomsten gehouden voor zwangere vrouwen. Hierbij wordt speciale aandacht gegeven aan het actief betrekken van vrouwen en hun (eventuele) partner bij verloskundige zorg, het delen en uitwisselen van kennis en ervaringen (Rijnders et al. 2015).

De zorg wordt in tien sessies aangeboden aan een groep van tien tot twaalf zwangere vrouwen die allen ongeveer even ver zwanger zijn. Tijdens een sessie wordt de medisch-verloskundige zorg geïntegreerd aangeboden, dat wil zeggen in samenhang met enkele belangrijke componenten van gezondheid en welzijn, zoals zelfredzaamheid, kennisontwikkeling en ondersteuning. Risicomanagement is daarbij een essentieel onderdeel. Alle deelnemers hebben een eigen inbreng, ondersteunen en spiegelen elkaar, en vullen elkaar aan. Door de langere interactietijd tussen de zorgprofessional en de deelnemende zwangere vrouwen kunnen klinische, psychische, sociale en gedragsfactoren beter worden uitgediept. Daarnaast biedt CenteringPregnancy® zwangere vrouwen de mogelijkheid tot het vormen van vriendschappen, sociale netwerken en ondersteuningsstructuren. Dat is belangrijk voor alle zwangere vrouwen, en in het bijzonder voor degenen in achterstandssituaties.

De rol van de zorgprofessional is anders dan tijdens de gebruikelijke individuele zwangerschapscontroles. Naast medisch inhoudelijke kennis en vaardigheden moet de zorgprofessional de rol van gespreksleider op zich nemen, waarbij de deelnemende vrouwen expliciet worden aangemoedigd zelf met vragen, adviezen en oplossingen te komen. Om deze rol goed te vervullen moet de zorgprofessional een bijscholingstraject volgen dat wordt afgesloten met een certificaat. Begin 2012 zijn TNO, de KNOV en drie verloskundigenpraktijken gezamenlijk gestart met het introduceren van CenteringPregnancy® in Nederland (▶box 1.17).

Box 1.17 Ervaringen van twee zorgprofessionals die deelnamen aan de CenteringPregnancy®-groepsbijeenkomsten

'Elke sessie leer ik nieuwe dingen. Door de groepsbijeenkomsten zie ik wat er werkelijk leeft bij zwangere vrouwen. In de opleiding tot verloskundige leer je weliswaar welke onderwerpen de revue moeten passeren, maar als je zwangere vrouwen ernaar vraagt blijkt dat ze soms met heel andere zaken bezig zijn. Dan hoor je dat mensen bijvoorbeeld worstelen met het verbod op alcohol of sigaretten. In een groep zijn ze daar heel eerlijk in.'

'Ik hoorde van een andere praktijk dat ze het onlangs over gezonde voeding hadden gehad. Een van de vrouwen daar vertelde dat ze nu dagelijks een flesje energiedrank nam omdat ze dacht dat dat goed voor het kind was. Zoiets hoor je normaal gesproken niet. Nu kun je haar ook vertellen dat dat helemaal niet goed is voor het kind. Door CenteringPregnancy® leren wij onze cliënten echt beter kennen.'

Bron: Rijnders et al. (2016)

Ervaringen en resultaten

CenteringPregnancy® is een vorm van groepszorg die in de Verenigde Staten succesvol is gebleken. Naast betere zwangerschapsuitkomsten – in het bijzonder minder kinderen met laag geboortegewicht – zijn vrouwen tevredener over de ondervonden sociale steun en krijgen zij meer kennis en zelfvertrouwen (Carter et al. 2016; Rijnders et al. 2016; Kweekel et al. 2017; Byerley en Haas 2017). CenteringPregnancy® is mogelijk van invloed op het percentage hoog-risicovrouwen dat te vroeg bevalt en op het percentage vrouwen dat borstvoeding geeft (Byerly en Haas 2017).

Ervaringen van zwangere vrouwen

Uit de response van een tweetal enquêtes blijkt dat de meerderheid van de deelnemende vrouwen zegt veel te hebben gehad aan de besproken onderwerpen (Rijnders et al. 2016). Opvallend is dat 78 % van responderende zwangere vrouwen aangeeft dat het onderwerp huiselijk geweld ter sprake kwam. De expliciete aandacht binnen CenteringPregnancy® voor onderwerpen zoals 'verzorging baby en ouderschap' en 'emotionele veranderingen en depressie' wordt door zo'n driekwart van de ouders als zinvol ervaren.

Ervaringen van zorgverleners

Zorgverleners ervaren CenteringPregnancy® vaak als een meerwaarde van de gebruikelijke verloskundige zorg en zijn enthousiast (Rijnders et al. 2016). CenteringPregnancy® vraagt van zorgprofessionals echter een grotere tijdsinvestering, waar (nog) geen financiële vergoeding tegenover staat (Rijnders et al. 2016).

Randvoorwaarden

Het nascholingstraject behelst een tweedaagse training die wordt gevolgd door drie intervisiebijeenkomsten in de eerste twee jaren na de start van het nascholingstraject. De uitvoering vereist meer dan alleen maar goede wil (Rijnders en Aalhuizen 2016). Om het concept te laten slagen moet de nadruk liggen op het gezamenlijk begeleiden van de gehele groep. Beide zorgprofessionals bereiden de bijeenkomsten goed voor. Er is duidelijkheid over rolverdeling en de invalshoek(en) van onderwerpen. Beide zorgverleners dienen zich op te stellen als de begeleiders van de gehele groep. Eén of meer gesprekken met alle stakeholders binnen de organisatie zijn nodig om goed voorbereid aan de implementatie van CenteringPregnancy® te beginnen. Het is raadzaam om alle betrokken professionals vanaf het begin bij het proces te betrekken (Rijnders et al. 2016).

Knelpunten

'Twee kapiteins op een schip' kan problematisch zijn als de gezamenlijke verantwoordelijkheid voor de gehele groep niet echt wordt gevoeld. Gebrek aan draagvlak, of de intentie om CenteringPregnancy® niet volledig in te voeren en een geschikte ruimte vinden voor groepsbijeenkomsten zijn belemmerende factoren voor de implementatie van CenteringPregnancy®. Voor zwangere vrouwen is het soms lastig om tijd vrij te maken door werkzaamheden buitenshuis partnerbetrokkenheid en/of oppasproblemen (Rijnders et al. 2016).

Stand van zaken in maart 2018

Zorgverleners uit 148 verloskundigenpraktijken, 12 ziekenhuizen en 95 kraamzorgorganisaties zijn getraind om CenteringPregnancy® aan te bieden. Daarnaast zijn er mensendiecktherapeuten, doula's (▶par. 1.7.4), voorlichters in eigen taal en cultuur (▶par. 1.6.2) en JGZ-medewerkers (▶par. 7.8.4) getraind (Rijnders et al. 2016).

Samen een groep zwangere vrouwen begeleiden maakt de onderlinge relatie tussen de betrokken zorgprofessionals – waaronder verloskundigen, gynaecologen en kraamverzorgenden – gelijkwaardiger en vertrouwder. Daarnaast wordt de gegevensoverdracht naar het ziekenhuis makkelijker ervaren. Het enthousiasme van zwangere vrouwen en de positieve ervaringen van zorgverleners zijn het meest bepalend voor de succesvolle voortzetting van CenteringPregnancy® in een organisatie (Rijnders et al. 2016). Verloskundigen geven aan dat er niet alleen meerwaarde is voor de deelnemende zwangere vrouwen, maar ook voor henzelf: ze leren hun cliënten beter kennen (Rijnders et al. 2016). In Nederland wordt nader vergelijkend onderzoek naar het effect van CenteringPregnancy® verricht (Zwicht et al. 2016).

1.7.2 CenteringParenting®

CenteringParenting® is het vervolg op CenteringPregnancy®. Hierbij wordt de zorg van het consultatiebureau in groepsvorm gegeven (Mittal 2011; Bloomfield en Rising 2013). CenteringParenting® is gericht op kind en moeder. Ouders in de groep kunnen onderling kennis en ervaringen uitwisselen. Voordeel hiervan is dat voor moeder en kind meer tijd en aandacht beschikbaar is om diverse onderwerpen over het ouderschap te bespreken. Daarnaast wordt er specifieke aandacht besteed aan het fysieke herstel na de bevalling en eventuele klachten bij de moeder.

Centering-Pregnancy-Fit® (CP-Fit)

In 2015 is in nauwe samenwerking met de Stichting Amsterdamse Gezondheidscentra (SAG) de module Centering-Pregnancy-Fit® (CP-Fit) ontwikkeld (Rijnders et al. 2016). CP-Fit is een module 'bewegen voor zwangere vrouwen' die op verschillende manieren binnen CenteringPregnancy® kan worden aangeboden: variërend van een beweegmodule als warming-up, een uur bewegen ter afsluiting van de sessie of geïntegreerd binnen enkele of alle CenteringPregnancy®-bijeenkomsten. CP-Fit® wordt aangeboden door zwangerschapsdocenten of mensendiecktherapeuten die ook cobegeleider bij een CenteringPregnancy®-groep kunnen zijn. Op deze wijze worden medische zorg, informatie, kennisuitwisseling, sociale steun, interactie en bewegen in één exclusief pakket van zorg binnen de geboortezorg aangeboden. Verloskundigen, oefentherapeuten van de SAG én zwangere vrouwen zijn positief en de samenwerking wordt over en weer door de zorgverleners als meerwaarde ervaren. Deelname voor de zwangere vrouwen aan CP-Fit® is gratis. Momenteel wordt gewerkt aan een partnermodule waarbij (eventuele) partners expliciet worden betrokken bij CenteringPregnancy®.

1.7.3 Zwangerschapscursussen

Sociale steun kan ook vanuit de geboortezorg worden georganiseerd, bijvoorbeeld door zwangere vrouwen te stimuleren aan zwangerschapscursussen deel te nemen. Deelname aan een zwangerschapscursus wordt in het algemeen als een zinvolle bijdrage beschouwd aan de voorbereiding op de bevalling en het ouderschap (▶box 1.18).

> **Box 1.18 De oorsprong van zwangerschapscursussen**
> Statius van Eps schrijft in zijn proefschrift *Over de baringspijn* (1954): 'Door de aanstaande moeder een juist inzicht te geven in het beloop van de baring, door de oorzaken van angst samen met haar op te sporen en te ontzenuwen, en door "verrassende elementen" te elimineren (…) wordt haar zelfbewustzijn sterker ontwikkeld. De aanstaande moeder wordt daarmee in staat gesteld weerstand te bieden aan het desorganiserende en verpletterende karakter van de baringspijn.'
> De Engelse arts Grantly Dick Read wordt beschouwd als een van de belangrijkste pioniers op het terrein van mentale voorbereiding op de baring. In zijn boek *Childbirth without fear*, waarvan de eerste druk in 1933 verscheen, stelt Read dat psychische ontspanning, in combinatie met educatieve en instructieve voorlichting, een gunstige invloed heeft op baringspijnen (Read 1954). Dit boek werd destijds gezien als reactie op de toename van het gebruik van narcose tijdens de bevalling. Read zag angst van de aanstaande moeder als de belangrijkste oorzaak voor de negatieve beleving van de baring. De beleving van ontspanning van de spieren is volgens Read gunstig voor de psychische ontspanning van de aanstaande moeder. De psychische ontspanning is op zichzelf gunstig voor het accepteren van (auto) suggestie, waardoor andere prikkels, zoals pijnprikkels van de baarmoeder, worden onderdrukt. Read propageerde ontspannings-, ademhalings- en houdingsoefeningen die

de aanstaande moeder in staat stellen op eigen kracht baringspijnen actief te bestrijden. Deze technieken zijn gebaseerd op de yogatechniek, een van de oudste vormen van mentale ontspanningsoefeningen.

Het gedachtegoed van Read viel samen met de opvattingen van de Russische school over bestrijding van baringspijnen. Zij propageerden een psychoprofylactische methode voor 'de pijnloze baring' die berustte op de opvattingen van Pavlov. Deze methode, die in het westen vooral bekend werd als de Lamaze-methode, berust op de aanname dat door middel van bepaalde suggesties het mogelijk is baringspijn te onderdrukken. Hierdoor wordt de ervaring van de aanstaande moeder met de bevalling in positieve zin beïnvloed (Hrešanová 2016). De Lamaze-methode bestaat oorspronkelijk uit een aantal trainingssessies waarin vrouwen specifieke instructies krijgen en oefeningen doen. Aan het eind van elke trainingssessie krijgen zij de opdracht ter plekke in slaap te vallen om de lesstof beter te laten inwerken (Hrešanová 2016).

Kathleen Vaughan werkte na de Tweede Wereldoorlog in India en was onder de indruk van het groot aantal niet-natuurlijke bevallingen. Bij onderzoek bleek dat vooral de stadsbewoners die onder het Purdah-systeem[8] leven, niet via de natuurlijke weg bevielen. Deze vrouwen verblijven meestal binnenshuis, hebben weinig lichaamsbeweging en zien nauwelijks zonlicht. Deze bevinding was voor Vaughan reden lichaamsoefeningen aan te raden om de lichamelijke conditie van de vrouw te verbeteren, de bekkengewrichten te versoepelen en haar een juiste houding aan te leren (Statius van Eps 1954). Deze lichaamsoefeningen zijn later door verschillende onderzoekers uitgewerkt, waarbij wisselend nadruk wordt gelegd op gymnastiek, houding- en ontspanningsoefeningen, ademhalingstechnieken, voorlichting en instructie om natuurlijke baring te bevorderen. Tegenwoordig is het aanbod van (online) zwangerschapscursussen groot en zeer gevarieerd.

De wetenschappelijke literatuur over het effect van zwangerschapscursussen op de fysieke en psychosociale gezondheid van de (aanstaande) moeder en haar (ongeboren) kind is schaars en van slechte kwaliteit (Gagnon en Sandall 2007; Brixval et al. 2015; Entsieh en Hallström 2016). Op grond hiervan kan geen duidelijke uitspraak worden gedaan in hoeverre het volgen van een zwangerschapscursus een gunstig effect heeft op de zwangerschapsuitkomst. Uit Zweeds onderzoek blijkt dat het volgen van een zwangerschapscursus vooral een belangrijke sociale functie heeft voor de aanstaande moeder (Fabian et al. 2005). Nader wetenschappelijk onderzoek op dit terrein wordt bepleit, waarin niet alleen het mogelijke effect van welomschreven zwangerschapscursussen op de zwangerschapsuitkomst wordt geanalyseerd, maar ook het effect van deze cursussen op de noodzaak tot medicamenteuze pijnbestrijding, de duur van de baring, de moeder-kindverhouding (Engels: *bonding*), de waardering van de deelnemende vrouwen en hun (eventuele) partner en hun beleving van de bevalling worden gemeten.

1.7.4 Doula

In 1969 introduceerde Dana Raphael, Amerikaanse medisch antropoloog (1925–2016) het begrip 'doula' (Klaus et al. 2012). Zij duidde hiermee op de 'wijze lekenvrouw' die aanstaande moeders en hun gezinnen fysieke, emotionele en mentale steun biedt tijdens de

---

8   Purdah of Pardah (Perzisch: gordijn) verwijst naar een op religieuze gronden gebaseerde strikte scheiding tussen mannen en vrouwen (▶ https://en.wikipedia.org).

zwangerschap, de bevalling en de periode erna (▶www.doula.nl). De doula is een niet-medische professional die kan worden ingezet tijdens de thuisbevalling, in het geboortecentrum of ziekenhuis (Lantz et al. 2005).

De doula probeert tijdens de bevalling een sfeer van veiligheid en vertrouwen voor de aanstaande moeder en haar (eventuele) partner te creëren. Als vertrouwenspersoon van de (aanstaande) moeder en haar (eventuele) partner bewaakt zij de belangen van het gezin. Zij werkt samen met het team van zorgprofessionals dat bij de bevalling is betrokken. Hiervoor zijn richtlijnen opgesteld door de Nederlandse Beroepsvereniging voor Doula's (NBvD) (▶https://nbvd.nl). De professionele doula is op de hoogte van de competenties en taken van verloskundigen, arts-assistenten, gynaecologen, obstetrieverpleegkundigen en kraamverzorgenden. De professionele doula aanvaardt hun specifieke deskundigheid. In tegenstelling tot verloskundige zorgprofessionals hebben doula's hebben geen medische taak. Belangrijk is dat verloskundig zorgverleners weten wat de doula voor de aanstaande moeder en haar gezin betekent. Ook is belangrijk dat de betrokken zorgverleners doula's welkom heten tijdens de thuisbevalling of tijdens de bevalling in het geboortecentrum of ziekenhuis, dat er voldoende faciliteiten voor hen zijn en dat er goede afspraken met hen zijn over taak- en werkverdeling (Ballen en Fulcher 2006; Kabakian-Khasholian en Portela 2017). Als alternatief voor de doula kan de aanstaande moeder een vertrouwenspersoon uit haar kring van bekenden of familie vragen haar tijdens de bevalling bij te staan. De (eventuele) partner van de aanstaande moeder is dikwijls niet goed op deze taak voorbereid. Een gerichte cursus kan hem of haar daarin misschien op weg helpen.

Visser en Steegers (2008) uitten kritiek op de introductie van commerciële doula's voor de begeleiding van de barende vrouw. Zij stellen dat de kraamverzorgende deze taak op zich kan nemen, zeker als daar een passende financiële honorering tegenover staat.

Wetenschappelijke onderbouwing van de zorgverlening van de doula

Een recente Cochrane-analyse suggereert dat de continue aanwezigheid van een medische of een niet-medische professional, waaronder de doula, de kans op negatieve ervaringen van de (aanstaande) moeder gedurende de baring aanmerkelijk verkleint (RR 0,69; 95 %-BI 0,59–0,79)[9] (Bohren et al. 2017). Verder concluderen de auteurs dat de continue aanwezigheid van een medische of een niet-medische professional tijdens de baring mogelijk geassocieerd is met een lagere kans op een keizersnede (RR 0,75; 95 % BI 0,64–0,88), een lagere kans op een vaginale kunstverlossing (RR 0,90; 95 %; BI 0,85–0,96) en een lagere kans op de noodzaak voor intrapartumpijnstilling (RR 0,90; 95 %; BI 0,84–0,96). Ook is de continue aanwezigheid van een medische of een niet-medische professional tijdens de baring mogelijk geassocieerd met een kortere duur van de baring (gemiddelde verkorting van 0,69 uur (95 % BI −1,04 tot −0,34) en hebben pasgeborenen mogelijk minder kans op een lage apgarscore na vijf minuten (RR 0,62; 95 % BI 0,46–0,85) (Bohren et al. 2017). In de Verenigde Staten zijn er aanwijzingen dat doula's kostenbesparend zijn omdat hun aanwezigheid tijdens de baring gepaard gaat met minder medisch-verloskundige ingrepen. Dit geldt in het bijzonder voor vrouwen met een relatief lage sociaaleconomische status (Kozhimannil et al. 2013).

Wetenschappelijke onderzoekers wijzen er echter op dat de wetenschappelijke kwaliteit van de geïncludeerde onderzoeken heel matig is (Steel et al. 2015; Bohren et al. 2017). Mede om die reden zijn deze bevindingen niet direct toepasbaar op de Nederlandse situatie. Nader onderzoek is geboden, met speciale aandacht voor de verwachtingen die (aanstaande) ouders

---

9   RR: relatief risico; BI: betrouwbaarheidsinterval.

van de doula hebben, de opleidingseisen en taakstelling van de doula, de inbedding van de doula in de geboortezorgorganisatie, de toegevoegde waarde en de kosten (Kabakian-Khasholian en Portela 2017).

1.8 Moeder of kind centraal?

In ons land is men er lange tijd van uitgegaan dat de vrijheid van de (aanstaande) moeder om zelf te beslissen prevaleert boven het eventuele medisch belang van het toekomstige kind. Niet omdat het belang van het toekomstige kind niet zwaarwegend is, maar omdat bij drang of dwang ook het grondrechtelijk beschermde recht van de vrouw op lichamelijke integriteit en zelfbeschikking in het geding raakt (Gevers en Metselaar 2016). Gevers en Metselaar constateren dat ten aanzien van dit uitgangspunt een kentering zichtbaar is. Moreel gezien vond men altijd al dat de (aanstaande) moeder rekening moet houden met de gezondheidsbelangen van het kind en voor de meeste vrouwen is dat volstrekt vanzelfsprekend. Als gevolg van nieuwe inzichten komt echter steeds meer informatie beschikbaar over de gezondheidstoestand van het kind tijdens de zwangerschap en de eventuele risico's waaraan het kind is blootgesteld in de baarmoeder ten gevolge van bijvoorbeeld nicotine, (party)drugs, alcohol, pillen van de drogist en ongezonde voeding. Dat betekent dat van de aanstaande moeder wordt verwacht dat zij daarmee rekening houdt en haar leefwijze daarop aanpast (zie ▶par. 2.1 en 3.3.1). Dat is voor sommigen van hen een lastige opgave. Behalve pogingen hen met geduld en argumenten te overtuigen van het nut van effectief-bewezen interventies, heeft de zorgverlener geen middelen om hen tot een gezonde leefwijze of tot een voor het kind aanbevolen interventie te verplichten. De grondrechtelijk beschermde rechten van de vrouw moeten uitgangspunt blijven bij de afweging van de gezondheidsbelangen van het ongeboren kind (Gevers en Metselaar 2016). In uitzonderlijke gevallen, zoals bij ernstige twijfels over de veiligheid van het toekomstige kind, bestaat de juridische mogelijkheid van ondertoezichtstelling van het ongeboren kind (Kollen et al. 2002; Bijlsma et al. 2008).

1.9 Conclusies

- Persoonlijke aandacht is het kernelement van goede zorg.
- Over het algemeen vinden aanstaande moeders het belangrijk zelf de regie te hebben over de zorg rondom zwangerschap en geboorte.
- Expliciet informeren naar haar wensen, behoeften, angsten en verwachtingen is een essentieel onderdeel van integrale geboortezorg.
- Informeer bij de (aanstaande) moeder hoe zij een eventuele eerdere bevalling heeft ervaren.
- Voor geïnformeerde keuze en gezamenlijke besluitvorming dienen zorgprofessionals zwangere vrouwen te attenderen op de optie van een online keuzehulp.
- Het maken van een geïnformeerde keuze behelst meer dan een rationele afweging van potentiële medische voor- en nadelen; intuïtie, 'onderbuikgevoel', eigen normen en waarden, en emoties spelen een rol bij de uiteindelijke keuze.
- In de communicatie met de cliënt gaat de zorgprofessional niet uit van stereotype beelden, plakt hij geen etiketten en trekt hij geen voorbarige conclusies.
- De coördinerend zorgverlener is verantwoordelijk voor de coördinatie van de benodigde zorg door het interprofessionele geboortezorgteam.

- Zwangere vrouwen hebben vaak andere verwachtingen van geboortezorg dan zorgprofessionals; belangrijk is om dat in het eerste contact helder te krijgen en dat tijdens de zwangerschap te blijven monitoren.
- Over het algemeen geldt dat hoe meer de (aanstaande) moeder betrokken is bij het beleid, hoe hoger de tevredenheid is over de verleende zorg, zowel bij de (aanstaande) moeder als bij de zorgprofessional.
- Informatie aan (aanstaande) moeders moet gedoseerd worden verstrekt waarbij steeds moet worden getoetst of de verkregen informatie wordt begrepen.
- Zwangere vrouwen denken vaak niet mee te kunnen beslissen omdat zij daarvoor de medische expertise missen en omdat zij barrières ervaren bij de verloskundig zorgprofessional. Informeer hen proactief dat medische expertise niet noodzakelijk is om zelf keuzes te kunnen maken (Struijs en Jongsma 2013; Pieterse et al. 2017).
- Iedere zwangere vrouw wordt aangemoedigd een geboorte- of bevalplan op te stellen en dit met de rechtstreeks betrokken verloskundig zorgverlener te bespreken.
- Uitgangspunt van gezamenlijke besluitvorming is dat de zorgprofessional en de (aanstaande) zwangere vrouw samen beslissen welke beleidsoptie het best aansluit bij haar reële behoeften en situatie. Het uiteindelijke besluit ligt bij de vrouw zelf.
- Niet iedere situatie leent zich voor gezamenlijke besluitvorming; in acute situaties is gezamenlijke besluitvorming niet altijd mogelijk. Het is aan te bevelen de zwangere vrouw hierop tijdig te attenderen.
- Sta als zorgprofessional open voor argumenten van de (aanstaande) moeder en haar (eventuele) partner, ook als die niet overeenkomen met het voorgestelde beleid.
- Respecteer vrouwen die zelf geen keuze willen of kunnen maken.
- Het geboorteplan moet nadrukkelijk niet een 'eisenpakket' zijn, maar een document waarmee de zwangere vrouw aangeeft wat haar wensen zijn, zodat zij en haar (eventuele) partner in gesprek kunnen gaan met haar (coördinerend) zorgverlener over de mogelijkheden van haar wensen.
- Als het nodig is, kan de zorgprofessional van het afgesproken beleid beargumenteerd afwijken.
- Iemand serieus nemen is niet hetzelfde als iemand zijn of haar zin geven.
- Aanstaande ouders vinden CenteringPregnancy® zinvol. Gevoelige onderwerpen zijn makkelijker bespreekbaar dan tijdens de gebruikelijke een-op-een zwangerschapscontrole.
- De implementatie van CenteringPregnancy® vereist meer dan alleen maar goede wil.
- Belangrijke componenten van CenteringPregnancy® zijn zelfredzaamheid, kennisontwikkeling en ondersteuning.
- Risicomanagement is een essentieel onderdeel van CenteringPregnancy®.
- De continue aanwezigheid van een kraamverzorgende, obstetrieverpleegkundige of doula tijdens de bevalling gaat mogelijk gepaard met meer cliënttevredenheid, een grotere kans op een natuurlijke bevalling en minder behoefte aan pijnstilling.

1.10 Opdrachten

Opdrachten
1. Beschrijf de maatregelen voor gezamenlijke besluitvorming die in uw verloskundig samenwerkingsverband (VSV) zijn genomen.
2. Wat zijn in uw VSV de belemmeringen voor gezamenlijke besluitvorming?
3. Met welke digitale keuzehulpen werkt u?

4. Wat zijn in uw VSV de bevorderende en belemmerende factoren voor communicatie met vrouwen met een taalbarrière?
5. Welke maatregelen heeft uw VSV genomen met betrekking tot vrouwen met lage gezondheidsvaardigheden?

Literatuur

Agt HME van, Schoonen HMHJD, Fracheboud J, Koning HJ de. Monitor geïnformeerde besluitvorming prenatale screening 2011. Landelijke en regionale uitkomsten. RIVM 2012. ▶ http://www.rivm.nl/dsresource?objectid=7bea4619-78b3-4b93-8483-d515b89dd710&type=org&disposition=inline.

Anonymous. Praktijkperikel; Mag een arts gedwongen sectio uitvoeren in het belang van het kind? Medisch Contact 2015, pag. 1484 (auteur niet vermeld). Bron: ▶ https://www.medischcontact.nl/nieuws/laatste-nieuws/artikel/mag-een-arts-gedwongen-sectio-uitvoeren-in-het-belang-van-het-kind-1.htm.

Baas CI, Erwich JJ, Wiegers TA, Cock TP de, Hutton EK. Women's suggestions for improving midwifery care in The Netherlands. Birth 2015;42(4):369–78.

Baas CI, Wiegers TA, Cock TP de, Erwich JJ, Spelten ER, Boer MR de, Hutton EK. Client-related factors associated with a "Less than Good" experience of midwifery care during childbirth in the Netherlands. Birth 2017;44(1):58–67. ▶ https://doi.org/10.1111/birt.12266.

Ballen LE, Fulcher AJ. Nurses and doulas: complementary roles to provide optimal maternity care. J Obstet Gynecol Neonatal Nurs. 2006;35(2):304–11.

Berhan Y, Haileamlak A. The risks of planned vaginal breech delivery versus planned caesarean section for term breech birth: a meta-analysis including observational studies. BJOG 2016;123(1):49–57.

Berwick DM. What 'patient-centered' should mean: confessions of an extremist. Health Aff (Millwood). 2009;28(4):w555–65. ▶ https://doi.org/10.1377/hlthaff.28.4.w555. Epub 2009 May 19. PubMed PMID: 19454528.

Beulen L, Berg M van den, Faas BH, Feenstra I, Hageman M, Vugt JM van, Bekker MN. The effect of a decision aid on informed decision-making in the era of non-invasive prenatal testing: a randomised controlled trial. Eur J Hum Genet. 2016;24(10):1409–16. ▶ https://doi.org/10.1038/ejhg.2016.39.

Bijlsma MW, Wennink JM, Enkelaar AC, Heres MH, Honig A. De mogelijkheid van ondertoezichtstelling van het nog ongeboren kind bij twijfels over de veiligheid van de thuissituatie. Ned Tijdschr Geneeskd. 2008 Apr 12;152(15):895–8. Dutch. PubMed PMID: 18512532. um Genet. 2016 May 18. ▶ https://doi.org/10.1038/ejhg.2016.39.

Bijma HH, Heide A van der, Wildschut HI. Decision-making after ultrasound diagnosis of fetal abnormality. Reprod Health Matters 2008;16(31 Suppl):82–9. ▶ https://doi.org/10.1016/s0968-8080(08)31372-X.

Blondeau MJ, Koorengevel KM, Schneider AJ, Knijff-van Dortmont AL van der, Dondorp WJ. Een sectio caesarea tegen haar wil? Ned Tijdschr Geneeskd. 2015;159:A8183.

Bloomfield J, Rising SS. CenteringPregnancy®: an innovative dyad model for group mother-infant care. J Midwifery Womens Health 2013;58(6):683–9. ▶ https://doi.org/10.1111/jmwh.12132.

Boerleider AW, Francke AL, Manniën J, Wiegers TA, Devillé WL. "A mixture of positive and negative feelings": a qualitative study of primary care midwives' experiences with non-western clients living in the Netherlands. Int J Nurs Stud. 2013;50(12):1658–66. ▶ https://doi.org/10.1016/j.ijnurstu.2013.04.009.

Bohren MA, Hofmeyr GJ, Sakala C, Fukuzawa RK, Cuthbert A. Continuous support for women during childbirth. Cochrane Database Syst Rev. 2017 Jul 6;7:CD003766. ▶ https://doi.org/10.1002/14651858.CD003766.pub6.

Brixval CS, Axelsen SF, Lauemøller SG, Andersen SK, Due P, Koushede V. The effect of antenatal education in small classes on obstetric and psycho-social outcomes – a systematic review. Syst Rev. 2015 Feb 28;4:20. ▶ https://doi.org/10.1186/s13643-015-0010-x.

Brom L, Hopmans W, Pasman HRW, Timmermans DR, Widdershoven GA, Onwuteaka-Philipsen BD. Congruence between patients' preferred and perceived participation in medical decision-making: a review of the literature. BMC Med Inform Decis Mak. 2014;14:25.

Byerley BM, Haas DM. A systematic overview of the literature regarding group prenatal care for high-risk pregnant women. BMC Pregnancy Childbirth 2017 Sep 29;17(1):329. ▶ https://doi.org/10.1186/s12884-017-1522-2.

Carter EB, Temming LA, Akin J, Fowler S, Macones GA, Colditz GA, Tuuli MG. Group prenatal care compared with traditional prenatal care: a systematic review and meta-analysis. Obstet Gynecol. 2016;128(3):551–61. ▶ https://doi.org/10.1097/AOG.0000000000001560.

Charles C, Gafni A, Whelan T. Shared decision-making in the medical encounter: what does it mean? (Or it takes at least to tango). Soc Sci Med. 1997;44:681–92.
Coulter A. Paternalism or partnership? Patients have grown up-and there's no going back. BMJ 1999 Sep 18; 319(7212):719–20.
Crombag NM, Lamain-de Ruiter M, Kwee A, Schielen PC, Bensing JM, Visser GH, Franx A, Koster MP. Perspectives, preferences and needs regarding early prediction of preeclampsia in Dutch pregnant women: a qualitative study. BMC Pregnancy Childbirth 2017 Jan 7;17(1):12. ▶ https://doi.org/10.1186/s12884-016-1195-2.
Demontis R, Pisu S, Pintor M, D'aloja E. Cesarean section without clinical indication versus vaginal delivery as a paradigmatic model in the discourse of medical setting decisions. J Matern Fetal Neonatal Med. 2011;24(12):1470–5.
Denktaş S, Bonsel GJ, Steegers EA. Perinatale Gezondheid in Rotterdam. Ervaringen na 2 jaar 'Klaar voor een kind'. Ned Tijdschr Geneeskd. 2012;156(29):A4289.
Downe S, Finlayson K, Tunçalp Ö, Metin Gülmezoglu A. What matters to women: a systematic scoping review to identify the processes and outcomes of antenatal care provision that are important to healthy pregnant women. BJOG 2016;123(4):529–39. ▶ https://doi.org/10.1111/1471-0528.13819.
Dugas M, Shorten A, Dubé E, Wassef M, Bujold E, Chaillet N. Decision aid tools to support women's decision making in pregnancy and birth: a systematic review and meta-analysis. Soc Sci Med. 2012;74(12):1968–78.
Dwamena F, Holmes-Rovner M, Gaulden CM, Jorgenson S, Sadigh G, Sikorskii A,Lewin S, Smith RC, Coffey J, Olomu A. Interventions for providers to promote a patient-centred approach in clinical consultations. Cochrane Database Syst Rev. 2012 Dec 12;12:CD003267. ▶ https://doi.org/10.1002/14651858.CD003267.pub2.
Ecker J. Elective cesarean delivery on maternal request. JAMA 2013 May 8;309(18):1930–6.
Edwards A, Elwyn G. Shared decision making in health care; achieving evidence based patient choice. Oxford: Oxford University Press; 2014.
El Bouazzaoui F, Peters IA. Handboek geboortezorg bij verschillende culturen. Tielt: Uitgeverij Lannoo nv; 2017.
Elwyn G, Edwards A, Kinnersley P, Grol R. Shared decision making and the concept of equipoise: the competences of involving patients in healthcare choices. Br J Gen Pract. 2000;50(460):892–9.
Elwyn G, Frosch D, Thomson R, Joseph-Williams N, Lloyd A, Kinnersley P, Cording E, Tomson D, Dodd C, Rollnick S, Edwards A, Barry M. Shared decision making: a model for clinical practice. J Gen Intern Med. 2012;27(10):1361–7. Epub 2012 May 23. Review. PubMed PMID: 22618581; PubMed Central PMCID:PMC3445676.
Elwyn G, Hutchings H, Edwards A, Rapport F, Wensing M, Cheung WY, Grol R. The OPTION scale: measuring the extent that clinicians involve patients in decision-making tasks. Health Expect. 2005;8(1):34–42.
Elwyn G, O'Connor AM, Bennett C, Newcombe RG, Politi M, Durand MA, Drake E, Joseph-Williams N, Khangura S, Saarimaki A, Sivell S, Stiel M, Bernstein SJ, Col N, Coulter A, Eden K, Härter M, Rovner MH, Moumjid N, Stacey D, Thomson R, Whelan T, Weijden T van der, Edwards A. Assessing the quality of decision support technologies using the International Patient Decision Aid Standards instrument (IPDASi). PLoS One 2009;4(3):e4705.
Enting E. Voorlichtingen in eigen taal en cultuur (VETC). Epidemiologisch Bull. 2005;40(1):26–30.
Entsieh AA, Hallström IK. First-time parents' prenatal needs for early parenthood preparation – a systematic review and meta-synthesis of qualitative literature. Midwifery 2016;39:1–11. ▶ https://doi.org/10.1016/j.midw.2016.04.006.
Fabian HM, Rådestad IJ, Waldenström U. Childbirth and parenthood education classes in Sweden. Women's opinion and possible outcomes. Acta Obstet Gynecol Scand. 2005;84(5):436–43.
Feeley C, Thomson G. Why do some women choose to free birth in the UK? An interpretative phenomenological study. BMC Pregnancy Childbirth 2016 Mar 21;16(1):59.
Fransen MP, Harris V, Essink-Bot ML. Beperkte gezondheidsvaardigheden bij patiënten van allochtone herkomst: alleen een tolk inzetten is meestal niet genoeg. Ned Tijdschr Geneeskd. 2013;157:A5581.
Fried TR. Shared decision making. Finding the sweet spot. N Engl J Med. 2016 Jan 14;374(2):104–6.
Gagnon AJ, Sandall J. Individual or group antenatal education for childbirth or parenthood, or both. Cochrane Database Syst Rev. 2007 Jul 18;(3):CD002869.
García E, Timmermans DR, Leeuwen E van. Rethinking autonomy in the context of prenatal screening decision-making. Prenat Diagn. 2008;28(2):115–20.
Gevers S, Metselaar S. Begin van het leven. In: Legemaate J, Widdershoven G, redactie. Basisboek ethiek en recht in de gezondheidszorg. Amsterdam: Boom uitgevers; 2016. pag. 135–60.

Gezondheidsraad. Laaggeletterdheid te lijf. Signalering ethiek en gezondheid, 2011/1. Den Haag: Centrum voor ethiek en gezondheid; 2011. Publicatienr. Gezondheidsraad: 2011/17.

Gitsels-van der Wal JT, Martin L, Manniën J, Verhoeven P, Hutton EK, Reinders HS. Antenatal counselling for congenital anomaly tests: pregnant Muslim Moroccan women's preferences. Midwifery 2015;31(3):e50–7. ▶ https://doi.org/10.1016/j.midw.2015.01.002.

Greenhalgh T, Howick J, Maskrey N; Evidence Based Medicine Renaissance Group. Evidence based medicine: a movement in crisis? BMJ 2014 Jun 13;348:g3725. ▶ https://doi.org/10.1136/bmj.g3725.

Groenen CJ, Duijnhoven NT van, Faber MJ, Koetsenruijter J, Kremer JA, Vandenbussche FP. Use of social network analysis in maternity care to identify the profession most suited for case manager role. Midwifery 2016 Dec 12;45:50–5.

Haaren-ten Haken TM van, Hendrix MJ, Nieuwenhuijze MJ, Vries RG de, Nijhuis JG. Birth place preferences and women's expectations and experiences regarding duration and pain of labor. J Psychosom Obstet Gynaecol. 2017 Feb 6:1–10. ▶ https://doi.org/10.1080/0167482X.2017.1285900.

Hall KH. Reviewing intuitive decision-making and uncertainty: the implications for medical education. Med Educ. 2002;36(3):216–24.

Heijmans M, Zwikker H, Heide I van der, Rademakers J. Zorg op maat. Hoe kunnen we de zorg beter laten aansluiten bij mensen met lage gezondheidsvaardigheden? Utrecht: NIVEL; 2016.

Hodnett ED, Gates S, Hofmeyr GJ, Sakala C. Continuous support for women during childbirth. Cochrane Database Syst Rev. 2012;(10):CD003766.

Hofmeyr GJ, Hannah M, Lawrie TA. Planned caesarean section for term breech delivery. Cochrane Database Syst Rev. 2015 Jul 21;7:CD000166.

Hollander MH, Dillen J van. Zorg op maat in de verloskunde, verklaard vanuit de geschiedenis. NTOG 2017;17(6):327–30.

Hollander M, Miranda E de, Dillen J van, Graaf I de, Vandenbussche F, Holten L. Women's motivations for choosing a high risk birth setting against medical advice in the Netherlands: a qualitative analysis. BMC Pregnancy Childbirth 2017a;17(1):423. ▶ https://doi.org/10.1186/s12884-017-1621-0.

Hollander MH, Dillen J van, Lagro-Jansen ALM, Leeuwen E van, Duijst WLJM, Vandenbussche FPHA. Moeder-kindconflict of arts-patiëntconflict? Als vrouwen aanbevolen verloskundige zorg afwijzen. NTOG 2017b;130:84–7.

Hollander MH, Hastenberg E van, Dillen J van, Pampus MG van, Miranda E de, Stramrood CAI. Preventing traumatic childbirth experiences: 2.192 women's perceptions and views. Arch Womens Ment Health 2017c;20(4):515–23. ▶ https://doi.org/10.1007/s00737-017-0729-6. Epub 2017 May 29. PubMed PMID: 2855369.

Horey D, Kealy M, Davey MA, Small R, Crowther CA. Interventions for supporting pregnant women's decision-making about mode of birth after a caesarean. Cochrane Database Syst Rev. 2013 Jul 30;7:CD010041.

Hrešanová E. The psychoprophylactic method of painless childbirth in socialist Czechoslovakia: from state propaganda to activism of enthusiasts. Med Hist. 2016;60(4):534–56. ▶ https://doi.org/10.1017/mdh.2016.59.

Inspectie Gezondheidszorg en Jeugd (IGJ). Thematisch toezicht geboortezorg: afsluitend onderzoek naar de invoering van de normen van 'Een goed begin'. De stand van zaken in de Verloskundige Samenwerkingsverbanden (VSV's) in Nederland op 1 november 2015. Utrecht: IGJ; 2016. Bron: ▶ https://www.igz.nl/zoeken/document.aspx?doc=Thematisch+toezicht+geboortezorg%3A+Afsluitend+onderzoek+naar+de+invoering+van+de+normen+van+%E2%80%98Een+goed+begin%E2%80%99.

Joseph-Williams N, Edwards A, Elwyn G. Power imbalance prevents shared decision making. BMJ 2014a May 14;348:g3178.

Joseph-Williams N, Elwyn G, Edwards A. Knowledge is not power for patients: a systematic review and thematic synthesis of patient-reported barriers and facilitators to shared decision making. Patient Educ Couns. 2014b;94(3):291–309.

Kabakian-Khasholian T, Portela A. Companion of choice at birth: factors affecting implementation. BMC Pregnancy Childbirth 2017 Aug 31;17(1):265. ▶ https://doi.org/10.1186/s12884-017-1447-9.

Kahneman D. Ons feilbare denken. Thinking, fast and slow. Business Contact 2011.

Kaimal AJ, Kuppermann M. Decision making for primary cesarean delivery: the role of patient and provider preferences. Semin Perinatol. 2012;36(5):384–9.

Karliner LS, Jacobs EA, Chen AH, Mutha S. Do professional interpreters improve clinical care for patients with limited English proficiency? A systematic review of the literature. Health Serv Res. 2007;42:727–54.

Keirse E. Psychologische reflexie. In: Wildschut HIJ, Goudoever JB van, Hollander NS den, Keirse E, Wert G de, redactie. Foetale en neonatale afwijkingen op aangeboren afwijkingen. Leidraad voor besluitvorming. Amsterdam: Reed Business; 2011. pag. 387–403.

Kelly MP, Heath I, Howick J, Greenhalgh T. The importance of values in evidence-based medicine. BMC Med Ethics 2015 Oct 12;16(1):69. ▶ https://doi.org/10.1186/s12910-015-0063-3.

Klaus H, Kennelll JH, Klaus PD. The doula book. How a trained labor companion can help you have a shorter, easier and healthier birth. 3rd edition. Boston: Da Capo Lifelong Books; 2012. ISBN13: 9780738215068.

Klaver K, Baart A. How can attending physicians be more attentive? On being attentive versus producing attentiveness. Med Health Care Philos. 2016a;19(3):351–9. ▶ https://doi.org/10.1007/s11019-015-9669-y.

Klaver K, Baart A. Managing socio-institutional enclosure: a grounded theory of caregivers' attentiveness in hospital care. Eur J Oncol Nurs. 2016b;22:95–102. ▶ https://doi.org/10.1016/j.ejon.2016.04.002.

KNOV/NVOG: Leidraad 'Verloskundige zorg buiten richtlijnen'. Versie 1.0. Utrecht 2015. Bron: ▶ http://nvog-documenten.nl/uploaded/docs/KNOV%20en%20NVOG%20Leidraad%20Verloskundige%20zorg%20buiten%20richtlijnen%20ek.pdf.

Kollen M, Heida A, Huisman A, Müller ME. Gravida en wilsombekwaam. Ned Tijdschr Geneeskd. 2002 Apr 20;146(16):745–7. Dutch. PubMed PMID: 11998349.

Koopmans CM, Bijlenga D, Groen H, Vijgen SM, Aarnoudse JG, Bekedam DJ, Berg PP van den, Boer K de, Burggraaff JM, Bloemenkamp KW, Drogtrop AP, Franx A, Groot CJ de, Huisjes AJ, Kwee A, Loon AJ van, Lub A, Papatsonis DN, Post JA van der, Roumen FJ, Scheepers HC, Willekes C, Mol BW, Pampus MG van; HYPITAT study group. Induction of labour versus expectant monitoring for gestational hypertension or mild pre-eclampsia after 36 weeks' gestation (HYPITAT): a multicentre, open-label randomised controlled trial. Lancet 2009 Sep 19;374(9694):979–88.

Kozhimannil KB, Hardeman RR, Attanasio LB, Blauer-Peterson C, O'Brien M. Doula care, birth outcomes, and costs among Medicaid beneficiaries. Am J Public Health 2013;103(4):e113–21. ▶ https://doi.org/10.2105/AJPH.2012.301201.

Kweekel L, Gerrits T, Rijnders M, Brown P. The role of trust in CenteringPregnancy: building interpersonal trust relationships in group-based prenatal care in the Netherlands. Birth 2017;44(1):41–7. ▶ https://doi.org/10.1111/birt.12260.

Lantz PM, Low LK, Varkey S, Watson RL. Doulas as childbirth paraprofessionals: results from a national survey. Womens Health Issues 2005;15(3):109–16.

Légaré F, Thompson-Leduc P. Twelve myths about shared decision making. Patient Educ Couns. 2014;96(3):281–6. ▶ https://doi.org/10.1016/j.pec.2014.06.014.

Lombarts K. Performance van artsen. Rotterdam: 2010 Uitgevers; 2016. ISBN10:9490951307.

Makoul G, Clayman ML. An integrative model of shared decision making in medical encounters. Patient Educ Couns. 2006;60(3):301–12. Epub 2005 Jul 26. Review. PubMed PMID: 16051459.

Marteau TM. Towards informed decisions about prenatal testing: a review. Prenat Diagn. 1995;15(13):1215–26.

Mazzeschi C, Pazzagli C, Radi G, Raspa V, Buratta L. Antecedents of maternal parenting stress: the role of attachment style, prenatal attachment, and dyadic adjustment in first-time mothers. Front Psychol. 2015 Sep 24;6:1443. ▶ https://doi.org/10.3389/fpsyg.2015.01443.

Mittal P. CenteringPregnancy®: pilot implementation of a group model for teaching family medicine residents well-child care. Perm J. 2011;15(4):40–1.

National Academies of Sciences, Engineering, and Medicine. Integrating health literacy, cultural competence, and language access services: workshop summary. Washington, DC: The National Academies Press; 2016. ▶ https://doi.org/10.17226/23498.

NICE clinical guideline 138. Recommendation 1.5.24. Patient experience in adult NHS services: improving the experience of care for people using NHS services. 2012. ▶ https://www.nice.org.uk/guidance/cg138/chapter/1-Guidance#enabling-patients-to-actively-participate-in-their-care.

Nieuwenhuijze M. On speaking terms. Choice and shared decision-making in maternity care. Academisch Proefschrift Radboud Universiteit Nijmegen. Enschede: Ipskamp Drukkers; 2014.

Nieuwenhuijze MJ, Korstjens I, Jonge A de, Vries R de, Lagro-Janssen A. On speaking terms: a Delphi study on shared decision-making in maternity care. BMC Pregnancy Childbirth 2014 Jul 9;14:223. ▶ https://doi.org/10.1186/1471-2393-14-223. PubMed PMID: 25008286; PubMed Central PMCID: PMC4104734.

NVOG. Richtlijn zwangerschap en bevalling na sectio caesarea (2010). Bron: ▶ http://nvog-documenten.nl/index.php?pagina=/richtlijn/pagina.php&fSelectTG_62=75&fSelectedSub=62&fSelectedParent=75.

Paternotte E, Dulmen S van, Lee N van der, Scherpbier AJ, Scheele F. Factors influencing intercultural doctor-patient communication: a realist review. Patient Educ Couns. 2015;98(4):420–45. ▶ https://doi.org/10.1016/j.pec.2014.11.018.

Literatuur

Patiëntenfederatie Nederland. Cliëntperspectief kwaliteit integrale geboortezorg. Uitkomsten achterbanraadpleging en kwaliteitscriteria t.b.v. zorgstandaard. 2014. Bron: ► https://www.patientenfederatie.nl/images/stories/dossier/Ziekenhuiszorg/ Cli%c3%abntenperspectiefopkwaliteitIntegraleGeboortezorg2014.pdf.

Pellegrino ED. Trust and distrust in professional ethics. In: Pellegrino ED, Veatch RM, Langan JP, redactie. Ethics, trust and the professions: philosophical and cultural aspects. Washington DC: Georgetown University Press; 1991.

Peters IA, Schölmerich VLN, Veen DW van, Steegers EAP, Denktaş S. Reproductive health peer education for multicultural target groups. J Multicultural Educ. 2014;8(3):162–78.

Pieterse A, Brand P, Basoski N, Siggelbout A. Alles wat u moet weten over gedeelde besluitvorming. Een investering van arts en patiënt in betere zorg. Medisch Contact 2017;12:34–6.

Ploem C, Voskes Y. De arts-patiëntrelatie. In: Legemaate J, Widdershoven G, redactie. Basisboek ethiek en recht in de gezondheidszorg. Amsterdam: Boom uitgevers; 2016. pag. 37–64.

Poddar U, Brownlee S, Stacey D, Volk RJ, Williams JW, Elwyn G. Patient decision aids: a case for certification at the national level in the United States. J Clin Ethics 2015;26(4):306–11.

Politi MC, Street RL Jr. The importance of communication in collaborative decision making: facilitating shared mind and the management of uncertainty. J Eval Clin Pract. 2011;17(4):579–84.

Read GD. Childbirth without fear. The principles and practice of natural childbirth. 3e druk. Londen: William Heinemann Medical Books Ltd; 1954.

Rijken JJ. Handreiking verantwoordelijkheid en aansprakelijkheid bij integrale geboortezorg – tweede concept. AKD 2016. Bron: ► https://www.kennisnetgeboortezorg.nl/?file=6163&m=1480598597&action=file. download.

Rijnders M, Aalhuizen I. Samen begeleiden. TvT. 2016;01.

Rijnders M, Kraan A van der, Aalhuizen I, Laan N van der, Groessen K, Goudsmit M, Lijster K de. CenteringPregnancy: een uitdagendere vorm van zorg! TvT. 2015;01.

Rijnders MEB, Detmar SB, Herschderfer KC. TNO-rapport 'Implementatie van CenteringPregnancy in Nederland 2012–2015'. TNO, CH 2016 R10627. TNO: Leiden; 2016.

RIVM. Centraal orgaan prenatale screening. Kwaliteitseisen counselor prenatale screening. Versie 6. 2015. Bron: ► http://www.rivm.nl/dsresource?objectid=ad3d3f25-3103-4087-9452-df219e06f95e&type=org&disposition=inline.

Rosman AN, Vlemmix F, Fleuren MA, Rijnders ME, Beuckens A, Opmeer BC, Mol BW, Zwieten MC van, Kok M. Patients' and professionals' barriers and facilitators to external cephalic version for breech presentation at term, a qualitative analysis in the Netherlands. Midwifery 2014;30(3):324–30.

Salzburg Global Seminar. Salzburg statement on shared decision making. BMJ 2011 Mar 22;342:d1745. ► https://doi.org/10.1136/bmj.d1745.

Santen H van. Commentaar. Empathie. Medisch Contact 2017 Jun 15;24. Bron: ► https://www.medischcontact.nl/opinie/hoofdredactioneel/hoofdredactioneel/empathie-2.htm.

Say R, Thomson R, Robson S, Exley C. A qualitative interview study exploring pregnant women's and health professionals' attitudes to external cephalic version. BMC Pregnancy Childbirth 2013 Jan 16;13:4.

Schölmerich VL, Ghorashi H, Denktaş S, Groenewegen P. Caught in the middle? How women deal with conflicting pregnancy-advice from health professionals and their social networks. Midwifery 2016;35:62–9. ► https://doi.org/10.1016/j.midw.2016.02.012.

Schoorel EN, Vankan E, Scheepers HC, Augustijn BC, Dirksen CD, Koning M de, Kuijk SM van, Kwee A, Melman S, Nijhuis JG, Aardenburg R, Boer K de, Hasaart TH, Mol BW, Nieuwenhuijze M, Pampus MG van, Roosmalen J van, Roumen FJ, Vries R de, Wouters MG, Weijden T van der, Hermens RP. Involving women in personalised decision-making on mode of delivery after caesarean section: the development and pilot testing of a patient decision aid. BJOG 2014;121(2):202–9.

Skjøth MM, Hansen HP, Draborg E, Pedersen CD, Lamont RF, Jørgensen JS. Informed choice for participation in down syndrome screening: development and content of a web-based decision aid. JMIR Res Protoc. 2015 Sep 21;4(3):e113.

Smith SK, Sousa MS, Essink-Bot ML, Halliday J, Peate M, Fransen M. Socioeconomic differences in informed decisions about down syndrome screening: a systematic review and research agenda. J Health Commun. 2016;21(8):868–907. ► https://doi.org/10.1080/10810730.2016.1177145.

Sørensen K, Pelikan JM, Röthlin F, Ganahl K, Slonska Z, Doyle G, Fullam J, Kondilis B, Agrafiotis D, Uiters E, Falcon M, Mensing M, Tchamov K, Broucke S van den, Brand H; HLS-EU Consortium. Health literacy in Europe: comparative results of the European health literacy survey (HLS-EU). Eur J Public Health 2015;25(6).1053–8. ► https://doi.org/10.1093/eurpub/ckv043.

Stacey D, Légaré F, Lewis K, Barry MJ, Bennett CL, Eden KB, Holmes-Rovner M, Llewellyn-Thomas H, Lyddiatt A, Thomson R, Trevena L. Decision aids for people facing health treatment or screening decisions. Cochrane Database Syst Rev. 2017 Apr 12;4:CD001431. ►https://doi.org/10.1002/14651858.CD001431.pub5.

Statius van Eps LW. Over de baringspijn. Amsterdam: Academisch proefschrift; 1954.

Steel A, Frawley J, Adams J, Diezel H. Trained or professional doulas in the support and care of pregnant and birthing women: a critical integrative review. Health Soc Care Community 2015;23(3):225–41. ►https://doi.org/10.1111/hsc.12112.

Stiggelbout AM, Pieterse AH, Haes JC de. Shared decision making: concepts, evidence, and practice. Patient Educ Couns. 2015;98(10):1172–9. ►https://doi.org/10.1016/j.pec.2015.06.022.

Stramrood C, Slade P. A woman afraid of becoming pregnant again: posttraumatic stress disorder following childbirth. Chapter 2. In Paarlberg KM & Wiel HB van de, redactie. Biopsychosocial obstetrics and gynecology – a competency-oriented approach. Switzerland: Springer International Publishing; 2017. pp. 33–50.

Stramrood CA, Paarlberg KM, Huis In 't Veld EM, Berger LW, Vingerhoets AJ, Weijmar Schultz WC, Pampus MG van. Posttraumatic stress following childbirth in homelike- and hospital settings. J Psychosom Obstet Gynaecol. 2011a;32:88–97.

Stramrood CA, Wessel I, Doornbos B, Aarnoudse JG, Berg PP van den, Schultz WC, Pampus MG van. Posttraumatic stress disorder following preeclampsia and PPROM: a prospective study with 15 months follow-up. Reprod Sci. 2011b;18:645–53.

Struijs A, Jongsma K. Gezamenlijke besluitvorming door zorgverlener en patiënt – normatieve achtergrond. Raad voor Volksgezondheid en Zorg (RVZ). 2013. Bron: ►https://www.ceg.nl/uploads/publicaties/temp_file_Achtergrondstudie_Gezamenlijke_besluitvorming_zorgverlener_patient1.pdf.

Thaler RH, Sunstein CR. Nudge. Improving decisions about health, wealth, and happiness. New York: Penguin Putnam Inc.; 2009. ISBN10: 014311526X.

Tijmstra TJ. Het imperatieve karakter of medische technologie en de betekenis van 'geanticipeerde beslissingsspijt'. Ned Tijdschr Geneeskd. 1987 Jun 27;131(26):1128–31.

Tijmstra TJ, Bajema C. 'Je zult die ene maar zijn'; risicobeleving en keuzegedrag rond medische technologie. Ned Tijdschr Geneeskd. 1990;134:1884–5.

Timmermans DR. Informatie is meer dan alleen het getal. Ned Tijdschr Geneeskd. 2016;160:D825.

TNO. TNO-rapport KvL/GB 2010.041. Opleidingen gezondheidsbevordering en preventie: een inventarisatie en analyse van het actuele aanbod. 2010. Bron: ►https://www.loketgezondleven.nl/sites/default/files/o10713_Rapport-Opleidingen-GB-en-P-071210.pdf.

Tonelli MR. The challenge of evidence in clinical medicine. J Eval Clin Pract. 2010;16(2):384–9. ►https://doi.org/10.1111/j.1365-2753.2010.01405.x.

Tucker Edmonds B. Shared decision-making and decision support: their role in obstetrics and gynecology. Curr Opin Obstet Gynecol. 2014;26(6):523–30.

Veldhuizen-Eshuis H van, Wieringa J. Advies stroomlijnen van informatie over preconceptiezorg. Rapport 225101001/2009. Bilthoven. RIVM 2012. Bron: ►http://www.rivm.nl/dsresource?objectid=b68bf968-024e-4204-86bc-089f825eb788&type=org&disposition=inline.

Verloskundig Vademecum. Eindrapport van de commissie verloskunde van het college voor zorgverzekeringen. 2003. ►http://www.nvog.nl/vakinformatie/Informatie/Verloskundig+Vademecum.aspx.

Visser GHA, Steegers EAP. Beter baren. Medisch Contact 15 Jan 2008. Bron: ►https://www.medischcontact.nl/nieuws/laatste-nieuws/artikel/beter-baren.htm.

Vlemmix F, Warendorf JK, Rosman AN, Kok M, Mol BW, Morris JM, Nassar N. Decision aids to improve informed decision-making in pregnancy care: a systematic review. BJOG 2013;120(3):257–66.

Weijden T van der, Post H, Brand PLP, Veenendaal H van, Drenthen T, Mierlo LA van, Stalmeier P, Damman OC, Stiggelbout A. Shared decision making, a buzz-word in the Netherlands, the pace quickens towards nationwide implementation. Z Evid Fortbild Qual Gesundhwes. 2017;123–124:69–74. ►https://doi.org/10.1016/j.zefq.2017.05.016.

Wiegant E, Hageman M, Teunis T. Samen beslissen: waarom moeilijk doen als het samen kan? Koog aan de Zaan. Nederland: Poiesz Uitgevers BV; 2017. ISBN 9789491549 854.

Wiegers TA. The quality of maternity care services as experienced by women in the Netherlands. BMC Pregnancy Childbirth 2009 May 9;9:18.

Wiel HBM van de, Paarlberg KM, Dermout SM. Health advocate: an obstetrician in doubt – coping with ethical dilemmas and moral decisions. Chapter 25. In: Paarlberg KM & Wiel HB van de, redactie. Biopsychosocial obstetrics and gynecology – a competency-oriented approach. Switzerland: Springer International Publishing; 2017. pp. 433–54.

Literatuur

Wu P, Berg C van den, Alfirevic Z, O'Brien S, Röthlisberger M, Baker PN, Kenny LC, Kublickiene K, Duvekot JJ. Early pregnancy biomarkers in pre-eclampsia: a systematic review and meta-analysis. Int J Mol Sci. 2015 Sep 23;16(9):23035–56.

Zorgstandaard Integrale Geboortezorg versie 1.1 (2016). Bron: ▶ https://www.zorginzicht.nl/bibliotheek/integrale-geboortezorg-zorgstandaard/Paginas/Home.aspx.

Zwicht BS van, Crone MR, Lith JM van, Rijnders ME. Group based prenatal care in a low-and high risk population in the Netherlands: a study protocol for a stepped wedge cluster randomized controlled trial. BMC Pregnancy Childbirth 2016 Nov 15;16(1):354. PubMed PMID: 27846824.

De kwetsbare (aanstaande) moeder

H.I.J. Wildschut, A.J.M. Waelput, K.M. Paarlberg, M.P. Fransen, C.J.M. Groenen, M. Nieuwenhuijze en J.C. Mooij

2.1	Gezondheidsverschillen in Nederland – 50	
2.1.1	Perinatale gezondheid in Nederland is ongelijk verdeeld – 51	
2.1.2	Oorzaken van geografische verschillen in sterfte en morbiditeit – 51	
2.1.3	Ongunstige omgevingsfactoren – 52	
2.2	Sociale verloskunde – 53	
2.3	Definities van 'kwetsbare (aanstaande) moeders' – 57	
2.3.1	Vrouwen met psychiatrische en/of psychosociale problematiek – 57	
2.3.2	Vrouwen met verslavingsproblematiek – 57	
2.3.3	Vrouwen met een verstandelijke beperking – 60	
2.3.4	Vrouwen met 'sociale problematiek' – 60	
2.3.5	Vrouwen met een migratieachtergrond – 62	
2.4	Instrumenten voor vroegsignalering psychopathologie, psychosociale problematiek en middelengebruik – 63	
2.4.1	R4U – 63	
2.4.2	Mind2Care – 64	
2.4.3	ALPHA-NL – 65	
2.4.4	Zelftest van het Landelijk Kenniscentrum Psychiatrie en Zwangerschap (LKPZ) – 65	
2.5	Integrale geboortezorg voor kwetsbare (aanstaande) moeders – 66	
2.5.1	Inleiding – 66	
2.5.2	Sociale wijkteams – 66	
2.5.3	Gerichte zorg voor kwetsbare (aanstaande) moeders – 67	

© Bohn Stafleu van Loghum is een imprint van Springer Media B.V., onderdeel van Springer Nature 2018
H. I. J. Wildschut en I. C. Boesveld (Red.), *Integrale geboortezorg*,
https://doi.org/10.1007/978-90-368-2202-2_2

2.6   Blauwdruk psychosociale zorg – 71

2.7   POP-poli – 71

2.8   Conclusies – 72

2.9   Opdrachten – 72

      Literatuur – 72

> **Casus**
>
> Mevrouw B., 28 jaar oud, is sinds kort zwanger. Het is haar tweede zwangerschap. Haar eerste zwangerschap eindigde in een miskraam. Ze heeft een aangeboren stofwisselingsziekte (Argininosuccinate lyase-deficiëntie) waardoor ze een verstandelijke beperking (IQ 50–60) heeft en een streng dieet met medicatie moet volgen. Haar partner heeft ook een verstandelijke beperking.
> Er is een goed ondersteunend sociaal netwerk. Patiënte kreeg aanvankelijk van diverse instanties ambulante begeleiding, zowel individueel als op het gebied van wonen. Ze woont zelfstandig in de buurt van haar ouders, die altijd voor haar klaarstaan. Haar internist constateert toch problemen. Ze houdt zich niet altijd aan haar dieet en neemt haar medicatie niet consequent in. Ook twijfelt de internist aan haar vaardigheden als (toekomstige) moeder.
> De 'zorgcoördinator kwetsbare zwangere vrouwen' wordt ingeschakeld om de kwaliteit van het huidige steunsysteem te onderzoeken. De twee meest betrokken instanties blijken recentelijk het contact te hebben beëindigd omdat patiënte had aangegeven hen niet meer nodig te hebben. Tijdens het multidisciplinair overleg wordt besloten om deze casus voor te leggen aan advies- en meldpunt voor huiselijk geweld, kindermishandeling en ouderenmishandeling Veilig Thuis. Na overleg met Veilig Thuis wordt een melding gedaan. De zorgcoördinator neemt contact op met mevrouw B. en brengt haar op de hoogte van het gesprek met Veilig Thuis. Het lukt de zorgcoördinator om een vertrouwensrelatie met mevrouw B. op te bouwen. Dit leidt snel tot resultaat. Zij verbetert het volgen van haar dieet en slikt de voorgeschreven medicatie. De instanties die haar eerder begeleidden, hebben opnieuw contact gezocht met mevrouw B.
> Uiteindelijk bevalt ze spontaan en zonder problemen van een gezonde dochter. Tijdens de kraamperiode wordt het gezin intensief begeleid.

Toelichting
Dat zij door een opeenstapeling van risico's een zeer kwetsbare zwangere vrouw is, beseft mevrouw B. waarschijnlijk niet. En dat is niet uitsluitend toe te schrijven aan haar verstandelijke beperking. Als uit allerlei onderzoek een verhoogd risico op gezondheidsschade is aangetoond, is dat niet voor iedereen een reden zich daar iets van aan te trekken, zelfs al behoren ze tot deze risicogroep. Is dat onwetendheid? Of hebben mensen – bewust of onbewust – de neiging om zulke bevindingen te negeren of onbelangrijker te maken dan ze zijn? Of herkennen ze zichzelf er niet in? 'Mij gebeurt dat niet; niemand in onze familie heeft daar ooit mee van doen gehad. Dus waarom zou dit mij overkomen?' is een veel gehoord argument. En daar hebben de 'risico-ouders' wel een punt, zeker als het feitelijk risico op gezondheidsschade (denk bijvoorbeeld aan perinatale sterfte) gering is, ook al voldoen zij aan alle kenmerken van kwetsbaarheid. Dat betekent, met zoveel woorden, dat de kans dat 'alles goed gaat' in hun beleving hoog is. Als gevolg daarvan ontbreekt het hun aan motivatie om hulp te vragen of te accepteren voor een – in hun ogen – niet-bestaand probleem.
Van de zorgverlener worden op zo'n moment de nodige communicatieve vaardigheden verwacht om hen te motiveren voor passende hulp. Dat is voor mevrouw B. en haar partner lastig omdat de indruk bestaat dat zij, mede door hun verstandelijke beperking, niet in staat zijn hun eigen situatie te overzien, vooral met betrekking tot verzorging en opvoeding

van hun kind. De zorgcoördinator kwetsbare zwangere vrouwen is daarover bezorgd en Veilig Thuis wordt ingeschakeld. Een team van deskundigen doet onderzoek en maakt een plan voor begeleiding van dit gezin (Factsheet Multidisciplinaire aanpak, Nederlands Jeugdinstituut en Movisie. Bron: ▶ https://vng.nl). Mede gezien de comorbiditeit – de stofwisselingsziekte – is het lastig om een goede inschatting te maken van het feitelijk risico op gezondheidsschade. De gevolgen van de stofwisselingsziekte op welzijn en gezondheid van mevrouw B. zijn afhankelijk van naleving van haar strenge dieetvoorschriften.

Deze casus illustreert de complexiteit en dilemma's bij de categorie vrouwen met een verstandelijke beperking. Multidisciplinaire teambespreking (▶ par. 2.7) is geïndiceerd. Tijdig het gezin, en eventueel haar sociale netwerk, betrekken en mee laten denken maken de weg vrij voor een integrale aanpak van de gesignaleerde problematiek. Dit kost echter tijd, en dat is een kostbaar goed. Daarnaast is het voor veel zorgverleners dikwijls moeilijk om zich daadwerkelijk in de wensen en mogelijkheden van de (aanstaande) moeder en haar omgeving te verplaatsen. Eén gezin, één plan, één zorgcoördinator (NCJ 2013a), een rondetafeloverleg met het gezin en de betrokken professionals is de aangewezen weg om de toekomstkansen voor dit kind en dit gezin te optimaliseren (▶ par. 2.5.1).

Bron: Vervoort et al. (2016)

2.1 Gezondheidsverschillen in Nederland

Sinds de tweede helft van de vorige eeuw is het risico op een ongunstige uitkomst van de zwangerschap sterk gedaald. Mondiaal gezien zijn in Nederland en de ons omringende landen de gezondheidsrisico's voor moeder en kind zeer laag. Dat heeft vooral te maken met verbeterde leefomstandigheden en toegenomen welvaart. Ook door verbeterde kwaliteit van zorg is het risico op allerlei gezondheidsproblematiek van moeder en kind fors gedaald. Niet alle vrouwen profiteren optimaal van de toegenomen welvaart en verbeterde medische zorg, en tegenwoordig bestaan er dan ook nog steeds verontrustende gezondheidsverschillen tussen verschillende bevolkingsgroepen. Denk bijvoorbeeld aan kansarme gezinnen in achterstandswijken, etnische groepen die de Nederlandse taal niet tot nauwelijks beheersen, on- of laaggeletterde, vrouwen met lage gezondheidsvaardigheden, vrouwen met een psychiatrisch ziektebeeld en/of drugsverslaving en vrouwen die het slachtoffer zijn van huiselijk geweld of in het verleden seksueel misbruikt of mishandeld zijn. Deze kwetsbare vrouwen verdienen extra zorg omdat zij minder kans hebben op een goede start van de zwangerschap en een hoger risico hebben op een ongunstige uitkomst van de zwangerschap. Dat geldt in het bijzonder voor kwetsbare vrouwen met een opeenstapeling van psychosociale risicofactoren en daarmee samenhangende leefstijlfactoren, waaronder roken; bij hen is het risico op ongunstige zwangerschapsuitkomsten – waaronder perinatale sterfte, vroeggeboorte en laag geboortegewicht – substantieel groter. Hun kinderen hebben bovendien meer kans op emotionele en gedragsproblemen. Kindermishandeling komt bij kansarme zwangere vrouwen en gezinnen vaker voor. Op latere leeftijd hebben hun kinderen een verhoogd risico om in dezelfde situatie terecht te komen (intergenerationele overdracht).

2.1 · Gezondheidsverschillen in Nederland

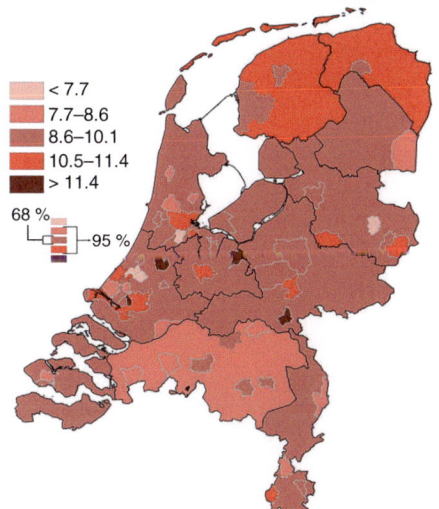

□ **Figuur 2.1** Geografische verschillen in de prevalentie van perinatale sterfte in Nederland per 1.000 geboorten (2000–2008). Bron: Denktaş et al. (2014)

2.1.1 Perinatale gezondheid in Nederland is ongelijk verdeeld

In Nederland zijn grote regionale en lokale verschillen in gezondheidsuitkomst gerapporteerd (peildata 2000–2008 en 2009–2014) (Denktaş et al. 2014; Poeran et al. 2011; Waelput et al. 2017). Dat geldt zowel voor perinatale sterfte (□fig. 2.1 en 2.2) als perinatale morbiditeit uitgedrukt in prevalentiecijfers van de 'Big 4-aandoeningen'[1] (□fig. 2.2 en 2.3).

Bij 16 % van de zwangere vrouwen komt een risicogerelateerde Big 4-aandoening voor; meestal één (86 %), soms meer dan één (14 %) (Bonsel et al. 2010). Big 4-aandoeningen zijn belangrijke determinanten voor sterfte en morbiditeit (Bonsel et al. 2010). In de vier grote steden – Amsterdam, Rotterdam, Den Haag en Utrecht – zijn de perinatale sterftecijfers relatief hoog, waarbij opvalt dat westerse vrouwen in achterstandswijken gemiddeld minder gunstige cijfers hebben dan niet-westerse vrouwen (Graaf et al. 2013a; Poeran et al. 2013). Uit een recent literatuuroverzicht blijkt dat er een duidelijk verband is tussen het wonen in achterstandswijken en ongunstige zwangerschapsuitkomst, in het bijzonder met betrekking tot het risico op vroeggeboorte, laag geboortegewicht en intra-uteriene sterfte (Vos et al. 2014).

2.1.2 Oorzaken van geografische verschillen in sterfte en morbiditeit

Ongunstige zwangerschapsuitkomsten, waaronder perinatale sterfte en Big 4-aandoeningen (▶par. 2.1.1), worden veelal verklaard door diverse deels overlappende factoren (zie □tab. 2.1). De in deze tabel genoemde factoren, die elkaar kunnen versterken, hangen vrijwel alle samen met

---

1 'Big 4-aandoeningen': aangeboren (congenitale) afwijking, laag geboortegewicht (< 10e percentiel, vroeggeboorte (< 37 weken) en lage Apgar-score (< 7 na 5 minuten). Perinatale sterfte hangt in 85 % van de gevallen samen met één of meer Big 4-aandoeningen (Bonsel et al. 2010).

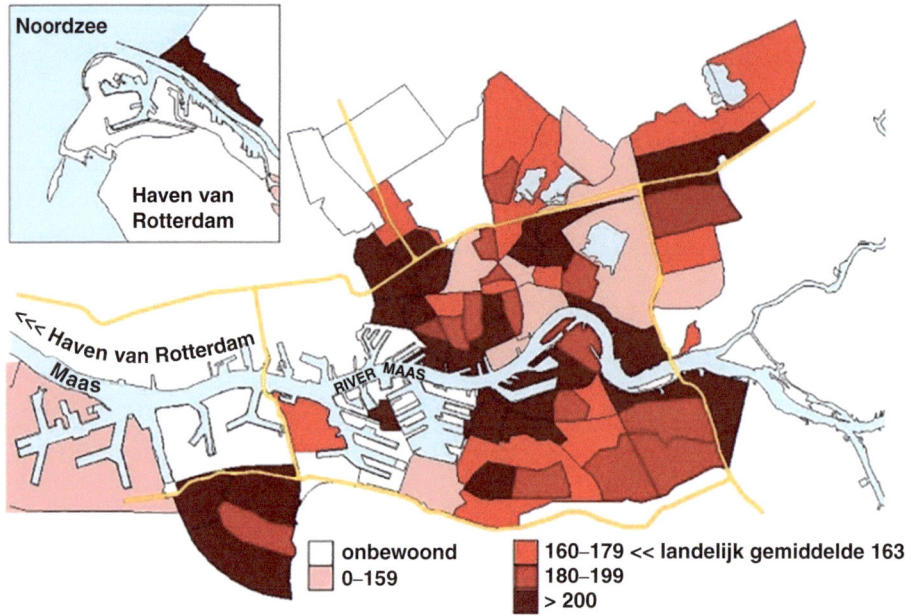

Figuur 2.2 Perinatale sterfte en perinatale morbiditeit per 1.000 geboorten in Rotterdam naar wijk (2000–2008). Bron: Poeran et al. (2011)

relatieve armoede (Almeida at al. 2013; Blumenshine et al. 2010; Herngreen et al. 1993; Paarlberg et al. 1999; WHO 2008; Timmermans et al. 2011; Choté et al. 2012, 2014; Graaf et al. 2013a, b; Hooven et al. 2012; Loomans et al. 2013; Vos et al. 2014, 2015a; Marmot 2015; Posthumus et al. 2016a, b; Prady et al. 2016; Racape et al. 2016; Stramrood en Slade 2017; Waelput et al. 2017; Lagendijk et al. 2018). In dit kader worden de verschillen in zwangerschapsuitkomsten verklaard door sociale ongelijkheid. De bijdrage van zorggerelateerde factoren aan ongunstige perinatale uitkomsten is naar schatting relatief gering (WHO 2008).

2.1.3 Ongunstige omgevingsfactoren

Ongunstige omgevingsfactoren kunnen groei, ontwikkeling en gezondheid van kinderen beïnvloeden. Dat begint al in de baarmoeder (Roseboom et al. 2001; Barker 2007; Lumey et al. 2011; Lewis et al. 2015; Steegers et al. 2016; Steegers en Been 2016; Eriksson 2016; Roseboom 2018) (◘fig. 2.4).

Dit inzicht betekent dat zorgverleners meer oog moeten hebben voor sociale omgevingsfactoren, niet alleen tijdens de zwangerschap, bevalling en de periode daarna, maar ook tijdens de periode vóór en rond de conceptie (▶ par. 6.8.2).

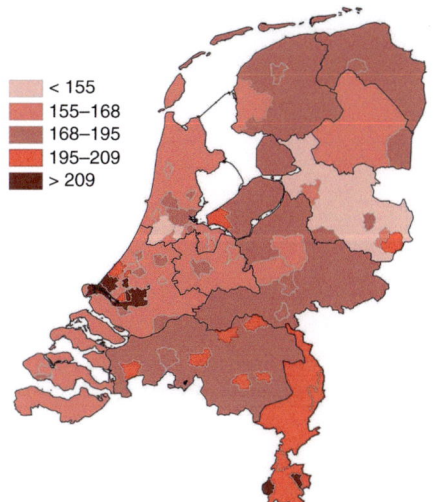

■ **Figuur 2.3** Geografische verschillen in perinatale morbiditeit ('Big 4-aandoeningen') per 1.000 geboorten (2000–2008). Bron: Denktaş et al. (2014)

2.2 Sociale verloskunde

Sociale verloskunde wordt omschreven als een samengaan van integrale geboortezorg en sociale zorgverlening, dat is toegesneden op noden, wensen en behoeften van de (aanstaande) moeder en de sociaal-maatschappelijke context waarin zij met haar (eventuele) partner en het (toekomstige) kind leeft (Steegers et al. 2013). Integrale sociaal-verloskundige zorgverlening begint bij voorkeur al vóór de conceptie, zodat er voldoende tijd is om gerichte hulp en/of ondersteuning te geven voor de verbetering van welzijn en gezondheid van (kwetsbare) vrouwen en hun kinderen. De landelijke overheid en gemeenten hebben hierbij een aansturende rol; de landelijke overheid met, bijvoorbeeld, preventieprogramma's die gericht zijn op minder alcohol, roken, overgewicht, diabetes en meer bewegen (Nationaal Programma Preventie; ►www.rijksoverheid.nl) en de gemeentelijke instanties met een individuele en wijkgerichte aanpak van specifieke problemen en misstanden (►www.loketgezondleven.nl).

De grote belofte van de decentralisatie van sociale zorgverlening is een integrale aanpak met zorg en ondersteuning dichter bij huis, minder versnipperd en minder duur. Voor een optimale zorg voor kwetsbare (zwangere) vrouwen en hun gezin is samenwerking tussen zorgverleners en gemeentelijke diensten voor maatschappelijke zorg onmisbaar (Inspectie Gezondheidszorg en Jeugd 2014). De grote veranderingen in de zorg vragen om een integrale aanpak, waarbij (zorg)professionals verder kijken dan de grenzen van de eigen discipline, het eigen vakgebied of de eigen sector. Een integrale aanpak van zorgverlening betekent ook dat de verschillende rollen van professionals op het terrein van zorgverlening complementair aan elkaar zijn.

Tabel 2.1 Factoren die ten grondslag liggen aan ongunstige zwangerschapsuitkomsten.
Bron: zie tekst

sociaaleconomische factoren

inkomen
- laag inkomen
- geen geld voor transport

voeding
- slechte of eenzijdige voeding

huisvesting
- geen vaste woon- of verblijfplaats
- slechte hygiëne
- geen privacy
- onveilig

verzekering
- niet verzekerd

verblijfsvergunning
- asielzoekers
- statushouders
- ongedocumenteerden

sociaaldemografische kenmerken

leeftijd
- tienerzwangerschap
- zwangerschap op gevorderde leeftijd

pariteit

BMI
- overgewicht
- ondergewicht

biomedische en verloskundige factoren
- belaste medische en/of obstetrische voorgeschiedenis
- zwangerschapscomplicaties
- onderliggende ziekten of aandoeningen
- medicatie

cognitieve factoren
- verstandelijke beperking

◘ **Tabel 2.1** Factoren die ten grondslag liggen aan ongunstige zwangerschapsuitkomsten.
Bron: zie tekst (vervolg)

sociaalculturele factoren	
	geringe opleiding
	migratieachtergrond
	laag- of ongeletterdheid
	beperkte taalbeheersing
	lage gezondheidsvaardigheden (Eng.: health literacy)
leefstijl	
	onvoldoende bewegen
	ongezonde voeding
sociaal netwerk	
	ontbreken van sociale steun
psychosociale factoren	
	seksueel misbruik
	stress
	werkloosheid
	relatieproblemen
	huiselijk/seksueel geweld, kindermishandeling
	verslaving
	roken
	illegale drugs
	alcohol
	psychiatrische problematiek waaronder eetstoornissen, persoonlijkheidsstoornissen, angst, depressie, bipolaire stoornis, posttraumatisch stressyndroom (PTSS), psychose en obsessieve-compulsieve stoornis (OCD)
omgevingsfactoren	
arbeidgerelateerde omstandigheden	
	luchtvervuiling
	vochtigheid
	lawaai
	fijnstof

◘ **Tabel 2.1** Factoren die ten grondslag liggen aan ongunstige zwangerschapsuitkomsten. Bron: zie tekst (vervolg)

zorggerelateerde factoren

	toegankelijkheid van zorg
	tijdigheid van zorg
	kwaliteit van zorg
	substandaardzorg
	overbehandeling
	onderbehandeling
	compliance
	onbekendheid met het Nederlandse zorgsysteem
	niet-nakomen van adviezen en afspraken
	onttrekken aan hulpverlening of behandeladviezen (zorgmijders)

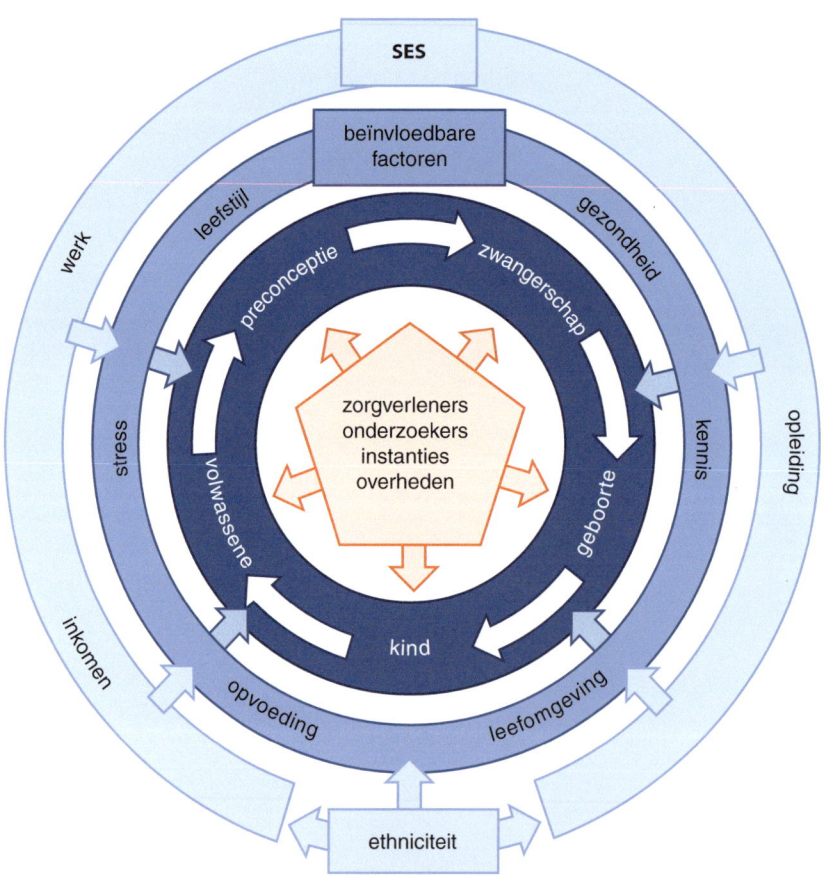

◘ **Figuur 2.4** Wisselwerking tussen potentieel modificeerbare omgevingsfactoren en groei, ontwikkeling en gezondheid van kind. (Bron: Steegers et al. 2016; Steegers en Been 2016 (met toestemming))

2.3 Definities van 'kwetsbare (aanstaande) moeders'

De categorieën van 'kwetsbare (aanstaande) moeders' en de mate van hun kwetsbaarheid[2] lopen sterk uiteen. Onderscheid wordt gemaakt tussen vrouwen met (1) psychiatrische of psychosociale problematiek, (2) verslavingsproblematiek, (3) verstandelijke beperking, (4) sociale problematiek, (5) problematiek die samenhangt met migratieachtergrond en (6) vrouwen met cumulatie van problemen. Het doel van deze pragmatische categorisatie is de onderlinge zorgafspraken goed te coördineren. Hierbij geldt niet de 'one-size-fits-all'-benadering, maar een aanpak die is gericht op het individu, het gezin en de sociale omgeving: zorg op maat (Heijmans et al. 2016; Hollander en Dillen 2017). Daarbij wordt van de zorgverlener verwacht dat hij op de hoogte is van de mogelijkheden voor professionele hulp en ondersteuning van vrouwen die gerekend worden tot een van de genoemde categorieën.

De KNOV heeft in samenwerking met de multidisciplinaire werkgroep Regionale aanpak van kwetsbare zwangere vrouwen de 'Handreiking kwetsbare zwangeren' ontwikkeld (KNOV 2017). Deze is online beschikbaar.

2.3.1 Vrouwen met psychiatrische en/of psychosociale problematiek

Het Landelijk Kenniscentrum Psychiatrie en Zwangerschap (▶www.lkpz.nl) biedt online gratis informatie over relatief vaak voorkomende psychiatrische aandoeningen zoals depressie, angststoornis en posttraumatisch stresssyndroom (PTSS) (zie ook ◻tab. 2.1). Ook wordt op deze website informatie gegeven over medicatie (psychofarmaca) en zwangerschap, en over lopend onderzoek, richtlijnen en protocollen (▶www.lkpz.nl).

2.3.2 Vrouwen met verslavingsproblematiek

Drugsverslaving[3] en zwangerschap is geen goede combinatie (Holbrook en Rayburn 2014; Vassoler et al. 2014; McLafferty et al. 2016). Afhankelijk van aard, duur en intensiteit van de drugsverslaving is het risico op ongunstige zwangerschapsuitkomsten – waaronder perinatale sterfte, vroeggeboorte, laag geboortegewicht en neonatale onthoudingsverschijnselen – verhoogd. Vooral bij vrouwen met matige tot ernstige drugsverslaving wordt dit risico versterkt door een opeenstapeling van risicofactoren, zoals lage sociaaleconomische status, psychiatrische morbiditeit, stress, alcoholgebruik, roken en slechte voedingsgewoonten (Vassoler et al. 2014; McLafferty et al. 2016).

---

2   Een officieel erkende classificatie van kwetsbare (zwangere) vrouwen is er niet. De term 'kwetsbaar' (Engels: vulnerable) kan zowel in negatieve als in positieve betekenis worden gebruikt. Negatief in de zin van breekbaar, wankel, zwak, gekwetst kunnende worden, weinig beschermd tegen beschadiging (▶www.encyclo.nl). In de positieve betekenis wordt kwetsbaar in verband gebracht met menselijke eigenschappen zoals authenticiteit, oprechtheid, menselijkheid, bewust leven vanuit het hart, moed. Mensen die zich kwetsbaar durven op te stellen weten dat ze de moeite waard zijn, ook al zijn ze niet perfect. Zij gaan de schaduwkanten van het leven zoals angsten, verdriet, schaamte, schuldgevoel en boosheid niet uit de weg – zij laten die toe in hun leven (Brené Brown: ▶www.ted.com).

3   De bekendste en meest gebruikte soorten drugs zijn cannabis, cocaïne/crack, gammahydroxyboterzuur (GHB), heroïne/methadon, lyserginezuurdiëthylamine (LSD), smartdrugs/paddo's, speed en ecstacy (XTC/MDMA).

De aanpak van hulpverlening aan zwangere vrouwen met problematisch middelengebruik heeft een niet-vrijblijvend karakter. Door middel van drang, en soms ook dwang, wordt getracht de leefstijl van de vrouwen in kwestie te beïnvloeden (Boonekamp et al. 2012) (zie ook ▶par. 2.5.3). Mede op basis van slechte ervaringen en angst het gezag over het kind te verliezen, hebben verslaafde (aanstaande) moeders soms de neiging zorg te mijden.

Gerichte multidisciplinaire behandeling in samenspraak met gespecialiseerde centra voor begeleiding van drugsverslaafden is geïndiceerd bij vrouwen met problematisch middelengebruik. Preventie start zo mogelijk preconceptioneel met beleid dat erop is gericht druggebruik vóór een eventuele zwangerschap te staken. Er is geen landelijk meldpunt voor zwangere vrouwen die verslaafd zijn. Meldpunt 'Zwanger & Verslaafd' is een van de regionale centra die behandeling bieden aan vrouwen die zwanger zijn en moeite hebben te stoppen met het gebruik van alcohol of drugs. Adequate anticonceptie wordt geadviseerd als vrouwen (nog) niet van hun verslaving af zijn. Voor deze groep vrouwen is een langwerkend middel, zoals een hormoonimplantaat of spiraal, de meest geschikte methode.

Tabaksverslaving

Zowel roken als meeroken tijdens en na de zwangerschap is schadelijk voor de gezondheid voor moeder en kind (Wong et al. 2015) (Stichting Trimbos Instituut; ▶www.rokeninfo.nl). Om die reden wordt geadviseerd om reeds vóór te zwangerschap te stoppen met roken. Dat geldt voor beide (aanstaande) ouders. Stoppen met roken is lastig door de lichamelijke en geestelijke ontwenningsverschijnselen. Stoppen-met-rokenprogramma's tijdens de zwangerschap zijn matig effectief. In deze programma's ligt de focus vooral op het stoppen met roken (bijvoorbeeld door de behandeling met nicotinepleisters of e-sigaret) en niet op de onderliggende (psychosociale) oorzaken van nicotineverslaving. Recent werd een systematisch literatuuroverzicht gepubliceerd waarin de effecten van psychosociale interventies tijdens de zwangerschap op het rookgedrag zijn gerapporteerd (Chamberlain et al. 2017). Hieruit kwam naar voren dat motiverende gesprekken en psychosociale ondersteuning of begeleiding bij het stoppen met roken tot relatief goede resultaten leiden. Desondanks vonden zorgverleners het lastig om stoppen met roken aan te kaarten (▶box 2.1).

Twee derde van alle rokers komt jaarlijks bij de huisarts, maar slechts met ongeveer een kwart tot een derde van deze rokers wordt (stoppen met) roken besproken.

> **Box 2.1 Het bespreken van (stoppen met) roken door de huisarts en andere zorgverleners (tandartsen, medisch specialisten en verloskundigen)**
> - Van alle zorgverleners bespreekt de verloskundige (stoppen met) roken het vaakst, gevolgd door de medisch specialist en de huisarts. Tandartsen bespreken roken het minst vaak.
> - De mate waarin (stoppen met roken) besproken wordt door huisartsen, tandartsen en medisch specialisten hangt samen met het opleidingsniveau van de roker.
> - Huisartsen en medisch specialisten bespreken (stoppen met) roken het vaakst met rokers met een laag opleidingsniveau. Tandartsen bespreken roken het vaakst met rokers met een hoog opleidingsniveau. Bij verloskundigen is er geen verschil tussen opleidingsniveaus in de mate waarin zij spreken met rokende vrouwen over (stoppen met) roken.
> - Als we kijken naar wie het gesprek over roken begint (de zorgverlener of de patiënt), dan initieert de huisarts het minst vaak zelf het gesprek over (stoppen met) roken, gevolgd door de tandarts. Medisch specialisten en verloskundigen initiëren het vaakst zelf het gesprek over (stoppen met) roken.

- Van alle zorgverleners geeft de verloskundige het vaakst een stopadvies. De huisarts en medisch specialist geven beiden ongeveer een kwart van de rokers een stopadvies. De tandarts geeft het minst vaak een stopadvies.
- Over het algemeen wordt er door zorgverleners vaker over roken gesproken dan dat er concreet een stopadvies wordt gegeven.
- Ondanks dat huisartsen en medisch specialisten vaker met rokers met een laag opleidingsniveau spreken over (stoppen met) roken, bespreken ze met rokers met een hoog opleidingsniveau juist weer vaker het gebruik van hulpmiddelen of methoden om te stoppen.
- Wanneer er gesproken wordt over hulpmiddelen, wordt het vaakst gesproken over nicotinevervangende middelen en persoonlijk advies of begeleiding.

Bron: Factsheet, Nationaal Expertise Centrum Tabaksontmoediging Trimbos-instituut
▶ https://assets.trimbos.nl

De Zorgstandaard Integrale Geboortezorg bevat een generieke module[4] voor het stoppen met roken (▶www.partnershipstopmetroken.nl). De Zorgmodule Stoppen met Roken beschrijft de norm voor goede zorg bij tabaksverslaving (▶box 2.2).

Box 2.2 Zorgmodule Stoppen met Roken waarin de zorg is onderverdeeld in drie (vaak) samenhangende onderdelen

Onderdeel 1 – Adviseren om te stoppen met roken is het geven van een stopadvies aan iedereen die rookt, toegespitst op de situatie van de roker (patiënt).

Onderdeel 2 – Motiveren om te stoppen met roken is het geven van een motivatieverhogende behandeling aan iedereen die overweegt om te stoppen met roken (binnen 1–6 maanden) en voor iedereen met (een verhoogd risico op) een rookgerelateerde klacht en/of aandoening.

Onderdeel 3 – Begeleiden bij stoppen met roken is het geven van begeleiding bij stoppen met roken aan iedereen die op korte termijn (binnen 1 maand) gemotiveerd is om te stoppen. Onderdeel 3 heeft twee elementen die bij voorkeur gecombineerd worden:
- 3A – Gedragsmatige behandeling richt zich op de psychologische of psychosociale gedragsbeïnvloeding en -begeleiding bij stoppen met roken.
- 3B – Farmacologische behandeling richt zich op het informeren over en het aanbieden van de medicamenteuze middelen die het stoppen met roken kunnen ondersteunen, namelijk: nicotinevervangers en andere medicatie, en op het begeleiden van het gebruik ervan.

Bron: Zorginstituut; samenvatting zorgmodule Stoppen met Roken, ▶www.zorginzicht.nl

De Zorgmodule Stoppen met Roken is opgenomen in het kwaliteitsregister van het Zorginstituut (▶www.zorginzicht.nl). Het algemeen publiek en zorgprofessionals kunnen voor informatie over roken en stoppen met roken terecht bij het Nationaal Expertisecentrum

---

4 In generieke modules staat zorg beschreven die op meer dan één ziekte of gezondheidssituatie van toepassing is. De volgende generieke zorgmodules kunnen bij het leveren van zorg conform de Zorgstandaard Integrale Geboortezorg geheel of gedeeltelijk worden gebruikt: Stoppen met Roken, Voeding, Bewegen, Zelfmanagement.

Tabaksontmoediging van het Trimbos-instituut (voorheen Stivoro) (▶www.rokeninfo.nl). Rokers die willen stoppen met roken, kunnen gewezen worden op een online behandeling (▶www.rookvrijallebei.nl of ▶www.rokendebaas.nl).

2.3.3 Vrouwen met een verstandelijke beperking

Bij de zorg voor de (aanstaande) ouder(s) met een verstandelijke beperking wordt altijd contact gezocht met professionele organisaties die verstandelijk beperkten ondersteunen en begeleiden. Veel van hen zijn daar reeds bekend. Vaak hebben deze zwangere vrouwen al een uitgebreid steunsysteem of leven ze in een beschermde woonvorm. Helaas onttrekt een deel van deze aanstaande moeders zich aan de geboortezorg, mogelijk uit angst hun kind niet zelf te mogen opvoeden.

Soms is een verstandelijke beperking genetisch bepaald en kan deze daardoor erfelijk zijn. Een consult van de klinisch geneticus kan worden overwogen. Het Erfocentrum is een expertisecentrum met online informatie over erfelijkheid (▶www.erfelijkheid.nl).

2.3.4 Vrouwen met 'sociale problematiek'

De achtergrondkenmerken van de groep vrouwen met 'sociale problematiek' zijn zeer heterogeen. Sociale problematiek hangt onder meer samen met armoede,[5] schuldenlast, eenzaamheid, huiselijk/seksueel geweld en kindermishandeling (Tierolf et al. 2017; CBS 2018). Om die reden is er voor vrouwen met 'sociale problematiek' geen pasklaar zorgmodel. Zorg op maat betekent dat voor elke vrouw die tot deze categorie wordt gerekend, de sociale omstandigheden waarin zij verkeert eerst goed in beeld moeten worden gebracht voordat de zorgvraag kan worden beantwoord (Heijmans et al. 2016). Naast inlevingsvermogen vraagt dat van de zorgverlener specifieke deskundigheid in het sociale domein. In de praktijk blijkt dat het voor de verloskundig zorgverlener ondoenlijk is om voldoende deskundigheid te hebben op elk gewenst terrein. Zo nodig verwijst hij de zwangere vrouw en (eventuele) partner dan door naar instanties die de benodigde deskundigheid wel in huis hebben (zie ook ▶ par. 2.5.1 en 11.2.7).

Gezinnen die daar behoefte aan hebben, kunnen eventueel gebruikmaken van de methode Stevig Ouderschap (▶www.stevigouderschap.nl). Deze methode is ontwikkeld door de Jeugd GGZ en is bedoeld voor gezinnen waarvan wordt verwacht dat zij problemen met opvoeding van hun kind(eren) hebben. Stevig Ouderschap biedt hun professionele ondersteuning. Na aanmelding bij de JGZ krijgen ouders een vragenlijst die ze moeten invullen. In deze vragenlijst staan onder meer vragen over hun jeugd, de ervaren sociale steun en persoonlijke problemen. Naar aanleiding van de gegeven antwoorden wordt beoordeeld of de ouders in aanmerking komen voor opvoedingsondersteuning met de Stevig Ouderschap-methode. Zij krijgen dan ongeveer zes huisbezoeken van een jeugdverpleegkundige tijdens de

---

5   In Nederland is er geen eenduidige definitie van armoede. Het CBS hanteert een 'lage-inkomensgrens voor bijstand' die verschilt per type huishouden: 1.030 euro netto per maand voor een alleenstaande, 1.560 euro netto voor een eenoudergezin met twee minderjarige kinderen enz (cijfers voor 2016) (CBS 2018). Het Sociaal en Cultureel Planbureau hanteert als armoedegrens een basisbudget van 971 euro netto. Dit is een nettobedrag (minus de kosten van sociale voorzieningen) dat iemand nodig heeft voor spullen en voorzieningen die in de eigen samenleving als 'minimaal noodzakelijk gelden (Inmar Vriesema. NRC weekend zaterdag 16 juni & zondag 17 juni 2018) (zie ook ▶ par. 3.1).

eerste twee jaar na de geboorte van hun kind. Ouders die al tijdens de zwangerschap behoefte hebben aan ondersteuning, kunnen in aanmerking komen voor Stevig Ouderschap Prenataal en krijgen ongeveer vier extra huisbezoeken.

Tienerzwangerschap

Tienerzwangerschap komt in Nederland weinig voor: ongeveer 2 van 1.000 kinderen die in Nederland worden geboren, hebben een moeder van 20 jaar of jonger (CBS peildatum 2015; ▶http://statline.cbs.nl). Dit lage cijfer[6] is het gevolg van zowel een liberale abortuswetgeving als van goede beschikbaarheid van voorbehoedmiddelen, brede seksuele voorlichting en een pragmatische, niet-moraliserende houding van ouders, leerkrachten en hulpverleners (Garsen 2004).

Gehuwde jonge vrouwen hebben een aanmerkelijk gunstigere prognose van een goede zwangerschapsuitkomst dan ongehuwde/alleenstaande jonge vrouwen (Garsen 2004). De ongehuwde tienermoeder heeft vaak een lage sociaaleconomische status. De geboorte van het kind heeft doorgaans geen gunstig effect op haar persoonlijke ontwikkeling. Daar komt bij dat jonge vrouwen van niet-westerse herkomst in medisch opzicht een minder goede prognose hebben, met een verhoogde kans op een kind dat te vroeg wordt geboren, vertraagd is in groei en/of een lage apgarscore heeft (< 7 na 5 minuten) (Posthumus et al. 2016b). Het gaat hierbij niet alleen over het feit dat de moeder jong is, maar om een opeenstapeling van risicofactoren die de vooruitzichten op een goede zwangerschap en bevalling verslechtert (Steegers en Been 2016). Kansarme jonge ongehuwde vrouwen die hun eerste kind verwachten, komen op vrijwillige basis in aanmerking voor het ondersteuningsprogramma VoorZorg (▶box 2.3). Na de geboorte van het kind is goede anticonceptie van belang. Voor zover mogelijk worden tijdig afspraken gemaakt om (kort) na de bevalling een spiraal of een hormoonimplantaat te plaatsen.

> **Box 2.3 Beknopte informatie over het ondersteuningsprogramma VoorZorg**
>
> VoorZorg is een ondersteuningsprogramma dat bedoeld is voor jonge vrouwen tot 25 jaar die zwanger zijn van hun eerste kind, weinig tot geen opleiding hebben genoten en te maken hebben met een scala van psychosociale problemen. Zij krijgen preventieve verpleegkundige ondersteuning tijdens hun zwangerschap en de eerste twee levensjaren van hun kind. Dit programma geschiedt uitsluitend op vrijwillige basis en bestaat uit veertig tot zestig gestructureerde huisbezoeken, waarin een relatie van vertrouwen wordt opgebouwd en samengewerkt wordt aan het bevorderen van de gezondheid en ontwikkeling van moeder en kind. Het is een integraal programma waarbij een gezonde omgeving en het versterken van leefstijl, ouderschapsfuncties, opvoedvaardigheden en de ontwikkeling van het kind centraal staan. Doel van VoorZorg is verbetering van de zorg rond zwangerschap en geboorte; verbetering van de persoonlijke ontwikkeling van de moeder en haar mogelijkheden voor opleiding en werk, zodat zij meer kan betekenen voor haar kind; verbetering van de gezondheid en ontwikkeling van het kind en het voorkomen van kindermishandeling. Het is een bewezen effectief preventieprogramma (Mejdoubi et al. 2015).
>
> Bron: ▶www.ncj.nl

---

6 Sinds 2002 daalt het aantal zwangerschapsafbrekingen bij tieners. In 2015 was op een totaal van 30.803 aan de IGJ gerapporteerde zwangerschapsafbrekingen het aantal vrouwen jonger de 20 jaar 3.079 (10 %) (▶www.igz.nl).

2.3.5 Vrouwen met een migratieachtergrond

Vrouwen met een migratieachtergrond, waaronder nieuwkomers, zijn niet onder één noemer te brengen. Daarvoor zijn de kenmerken en onderlinge verschillen te groot (▶box 2.4).

> **Box 2.4 Begrippenkader voor Nederlandse inwoners met een migratieachtergrond zoals gehanteerd door het Centraal Bureau voor de Statistiek (CBS)**
> *Nederlandse inwoners met een migratieachtergrond:*
> - Westerse en niet-westerse achtergrond; het CBS maakt onderscheid tussen Nederlandse inwoners* met een westerse en niet-westerse achtergrond. Tot de eerste groep behoren de landen van Europa (met uitzondering van Turkije), Noord-Amerika, Australië, Nieuw-Zeeland, Indonesië en Japan. Onder de niet-westerse groep vallen inwoners afkomstig uit Azië, Afrika en Latijns-Amerika, waaronder Suriname en de Nederlandse Antillen. Turkije wordt gerekend tot de niet-westerse landen.
> - Eerste en tweede generatie; het CBS maakt onderscheid tussen eerste en tweede generatie Nederlanders met een migratieachtergrond. De eerste generatie Nederlanders omvat inwoners die niet in Nederland zijn geboren. De tweede generatie betreft inwoners die in Nederland zijn geboren waarvan één of beide ouders in het buitenland zijn geboren.
>
> * Nederlandse inwoners zijn personen die zijn ingeschreven in het gemeentelijke bevolkingsregister; asielzoekers worden in een Nederlandse gemeente ingeschreven als zij een verblijfsvergunning krijgen.
>
> Bron: ▶www.cbs.nl

Desondanks hebben zij een aantal gemeenschappelijke kenmerken, waaronder hun kwetsbare maatschappelijke positie, het leven tussen twee culturen, het beperkte sociale vangnet, de relatieve armoede, slechte huisvesting, taalachterstand, beperkte kansen, eenzaamheid, gemis van dierbaren, waaronder de eigen moeder, en vervreemding van het land van herkomst. De grootste uitdagingen voor de zorgprofessionals zijn communicatie en informatieoverdracht (Lamkaddem et al. 2014; Paternotte et al. 2015; El Bouazzaoui en Peters 2017). Het gevaar is dat deze kenmerken worden gegeneraliseerd, met als gevolg dat alle individuen die deel uitmaken van een bepaalde etnische bevolkingsgroep over één kam worden geschoren en geproblematiseerd. Problematiseren betekent een probleem aan een individu toeschrijven dat kenmerkend is voor de groep waarvan dat individu deel uitmaakt, maar niet op zijn of haar eigen situatie van toepassing is. De zorgprofessional moet zich er verder van bewust zijn dat het (geboorte)zorgmodel dat in Nederland bestaat niet per se aansluit bij de opvattingen hierover van de van oorsprong niet-Nederlandse zwangere vrouw en haar (eventuele) niet-Nederlandse partner. Aan de andere kant helpt het (toekomstige) kind hen bij de integratie in de Nederlandse maatschappij.

Asielzoekers

Asielzoekers die in de centrale opvang verblijven van het Centraal Orgaan opvang Asielzoekers (COA) kunnen, net als ieder ander, naar de huisarts, de verloskundige, de JGZ of het ziekenhuis gaan. Het COA is verantwoordelijk voor het beschikbaar stellen van de gezondheidszorg aan asielzoekers (Factsheet Gezondheidszorg voor asielzoekers in Nederland,

▶ www.ggdghorkennisnet.nl). Alle asielzoekers die in de opvang van het COA verblijven, zijn verzekerd via de Regeling Zorg Asielzoekers (▶ https://rzasielzoekers.nl). Het COA heeft de uitvoering van deze regeling in handen gegeven van de Menzis COA Administratie B.V. (MCA). Deze zorgverzekeraar heeft in dit kader zorgverleners in verloskundigenpraktijken en kraamzorgorganisaties rondom asielzoekerscentra gecontracteerd. Omdat zwangere asielzoekers een kwetsbare groep vormen, is de verloskundige zorg voor asielzoeksters uitgebreid. Met de koepelorganisatie van de verloskundigen (KNOV) is afgesproken dat verloskundigen extra taken uitvoeren voor zwangere asielzoekers. Zo kan de verloskundige risico's met betrekking tot de zwangerschap vroegtijdig signaleren en zo nodig intensiever begeleiden. Alle betrokken partijen hebben gezamenlijk de Ketenrichtlijn Geboortezorg Asielzoekers ontwikkeld (▶ http://nvog-documenten.nl), die door de gecontracteerde ziekenhuizen, verloskundigen en kraamzorginstellingen dient te worden nageleefd.

Ongedocumenteerden

Jaarlijks worden naar schatting 1.200 tot 2.000 kinderen geboren van ouders zonder verblijfsvergunning[7] (Mensinga en Voogt 2010). Zwangere vrouwen zonder officiële documenten die in Nederland verblijven, waaronder uitgeprocedeerde asielzoekers, hebben een verhoogde kans op een ongunstige zwangerschapsuitkomst (Jonge et al. 2011). Zij kunnen geen ziektekostenverzekering afsluiten. Toch hebben zij recht op medisch noodzakelijke basiszorg. Hieronder valt ook de zorg rondom zwangerschap en bevalling. In principe moet de zwangere vrouw de kosten van verloskundige zorg zelf betalen. Kan zij dat niet, dan kunnen de niet-betaalde kosten worden gedeclareerd bij het Centraal Administratie Kantoor (CAK).

> Ongedocumenteerde kinderen hebben dezelfde rechten als alle andere kinderen.

Het weigeren van zorg aan onverzekerden is strafbaar (Landelijk informatie- en adviespunt over de zorg aan illegalen; ▶ www.lampion.info).

2.4 Instrumenten voor vroegsignalering psychopathologie, psychosociale problematiek en middelengebruik

Vroegsignalering is het tijdig signaleren van vermoedens van psychosociale problemen die de ontwikkeling van het kind kunnen bedreigen. Het gaat om zorgwekkende opvoedsituaties. Met vroegsignalering kunnen kwetsbare vrouwen worden geïdentificeerd en kan, waar nodig, passende hulp, informatie en ondersteuning worden geboden (KNOV 2017).

2.4.1 R4U

R4U is een signaleringsinstrument voor screening op zes domeinen: sociale, psychische, zorg- en leefstijlgerelateerde, medische en verloskundige risicofactoren bij zwangere vrouwen (Vos et al. 2015b; Veen et al. 2015). Zorgverleners vullen de R4U-risicosignaleringslijst tijdens een gesprek met de vrouwen in. Na het invullen van deze lijst wordt een gewogen risicoscore gegenereerd. Bij een score boven de drempelwaarde wordt geadviseerd de vrouw in

---

7 De website 'illegaalkind.nl' biedt informatie over het recht van ongedocumenteerde kinderen op onderdak, onderwijs, gezondheidszorg en bescherming (▶ www.ilegaalkind.nl).

een multidisciplinair verband met verloskundigen, gynaecologen, andere zorgverleners en hulpverleners uit het niet-medische domein te bespreken (Vos 2015). Door risico's systematisch in kaart te brengen is gerichte zorg mogelijk, zoals aanvullende diagnostiek, monitoring, interventies of begeleiding (Lagendijk et al. 2018). Voor ieder gesignaleerd risico of cluster van risico's is een zorgpad ontwikkeld, met toeleiding naar maatschappelijke of psychosociale diensten, jeugdzorg en/of zorgverleners uit de perinatale keten (zie Factsheet R4U, ▶www.erasmusmc.nl). De R4U-lijst is ingebouwd in de automatiseringssystemen voor eerstelijnsverloskundigen en in een aantal ziekenhuizen. De effectiviteit van de R4U-risicosignaleringslijst is in veertien Nederlandse gemeenten (tien clusters) onderzocht (Vos et al. 2015c; Lagendijk et al. 2018) (▶par. 4.8).

2.4.2 Mind2Care

Mind2Care is een digitaal screen- en adviesinstrument dat is ontwikkeld door Nederlandse onderzoekers en geboortezorgprofessionals. Met Mind2Care worden zwangere vrouwen routinematig gescreend op kwetsbaarheid in het kader van psychiatrische problemen, psychosociale problemen en middelengebruik (PPM). Het instrument is wetenschappelijk getest en geschikt om te gebruiken voor alle zwangere vrouwen in Nederland (Quispel et al. 2012, 2014, 2015). Zwangere vrouwen vullen de Mind2Care zelf in. Het instrument genereert op basis van het cliëntprofiel een aanvullend zorgaanbod, indien dit is geïndiceerd. Het digitale flexibele karakter en de geïntegreerde lokale zorgpaden in het instrument maken dat het zorgaanbod op maat gegenereerd wordt. De zorgprofessional bespreekt het Mind2Care-advies met de zwangere vrouw en kan haar, indien gewenst, aanmelden voor extra begeleiding of behandeling. De uitslag van de Mind2Care is in te zien door de zorgprofessional en valt onder het medisch beroepsgeheim. De Mind2Care wordt in 2018 structureel in acht VSV's in Nederland toegepast.

Stichting Mind2Care draagt zorg voor:
- het gebruik van het Mind2Care-instrument conform vastgestelde richtlijnen;
- doorontwikkeling van het instrument op verschillende gebieden, zoals laaggeletterdheid en anderstaligheid;
- informatievoorziening en scholing van zorgprofessionals op het gebied van PPM.

Box 2.5 R4U en Mind2Care

R4U en Mind2Care zijn beide gevalideerd voor vroegsignalering van psychiatrische problemen, psychosociale problemen en middelengebruik (PPM) in een ongeselecteerde populatie van zwangere vrouwen (Veen et al. 2015; Quispel et al. 2012, 2015). Beide instrumenten hebben een instelbare drempel waarboven een zwangere vrouw als kwetsbaar wordt beschouwd (Vos et al. 2015b; Quispel et al. 2012).

Mind2Care en R4U verschillen op een aantal vlakken; zo bevat R4U verschillende items over de obstetrische voorgeschiedenis en onvoldoende items over psychiatrische problemen; Mind2Care bevat slechts een beperkt aantal items over de obstetrische voorgeschiedenis en is compleet voor wat betreft het detecteren en voorspellen van psychiatrische problemen. Mind2Care bevat onder andere de gestandaardiseerde Edinburgh Depression Scale (EDS) (Bergink et al. 2011) en de Wijma Delivery Expectancy Questionnaire

(W-DEQ)[8] (Wijma et al. 1998). R4U wordt door de verloskundig zorgverlener ingevuld. Mind2Care wordt door de zwangere vrouw zelf ingevuld. Daarna bespreekt de zorgverlener met haar – op basis van gezamenlijke besluitvorming (▶ par. 1.2.1) – het gegenereerde risicoprofiel en het bijpassende zorgaanbod (Vos et al. 2015a, b, c; Veen et al. 2015; Quispel et al. 2014, 2015).

R4U wordt geëxploiteerd door een universiteit en is alleen beschikbaar in onderzoeksverband. Mind2Care wordt beheerd door een onafhankelijke stichting met ANBI-status. Deze stichting is opgericht door het Landelijk Kenniscentrum voor Psychiatrie en Zwangerschap, het LKPZ (▶ www.lkpz.nl). In tegenstelling tot de R4U wordt Mind2Care expliciet als zorgtest beheerd. De zwangere vrouw wordt hier duidelijk over geïnformeerd. Alleen de deelnemende zorgverleners hebben de beschikking over de data. Het instrument voldoet aan de hoge veiligheidseisen, omdat het via een daarin gespecialiseerd extern bedrijf wordt geëxploiteerd (Triqs: ▶ www.triqs.nl).

Doordat bij Mind2Care de zorgpaden voor het gehele VSV uniform geformuleerd zijn en de zwangere vrouw en haar zorgverlener altijd dezelfde informatie zien, is de kans op naleving van de adviezen hoog. Dit is minder van toepassing bij de R4U, omdat de zorgpaden algemener zijn geformuleerd en niet regiospecifiek.

Zorgprofessionals binnen het kader van VSV's (of IGO's) kunnen gebruikmaken van Mind2Care in de standaardzorgverlening (▶ www.mind2care.nl). R4U en Mind2Care kunnen eventueel complementair gebruikt worden, maar zijn niet voor elkaar inwisselbaar.

2.4.3 ALPHA-NL

Het risicosignaleringsinstrument ALPHA-NL *(Antenatal Psychosocial Health Assessment)*[9] is een vragenlijst voor zwangere vrouwen om tijdig risicofactoren te ontdekken voor kindermishandeling, partnergeweld en postnatale depressie.

De ALPHA-NL en R4U vullen elkaar aan: waar de R4U een bredere focus heeft, gericht op risicofactoren voor perinatale sterfte en ziekte, gaat de ALPHA-NL gedetailleerd in op een aantal specifieke risicofactoren voor sociale problematiek.

2.4.4 Zelftest van het Landelijk Kenniscentrum Psychiatrie en Zwangerschap (LKPZ)

Het LKPZ is een gezamenlijk initiatief van professionals werkzaam binnen het gebied van psychiatrie en zwangerschap. Zowel zorgprofessionals als cliënten kunnen terecht op de website van het LKPZ (▶ box 2.6). Cliënten kunnen online een zelftest doen om te zien of ze eventueel professionele hulp nodig hebben. Deze gevalideerde test is gebaseerd op de Nederlandse

---

[8] De W-DEQ is een gevalideerde vragenlijst voor het meten van angst voor de bevalling. Deze vragenlijst kan zowel vóór als na de bevalling worden afgenomen.

[9] De ALPHA-NL-vragenlijst is verkrijgbaar bij TNO. TNO biedt voor het gebruik van het screeningsinstrument ALPHA.NL een verplichte cursus aan van 6 uur.

versie van de Edinburgh Depression Scale (EDS) en wordt gebruikt als screeningsinstrument voor depressie bij zwangere vrouwen en kraamvrouwen (Cox et al. 1987; Bergink et al. 2011) (▶www.lkpz.nl).

> **Box 2.6 Landelijk Kenniscentrum Psychiatrie en Zwangerschap (LPKZ)**
> De website van het LPKZ (▶www.lkpz.nl) bevat zowel voor zorgprofessionals als voor cliënten belangwekkende algemene en wetenschappelijke informatie over zwangerschap en psychiatrie.

2.5 Integrale geboortezorg voor kwetsbare (aanstaande) moeders

2.5.1 Inleiding

Een integrale aanpak biedt continuïteit van zorg aan (aanstaande) moeders, kinderen en gezinnen met complexe maatschappelijke en/of psychosociale problemen, omdat de zorg beter wordt gecoördineerd en onderling afgestemd. Hiervoor zijn korte lijnen, snelle afstemming en uitwisseling van expertise tussen de diverse zorgprofessionals die betrokken zijn bij het gezin noodzakelijk. Integrale zorg gaat aan de ene kant over de organisatorische aspecten van een samenwerking die moet leiden tot de uitvoering van een gezamenlijk maatschappelijk/psychosociaal ondersteuningsplan dat is toegesneden op de cliënt, waarbij de expertise van de verschillende betrokken professionals van onder meer de sociale wijkteams (▶par. 2.5.2) wordt benut. Aan de andere kant gaat integrale aanpak over psychosociale zorg waarin aandacht bestaat voor de leefomgeving van de kwetsbare vrouw en haar gezin. Veelal wordt de werkwijze 'Eén gezin, één plan, één zorgcoördinator' gehanteerd (NCJ 2013a).

2.5.2 Sociale wijkteams

Door de decentralisatie van sociale zorgverlening als gevolg van de inwerkingtreding van de Wmo in 2015 (▶http://wetten.overheid.nl) zijn in veel gemeenten sociale wijkteams opgericht, waarbij meerdere partijen zijn betrokken. De meeste sociale wijkteams bewegen zich vooral op het gebied van maatschappelijk en/of psychosociaal welzijn. Een enkel team heeft de expertise in huis om medische zorg te bieden. De samenstelling van deze lokale wijkteams is niet wettelijk geregeld. Afhankelijk van lokale keuzes, zitten in de sociale wijkteams professionals met veelzijdige kennis en kunde op de domeinen welzijn en individuele ondersteuning en hulpverlening, zoals een maatschappelijk werker, wijkverpleegkundige, sociaalpsychiatrisch verpleegkundige, buurtwerker, Wmo-consulent,[10] jeugdconsulent, jeugdarts/jeugdverpleegkundige, woonconsulent, wijkagent, een vertegenwoordiger van een lokaal netwerk van vrijwilligersorganisaties en mantelzorgers (Arum en Schoor 2016; Dörenberg 2017).

---

10 De Wmo-consulent is in dienst van de gemeente. Deze ambtenaar speelt een belangrijke rol bij de indicering voor voorzieningen op grond van de Wet maatschappelijke ondersteuning. De jeugdconsulent is ook in dienst van de gemeente. Deze ambtenaar heeft uitgebreide kennis van de jeugdsector. De jeugdconsulent kijkt samen met de (aanstaande) moeder naar haar situatie (en die van haar kind) en stelt samen met haar een weloverwogen ondersteuningsplan op.

Sociale wijkteams zijn in veel gemeenten het aanspreekpunt voor burgers. Daarnaast hebben leden van sociale wijkteams een signalerende functie. Zij hebben contact met scholen en consultatiebureaus om kwetsbare kinderen en gezinnen tijdig op te sporen (Dörenberg 2017). De wetgever ziet de huisarts als poortwachter in het sociale domein van de jeugd en verwacht intensieve bemoeienis van de huisarts met sociale wijkteams en andere sociale jeugdhulpinstanties (Sachse-Bonhof et al. 2015). In het belang van de (aanstaande) moeder en haar (ongeboren) kind bij wie complexe sociale vraagstukken worden vermoed, moet actief contact worden gezocht met het wijkteam in de wijk/gemeente waar zij en haar (eventuele) partner wonen. Hier ligt ook een taak voor de geboortezorgorganisatie. Elkaar leren kennen is een eerste voorwaarde. Gezien de verschillen tussen de diverse gemeenten en wijkteams is hier geen blauwdruk te geven hoe dit vorm te geven. De JGZ is vaak vertrouwd met de lokale wijkteams, ook indien ze er (nog) geen deel van uitmaakt. Door de JGZ actief te betrekken wordt de meerwaarde van integrale geboortezorg versterkt (▶par. 12.4.2).

2.5.3 Gerichte zorg voor kwetsbare (aanstaande) moeders

Zorg op maat is het gewenste uitgangspunt voor integrale geboortezorg (Heijmans et al. 2016; Hollander en Dillen 2017) (zie ook ▶par. 1.5.6). Dat geldt ook voor kwetsbare (zwangere) vrouwen en hun (eventuele) gezinnen. Vanuit een integrale aanpak kijken de sociale wijkteams wat bewoners zelf kunnen en waar hulp nodig is. Dit begint meestal met het goed in kaart brengen van psychosociale risico's, woon- en leefomstandigheden, leefgewoonten (voeding en beweging) en verslaving (roken, alcohol en drugs). Het gaat daarbij vooral om het signaleren van risico's met, waar nodig, verbetering van de levensomstandigheden en hulp bij toeleiding naar 'zorg op maat' (Heijmans et al. 2016; Hollander en Dillen 2017) (zie ook ▶par. 2.6). Zo moet bijvoorbeeld periconceptioneel foliumzuurgebruik ter preventie van een open rug (spina bifida) van het (ongeboren) kind worden geadviseerd (Smit et al. 2012) (▶par. 6.8.2). Als zwangerschap bij vrouwen met complexe maatschappelijke en/of psychosociale problematiek geconstateerd is, neemt de coördinerend zorgverlener in overleg met de (aanstaande) moeder, contact op met de instanties die betrekking hebben op het domein van maatschappelijke en/of psychosociale zorg. Deze instanties, waaronder het sociale wijkteam in de gemeente (▶par. 2.5.2) en/of de JGZ (▶par. 12.4.2), worden actief betrokken bij de verbetering van de leefomstandigheden en/of de gezinssituatie van de aanstaande moeder. Vervolgens kunnen zij, waar nodig, passende adviezen en ondersteuning aan het gezin geven om de gezondheid en het algemene welzijn van de (aanstaande) moeder en het gezin te verbeteren. Denk bijvoorbeeld aan passende leefstijl- en voedingsadviezen, het inschakelen van maatschappelijke hulp en het aanvragen van een prenataal huisbezoek door de JGZ.

In een aantal gemeenten wordt tijdens het prenataal huisbezoek van JGZ-medewerkers het DMO-gespreksprotocol (DMO-P) gevolgd. DMO staat voor Dienst Maatschappelijke Ondersteuning. Met dit gespreksprotocol brengt de jeugdverpleegkundige de gezinssituatie aan de hand van een gestructureerd gesprek in kaart (zie ook ▶par. 12.4.2). Het DMO-P is een gespreksprotocol met aandacht voor de gezins- en omgevingsfactoren die een rol spelen bij de psychosociale ontwikkeling van jonge kinderen. Het doel is om opvoedsituaties die risico's en problemen in de sociaal-emotionele ontwikkeling van jonge kinderen kunnen opleveren, zo vroeg mogelijk te signaleren. Het protocol beslaat vijf domeinen: welbevinden kind, welbevinden ouder, rol partner, sociale steun en obstakels. Het is een systematisch volgsysteem voor ondersteuning in gesprekken met ouders. Door het prenataal DMO-protocol in combinatie te gebruiken met het postnatale DMO-protocol en het DMO-protocol 4+ kan binnen een gemeente een continuüm van de zorg rond gezinnen – vanaf de conceptie tot en met de basisschoolperiode – worden gerealiseerd.

Bemoeizorg

Sommige mensen zijn niet in staat gebruik te maken van de bestaande voorzieningen of hebben zich afgewend van de hulpverlening (zorgmijders). Dat geldt in het bijzonder voor vrouwen met psychiatrische aandoeningen (Tielens en Verster 2010; Roeg et al. 2015) en drugsverslaafde zwangere vrouwen (Boonekamp et al. 2012) (▶par. 2.3.2). Als deze vrouwen niet de gewenste zorg krijgen waarop zij – en hun (ongeboren) kind – feitelijk recht hebben en het sociale vangnet, zoals burenhulp en/of opvang door familieleden en andere betrokkenen tekortschiet, kan zorg worden 'opgedrongen'. Bemoeizorg houdt in dat zorgverleners deze mensen actief benaderen en met een niet-aflatende vasthoudendheid proberen hen te bereiken om de benodigde zorg te realiseren (Schermer 2003). Met bemoeizorg probeert de zorgverlener mensen die niet of nauwelijks in staat zijn voor zichzelf te zorgen, te motiveren noodzakelijke zorg te accepteren en mee te werken aan een voorgenomen behandelplan. Ook probeert de zorgverlener hun leefgewoonten te beïnvloeden door hen te bewegen ongezond, ongewenst of gevaarlijk gedrag na te laten.

Gedragsbeïnvloeding kan worden bereikt op verschillende manieren variërend van sturen (*nudging*), motiveren en adviseren tot bemoeienis, drang en dwang met als doel de cliënt te bewegen (ongevraagde) zorg te accepteren. Het onderscheid tussen de verschillende vormen van bemoeizorg ligt in de mate van zelfbeschikking die cliënt heeft en de daaraan gekoppelde keuzevrijheid die de cliënt ervaart (Frederiks en Landeweer 2016). Bemoeizorg raakt de persoonlijke levenssfeer van het individu, vooral als hij of zij zich gedwongen voelt de (ongevraagde) zorg te accepteren en/of 'gezonde' leefregels in acht te nemen. Belangrijk is cliënten te motiveren voor een gezonde leefstijl en hen te overtuigen van het nut van de zorgverlening. Daarbij hoort ook goed luisteren naar de persoonlijke wensen en aangedragen oplossingen van de (aanstaande) moeder en haar (eventuele) partner, daarbij rekening houdend met emotionele lading van gebeurtenissen uit het verleden.

Van drang is sprake wanneer iemand onder meer of minder sterke druk wordt gezet, waardoor zijn of haar zeggenschap wordt beperkt (Schermer 2003). Hierbij wordt onderscheid gemaakt tussen overtuigen en manipuleren. Overtuigen houdt in dat de zorgverlener de cliënt met argumenten probeert te laten inzien dat hulp voor hem of haar het beste is. Manipulatie heeft betrekking op het geven van onjuiste informatie (bijvoorbeeld: het verdraaien of achterhouden van informatie, verkeerd of bewust eenzijdig informeren), het handelen onder valse voorwendsels (bijvoorbeeld in het vooruitzicht stellen van een 'beloning': 'als je meewerkt aan behandeling zorg ik voor huisvesting') of het dreigen met sancties (bijvoorbeeld: de (aanvraag voor een) 'Voorlopige ondertoezichtstelling (VOTS)' kan de drugsverslaafde vrouw ertoe bewegen haar problematische middelengebruik te staken en mee te werken aan de hulpverlening, onder meer door zich te onderwerpen aan (urine)controles) (Schermer 2003; Boonekamp et al. 2012; Frederiks en Landeweer 2016). Drang kan ook helpen om dwangopname of -behandeling te voorkómen (Schermer 2003). De inperking van de zelfbeschikking van het individu moet echter in redelijke verhouding staan tot het doel van de maatregelen die gezond gedrag van de betrokkene beogen te bevorderen (Schermer 2003; Boonekamp et al. 2012).

Dwang is, in tegenstelling tot drang, in de gezondheidszorg wettelijk vastgelegd (Schermer 2003).[11]

---

11 Dwang is in de gezondheidszorg wettelijk geregeld volgens de Wet bijzondere opneming psychiatrische ziekenhuizen (BOPZ), de Wgbo en de Infectieziektewet.

Van dwang is sprake wanneer iemand tegen zijn of haar wil wordt genoodzaakt iets te doen of te laten. Van zelfbeschikking, handelingsvrijheid en keuzevrijheid is dan geen sprake meer. Voorbeelden van drang- en dwangmaatregelen zijn de VOTS, de OTS en de Uithuisplaatsing (Hondius et al. 2012) (◘box 2.7). Als de vrijwillige behandeling niet lukt, kan op grond van de Wet bijzondere opnemingen in psychiatrische ziekenhuizen als laatste redmiddel worden overgegaan tot gedwongen opname (Boonekamp et al. 2012; Frederiks en Landeweer 2016).

> **Box 2.7 Wettelijke jeugdbeschermingsmaatregelen**
> *Voorlopige ondertoezichtstelling*
> Wanneer sprake is van direct gevaar voor het (ongeboren) kind en er geen tijd is om een onderzoek van de Raad voor de Kinderbescherming af te wachten, kan de Raad voor de Kinderbescherming de kinderrechter vragen het kind voorlopig onder toezicht te stellen (VOTS). De VOTS kan tijdens de zwangerschap (vanaf 24 weken) worden uitgesproken en vormt dan de basis voor toewijzing van een voogd en het starten van de procedure voor een eventuele uithuisplaatsing. De VOTS duurt maximaal drie maanden. De kinderrechter kan de VOTS beëindigen of omzetten in een reguliere OTS, op basis van onderzoek door de Raad voor de Kinderbescherming.
>
> *Ondertoezichtstelling*
> Doel van de ondertoezichtstelling (OTS) is om kinderen te beschermen die in hun ontwikkeling worden bedreigd of veiligheidsrisico's lopen. De gecertifieerde gemeentelijke instelling jeugdbescherming en jeugdreclassering zorgt voor een gezinsvoogd. De ouder(s) zijn verplicht deze te accepteren. De rechterlijke maatregel is erop gericht ouders te ondersteunen en te begeleiden.
>
> *Uithuisplaatsing*
> Een uithuisplaatsing kan vrijwillig of gedwongen zijn. Een kinderrechter beslist over gedwongen uithuisplaatsing. Het kind wordt bij een uithuisplaatsing tijdelijk ergens anders ondergebracht, bijvoorbeeld in een pleeggezin. De gedwongen uithuisplaatsing duurt ten hoogste één jaar, maar kan wel worden verlengd. Tussentijds opheffen is mogelijk, maar dat besluit moet van de rechter of van Bureau Jeugdzorg komen.
>
> Bron: Nederlands Jeugdinstituut. ▶ www.nji.nl

Bemoeizorg is wettelijk niet vastgelegd. Wel kan op verschillende morele en juridische gronden bemoeizorg worden gerechtvaardigd (Schermer 2003; Boonekamp et al. 2012; Frederiks en Landeweer 2016). De zorgverlener die bemoeizorg toepast is gebonden aan juridische uitgangspunten: de cliënt moet op grond van de Wgbo instemmen met de invulling van de zorg. Daarnaast dienen – wilsbekwame – cliënten die in aanmerking komen voor bemoeizorg altijd te worden geïnformeerd over hun rechten, in het bijzonder met betrekking op hun recht tot zelfbeschikking (Schermer 2003; Boonekamp et al. 2012; Frederiks en Landeweer 2016).

Bemoeizorgteams

Het moment van zwangerschap is vaak een moment waarop zorgmijders zorg voor hun zwangerschap en toekomstige kind zoeken. De verloskundig zorgverlener heeft in deze vaak een unieke positie. Door met inlevingsvermogen het gesprek met de zwangere vrouw aan te gaan, en haar wensen en behoeften te bespreken, kan de zorgverlener het belang van goede zorg voor moeder en kind benadrukken. Uitgangspunt van de zorgverlening is de bevordering van gezondheid en welzijn van de vrouw en het toekomstige kind. Daar waar nodig bieden bemoeizorgteams ongevraagd hulp aan mensen in zorgwekkende leefomstandigheden en mensen die geen hulp zoeken bij zorginstellingen. Deze teams gaan bij de mensen thuis langs. Bemoeizorgteams hebben de opdracht (1) hulp te bieden bij het onderkennen en stellen van de zorgvraag; (2) actief de betrokkenen uit te nodigen zorg te accepteren; (3) het zorgaanbod af te stemmen op de problemen van de (aanstaande) moeder; en (4) ondersteuning te geven bij de geleiding naar reguliere zorg (Roeg et al. 2012). In goed overleg kan met instemming van de (aanstaande) moeder een zorgcoördinator (casemanager) uit het sociale domein worden benoemd.

Moeders van Rotterdam

In Rotterdam komen zeer kwetsbare zwangere vrouwen in aanmerking voor het programma 'Moeders van Rotterdam' dat gekoppeld is aan vergelijkend wetenschappelijk onderzoek (Hulst et al. 2018) (▶box 2.8). Zeer kwetsbare vrouwen zijn dikwijls niet in staat zelfstandig de weg naar hulp te vinden. Voor deze groep vrouwen is een zorgpad ontwikkeld dat een brug slaat tussen het medische en het sociale domein van zorgverlening. Verloskundige zorgprofessionals kunnen aldus zeer kwetsbare zwangere vrouwen met acute sociale problematiek snel en makkelijk doorverwijzen (zie voor een korte videotoelichting van dit programma: ▶www.moedersvanrotterdam.nl).

> **Box 2.8 Moeders van Rotterdam**
> Het programma Moeders van Rotterdam richt zich op zeer kwetsbare zwangere vrouwen en heeft tot doel hun kansen op een gezonde zwangerschap en veilige kraamperiode met een goede start voor het kind te vergroten (▶www.moedersvanrotterdam.nl). 'Zeer kwetsbaar' betekent een combinatie van medische en niet-medische risico's die elkaars werking versterken en effectieve zorg en zelfredzaamheid belemmeren. Doel van het onderzoeksprogramma is een effectieve interventie te toetsen die erop gericht is deze vrouwen daadwerkelijk te helpen en die ingebed kan worden in de werkwijze van stedelijke zorginstellingen en sociale wijkteams. Vanaf 2016 krijgen in totaal 600 zeer kwetsbare zwangere vrouwen (ongeacht leeftijd, aantal gebaarde kinderen en sociaal-culturele achtergrond) een intensief begeleidingstraject aangeboden. Iedere (aanstaande) moeder wordt drie jaar intensief begeleid. Dat betekent per traject gemiddeld 525 uur (niet-medische) zorg, naast de standaard medische zorg. Dit zorgtraject moet onder meer leiden tot minder zorgmijders onder de doelgroep, een gezondere leefstijl, meer zelfredzaamheid en meer opvoedkundige vaardigheden.
> Aanstaande moeders worden meestal aangemeld door eerstelijns verloskundig zorgprofessionals. Het bureau Frontline, een afdeling van de gemeente Rotterdam die het initiatief nam tot dit programma, neemt de aanmelding aan. Aan de hand van een gevalideerde multidisciplinaire vragenlijst wordt vastgesteld of de (aanstaande) moeder in aanmerking komt voor een sociaal begeleidingstraject. Direct na aanmelding wordt samen met haar gestart met de aanpak van de meest urgente sociaal-maatschappelijke problemen.

Bron: dit programma is het resultaat van een samenwerking tussen het Erasmus MC en de gemeente Rotterdam. Factsheet Moeders van Rotterdam, ▶www.moedersvanrotterdam.nl.

Integrale bemoeizorg

Door naast de verloskundig zorgverlener een zorgcoördinator te benoemen, kan afstemming plaatsvinden tussen de verloskundige zorg en het sociale domein. Op die manier krijgen mensen toegang tot voorzieningen waarvan zij anders geen gebruik maken omdat ze niet (willen) weten dat ze er zijn of omdat ze de weg naar het juiste loket niet kunnen vinden. Respectvolle bejegening en zorg die aansluit op wensen en behoeften vergroot de succeskans van integrale bemoeizorg.

2.6 Blauwdruk psychosociale zorg

Door het regionaal Consortium Zwangerschap en Geboorte Zuidwest Nederland is in samenwerking met Veilig Thuis de 'Blauwdruk psychosociale zorg' ontwikkeld om te onderzoeken of de (aanstaande) moeder in aanmerking komt voor gerichte psychosociale zorg (▶http://regionaalconsortium.nl).

Met behulp van R4U (▶par. 2.4.1), Mind2Care (▶par. 2.4.2) of een ander screeningsinstrument wordt eerst de aard van eventuele psychopathologie en/of psychosociale problemen en/of middelengebruik (PPM) in kaart gebracht. Als hieruit geen PPM blijkt, is geen verdere zorg nodig. Bij geconstateerde PPM brengt de verloskundig zorgverlener aan de hand van een stroomdiagram in beeld welke stappen nodig zijn om de juiste zorg te geven. De gesignaleerde problematiek wordt na verkregen toestemming van de (aanstaande) moeder multidisciplinair besproken op de POP-poli (▶par. 2.7). Bij complexe problematiek wordt de (aanstaande) moeder, na verkregen toestemming, verwezen naar een gespecialiseerde maatschappelijk hulpverlener of organisatie, waaronder het sociale wijkteam (▶par. 2.5.2) of de JGZ (▶par. 12.4.2). Hiermee wordt afgestemd wie de coördinerend zorgverlener wordt (Vervoort et al. 2016).

2.7 POP-poli

Veel ziekenhuizen kennen de POP-poli, een multidisciplinair overlegorgaan van zorgprofessionals uit de psychiatrie, obstetrie en pediatrie (POP). Sommige POP-politeams richten zich vooral op psychiatrische problematiek, andere bieden ook hulp bij diverse sociale en maatschappelijke problemen, zoals ongewenste zwangerschap, alleenstaande zwangere vrouwen zonder goede mantelzorg, financiële problemen, geen of onvoldoende huisvesting en relationele problemen. Hiervoor wordt vaak een (medisch) maatschappelijk werker ingeschakeld.

Bespreking van de zwangere vrouw in het POP-politeam vindt plaats als één van de betrokken zorgverleners daar aanleiding toe ziet. Voor deze multidisciplinaire bespreking is toestemming van de (aanstaande) moeder nodig. Na de bevalling zorgt de coördinerend zorgverlener voor goede overdracht van relevante informatie aan de pas bevallen vrouw zelf en aan alle betrokken zorgverleners, waaronder huisarts, eerstelijnsverloskundige, kraamzorg, kinderarts, JGZ en het sociale wijkteam en, waar nodig, andere betrokken zorgprofessionals.

2.8 Conclusies

- Wees bewust van het probleem van lage gezondheidsvaardigheden en pas communicatie hierop aan.
- De KNOV heeft de *Handreiking kwetsbare zwangeren* ontwikkeld die bestemd is voor VSV's. Deze multidisciplinaire handreiking is online beschikbaar (KNOV 2017). In iedere regio zijn organisaties werkzaam met als doel sociale zorg te leveren aan specifieke doelgroepen, waaronder kwetsbare (aanstaande) moeders en hun gezinnen. Het is van belang dat zorgprofessionals op de hoogte zijn van het bestaan en het werkterrein van deze organisaties.
- Integrale zorg betekent dat zorgverleners in samenwerking met elkaar verder kijken dan de grenzen van de eigen discipline, het eigen vakgebied of de eigen sector.
- Integrale zorg betekent ook dat de verschillende rollen van professionals op het terrein van zorgverlening complementair aan elkaar zijn.
- Integrale aanpak van zorg biedt meer continuïteit aan kinderen en gezinnen met complexe problemen.
- Informeer in uw regio naar de Sociale Kaart GGZ rond verslavingszorg en psychiatrie (meldpunt).
- Het weigeren van verloskundige zorg aan ongedocumenteerde zwangere vrouwen is in Nederland strafbaar.
- Er zijn momenteel bruikbare psychometrische testinstrumenten beschikbaar, die zorgverleners kunnen ondersteunen om de PPM-factoren (psychiatrische, psychosociale factoren en middelengebruik) op te sporen en vrouwen te leiden naar adequate zorgverlening.
- Geef (aanstaande) ouders die roken het advies te stoppen. Dat geldt ook voor het gebruik van alcohol en (party)drugs.
- VoorZorg is een preventief verpleegkundig ondersteuningsprogramma dat bedoeld is voor jonge kansarme vrouwen die zwanger zijn van hun eerste kind en weinig tot geen opleiding hebben genoten en te maken hebben met een scala van psychosociale problemen.

2.9 Opdrachten

Opdrachten
1. Kent uw verloskundig samenwerkingsverband (VSV) of integrale geboortezorgorganisatie (IGO) een uniforme aanpak voor vrouwen die willen stoppen met roken?
2. Kent uw VSV of IGO een POP-poli? Zo ja, hoe is die georganiseerd?
3. Hoe is uw contact met de sociale wijkteams van de gemeente?
4. Is in uw gemeente het programma VoorZorg beschikbaar? Zo ja, leg uit hoe u (aanstaande) moeders die daarvoor in aanmerking komen doorverwijst. Zo niet, leg uit hoe u ervoor kan zorgen dat dit programma in uw gemeente beschikbaar wordt.

Literatuur

Almeida LM, Caldas J, Ayres-de-Campos D, Salcedo-Barrientos D, Dias S. Maternal healthcare in migrants: a systematic review. Matern Child Health J. 2013;17(8):1346–54. ▶ https://doi.org/10.1007/s10995-012-1149-x.

Arum S van, Schoor R. Sociale (wijk)teams in beeld. Stand van zaken na de decentralisaties (najaar 2015). Utrecht: Movisie; 2016. Bron: ▶ https://www.movisie.nl/publicatie/sociale-wijkteams-beeld.

Literatuur

Barker DJ. The origins of the developmental origins theory. J Intern Med. 2007;261(5):412–7.
Bergink V, Kooistra L, Lambregtse-van den Berg MP, Wijnen H, Bunevicius R, Baar A van, Pop V. Validation of the Edinburgh depression scale during pregnancy. JPsychosom Res. 2011;70(4):385–9. ▶https://doi.org/10.1016/j.jpsychores.2010.07.00.
Blumenshine P, Egerter S, Barclay CJ, Cubbin C, Braveman PA. Socioeconomic disparities in adverse birth outcomes: a systematic review. Am J Prev Med. 2010;39(3):263–72. ▶https://doi.org/10.1016/j.amepre.2010.05.012.
Bonsel G, Birnie E, Denktaş S, Poeran J, Steegers EAP. Lijnen in de perinatale sterfte. Signalementstudie 'Zwangerschap en Geboorte' 2010. Rotterdam: Erasmus MC; 2010.
Boonekamp J, Berghmans R, Dondorp W, Wert G de. Zorg voor verslaafde zwangere vrouwen: rechtvaardiging van drang en dwang. Tijdschr Psychiatr. 2012;54:257–66.
CBS. Armoede en sociale uitsluiting. Den Haag/Heerlen/Bonaire: Centraal Bureau voor de Statistiek; 2018. Bron: ▶https://www.cbs.nl/nl-nl/publicatie/2018/03/armoede-en-sociale-uitsluiting-2018.
Chamberlain C, O'Mara-Eves A, Porter J, Coleman T, Perlen SM, Thomas J, McKenzie JE. Psychosocial interventions for supporting women to stop smoking in pregnancy. Cochrane Database Syst Rev. 2017 Feb 14;2:CD001055. ▶https://doi.org/10.1002/14651858.CD001055.
Choté A, Groot C de, Redekop K, Hoefman R, Koopmans G, Jaddoe V, Hofman A, Steegers E, Trappenburg M, Mackenbach J, Foets M. Differences in quality of antenatal care provided by midwives to low-risk pregnant dutch women in different ethnic groups. J Midwifery Womens Health 2012;57(5):461–8. ▶https://doi.org/10.1111/j.1542-2011.2012.00169.x.
Choté AA, Koopmans GT, Groot CJ de, Hoefman RJ, Jaddoe VW, Hofman A, Steegers EA, Mackenbach JP, Trappenburg M, Foets M. Differences in timely antenatal care between first and second-generation migrants in the Netherlands. J Immigr Minor Health 2014;16(4):631–7. ▶https://doi.org/10.1007/s10903-013-9841-5.
Cox JL, Holden JM, Sagovsky R. Detection of postnatal depression. Development of the 10-item Edinburgh postnatal depression scale. Br J Psychiatry 1987;150:782–6. PubMed PMID: 3651732.
Denktaş S, Poeran J, Voorst SF van, Vos AA, Jong-Potjer LC de, Waelput AJ, Birnie E, Bonsel GJ, Steegers EA. Design and outline of the healthy pregnancy 4 all study. BMC Pregnancy Childbirth 2014 Jul 31;14:253. ▶https://doi.org/10.1186/1471-2393-14-253.
Dörenberg VET. Gegevensuitwisseling tussen artsen en sociale wijkteams. Een juridisch perspectief. Ned Tijdschr Geneeskd. 2017;161:D1481.
El Bouazzaoui F, Peters IA. Handboek geboortezorg bij verschillende culturen. Tielt: Uitgeverij Lannoo nv; 2017.
Eriksson JG. Developmental origins of health and disease – from a small body size at birth to epigenetics. Ann Med. 2016;48(6):456–67.
Frederiks B, Landeweer E. Dwang in de psychiatrie. In: Legemaate J, Widdershoven G, redactie. Basisboek ethiek en recht in de gezondheidszorg (pag. 111–31). Amsterdam: Boom uitgevers; 2016.
Garsen J. Tienermoeders: recente trends en mogelijke verklaringen. CBS. 2004. ▶https://www.cbs.nl/NR/rdonlyres/8727AB4E-3B10-4CEB-8D6B-083A22CCD4EF/0/2004k1b15p013art.pdf.
Graaf JP de, Ravelli AC, Haan MA de, Steegers EA, Bonsel GJ. Living in deprived urban districts increases perinatal health inequalities. J Matern Fetal Neonatal Med. 2013a;26(5):473–81. ▶https://doi.org/10.3109/14767058.2012.735722.
Graaf JP de, Steegers EA, Bonsel GJ. Inequalities in perinatal and maternal health. Curr Opin Obstet Gynecol. 2013b;25(2):98–108. ▶https://doi.org/10.1097/gco.0b013e32835ec9b0.
Heijmans M, Zwikker H, Heide I van der, Rademakers J. Zorg op maat. Hoe kunnen we de zorg beter laten aansluiten bij mensen met lage gezondheidsvaardigheden? Utrecht: NIVEL; 2016.
Herngreen WP, Reerink JD, Noord-Zaadstra BM van, Verloove-Vanhorick SP, Ruys JH. Verband tussen sociaal-economische status en verschillen in gebruik van zorg bij zwangerschap, bevalling en kraamperiode. Ned Tijdschr Geneeskd. 1993 May 15;137(20):1007–12.
Holbrook BD, Rayburn WF. Teratogenic risks from exposure to illicit drugs. Obstet Gynecol Clin North Am. 2014;41(2):229–39. ▶https://doi.org/10.1016/j.ogc.2014.02.008.
Hollander MH, Dillen J van. Zorg op maat in de verloskunde, verklaard vanuit de geschiedenis. NTOG 2017:17(6):327–30.
Hondius AJ, Stikker TE, Wennink JM, Honig A. Wet BOPZ toegepast bij vroege zwangerschap van verslaafde. Ned Tijdschr Geneeskd. 2012;156(3):A3818.
Hooven EH van den, Pierik FH, Kluizenaar Y de, Willemsen SP, Hofman A, Ratingen SW van, Zandveld PY, Mackenbach JP, Steegers EA, Miedema HM, Jaddoe VW. Air pollution exposure during pregnancy, ultrasound measures of fetal growth, and adverse birth outcomes: a prospective cohort study. Environ Health Perspect. 2012;120(1):150–6. ▶https://doi.org/10.1289/ehp.1003316.

Hulst M van der, Groot MW de, Graaf JP de, Kok R, Prinzie P, Burdorf A, Bertens LCM, Steegers EAP. Targeted social care for highly vulnerable pregnant women: protocol of the mothers of Rotterdam cohort study. BMJ Open 2018;8(3);e020199.

Inspectie Gezondheidzorg en Jeugd (IGJ). Verloskundige samenwerkingsverbanden: acute zorg veiliger, preventie is blijven liggen. Utrecht: IGJ; 2014. Bron: ►http://igz.nl/Images/2014-06%20Verloskundige%20 samenwerkingsverbanden_tcm294-351518.pdf.

Jonge A de, Rijnders M, Agyemang C, Stouwe R van der, Otter J den, Muijsenbergh ME van den, Buitendijk S. Limited midwifery care for undocumented women in the Netherlands. J Psychosom Obstet Gynaecol. 2011;32(4):182–8. ►https://doi.org/10.3109/0167482x.2011.589016.

KNOV. Handreiking kwetsbare zwangeren, versie 3.0. 2017. Bron: ►https://www.knov.nl/vakkennis-en-wetenschap/tekstpagina/861-2/kwetsbare-zwangeren/hoofdstuk/1217/kwetsbare-zwangeren/.

Lagendijk J, Vos AA, Bertens LCM, Denktas S, Bonsel GJ, Steyerberg EW, Been JV, Steegers EAP. Antenatal non-medical risk assessment and care pathways to improve pregnancy outcomes: a cluster randomised controlled trial. Eur J Epidemiol. 2018;33(6):579–89. ►https://doi.org/10.1007/s10654-018-0387-7.

Lamkaddem M, Straten A van der, Essink-Bot ML, Eijsden M van, Vrijkotte T. Etnische verschillen in het gebruik van kraamzorg. Ned Tijdschr Geneeskd. 2014;158:A7718. PubMed PMID: 25139651.

Lewis AJ, Austin E, Knapp R, Vaiano T, Galbally M. Perinatal maternal mental health, fetal programming and child development. Healthcare (Basel). 2015 Nov 26;3(4):1212–27. ►https://doi.org/10.3390/healthcare3041212.

Loomans EM, Dijk AE van, Vrijkotte TG, Eijsden M van, Stronks K, Gemke RJ, Bergh BR van den. Psychosocial stress during pregnancy is related to adverse birth outcomes: results from a large multi-ethnic community-based birth cohort. Eur J Public Health 2013;23(3):485–91. ►https://doi.org/10.1093/eurpub/cks097.

Lumey LH, Stein AD, Susser E. Prenatal famine and adult health. Annu Rev Public Health 2011;32:237–62. ►https://doi.org/10.1146/annurev-publhealth-031210-101230.

Marmot M. The health gap: the challenge of an unequal world. Lancet 2015 Dec 12;386(10011):2442–4. ►https://doi.org/10.1016/s0140-6736(15)00150-6.

McLafferty LP, Becker M, Dresner N, Meltzer-Brody S, Gopalan P, Glance J, Victor GS, Mittal L, Marshalek P, Lander L, Worley LL. Guidelines for the management of pregnant women with substance use disorders. Psychosomatics 2016;57(2):115–30. ►https://doi.org/10.1016/j.psym.2015.12.001.

Mejdoubi J, Heijkant SC van den, Leerdam FJ van, Heymans MW, Crijnen A, Hirasing RA. The effect of VoorZorg, the Dutch nurse-family partnership, on child maltreatment and development: a randomized controlled trial. PLoS One 2015 Apr 1;10(4):e0120182. ►https://doi.org/10.1371/journal.pone.0120182.

Mensinga M, Voogt W. Illegaal en zwanger. Tijdschr Verloskundigen 2010. ►http://www.lampion.info/documents/doc/mensinga_voogt_illegaal_en_zwanger_tvv2010-01_p45-46.pdf.

Nederlands Centrum voor Jeugd en Gezin (NCJ). Richtlijn opvoedondersteuning. 2013a. Bron ►https://www.ncj.nl/richtlijnen/alle-richtlijnen/richtlijn/?richtlijn=9&rlpag=674.

Paarlberg KM, Vingerhoets AJ, Passchier J, Dekker GA, Heinen AG, Geijn HP van. Psychosocial predictors of low birthweight: a prospective study. Br J Obstet Gynaecol. 1999;106(8):834–41.

Paternotte E, Dulmen S van, Lee N van der, Scherpbier AJ, Scheele F. Factors influencing intercultural doctor-patient communication: a realist review. Patient Educ Couns. 2015;98(4):420–45. ►https://doi.org/10.1016/j.pec.2014.11.018.

Poeran J, Denktaş S, Birnie E, Bonsel GJ, Steegers EA. Urban perinatal health inequalities. J Matern Fetal Neonatal Med. 2011;24(4):643–6. ►https://doi.org/10.3109/14767058.2010.511341.

Poeran J, Maas AF, Birnie E, Denktaş S, Steegers EA, Bonsel GJ. Social deprivation and adverse perinatal outcomes among Western and non-Western pregnant women in a Dutch urban population. Soc Sci Med. 2013;83:42–9. ►https://doi.org/10.1016/j.socscimed.2013.02.008.

Posthumus AG, Borsboom GJ, Poeran J, Steegers EA, Bonsel GJ. Geographical, ethnic and socio-economic differences in utilization of obstetric care in the Netherlands. PLoS One 2016a Jun 23;11(6):e0156621. ►https://doi.org/10.1371/journal.pone.0156621. PubMed PMID: 27336409.

Posthumus AG, Birnie E, Veen MJ van, Steegers EA, Bonsel GJ. An antenatal prediction model for adverse birth outcomes in an urban population: the contribution of medical and non-medical risks. Midwifery 2016b;38:78–86. ►https://doi.org/10.1016/j.midw.2015.11.006.

Prady SL, Pickett KE, Croudace T, Mason D, Petherick ES, McEachan RR, Gilbody S, Wright J. Maternal psychological distress in primary care and association with child behavioural outcomes at age three. Eur Child Adolesc Psychiatry 2016;25(6):601–13. ►https://doi.org/10.1007/s00787-015-0777-2.

Quispel C, Schneider TA, Bonsel GJ, Lambregtse-van den Berg MP. An innovative screen-and-advice model for psychopathology and psychosocial problems among urbanpregnant women: an exploratory study. J Psychosom Obstet Gynaecol. 2012;33(1):7–14. ▶ https://doi.org/10.3109/0167482X.2011.649814.

Quispel C, Veen MJ van, Zuijderhoudt C, Steegers EA, Hoogendijk WJ, Birnie E, Bonsel GJ, Lambregtse-van den Berg MP. Patient versus professional based psychosocial risk factor screening for adverse pregnancy outcomes. Matern Child Health J. 2014;18(9):2089–97. ▶ https://doi.org/10.1007/s10995-014-1456-5.

Quispel C, Schneider TA, Hoogendijk WJ, Bonsel GJ, Lambregtse-van den Berg MP. Successful five-item triage for the broad spectrum of mental disorders in pregnancy – a validation study. BMC Pregnancy Childbirth 2015 Feb 28;15:51. ▶ https://doi.org/10.1186/s12884-015-0480-9.

Racape J, Schoenborn C, Sow M, Alexander S, Spiegelaere M de. Are all immigrant mothers really at risk of low birth weight and perinatal mortality? The crucial role of socio-economic status. BMC Pregnancy Childbirth 2016 Apr 8;16:75. ▶ https://doi.org/10.1186/s12884-016-0860-9.

Roeg D, Lindt S van de, Lohuis G, Doorn L van, redactie. Bemoeizorg van A–Z. Assertieve en outreachende zorg. 2015. Amsterdam: Uitgeverij S.W.P. B.V. ISBN 9789088506260.

Roeg D, Voogt M, Assen M van, Garrestsen H. De effecten van bemoeizorg. De resultaten van een onderzoek bij Nederlandse bemoeizorgteams, Tranzo: Tilburg University; 2012. ▶ https://www.movisie.nl/sites/default/files/De-effecten-van-bemoeizorg.pdf.

Roseboom TJ. De eerste 1.000 dagen. Het fundamentele belang van een goed begin vanuit biologisch, medisch en maatschappelijk perspectief. Utrecht: De Tijdstroom; 2018.

Roseboom TJ, Meulen JH van der, Ravelli AC, Osmond C, Barker DJ, Bleker OP. Effects of prenatal exposure to the Dutch famine on adult disease in later life: an overview. Mol Cell Endocrinol. 2001 Dec 20;185(1–2):93–8. Review. PubMed PMID:11738798.

Sachse-Bonhof H, Schwarte J, Putte E van de, Kamphuis M. Bij decentralisatie jeugdzorg hoort brede inzet jeugdarts. Medisch Contact 2 september 2015. ▶ https://www.medischcontact.nl/nieuws/laatste-nieuws/artikel/bij-decentralisatie-jeugdzorg-hoort-brede-inzet-jeugdarts.htm.

Schermer MHN. Drang en informele dwang in de zorg. In: Rapport signalering ethiek en gezondheid. 2003;3:1–11. Bron: ▶ https://www.ceg.nl/uploads/publicaties/Drang_en_informele_dwang_in_de_zorg.pdf.

Smit DJ de, Jong-van den Berg LTW de, Cornel MC. Foliumzuursuppletiebeleid bij zwangerschap werkt, maar moet beter. Ned Tijdschr Geneeskd. 2012;156(41):A4512. PubMed PMID: 23062252.

Steegers EA, Barker ME, Steegers-Theunissen RP, Williams MA. Societal valorisation of new knowledge to improve perinatal health: time to act. Paediatr Perinat Epidemiol. 2016;30(2):201–4. ▶ https://doi.org/10.1111/ppe.12275.

Steegers EAP, Been J. Sociale ongelijkheid: aangeboren of te voorkomen? Ned Tijdschr Geneeskd. 2016;160:D83.

Steegers EA, Denktaş S, Graaf JP de, Bonsel GJ. Sociale verloskunde voorkomt armoedeval. Medisch Contact 2013;68:714–8.

Stramrood C, Slade P. A woman afraid of becoming pregnant again: posttraumatic stress disorder following childbirth. Chapter 2. In: Paarlberg KM & Wiel HB van de, redactie. Biopsychosocial obstetrics and gynecology – a competency-oriented approach (pp. 33–50). Switzerland: Springer International Publishing; 2017.

Tielens J, Verster M. Bemoeizorg. Eenvoudige tips voor moeilijke zorg. Voor iedereen die werkt met mensen met een chronische psychiatrische stoornis. Utrecht: Uitgeverij de Tijdstroom B.V.; 2010. ISBN10: 905898169X.

Tierolf B, Gilsing R, Steketee MJ. Kinderen in tel databoek 2016. Utrecht: Verwey-Jonker Instituut; 2017. ▶ http://www.kinderenintel.nl/2016/documenten/Kinderen%20in%20Tel%202016%20DEF.pdf.

Timmermans S, Bonsel GJ, Steegers-Theunissen RP, Mackenbach JP, Steyerberg EW, Raat H, Verbrugh HA, Tiemeier HW, Hofman A, Birnie E, Looman CW, Jaddoe VW, Steegers EA. Individual accumulation of heterogeneous risks explains perinatal inequalities within deprived neighbourhoods. Eur J Epidemiol. 2011;26:165–80.

Vassoler FM, Byrnes EM, Pierce RC. The impact of exposure to addictive drugs on future generations: physiological and behavioral effects. Neuropharmacology 2014;76 Pt B:269–75. ▶ https://doi.org/10.1016/j.neuropharm.2013.06.016.

Veen MJ van, Birnie E, Poeran J, Torij HW, Steegers EA, Bonsel GJ. Feasibility and reliability of a newly developed antenatal risk score card in routine care. Midwifery 2015;31(1):147–54. ▶ https://doi.org/10.1016/j.midw.2014.08.002.

Vervoort J, Duvekot J, Schneider AJ, Steegers EAP. Kwetsbare zwangeren hebben hulp nodig. Speciale functionaris coördineer de zorg voor zwangeren met problemen. Medisch Contact 2016. Bron: ►https://www.medischcontact.nl/nieuws/laatste-nieuws/artikel/kwetsbare-zwangeren-hebben-hulp-nodig.htm.

Vos A. Strategies to reduce perinatal health inequalities. The healthy pregnancy 4 all study. Rotterdam: Academisch proefschrift; 2015.

Vos AA, Posthumus AG, Bonsel GJ, Steegers EA, Denktaş S. Deprived neighborhoods and adverse perinatal outcome: a systematic review and meta-analysis. Acta Obstet Gynecol Scand. 2014;93(8):727–40. ►https://doi.org/10.1111/aogs.12430.

Vos AA, Denktaş S, Borsboom GJ, Bonsel GJ, Steegers EA. Differences in perinatal morbidity and mortality on the neighbourhood level in Dutch municipalities: a population based cohort study. BMC Pregnancy Childbirth 2015a Sep 2;15. ►https://doi.org/10.1186/s12884-015-0628-7.

Vos AA, Veen MJ van, Birnie E, Denktaş S, Steegers EA, Bonsel GJ. An instrument for broadened risk assessment in antenatal health care including non-medical issues. Int J Integr Care. 2015b Mar 6;15:e002.

Vos AA, Voorst SF van, Waelput AJ, Jong-Potjer LC de, Bonsel GJ, Steegers EA, Denktaş S. Effectiveness of score card-based antenatal risk selection, care pathways, and multidisciplinary consultation in the Healthy Pregnancy 4 All study (HP4ALL): study protocol for a cluster randomized controlled trial. Trials 2015c Jan 6;16:8.

Waelput AJM, Sijpkens MK, Lagendijk J, Minde MRC van, Raat H, Ernst-Smelt HE, Kroon MLA de, Rosman AN, Been JV, Bertens LCM, Steegers EAP. Geographical differences in perinatal health and child welfare in the Netherlands: rationale for the healthy pregnancy 4 all-2 program. BMC Pregnancy Childbirth 2017 Aug 1;17(1):254. ►https://doi.org/10.1186/s12884-017-1425-2.

Wijma K, Wijma B, Zar M. Psychometric aspects of the W-DEQ; a new questionnaire for the measurement of fear of childbirth. J Psychosom Obstet Gynaecol. 1998;19(2):84–97.

Wong MK, Barra NG, Alfaidy N, Hardy DB, Holloway AC. Adverse effects of perinatal nicotine exposure on reproductive outcomes. Reproduction 2015;150(6):R185–93. ►https://doi.org/10.1530/REP-15-0295.

World Health Organization (WHO). Regional office for Europe. European strategic approach for making pregnancy safer. Improving maternal and perinatal health. Copenhagen: World Health Organisation. 2008. ►http://www.euro.who.int/__data/assets/pdf_file/0012/98796/E90771.pdf?ua=1.

Het kind

H.I.J. Wildschut en A. Kesler

3.1	Inleiding – 78	
3.2	Potentieel conflicterende belangen van moeder en kind – 79	
3.3	Voedingskeuze – 79	
3.3.1	JGZ-richtlijn Voeding en eetgedrag – 79	
3.3.2	Borstvoeding – 80	
3.4	Landelijke neonatale hielprikscreening – 84	
3.4.1	Inleiding – 84	
3.4.2	Voorlichtingsmomenten – 84	
3.5	Landelijke gehoorscreening – 84	
3.5.1	Inleiding – 84	
3.6	Rijksvaccinatieprogramma – 85	
3.6.1	Inleiding – 85	
3.6.2	Vaccinatiegraad – 85	
3.6.3	Vaccinatie tegen kinkhoest – 86	
3.7	De rol van de (aanstaande) ouders – 87	
3.7.1	Inleiding – 87	
3.8	Conclusies – 87	
3.9	Opdrachten – 88	
	Literatuur – 88	

© Bohn Stafleu van Loghum is een imprint van Springer Media B.V., onderdeel van Springer Nature 2018
H. I. J. Wildschut en I. C. Boesveld (Red.), *Integrale geboortezorg*,
https://doi.org/10.1007/978-90-368-2202-2_3

3.1 Inleiding

> **Artikel 27, VN-kinderrechtenverdrag**
> Kinderen hebben recht op een toereikende levensstandaard. Een toereikende levensstandaard houdt in een levensstandaard die toereikend is voor de lichamelijke, geestelijke, intellectuele, morele en maatschappelijke ontwikkeling. De verantwoordelijkheid om hiervoor te zorgen ligt in de eerste plaats bij de ouders, maar de overheid moet hen hierbij helpen als dit nodig is. De overheid dient maatregelen te nemen, gericht op het terugdringen van armoede onder gezinnen met kinderen (Tierolf et al. 2017).[1]

In Nederland geboren kinderen zijn over het algemeen gezond en gelukkig. Desondanks leeft circa een van de vijftien kinderen (tot en met 17 jaar) (6,6 %) in armoede (peiljaar 2015: n = 225.700)[2] (Tierolf et al. 2017) (zie ook ▶ par. 2.3.4 en 2.3.5). Zij hebben extra bescherming, aandacht, steun en zorg nodig (Tierolf et al. 2017). Deze kinderen wonen verspreid over heel Nederland (◘ fig. 3.1).

Een belangrijk aspect voor integrale geboortezorgverlening is de onderlinge verwevenheid van moeder en kind. In onze samenleving gaan we ervan uit dat beide ouders in het gehele traject van conceptie, zwangerschap, geboorte en de jaren daarna, opkomen voor het belang van hun kinderen en om die reden (geïnformeerde) beslissingen nemen die gezondheid en welzijn van hun kinderen ten goede komen.

> **Artikel 24, VN-kinderrechtenverdrag**
> Ieder kind heeft recht op een zo goed mogelijke gezondheid en de best mogelijke gezondheidszorg. De nadruk ligt op vermindering van baby- en kindersterfte, op eerstelijnsgezondheidszorg, op voldoende voedsel en zuiver drinkwater, op pre- en postnatale zorg voor (aanstaande) moeders, op voorlichting over gezondheid, over voeding, over de voordelen van borstvoeding en over hygiëne. Traditionele gebruiken die schadelijk zijn voor de gezondheid moeten afgeschaft worden (Tierolf et al. 2017).

Wettelijk zijn de ouders de spreekbuis voor hun kinderen, totdat ze 12 jaar oud zijn.[3] Dat begint met de voedingskeuze voor de pasgeborene (▶ par. 3.3), direct gevolgd door de keuze voor deelname aan de landelijke neonatale hielprik- en gehoorscreeningsprogramma's (▶ par. 3.4 en 3.5). Later besluiten de ouders over deelname aan het Rijksvaccinatieprogramma (▶ par. 3.6).

---

1. Afhankelijk van de tekstuele context duidt 'het kind' op het ongeboren kind, de pasgeborene, de zuigeling, de peuter of minderjarige kinderen (0 tot en met 17 jaar).
2. Deze cijfers berusten op CBS-cijfers van het aantal gezinnen waarvan de ouder(s)/verzorger(s) een bijstandsuitkering of een uitkering in het kader van het Besluit bijstandsverlening zelfstandigen (Bbz) ontvangt. Met uitzondering van pleegkinderen worden hierbij ook minderjarige kinderen die zelf een bijstandsuitkering ontvangen meegerekend, als zij de positie van kind (thuiswonend, adoptief- en/of stief-) in een huishouden innemen (Tierolf et al. 2017).
3. Volgens Art.7:465 lid 1 BW hebben minderjarigen tot 12 jaar geen zelfstandige beslissingsbevoegdheid. Voor medische behandeling van kinderen tot 12 jaar is toestemming van beide ouders vereist.

3.3 · Voedingskeuze

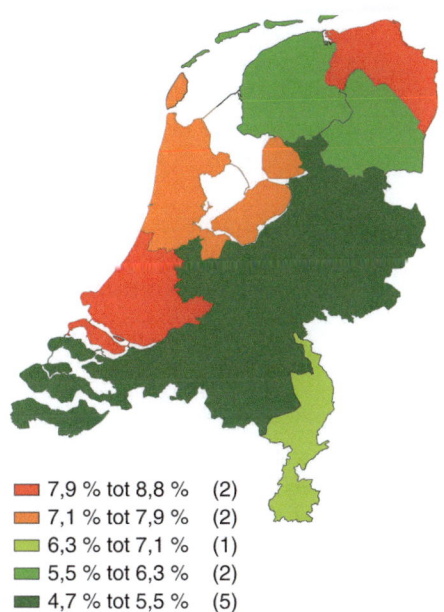

■ 7,9 % tot 8,8 % (2)
■ 7,1 % tot 7,9 % (2)
■ 6,3 % tot 7,1 % (1)
■ 5,5 % tot 6,3 % (2)
■ 4,7 % tot 5,5 % (5)

Figuur 3.1 Percentage kinderen in armoede per provincie ten opzichte van alle in Nederland woonachtige kinderen (peiljaar 2013–2015). Getallen tussen haakjes hebben betrekking op de aantallen provincies in elke categorie. (Bron: Tierolf et al. 2017 (Met toestemming))

3.2 Potentieel conflicterende belangen van moeder en kind

De (aanstaande) moeder wordt verondersteld de belangen van haar (ongeboren) kind altijd af te wegen tegen haar eigen belangen – die niet noodzakelijkerwijs het belang van haar kind dienen. Dat lukt niet altijd. Denk bijvoorbeeld aan ongeplande zwangerschappen[4] waardoor de (aanstaande) moeder niet in staat was preventieve leefstijladviezen, zoals het stoppen met alcohol, roken en (party)drugs, na te komen. Bij een ongeplande zwangerschap wordt bovendien niet voldaan aan het advies voor de bevruchting foliumzuur te slikken om de – kleine – kans op een kind met een open rug of open schedel (neuraalbuisdefect) te verlagen. Het niet-nakomen van deze afspraken kan gevolgen hebben voor gezondheid en welzijn van het (toekomstige) kind.

3.3 Voedingskeuze

3.3.1 JGZ-richtlijn Voeding en eetgedrag

Volgens de JGZ-richtlijn Voeding en eetgedrag moet het geven van borstvoeding worden gestimuleerd en ondersteund (NCJ 2013, aanpassing 2017; NCJ 2015). In deze richtlijn wordt aanbevolen om gedurende een periode van ten minste zes maanden borstvoeding te

---

4 Ongeplande zwangerschappen zijn niet per definitie ongewenst. Betrouwbare cijfers over het percentage ongeplande zwangerschappen in Nederland ontbreken.

geven. Vanaf de leeftijd van vier maanden (17 weken) kan, als kind en ouders daar aan toe zijn, met bijvoeding worden begonnen. Vanaf de leeftijd van 8 maanden dient bijvoeding geleidelijk de melkvoeding te gaan vervangen (NCJ 2013, aanpassing 2017). Moedermelk bevat te weinig vitamine K om aan de vitamine K-behoefte van het kind in de eerste weken na de geboorte te voldoen. Kinderen die borstvoeding krijgen, hebben de eerste 12 weken 150 microgram vitamine K (in druppels) nodig.

Ook wordt geadviseerd om alle kinderen van 0–4 jaar, ongeacht het type voeding, dagelijks 10 microgram vitamine D-suppletie te geven (Gezondheidsraad 2012). Voor vrouwen die borstvoeding geven, luidt het advies geen alcohol of drugs te gebruiken en voorzichtig te zijn met medicatie.

3.3.2 Borstvoeding

In 2015 gaf in Nederland 80 % van de moeders direct na de geboorte borstvoeding. Dit percentage neemt af met de leeftijd van het kind. Eén maand na de geboorte krijgt 57 % van de zuigelingen nog uitsluitend borstvoeding; na drie maanden is dit 47 % en na zes maanden neemt dit af tot 39 % (Peeters et al. 2015).

Wetenschappelijk is overtuigend aangetoond dat borstvoeding gedurende de eerste zes levensmaanden de gezondheid van het kind gunstig beïnvloedt (Kramer en Kakuma 2012; WHO 2015) (▶box 3.1).

Box 3.1 Potentieel gunstige en ongunstige gezondheidseffecten van borstvoeding

Gunstig voor het kind
Borstvoeding geeft een aantoonbaar verminderde kans op:
- maag-darminfecties (Golding et al. 1997; Lamberti et al. 2011; Kramer en Kakuma 2012; Buijssen et al. 2015; Khan et al. 2015; Victora et al. 2016);
- longontsteking (Lamberti et al. 2013; Buijssen et al. 2015; Khan et al. 2015; Victora et al. 2016);
- middenoorontsteking (otitis media) (Buijssen et al. 2015);
- overgewicht (Monasta et al. 2010; Thompson 2012; Buijssen et al. 2015; Victora et al. 2016).

Gunstig voor de moeder
Borstvoeding geeft mogelijk een verminderde kans op borst- en ovariumkanker (Chowdhury et al. 2015). Ook heeft borstvoeding een mogelijk gunstig effect op het voorkomen van diabetes type 2 (Chowdhury et al. 2015; Buijssen et al. 2015; Victora et al. 2016).

Potentiële ongunstige effecten van borstvoeding
1. Milieucontaminanten
   Met het geven van borstvoeding kan de moeder enkele verontreinigende stoffen, zoals vetoplosbare dioxinen en polychlorinated biphenyls (PCB's), overbrengen op haar kind. Dioxines zijn ongewenste bijproducten van voornamelijk verbranding van organisch materiaal. PCB's werden vooral industrieel gebruikt in condensatoren, transformatoren en koelsystemen. De schadelijke effecten van blootstelling aan deze stoffen zijn niet

groot en worden klinisch als weinig relevant beschouwd. De meeste afvalverwerkingsbedrijven in Nederland hebben verbrandingsfilters die de verspreiding van dioxine in de atmosfeer tegengaan. Sinds 1985 is de productie en het gebruik van PCB's verboden. Deze maatregelen hebben de laatste jaren geleid tot een afname van de concentraties dioxinen en PCS in moedermelk.

2. Borstvoeding voorziet niet in voldoende vitamine K
   Borstvoeding bevat minder vitamine K (1 à 2 µg/l) dan flesvoeding (ongeveer 60 µg/l). Een tekort aan vitamine K kan bij pasgeborenen leiden tot bloedingen (Puckett en Offringa 2000; Winckel et al. 2009; Winter et al. 2011). In Nederland krijgen alle voldragen pasgeborenen direct na de geboorte één mg vitamine K oraal* toegediend. Kinderen die uitsluitend borstvoeding krijgen, starten een week na de geboorte met orale suppletie van vitamine K (150 microgram per dag), tot de leeftijd van 13 weken (NCJ 2013, aanpassing 2017)**.

3. Rol van de partner
   De moeder is de enige 'leverancier' van de voeding voor het kind; voor haar (eventuele) partner, voor wie hechting ook belangrijk is, is het soms lastig om op dit gebied 'aan de zijlijn' te staan. De oplossing van tijdig kolven en moedermelk met een flesje geven, kan tijdens de zwangerschap worden besproken.

* Voldragen pasgeborenen met risicofactoren – waaronder gebruik van anti-epileptica van de moeder – krijgen direct na de geboorte 1 mg vitamine K intramusculair (per injectie) (Winter et al. 2011).

** De Gezondheidsraad heeft onlangs over vitamine K-toediening een nieuw advies uitgebracht (2017): eenmalige intramusculaire toediening van één mg vitamine K vlak na de geboorte. Bij vrouwen die bezwaar hebben tegen intramusculaire toediening wordt geadviseerd om driemaal twee mg vitamine K (bij de geboorte, na 4 tot 6 dagen en 4 tot 6 weken) aan zuigelingen die borstvoeding krijgen te geven. Voor zuigelingen die vanaf de geboorte flesvoeding krijgen, volstaat één mg vitamine K-toediening oraal.

De positieve effecten voor het kind kunnen voortkomen uit de samenstelling van de moedermelk (Victora et al. 2016), het huid-op-huidcontact en de specifieke aandacht van de moeder voor het kind tijdens het voeden. Het contact tussen moeder en kind en daarbij specifiek het huidcontact kan gunstig zijn voor de hechting en de ontwikkeling van het kind (Horta et al. 2007). Het nadelige effect van mogelijk aanwezige contaminanten in moedermelk weegt niet op tegen de gezondheidsvoordelen van borstvoeding (Berg et al. 2017).

Wettelijke regeling borstvoeding

Een vrouwelijke werknemer die borstvoeding geeft, heeft gedurende de eerste negen levensmaanden van haar kind het recht het werk te onderbreken om in de nodige rust en afzondering borstvoeding te geven of te kolven (Arbeidstijdenwet, Artikel 4.3.8: Voedingsrecht voor vrouwelijk werknemers. Bron: ►http://wetten.overheid.nl). De werkgever stelt hiervoor een ruimte beschikbaar. De vaststelling van de duur en frequentie van de onderbrekingen vindt plaats in een overleg tussen de werknemer en de werkgever. Een probleem is dat veel werkgevers niet beschikken over een actief borstvoedingsondersteunend beleid. Hierdoor wordt er vaak voortijdig gestopt.

Geïnformeerde keuze

Krijgt het kind borst- of flesvoeding? De multidisciplinaire JGZ-richtlijn Borstvoeding (NCJ 2015) stelt dat zorgverleners vrouwen consistent en objectief (dus niet door commercie gekleurd) moeten informeren over borstvoeding en kunstmatige zuigelingenvoeding (flesvoeding). Op grond van deze informatie worden ouders in de gelegenheid gesteld een weloverwogen beslissing te nemen (▶www.ncj.nl). Berust deze beslissing dan op een 'vrije keuze'? Alles wijst erop dat het geven van borstvoeding het belang van het kind dient en vrouwen worden dus gestimuleerd om borstvoeding te geven.

Waarom vrouwen de voorkeur aan borstvoeding geven

De belangrijkste redenen voor vrouwen om te kiezen voor borstvoeding zijn: 'gezondheid van moeder en kind', 'borstvoeding is de meest natuurlijke voeding' en 'het contact tussen moeder en kind'. Verder blijkt dat hoe hoger de leeftijd van de moeder is en hoe hoger zij is opgeleid, hoe vaker zij zal kiezen voor borstvoeding. Van de moeders die borstvoeding geven, heeft bijna 70 % al vóór de zwangerschap de intentie om borstvoeding te geven. De overige groep moeders besluit tijdens de zwangerschap of na de bevalling borstvoeding te geven (▶www.ncj.nl). De partner speelt een belangrijke rol bij deze keuze. Uit een Nederlands prospectief cohortonderzoek (ABCD-studie) bleek dat de houding van de vader/partner en grootmoeder van de baby positief samenhangt met de intentie om borstvoeding te geven, het daadwerkelijk starten met borstvoeding en de duur van het geven van borstvoeding (Eijsden et al. 2009). Om deze reden is het belangrijk om de partner en naaste familie te betrekken bij de voorlichting over dit onderwerp. Commercieel voorlichtingsmateriaal over zuigelingenvoeding heeft een negatief effect op het starten met borstvoeding (Rollins et al. 2016).

Waarom vrouwen voortijding stoppen met borstvoeding

In 2007 is een vragenlijstonderzoek uitgevoerd naar redenen om te stoppen met (volledige) borstvoeding (Lanting et al. 2007) (▶www.ncj.nl). In een groep van 2.092 Nederlandse moeders die gestart waren met borstvoeding, noemde 28 % 'te weinig melk' als belangrijkste reden om in de eerste maand op flesvoeding over te gaan, gevolgd door 'borstvoeding is te pijnlijk' (21 %) en 'onvoldoende drinktechniek'. Bij 32 % werd een 'andere reden' als belangrijkst genoemd, waaronder 'vermoeidheid', 'medicijngebruik', 'kind groeide niet goed'. De twee belangrijkste redenen om (bij) te gaan voeden op de leeftijd van 2 tot en met 4 maanden waren 'te weinig melk' (32 %) en 'werk' (32 %). Bij problemen rond borstvoeding kunnen lactatiekundigen uitkomst bieden (Patel en Patel 2016) (▶par. 7.10).

Waarom vrouwen voor flesvoeding kiezen

Er zijn omstandigheden waarin vrouwen om allerlei redenen geen borstvoeding willen geven. Daarnaast zijn er omstandigheden waarin vrouwen (tijdelijk) niet in staat zijn borstvoeding te geven of waarin borstvoeding geven om medische redenen wordt ontraden (▶box 3.2). De mogelijkheid om te kolven wordt dan aangekaart.

> **Box 3.2 Enkele redenen waarom borstvoeding (tijdelijk) niet wordt gegeven**
> - Moeder en kind zijn van elkaar gescheiden (bijvoorbeeld door ziekenhuisopname of activiteiten buitenshuis zoals werk).
> - Moeder is niet in staat om borstvoeding te geven door problemen met haar eigen gezondheid.

- Het kind is niet in staat om zelf (volledig) aan de borst te drinken.
- Moeder gebruikt medicijnen waarbij borstvoeding wordt afgeraden.*

*Lareb, het teratologiecentrum van het RIVM (▶www.lareb.nl) en het Amerikaanse LactMed (▶https://toxnet.nlm.nih.gov) geven informatie over welke medicatie van de (aanstaande) moeder mogelijk schadelijk is voor haar kind.

Baby Friendly Hospital Initiative

In 1991 lanceerden de Wereldgezondheidsorganisatie (WHO) en UNICEF het zogenoemde Baby Friendly Hospital Initiative (BFHI) (WHO 2009, 2015). Het belang van direct huid-op-huidcontact wordt hierbij benadrukt. Direct huid-op-huidcontact houdt in dat de baby meteen na de geboorte gedurende ten minste één uur naakt ter hoogte van de blote moederborst wordt gelegd. Dat heeft een gunstig effect op de frequentie en de duur van borstvoeding (Moore et al. 2016). Dat geldt ook voor vrouwen die door middel van een keizersnede bevallen (Moore et al. 2016). Om borstvoeding wereldwijd te stimuleren zijn tien internationale vuistregels opgesteld waaraan gezondheidszorginstellingen (ziekenhuizen, verloskundige praktijken, kraamzorg- en JGZ-instellingen) dienen te voldoen om in aanmerking te komen voor een BFHI-certificaat (▶box 3.3).

Box 3.3 Tien vuistregels voor het welslagen van borstvoeding

Alle instellingen voor moeder- en kindzorg moeten ervoor zorgen:
1. dat zij een borstvoedingsbeleid op papier hebben staan dat standaard bekend wordt gemaakt aan alle betrokken medewerkers;
2. dat alle betrokken medewerkers de vaardigheden aanleren die noodzakelijk zijn voor het uitvoeren van dat beleid;
3. dat alle zwangere vrouwen worden voorgelicht over de voordelen en de praktijk van borstvoeding geven;
4. dat moeders binnen een uur na de geboorte van hun kind worden geholpen met borstvoeding geven;
5. dat aan vrouwen wordt uitgelegd hoe zij hun baby moeten aanleggen en hoe zij de melkproductie in stand kunnen houden, zelfs als de baby van de moeder moet worden gescheiden;
6. dat pasgeborenen geen andere voeding dan borstvoeding krijgen, noch extra vocht, tenzij op medische indicatie;
7. dat moeder en kind dag en nacht op één kamer verblijven;
8. dat borstvoeding op verzoek wordt nagestreefd;
9. dat aan pasgeborenen die borstvoeding krijgen geen speen of fopspeen wordt gegeven;
10. dat zij contacten onderhouden met andere instellingen en disciplines over de begeleiding van borstvoeding.

Bron: WHO (2009, 2015)

De Stichting Zorg voor Borstvoeding is in 1996 opgericht om het BFHI in Nederland te implementeren. Gezondheidszorginstellingen die de BFHI-richtlijnen gebruiken, kunnen hun borstvoedingsbeleid door deze stichting laten toetsen. Niet alleen de procedures worden beoordeeld, maar ook de praktijk zoals deze door zorgverleners en cliënten ervaren wordt. Elke drie jaar vindt een hertoetsing plaats. Voor aanstaande ouders zijn prenatale voorlichtingscursussen over borstvoeding beschikbaar via vrijwilligersorganisaties (La Leche League en Vereniging Borstvoeding Natuurlijk). Ook verloskundige praktijken, ziekenhuizen, kraamzorg- en JGZ-organisaties geven voorlichtingscursussen. Recent onderzoek heeft het nut van antenatale voorlichting over borstvoeding niet wetenschappelijk kunnen aantonen (Lumbiganon et al. 2016). Nader onderzoek wordt aanbevolen.

3.4 Landelijke neonatale hielprikscreening

3.4.1 Inleiding

Kort na de geboorte – dat wil zeggen zo spoedig mogelijk na 72 uur na de geboorte – krijgt vrijwel elk kind in ons land een hielprik (RIVM 2017). Als de hielprikscreening wordt gecombineerd met de gehoorscreening, vindt de hielprik zo spoedig mogelijk na 96 uur na de geboorte plaats. Het hielprikbloed wordt momenteel onderzocht op 19 ernstige erfelijke ziekten die potentieel beïnvloedbaar zijn (RIVM. Factsheet Neonatale screening 2017. Bron: ▶www.rivm.nl). Het hielprikprogramma wordt komende jaren uitgebreid (Gezondheidsraad 2015a) (▶par. 12.3.2).

3.4.2 Voorlichtingsmomenten

Het neonatale hielprikscreeningsprogramma kent vier voorlichtingsmomenten (RIVM 2017):
- het eerste trimester van de zwangerschap, waarin de verloskundig zorgverlener de folder 'Zwanger!' met algemene informatie over de hielprikscreening overhandigt.
- Bij een zwangerschapsduur van ongeveer 34 weken wordt de zwangere vrouw zowel mondeling als schriftelijk over de hielprik geïnformeerd.
- Bij de geboorteaangifte alleen schriftelijk.
- Tijdens de hielprik zelf. De screener checkt dan of de informatie is verkregen en begrepen, en geeft desgewenst nadere toelichting.

Voor het raadplegen van het complete draaiboek neonatale hielprikscreening (versie 14.0) wordt verwezen naar de RIVM-website: ▶www.draaiboekhielprikscreening.rivm.nl.

3.5 Landelijke gehoorscreening

3.5.1 Inleiding

Sinds 2006 krijgt elke zuigeling in Nederland een gehoortest[5] aangeboden. De gehoortest maakt deel uit van het Basispakket JGZ. De neonatale gehoorscreening wordt binnen vier tot zeven dagen na de geboorte uitgevoerd. De gehoorscreening wordt dikwijls gecombineerd met de hielprikscreening. De resultaten van de gehoorscreening worden opgeslagen in het digitale dossier van het kind, dat wordt beheerd door de JGZ.

---

5 De gehoortest geschiedt volgens de Oto Akoestische Emissie (OAE)-methode. Via een oordopje dat verbonden is aan een klein apparaatje wordt het gehoor gemeten.

De uitslag van deze gehoortest is direct bekend. Als de eerste screening onvoldoende is – er wordt aan één of beide oren geen voldoende gehoor aangetoond – wordt een afspraak gemaakt voor een tweede gehoortest met hetzelfde apparaatje dat bij de eerste gehoortest werd gebruikt. Als de tweede gehoortest onvoldoende is wordt een afspraak gemaakt voor een derde gehoortest. In deze derde screeningsronde wordt gebruikgemaakt van een andere testmethode. Ook bij deze andere testmethode is de uitslag direct bekend. Als na drie screeningsrondes – of in geval van toepassing van het ziekenhuisprotocol: na twee screeningsrondes – nog steeds geen voldoende gehoor kan worden aangetoond aan één of beide oren, wordt het kind verwezen naar een audiologisch centrum. Daar wordt onderzocht of het om een tijdelijk of blijvend gehoorverlies gaat. Als het kind blijvend slechthorend blijkt te zijn, dan kan verder onderzoek worden gedaan naar de eventuele oorzaak van de slechthorendheid.

De neonatale gehoorscreening heeft als doel om kinderen met een blijvend gehoorverlies van minimaal 40 decibel (dB) aan één of beide oren op te sporen zodat zij tijdig kunnen worden behandeld (zie RIVM. Factsheet neonatale gehoorscreening 2016. Bron: ►www.rivm.nl). Behandeling van dubbelzijdig gehoorverlies heeft een gunstig effect op de taal- en spraakontwikkeling. Voor de begeleiding van ouders bij de opvoeding van hun slechthorende kind, en voor de stimulatie van de taal-/spraakontwikkeling, kan een gezinsbegeleidingsdienst worden ingeschakeld. Als sprake is van een enkelzijdig gehoorverlies krijgen de ouders informatie over hoe zij hiermee om moeten gaan. Het gehoor van deze kinderen wordt gedurende langere tijd gecontroleerd.

3.6 Rijksvaccinatieprogramma

3.6.1 Inleiding

Via de JGZ worden kinderen na verkregen toestemming van ouders of voogd kosteloos gevaccineerd tegen levensbedreigende infectieziekten (◘ fig. 3.2). Mede dankzij dit vaccinatieprogramma komen deze ziekten in Nederland nauwelijks meer voor. Zorgprofessionals dienen alert te zijn op de vaccinatiestatus van ouders en hun kinderen, in het bijzonder bij degenen die in het buitenland geboren zijn. Het RIVM biedt online in meerdere talen informatie en filmpjes over de uitvoering over het Rijksinformatieprogramma, zowel voor zorgprofessionals (►www.rivm.nl) als voor ouders (►www.rijksvaccinatieprogramma.nl).

Ten gevolge van de vaccinatie kan het kind bijwerkingen krijgen, zoals een lokale reactie op de inentingsplek, koorts, huilen en hoofdpijn. Deze bijwerkingen zijn meestal mild en duren 1 of 2 dagen. Bij de BMR-vaccinatie kunnen bijwerkingen optreden tussen 5–12 dagen na de inenting omdat het een ander soort vaccin is. Ernstige bijwerkingen komen zelden voor en leiden nooit tot blijvende problemen. Het RIVM concludeert dan ook dat de ernst van de bijwerkingen niet in verhouding staat tot de ernst van de ziekte waartegen wordt ingeënt (Vermeer et al. 2011).

3.6.2 Vaccinatiegraad

Het Rijksvaccinatieprogramma laat jaarlijks een lichte daling van de vaccinaties voor zuigelingen, kleuters en schoolkinderen zien (Vermeer et al. 2011). Desondanks is het percentage kinderen dat vaccinaties uit het Rijksvaccinatieprogramma krijgt – de vaccinatiegraad – nog

Vaccinatieschema

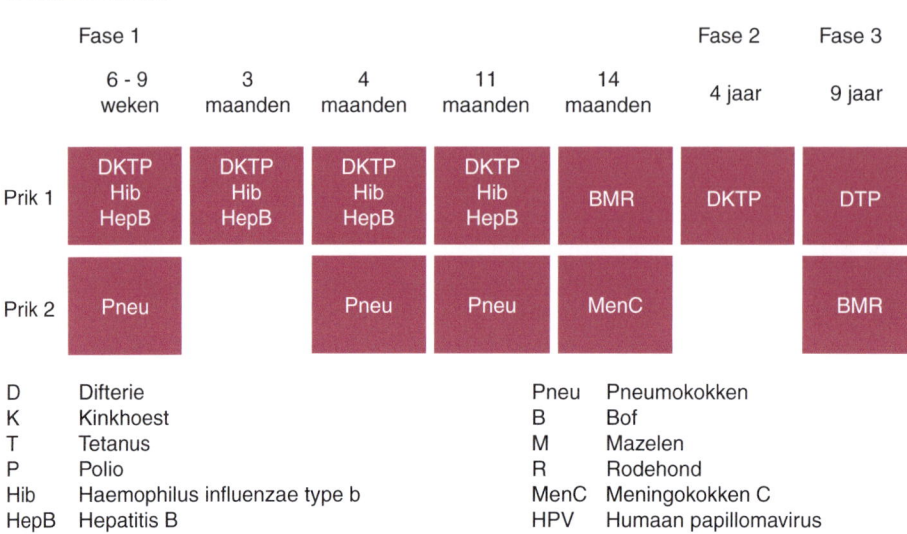

Figuur 3.2 Rijksvaccinatieschema RIVM. (Bron: ►www.rijksvaccinatieprogramma.nl)

altijd hoog. De vaccinatiegraad van het geboortecohort zuigelingen 2014 schommelt tussen de 91 en 94 % (Lier et al. 2017). Een hoge vaccinatiegraad zorgt ervoor dat kwetsbare en (nog) niet gevaccineerde kinderen tegen ziekten worden beschermd (groepsbescherming). De vaccinatiegraad van kinderen die geboren zijn in het buitenland ligt aanzienlijk lager dan bij in Nederland geboren kinderen. Het effect daarvan op de totale vaccinatiegraad is echter beperkt, omdat zij een relatief klein deel van het totaal aantal kinderen vormt dat in aanmerking komt voor vaccinaties (Lier et al. 2017). Het RIVM denkt dat 'meerdere oorzaken' aan de daling ten grondslag liggen; nader onderzoek hiernaar is nodig. Het is belangrijk dat de inspanningen voor een hoge vaccinatiegraad met kracht worden voortgezet. Een dalende vaccinatiegraad vergroot namelijk de kans dat in de toekomst ziekten zoals mazelen uitbreken (Lier et al. 2017).

Voor zorgprofessionals, waaronder jeugdartsen en jeugdverpleegkundigen, is online een gratis e-learningprogramma over de diverse aspecten van het Rijksvaccinatieprogramma beschikbaar (►www.rivm.nl).

3.6.3 Vaccinatie tegen kinkhoest

Kinkhoest is een zeer besmettelijke infectie van de luchtwegen die meestal wordt veroorzaakt door de bacterie *Bordetella pertussis*. Recentelijk is op advies van de Gezondheidsraad (2015b) de aanbeveling gekomen om zwangere vrouwen in het derde trimester van de zwangerschap te vaccineren tegen kinkhoest om de pasgeborene tegen deze ziekte te beschermen (►www.rivm.nl).

3.7 De rol van de (aanstaande) ouders

3.7.1 Inleiding

Zowel voor de korte als de langere termijn is het belangrijk voor het welzijn van het gezin dat aanstaande ouders tijdig, het liefst vóór de zwangerschap, maar zeker tijdens de zwangerschap, met elkaar bespreken hoe zij hun eigen rollen als (aanstaande) ouders zien. Dat geldt in de zwangerschap, maar ook voor de periode erna, als het kind er is. Hoe ga je om met een huilende baby, welke opvoednormen en -waarden neem je beiden mee, hoe bespreek je de verschillen? Wie blijft er hoeveel werken, hoe regel je de borstvoeding, ook als de vrouw weer aan het werk gaat, hoe ga je om het met ouderschapsverlof en wie neemt wat op? Wat betekent de komst van een kind voor je bij een eerste zwangerschap, of als er al kinderen zijn, waaronder kinderen uit een eerdere relatie? En hoe zorg je ervoor dat je ook nog tijd en aandacht voor elkaar houdt? De (coördinerend) zorgverlener kan hierover met de ouders/verzorgers het gesprek aangaan en hen motiveren deze vragen onderling te bespreken en eventuele afspraken vast te leggen. Dit gesprek kan potentieel leiden tot meer betrokkenheid van de aanstaande ouders bij opvoeding en verzorging, een betere onderlinge relatie en meer kansen voor het kind.

3.8 Conclusies

- Zwangerschap en de eerste 2 jaar na de geboorte zijn kritieke fases voor de lichamelijke, emotionele en sociale ontwikkeling van het kind.
- Niet alle ouders zijn altijd in staat om het belang van het kind centraal te stellen, ook al hebben zij het beste voor met hun kind.
- In divers wetenschappelijk onderzoek is aangetoond dat borstvoeding gedurende een periode van 6 maanden een gunstig effect heeft op de gezondheid van zowel het kind als de moeder.
- Het geven van borstvoeding moet worden gestimuleerd.
- Voorlichting over borstvoeding kan reeds preconceptioneel worden gegeven.
- De partner en naaste familieleden spelen een belangrijke rol bij de voedingskeuze voor de pasgeborene. Het is belangrijk om hen bij de voorlichting over dit onderwerp te betrekken.
- Een vrouwelijke werknemer die borstvoeding geeft, heeft gedurende de eerste negen levensmaanden van haar kind het wettelijke recht het werk te onderbreken om in de nodige rust en afzondering borstvoeding te geven of melk af te kolven.
- De werkgever biedt haar daartoe de gelegenheid en stelt, waar nodig, een geschikte, af te sluiten besloten ruimte ter beschikking.
- Zorgprofessionals dienen alert te zijn op de vaccinatiestatus van ouders en hun kinderen, in het bijzonder bij degenen die in het buitenland zijn geboren.
- Het is belangrijk dat de inspanningen voor een hoge vaccinatiegraad van zuigelingen en peuters met kracht worden voortgezet.

3.9 Opdrachten

Opdrachten
- Is binnen uw verloskundig samenwerkingsverband (VSV) of integrale geboortezorgorganisatie (IGO) een borstvoedingsbeleid vastgesteld? Zo ja, bent u aangesloten bij het Baby Friendly Hospital Initiative?
- Wat zijn in uw regio de afspraken met betrekking tot de communicatie over de afwijkende hielprikuitslagen?
- Zijn er in uw regio afspraken over het beleid met betrekking tot vrouwen die aangeven bezwaar te hebben tegen vaccinatie van hun kind in het kader van het Rijsvaccinatieprogramma?

Literatuur

Berg M van den, Kypke K, Kotz A, Tritscher A, Lee SY, Magulova K, Fiedler H, Malisch R. WHO/UNEP global surveys of PCDDs, PCDFs, PCBs and DDTs in human milk and benefit-risk evaluation of breastfeeding. Arch Toxicol. 2017;91(1):83–96. ▸https://doi.org/10.1007/s00204-016-1802-z. Epub 2016 Jul 20.

Buijssen M, Jajou R, Kessel FGB van, Vonk Noordegraaf-Schouten MJM, Zeilmaker MJ, Wijga AH, Rossum CTM van. Health effects of breastfeeding: an update. Systematic literature review. RIVM Rapport 2015-0043 Bilthoven: Rijksinstituut voor Volksgezondheid en Milieu (RIVM); 2015. Bron: ▸http://www.rivm.nl/Documenten_en_publicaties/Wetenschappelijk/Rapporten/2015/april/Health_effects_of_breastfeeding_an_update_Systematic_literature_review.

Chowdhury R, Sinha B, Sankar MJ, Taneja S, Bhandari N, Rollins N, Bahl R, Martines J. Breastfeeding and maternal health outcomes: a systematic review and meta-analysis. Acta Paediatr. 2015;104(467):96–113. ▸https://doi.org/10.1111/apa.13102.

Eijsden M van, Berkenpas ME, Wal MF van der. Borstvoeding in een multi-etnische populatie: de rol van de (aanstaande) vader en grootmoeder. TSG 2009;87(3):100–8. Bron: ▸https://www.ncj.nl/richtlijnen/alle-richtlijnen/richtlijn/?richtlijn=27&rlpag=1205.

Gezondheidsraad. Evaluatie van de voedingsnormen voor vitamine D. Den Haag: Gezondheidsraad; 2012. Publicatienr. 2012/15. Bron: ▸https://www.gezondheidsraad.nl/nl/taak-werkwijze/werkterrein/gezonde-voeding/evaluatie-van-de-voedingsnormen-voor-vitamine-d.

Gezondheidsraad. Neonatale screening: nieuwe aanbevelingen. Den Haag: Gezondheidsraad; 2015a. publicatienr. 2015/08. Bron: ▸https://www.gezondheidsraad.nl/nl/taak-werkwijze/werkterrein/preventie/neonatale-screening-nieuwe-aanbevelingen.

Gezondheidsraad. Vaccinatie tegen kinkhoest. Doel en strategie. Den Haag: Gezondheidsraad; 2015b. publicatienr. 2015/29. Bron: ▸https://www.gezondheidsraad.nl/sites/default/files/201529_vaccinatie_tegen_kinkhoestdoel_en_strategie.pdf.

Gezondheidsraad. Vitamine K bij zuigelingen. Den Haag: Gezondheidsraad; 2017. Publicatienr. 2017/04.Bron: ▸https://www.gezondheidsraad.nl/nl/taak-werkwijze/werkterrein/gezonde-voeding/vitamine-k-bij-zuigelingen.

Golding J, Emmett PM, Rogers IS. Gastroenteritis, diarrhoea and breast feeding. Early Hum Dev. 1997 Oct 29;49 Suppl:S83–103. Review. PubMed PMID: 9363419.

Horta BL, Bahl R, Martines JC, Victora CG. Evidence on the long-term effects of breastfeeding: systematic review and meta-analyses. Geneva: WHO; 2007. Bron: ▸https://www.volksgezondheidenzorg.info/onderwerp/borstvoeding/cijfers-context/gevolgen#node-positieve-gezondheidsgevolgen-van-borstvoeding.

Khan J, Vesel L, Bahl R, Martines JC. Timing of breastfeeding initiation and exclusivity of breastfeeding during the first month of life: effects on neonatal mortality and morbidity–a systematic review and meta-analysis. Matern Child Health J. 2015;19(3):468–79. ▸https://doi.org/10.1007/s10995-014-1526-8.

Kramer MS, Kakuma R. Optimal duration of exclusive breastfeeding. Cochrane Database Syst Rev. 2012 Aug 15;(8):CD003517. ▸https://doi.org/10.1002/14651858.CD003517.pub2. Review. PubMed PMID: 22895934.

Lamberti LM, Fischer Walker CL, Noiman A, Victora C, Black RE. Breastfeeding and the risk for diarrhea morbidity and mortality. BMC Public Health 2011 Apr 13;11 Suppl 3:S15. ▸https://doi.org/10.1186/1471-2458-11-s3-s15.

Lamberti LM, Zakarija-Grković I, Fischer Walker CL, Theodoratou E, Nair H, Campbell H, Black RE. Breastfeeding for reducing the risk of pneumonia morbidity and mortality in children under two: a systematic literature review and meta-analysis. BMC Public Health 2013;13(Suppl 3):S18. ▸https://doi.org/10.1186/1471-2458-13-S3-S18.

Lanting CI, Wouwe JP van. Redenen en motieven om te starten en te stoppen met borstvoeding. Leiden: TNO kwaliteit van Leven; 2007. Bron: ▶ https://www.ncj.nl/richtlijnen/alle-richtlijnen/richtlijn/?richtlijn=27&rlpag=1204.

Lier EA van, Geraedts JLE, Oomen PJ, Giesbers H, Vliet JA van, Drijfhout IH, Zonnenberg-Hoff IF, Melker HE de. Vaccinatiegraad en jaarverslag Rijksvaccinatieprogramma Nederland 2016. RIVM Rapport 2017-0010. Bilthoven: Rijksinstituut voor Volksgezondheid en Milieu (RIVM); 2017. Bron: ▶ http://www.rivm.nl/dsresource?objectid=4860f0f6-3963-4698-b6f8-756c09f7d623&type=pdf&disposition=inline.

Lumbiganon P, Martis R, Laopaiboon M, Festin MR, Ho JJ, Hakimi M. Antenatal breastfeeding education for increasing breastfeeding duration. Cochrane Database Syst Rev. 2016 Dec 6;12:CD006425. ▶ https://doi.org/10.1002/14651858.CD006425.

Monasta L, Batty GD, Cattaneo A, Lutje V, Ronfani L, Lenthe FJ van, Brug J. Early-life determinants of overweight and obesity: a review of systematic reviews. Obes Rev. 2010;11(10):695–708. ▶ https://doi.org/10.1111/j.1467-789X.2010.00735.x.

Moore ER, Bergman N, Anderson GC, Medley N. Early skin-to-skin contact for mothers and their healthy newborn infants. Cochrane Database Syst Rev. 2016 Nov 25;11:CD003519.

Nederlands Centrum Jeugdgezondheid (NCJ). Richtlijn borstvoeding (Multidisciplinair, 2015). Bron: ▶ https://www.ncj.nl/richtlijnen/alle-richtlijnen/richtlijn/?richtlijn=27.

Nederlands Centrum Jeugdgezondheid (NCJ). Richtlijn: voeding en eetgedrag (2013, aanpassing 2017). Bron: ▶ https://www.ncj.nl/richtlijnen/alle-richtlijnen/richtlijn/?richtlijn=27&rlpag=1204.

Patel S, Patel S. The effectiveness of lactation consultants and lactation counselors on breastfeeding outcomes. J Hum Lact. 2016;32(3):530–41. ▶ https://doi.org/10.1177/0890334415618668.

Peeters D, Lanting CI, Wouwe JPK van. Peiling melkvoeding van zuigelingen 2015. Leiden: TNO; 2015. Bron: ▶ https://www.tno.nl/media/5248/peiling-melkvoeding-van-zuigelingen-2015.pdf.

Puckett RM, Offringa M. Prophylactic vitamin K for vitamin K deficiency bleeding in neonates. Cochrane Database Syst Rev. 2000;(4):CD002776. Review. PubMed PMID: 11034761.

RIVM. Draaiboek neonatale hielprikscreening. Versie 13.0. 2017. Bron: ▶ http://www.draaiboekhielprikscreening.rivm.nl/dsresource?type=pdf&disposition=inline&objectid=rivmp:326428&versionid=&subobjectname=.

Rollins NC, Bhandari N, Hajeebhoy N, Horton S, Lutter CK, Martines JC, Piwoz EG, Richter LM, Victora CG; Lancet Breastfeeding Series Group. Why invest, and what it will take to improve breastfeeding practices? Lancet 2016 Jan 30;387(10017):491–504. ▶ https://doi.org/10.1016/s0140-6736(15)01044-2.

Tierolf B, Gilsing R, Steketee MJ. Kinderen in tel databoek 2016. Het leven en de ontwikkeling van kinderen tussen 2013 en 2015. Utrecht: Verwey Jonker instituut; 2017. Bron: ▶ http://www.kinderenintel.nl/2016/documenten/Kinderen%20in%20Tel%202016%20DEF.pdf.

Thompson AL. Developmental origins of obesity: early feeding environments, infant growth, and the intestinal microbiome. Am J Hum Biol. 2012;24(3):350–60. ▶ https://doi.org/10.1002/ajhb.22254.

Vermeer-de Bondt PE, Moorer-Lanser N, Phaff TAJ, Oostvogels B, Wesselo C, Maas NAT van der. Adverse events in the Netherlands vaccination programme reports in 2010 and review 1994–2010. RIVM Report 205051004/2011. Bilthoven: Rijksinstituut voor Volksgezondheid en Milieu (RIVM); 2011. Bron: ▶ http://www.rivm.nl/dsresource?objectid=e5693297-bba0-48c4-a7ee-115cd6558fe8&type=org&disposition=inline.

Victora CG, Bahl R, Barros AJ, França GV, Horton S, Krasevec J, Murch S, Sankar MJ, Walker N, Rollins NC; Lancet Breastfeeding Series Group. Breastfeeding in the 21st century: epidemiology, mechanisms, and lifelong effect. Lancet 2016 Jan 30;387(10017):475–90. ▶ https://doi.org/10.1016/s0140-6736(15)01024-7.

Winckel M van, Bruyne R de, Velde S van de, Biervliet S van. Vitamin K, an update for the paediatrician. Eur J Pediatr. 2009;168(2):127–34. ▶ https://doi.org/10.1007/s00431-008-0856-1.

Winter JP de, Joosten KF, IJland MM, Verkade HJ, Offringa M, Dorrius MD, Hasselt PM van. Nieuwe Nederlandse richtlijn voor vitamine K toediening aan voldragen pasgeborene. Ned Tijdschr Geneeskd. 2011;155(18):A936.

World Health Organization (WHO). Unicef. baby-friendly hospital initiative revised, updated and expanded for integrated care. Geneva: WHO; 2009. ▶ http://www.who.int/nutrition/publications/infantfeeding/bfhi_trainingcourse/en/.

World Health Organization (WHO). 10 facts about breastfeeding. Updated 2015. ▶ http://www.who.int/features/factfiles/breastfeeding/en/.

Deel II Integrale zorg

Hoofdstuk 4 **Integrale geboortezorg – achtergrond, definitie, doelstellingen en organisatorische aspecten – 93**
H.I.J. Wildschut, I.C. Boesveld, E. Hallensleben, W.J. Hofdijk, E. Cellissen, J.A.M. de Boer en S.E.M. Truijens

Hoofdstuk 5 **Kwaliteit van zorg – 149**
H.I.J. Wildschut, A. de Jonge, S. Denktaş, P.W. Achterberg, S.E.M. Truijens, I.C. Boesveld en G. de Winter

Hoofdstuk 6 **Risicosignalering en risicomanagement – 179**
H.I.J. Wildschut, P.M. Offerhaus, T.J. Roseboom en W. Otten

Integrale geboortezorg – achtergrond, definitie, doelstellingen en organisatorische aspecten

H.I.J. Wildschut, I.C. Boesveld, E. Hallensleben, W.J. Hofdijk, E. Cellissen, J.A.M. de Boer en S.E.M. Truijens

4.1 Inleiding – 95

4.2 Het reguliere Nederlandse geboortezorgstelsel – 95

4.3 Redenen voor geboortezorgvernieuwing – 96
4.3.1 Relatief hoge perinatale sterfte – 96
4.3.2 Veranderend zorglandschap – 98
4.3.3 Risico's in een nieuw licht – 98
4.3.4 Verlies van informatie door fragmentatie van zorg – 99
4.3.5 Toenemende zorgkosten – 101

4.4 Waardegedreven zorg (value-based health care) – 101
4.4.1 Triple Aim-programma – 102

4.5 Definitie, doelstellingen en opzet van integrale geboortezorg – 102
4.5.1 Geen verschil tussen 'integraal' en 'geïntegreerd' – 103
4.5.2 Dimensies en niveaus van integrale geboortezorg – 105
4.5.3 Doelstellingen van integrale geboortezorg – 106

4.6 Implicaties van integrale geboortezorg – 107
4.6.1 Persoonsgerichtheid – 107
4.6.2 Populatiegericht – 107

De originele versie van dit hoofdstuk is gereviseerd: een erratum bij deze publicatie is hier te vinden
▶ https://doi.org/10.1007/978-90-368-2202-2_13.

© Bohn Stafleu van Loghum is een imprint van Springer Media B.V., onderdeel van Springer Nature 2018
H. I. J. Wildschut en I. C. Boesveld (Red.), *Integrale geboortezorg*,
https://doi.org/10.1007/978-90-368-2202-2_4

4.6.3	Continuüm van zorg – 107	
4.6.4	Continuïteit van zorg – 107	
4.7	Voorwaarden voor succesvolle implementatie van integrale geboortezorg – 109	
4.7.1	Inleiding – 109	
4.7.2	Visie – 109	
4.7.3	Plan van aanpak – 111	
4.7.4	Teamklimaat – 113	
4.7.5	Het betrekken van het sociaal-maatschappelijke domein – 117	
4.8	Implementatiestrategieën integrale aanpak geboortezorg – enkele praktijkvoorbeelden – 117	
4.9	Cliëntenparticipatie – 124	
4.9.1	Inleiding – 124	
4.9.2	Adviesraad van zwangere vrouwen/(jonge) ouders – 125	
4.9.3	Samenwerking met de adviesraad van zwangere vrouwen/(jonge) ouders – 126	
4.9.4	Knelpunten in het opzetten van een adviesraad van (jonge) ouders – 127	
4.9.5	De cliëntenparticipatieladder – 127	
4.10	Deskundigheidsbevordering op organisatorisch terrein – 128	
4.10.1	Inleiding – 128	
4.10.2	Lean®-filosofie – 128	
4.10.3	Kleurendenken voor organisatieverandering – 131	
4.11	Deskundigheidsbevordering op het terrein van communicatie – 133	
4.11.1	Inleiding – 133	
4.11.2	SBAR-methode – 133	
4.12	Voortgang van de implementatie – 134	
4.12.1	Cirkel van Deming – 134	
4.12.2	Checklist CPZ – 135	
4.12.3	VSV-spiegel – 135	
4.12.4	CPZ-ladder interprofessionele samenwerking – 135	
4.13	Conclusies – 135	
4.14	Opdrachten – 141	
	Literatuur – 141	

4.1 Inleiding

Integrale zorg wordt beschouwd als een manier om de toegankelijkheid, kwaliteit, continuïteit en betaalbaarheid van gezondheidszorg te verbeteren, in het bijzonder voor mensen met chronische aandoeningen (Anonymous 2014). Voor de diabeteszorg is in 2010 de eerste standaard voor ketenzorg[1] verschenen. Hierna verschenen diverse andere zorgstandaarden voor chronische aandoeningen, waaronder de zorgstandaard Chronic Obstructive Pulmonary Disease (COPD) en de zorgstandaard Vasculair Risico Management (VRM).

Een aanvankelijk bezwaar tegen de zorgstandaarden was dat de focus op 'de ziekte' ligt in plaats van 'de zieke'. Dat bezwaar werd ondervangen door de ontwikkeling van het '*integrated ca*re (INCA)-model', dat staat voor het integraal zorgprogramma gebaseerd op zorgstandaarden voor specifieke patiëntencategorieën, waarbij het accent van deze zorgstandaarden is verlegd van 'de ziekte' naar 'de zieke' (◘fig. 4.1). De inbreng van de 'cliënt' is daarbij cruciaal (Mitri en Gabbay 2016; Ferenchick et al. 2018). De eerste toepassing van het INCA-model was voor de zorgstandaarden Diabetes, COPD en VRM (Mitri en Gabbay 2016).

4.2 Het reguliere Nederlandse geboortezorgstelsel

De organisatie van geboortezorg in Nederland is uniek in de wereld. Dat komt door een sterke eerste lijn met onafhankelijk werkende verloskundigen, geïnstitutionaliseerde thuisbevallingen, geschoolde kraamzorg in het ziekenhuis/geboortecentrum en/of thuis, en de goede infrastructuur die, waar nodig, spoedvervoer naar specialistische opvang in een goed geoutilleerd ziekenhuis, een academisch ziekenhuis of tertiair centrum garandeert (Chardon et al. 1994; Kooy et al. 2011; Wiegers en Borst 2013). 'Tijdige en regelmatige controles om te speuren naar mogelijke afwijkingen of bijzonderheden die de moeite waard zijn herkend en/of behandeld te worden, vergroten de kans op een voorspoedig moederschap,' stelde de gynaecoloog professor Kloosterman in de jaren zestig van de vorige eeuw vast (Kloosterman 1966). Hij stond in 1958 aan de basis van de zogenoemde 'Kloostermanlijst', waarin op grond van medische en/of verloskundige criteria bepaald werd of de kosten van een ziekenhuisbevalling gedekt zijn (Graaf et al. 2017). Kloosterman benadrukte het fysiologische karakter van de zwangerschap en de bevalling. Een gezonde vrouw met een ongecompliceerde zwangerschap bevalt thuis, was zijn redenering. De zorg tijdens de 'fysiologische' zwangerschap en bevalling wordt zo veel mogelijk geleverd door de eigen verloskundige (of huisarts). Zij hebben tot taak iedere afwijking van het optimale beloop te herkennen en zo nodig te corrigeren of door te verwijzen (Kloosterman 1973). De gynaecoloog met zijn of haar staf draagt in het ziekenhuis zorg voor zwangere vrouwen met een medische indicatie. Met deze tweedeling in de zorg werken eerstelijnsverloskundigen en gynaecologen voornamelijk solistisch – ieder op hun eigen eiland. De Kloostermanlijst werd later vervangen door de verloskundige

---

1 Keten- of netwerkzorg is een samenhangend geheel van doelgerichte en planmatige activiteiten en/of maatregelen gericht op een specifieke patiëntencategorie, in de tijd gefaseerd, met als doel optimale zorg te leveren aan het individu. Ketenzorg betreft standaardzorg die door in de tijd elkaar opvolgende disciplines wordt gegeven; netwerkzorg betreft zorgverlening die parallel (gelijktijdig) loopt aan de standaardzorgverlening. Kenmerkend voor keten- en netwerkzorg is het samenwerkingsverband van partijen die zowel zelfstandig als afhankelijk van elkaar functioneren en die samenhangende handelingen uitvoeren, gericht op een gemeenschappelijk doel dat de afzonderlijke actoren niet op eigen kracht kunnen bereiken (Raad voor de Volksgezondheid & Zorg).

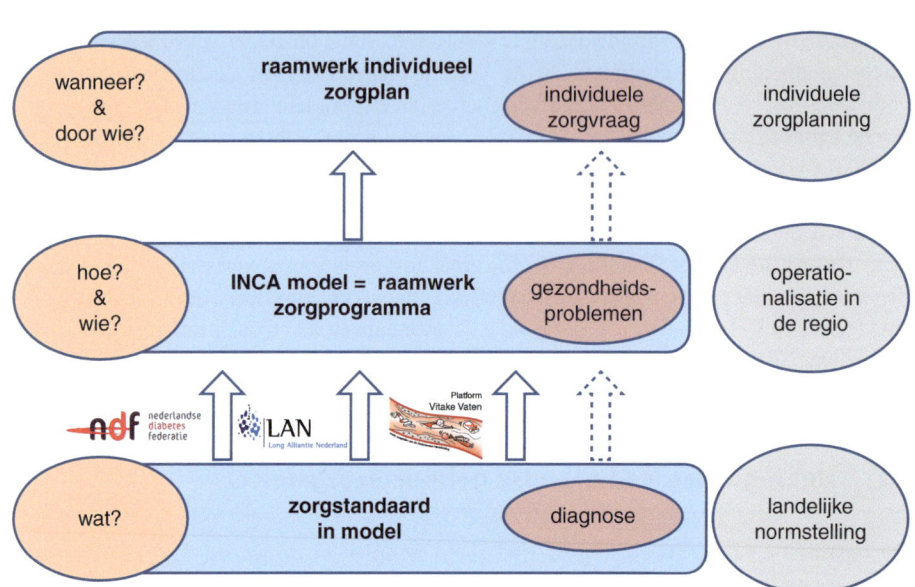

◘ **Figuur 4.1** Integrale zorg volgens het INCA-model: van ziekte naar zieke

indicatielijst (VIL), die is opgenomen in het Verloskundig Vademecum (CVZ 2003) (▶par. 6.8). Dit Vademecum is de leidraad voor de verloskundig zorgverlener om kwalitatief hoogwaardige, doelmatige en individueel gerichte verloskundige zorg te verlenen.

4.3 Redenen voor geboortezorgvernieuwing

4.3.1 Relatief hoge perinatale sterfte

Definitie perinatale sterfte

Perinatale sterfte is onder te verdelen in foetale sterfte en neonatale sterfte (zie ▶bijlage A):
- Foetale sterfte: doodgeborte tijdens zwangerschap en bevalling. De hoogte van dit sterftecijfer is sterk afhankelijk van de zwangerschapsduur waar vanaf de sterfte wordt gerekend (vanaf 22, 24 of 28 weken).
- Neonatale sterfte: sterfte van levendgeborenen binnen 28 dagen na de geboorte. Deze is verder onder te verdelen in:
    - vroege neonatale sterfte: sterfte binnen 7 dagen na de bevalling (1e week);
    - late neonatale sterfte: sterfte tussen 7 en 28 dagen na de bevalling (2e–4e week);
    - totale neonatale sterfte: combinatie van vroege en late neonatale sterfte.

(Vroege) perinatale sterfte: combinatie van foetale en (vroege) neonatale sterfte.
Perinatale sterfte: combinatie van foetale en (totale) neonatale sterfte.

Bron: Perined. Factsheet Zwangerschappen geboorte (2016) (▶https://assets.perined.nl)

In de jaren zestig van de vorige eeuw meldden de auteurs van het *Leerboek der Verloskunde* met trots dat de perinatale sterfte in ons land het laagst van Europa was (Treffers 2004). Vanaf die tijd is het perinatale sterftecijfer in de westerse wereld fors gedaald. In Nederland was deze daling minder uitgesproken dan in andere landen van Europa. Hoogendoorn, huisarts, demograaf en epidemioloog, schreef hierover in het *Nederlands Tijdschrift voor Geneeskunde* een opzienbarend artikel onder de titel: 'De indrukwekkende en tegelijk teleurstellende daling van de perinatale sterfte in Nederland' (Hoogendoorn 1986). Nederland verloor in de jaren zeventig en tachtig van de vorige eeuw haar koppositie (met juist de laagste cijfers) in de Europese perinatale sterftestatistieken. Meningen over de oorzaken en achtergronden van die achterblijvende daling liepen sindsdien sterk uiteen. Professor Treffers, gynaecoloog, meende dat de gunstige perinatale sterftecijfers in de jaren zestig destijds het gevolg waren van onderrapportage (Treffers 2004). De ingebruikname van de landelijke neonatale intensive care units in de jaren zeventig en tachtig ging volgens hem gepaard met een betere registratie van sterfte – sterfte die in het verleden onopgemerkt zou zijn gebleven. Ook de thuisbevalling kreeg het te verduren (Treffers 2004; Nieuwenhuijze en Vries 2011). Latere studies laten echter geen verschil zien in perinatale sterftecijfers bij laag-risicovrouwen met een voorgenomen thuisbevalling en perinatale sterftecijfers bij een vergelijkbare groep vrouwen met voorgenomen poliklinische bevalling (Amelink-Verburg et al. 2008; Jonge et al. 2009, 2015; Kooy et al. 2011, 2017). Het is daarmee onwaarschijnlijk dat de relatief ongunstige perinatale sterftecijfers worden verklaard door de Nederlandse traditie van thuisbevallingen (Mol et al. 2010).

Sinds de publicatie van het artikel van Hoogendoorn (1986) zijn vele rapporten gepubliceerd over de wijze waarop de verloskundige zorg kon worden verbeterd. Hierin worden ook plannen en ideeën geopperd om de samenwerking tussen verloskundigen, huisartsen, gynaecologen, kinderartsen en kraamcentra te bevorderen (zie voor een overzicht Graaf et al. 2017). Volgens de Peristat-I-studie, die berustte op Europese perinatale sterftegegevens uit het jaar 2000, bleven de Nederlandse cijfers relatief ongunstig, ondanks de genomen maatregelen (Buitendijk en Nijhuis 2004). De relatief hoge perinatale sterftecijfers werden onder meer toegeschreven aan de relatief hoge maternale leeftijd, meerlingzwangerschappen, zwangere vrouwen met een migratieachtergrond, weinig prenatale screening op aangeboren foetale afwijkingen en een relatief terughoudend verloskundig en neonataal interventiebeleid (Buitendijk en Nijhuis 2004; Treffers 2004; Anthony et al. 2009). De toenmalige staatssecretaris van VWS geloofde de cijfers van het Peristat-I-onderzoek niet (Köhler 2003). Gericht beleid vanuit de overheid om de ongunstige perinatale sterftecijfers aan te pakken bleef daarom uit.

In 2008 gooiden de hoogleraren Visser en Steegers, beiden gynaecoloog in respectievelijk Utrecht en Rotterdam, de knuppel in het hoenderhok. In een artikel in *Medisch Contact* (Visser en Steegers 2008) hielden zij een beargumenteerd pleidooi voor de herziening van de organisatie van verloskundige zorg in Nederland. De relatief hoge perinatale sterfte schreven zij onder meer toe aan niet goed functionerende keten- en/of netwerkzorg ten gevolge van terughoudendheid bij de behandeling van zwangerschapscomplicaties, te late verwijzing, onvoldoende begeleiding van zwangere vrouwen tijdens de baring, gebrek aan supervisie van arts-assistenten door gynaecologen – vooral 's nachts en in het weekend – en de beperkte kraamzorg. In hetzelfde jaar kwam het Peristat-II-rapport uit (Mohangoo et al. 2008), waarin op grond van gegevens uit het jaar 2004 de relatief hoge perinatale sterfte in Nederland opnieuw werd bevestigd. Mede naar aanleiding van deze publicatie, de alarmerende berichten in de media die daarop volgden, en de vragen uit de Tweede Kamer, stelde de toenmalige minister van VWS, Ab Klink, in 2009 de Stuurgroep Zwangerschap en Geboorte in (Vos et al. 2016; Graaf et al. 2017). De opdracht van de minister luidde: kom met concrete en realistische voorstellen om de zorg rond zwangerschap en geboorte te optimaliseren, zodat waar mogelijk de vermijdbare perinatale sterfte en morbiditeit kan worden teruggedrongen. In het eindrapport 'Een goed begin', dat eind van dat jaar door de voorzitter van de Stuurgroep, prof. J. van der Velden, aan de minister van VWS werd uitgereikt, staat: 'Gelet op de gezondheidsvoorzieningen in ons land is het vreemd en ongewenst dat de perinatale sterftecijfers in Nederland relatief hoog zijn.' De Stuurgroep deed een aantal aanbevelingen die door de minister grotendeels zijn overgenomen (Rijksoverheid 2009) (▶ par. 4.5.3).

4.3.2 Veranderend zorglandschap

Tijden veranderen, de maatschappij verandert, de (zwangere) vrouw is mondiger (en angstiger …), wijzer en veeleisender, wetenschappelijke en medisch-technologisch inzichten ontwikkelen zich, kennis neemt exponentieel toe, keuzemogelijkheden worden groter en – mede door digitale ontwikkelingen – de zorg wordt tegelijkertijd inzichtelijker en complexer (Raad voor Volksgezondheid en Samenleving 2000; Lint 2014; Frenk et al. 2010). Achter gezondheidsproblemen kunnen maatschappelijke en psychosociale problemen schuilgaan, zoals problemen in het gezin, werkeloosheid, schulden, verslaving, eenzaamheid, huisvestingsproblemen enzovoort. Zorgverleners hebben vaak moeite om meerdere problemen bij individuen en gezinnen in samenhang te beoordelen (Lint 2014). Er is een toename van de 'medicalisering' van zorg door de toepassing van nieuwe medisch-technologische ontwikkelingen, zoals op het terrein van beeldvorming (echo) van het ongeboren kind en pijnbestrijding tijdens de baring (Wassen et al. 2014). Daarnaast is sprake van 'juridisering' van zorg, onder meer als gevolg van angst voor medische tuchtzaken (Hollander en Dillen 2017).

Al deze ontwikkelingen gingen gepaard met een sterke afname van het percentage thuisbevallingen (van 42,2 % in 1975 naar 13 % in 2015) (Graaf et al. 2017), een drastische vermindering van het aantal ziekenhuizen (van 190 in 1975 naar 82 in 2015) en een toename van de schaalgrootte van ziekenhuizen (Hollander en Dillen 2017). In de ziekenhuizen waar vrouwen tegenwoordig terechtkunnen voor hun bevalling, werken steeds meer gynaecologen, die steeds vaker in deeltijd werken. Daarnaast verdubbelde het totaal aantal (parttime) werkzame verloskundigen (van 1.584 in 2000 tot 3.250 in 2015) (Graaf et al. 2017) en nam het percentage groepspraktijken in de eerste lijn toe (Hollander en Dillen 2017). De sterke toename van het aantal praktiserende verloskundigen wordt vooral veroorzaakt door een toename van het aantal waarnemers en het aantal verloskundigen werkzaam in de tweede lijn (Wiegers en Hassel 2015).

Een echte een-op-eenrelatie met de eigen verloskundige of gynaecoloog tijdens de zwangerschap en de bevalling behoort dan ook vrijwel geheel tot het verleden. Het aantal zorgverleners waarmee de (aanstaande) moeder en haar (eventuele) partner te maken kan hebben, neemt daarentegen sterk toe (Hollander en Dillen 2017) (▶ par. 7.6).

4.3.3 Risico's in een nieuw licht

Op grond van nieuwe wetenschappelijke inzichten is het oude begrip 'risicozwangerschap' – dat is gebaseerd op het tijdig vaststellen van verloskundige en/of medische risicofactoren tijdens de zwangerschap – aan herziening toe. Het nieuwe begrip berust op zowel op het vaststellen van verloskundige en/of medische risicofactoren als op psychosociale, sociaalculturele factoren en leefstijl die bepalend zijn voor de uitkomst van de zwangerschap (Vos et al. 2015). Vooral voor kwetsbare zwangere vrouwen (▶ H. 2) vraagt dit zowel om een

◘ **Tabel 4.1** Verwijspercentages rond de bevalling vanuit de eerste naar de tweede lijn.
Bron: Offerhaus et al. (2013)

	primiparae %		multiparae %		totaal %	
	2000	2008	2000	2008	2000	2008
niet verwezen	52,6	42,6	83,2	76,7	69,1	61,6
– spoedverwijzing	6,2	4,8	3,5	3,3	4,7	4,0
– intrapartum	3,6	3,0	1,1	1,0	2,3	1,9
– postpartum	2,0	1,7	2,0	2,1	2,0	1,9
– neonataal < 2 uur	0,5	0,2	0,4	0,2	0,5	0,2
ontsluitingsfase, niet urgent	28,7	40,7	10,5	16,5	18,9	27,2
– pijnstilling	4,5	9,3	0,5	1,8	2,3	5,1
– niet-vorderend	7,4	10,2	1,8	3,0	4,4	6,2
– meconium	9,5	11,3	5,0	7,1	7,1	8,9
– overig	7,3	9,9	3,1	4,6	5,0	6,9
uitdrijvingsfase, niet urgent	10,4	9,4	1,5	1,5	5,6	5,0
– niet-vorderend	9,6	8,2	1,2	1,2	5,1	4,3
– meconium	0,7	0,5	0,2	0,1	0,4	0,3
– overig	0,1	0,7	0,1	0,2	0,1	0,4
postpartum, niet urgent	1,6	2,1	0,9	1,5	1,2	1,8
– neonataal < 2 uur, niet urgent	0,5	0,3	0,4	0,5	0,5	-
totaal (%)	100	100	100	100	100	100
n	41.070	37.166	47.901	46.986	88.979	84.170

interprofessionele aanpak (teamwork) als om zorg op maat (individuele zorgverlening). Op grond van continu risicomanagement vinden verwijzingen plaats van de eerste naar de tweede of derde lijn en vice versa.

4.3.4 Verlies van informatie door fragmentatie van zorg

Het reguliere geboortezorgmodel in Nederland wordt gekenmerkt door fragmentatie met een strikte terreinafbakening tussen de eerste, tweede en derde lijn (Pieters et al. 2014; Vos et al. 2016; Graaf et al. 2017). Elk van deze echelons heeft zijn eigen cultuur, opvattingen, waarden, gewoonten en tradities. Met de terugloop van het percentage thuisbevallingen is de dynamiek van verwijzingen tussen de verschillende echelons ingrijpend veranderd. Er is vanuit de eerste lijn een toename van het doorverwijzingspercentage tijdens de bevalling en de kraamperiode (Offerhaus et al. 2013). Deze toename wordt vooral toegeschreven aan de stijging van het aantal niet-urgente 'problemen' tijdens de ontsluitingsfase (◘tab. 4.1).

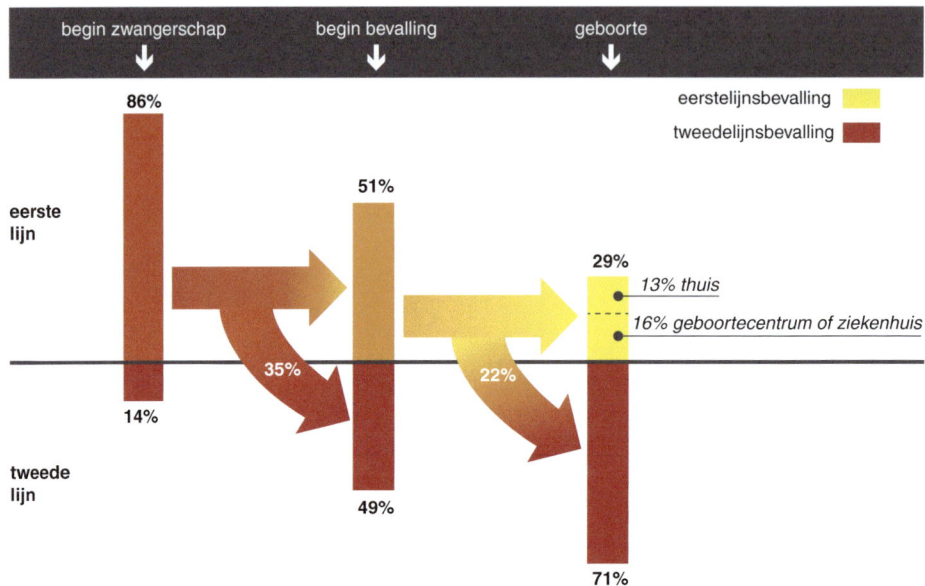

Figuur 4.2 Verwijzingen vanuit de eerste naar de tweede lijn tijdens de zwangerschap en bevalling/kraambed; percentages berusten op landelijke Perined-data 2015. Bron: Perined (2016); Truijens (2016)

In 2015 werd voorafgaand aan de bevalling 35 % van gezonde vrouwen die van plan waren thuis of poliklinisch te bevallen onder leiding van een eerstelijnsverloskundige (of huisarts) verwezen naar de tweede lijn (Truijens 2016) (◘fig. 4.2). Tijdens de bevalling werd 22 % van de niet-verwezen groep vrouwen alsnog verwezen naar de tweede lijn, vooral in verband met een verzoek tot pijnstilling (Truijens 2016). In 2015 beviel 71 % van de vrouwen onder eindverantwoordelijkheid van de gynaecoloog.

Uit deze cijfers blijkt dat het gangbare (oude) risicoselectiesysteem gekenmerkt wordt door een groot aantal overdrachten tijdens het traject van zwangerschap, geboorte en kraambed (bijlage B). Alle doorverwijzingen binnen of tussen echelons impliceren dat overdrachtsmomenten gepaard kunnen gaan met verlies van relevante informatie en met onbehagen aan de kant van de (aanstaande) moeder en haar (eventuele) partner als gevolg van een gebrek aan eenheid in informatie en beleid (Perdok et al. 2016). Bij een gefragmenteerd systeem is het bovendien vaak onduidelijk wie verantwoordelijk is voor de totale zorgketen (Perdok et al. 2016). Daarnaast leidt fragmentatie van zorg tot aanzienlijke praktijkvariatie en verspilling; onderzoek wordt na doorverwijzing veelal nodeloos herhaald.

Bij integrale geboortezorg wordt veel belang gehecht aan het continuüm van keten- en/of netwerkzorg met een vloeiende overgang van kwalitatief goede zorg tussen de verschillende zorgdomein in de gehele keten van geboortezorg, die reikt van wijkgerichte zorg, preconceptiezorg, geboortezorg, kraamzorg tot en met JGZ. De Stuurgroep Zwangerschap en Geboorte constateert dat het gebrek aan gestructureerde samenwerking tot ongewenste fragmentatie en vrijblijvendheid in de zorg leidt, door het niet-nakomen of ontbreken van heldere onderlinge beleidsafspraken. Dat gaat, volgens de Stuurgroep, ten koste van de kwaliteit van zorg aan moeder en kind. Zij stelt dat zorg rond zwangerschap en geboorte die door verschillende zorgprofessionals wordt gegeven, beter gestructureerd moet zijn en naadloos op elkaar moet aansluiten. Als het aan de Stuurgroep ligt, verdwijnt de tweedeling tussen 'de eerste lijn' en 'de tweede lijn'. In plaats daarvan wordt het integrale geboortezorgmodel bepleit: zorg zonder schotten, met het accent op gezamenlijke verantwoordelijkheid (Rijksoverheid 2009).

In dit kader wordt geadviseerd het zogenoemde 'perinataal webbased dossier' (PWD) gefaseerd in te voeren. Het PWD dient op termijn twee doelen: (1) met het PWD kunnen zorgprofessionals de informatievoorziening, samenwerking en onderlinge communicatie verbeteren; (2) het PWD biedt de zwangere vrouw inzicht in het beloop van haar zwangerschap en in de beleidsafspraken die zijn gemaakt of gepland in het kader van haar individueel geboortezorgplan.

4.3.5 Toenemende zorgkosten

Theoretisch lijkt het simpel: waar versnipperde zorg tekortschiet, kan zorg die over het gehele zorgtraject goed op elkaar is afgestemd gezondheidswinst en kostenbesparingen opleveren. De nieuwe integrale bekostigingsmodellen zijn gebaseerd op waardegedreven gezondheidszorg. Het staat echter (nog) niet vast of deze integrale zorgmodellen tot betere zorguitkomsten en/of kostenbesparingen leiden.

4.4 Waardegedreven zorg (value-based health care)

In 2006 introduceerden Michael Porter en Elizabeth Teisberg in hun boek *Redefining Health Care* het concept *value-based health care* (VBHC) (waardegedreven gezondheidszorg). Zij bepleiten het vrije ondernemerschap in de zorg, waarin de zorgconsument (patiënt of cliënt) de drijvende kracht is achter de verbeteringen van de kwaliteit van zorg. VBHC is gebaseerd op een concurrentiemodel waarin kwaliteit en kosten van zorg centraal staan (Porter 2006). Daarbij worden groepsspecifieke zorguitkomsten gemeten, waarbij 'waarde' wordt gedefinieerd als 'de zorguitkomsten per gespendeerde euro' (Porter 2010; Groenewoud 2014). Zorguitkomsten zijn het resultaat van een gehele zorgketen. Naadloze trans- en multidisciplinaire samenwerking tussen de keten- en netwerkpartners is cruciaal voor de kwaliteit van zorg. De kosten behelzen de kosten van de totale – integrale – keten van zorg rondom de patiënt of cliënt. Hiervoor kunnen indirect maten worden gebruikt, zoals kosten van diagnostisch onderzoek en behandelingen, het aantal polikliniekbezoeken, het aantal opnamedagen in het ziekenhuis enzovoort.

De gehanteerde definities van zorguitkomsten zijn afhankelijk van het type zorg en de voorkeur van de individuele cliënt (Groenewoud 2014; Hazelzet 2017). De gewenste uitkomst van een behandeling kan voor ieder individu anders zijn. Dat betekent dat de behandeling op de *door de cliënt gewenste* uitkomst wordt aangepast. In dit kader wordt onder 'gepaste zorg' verstaan de mate waarin de zorg voor de cliënt betekenisvol is (Groenewoud 2014). Voor dit doel zijn ziektebeeldspecifieke zorgstandaarden ontwikkeld. Gepaste zorg voorkomt ongewenste praktijkvariatie door overdiagnostiek en overbehandeling en bespaart daarmee zorgkosten. Het stelselmatig vastleggen van uitkomsten die voor de cliënten betekenisvol zijn is een essentieel onderdeel van VBHC. Relevante en betrouwbare informatie over zorguitkomsten biedt de cliënt de mogelijkheid zelf voor een zorginstelling of zorgverlener te kiezen. Volgens het concept van VBHC is de individuele cliëntervaring de belangrijkste determinant voor zorguitkomsten (Porter 2006, 2010; Gentry en Badrinath 2017; Hazelzet 2017).

Het creëren van waarde van zorg vanuit het perspectief van de cliënt en kostenbeheersing liggen in elkaars verlengde; betere ervaren kwaliteit van zorg leidt tot meer efficiëntie over het gehele traject van zorgverlening en is daarmee kostenbesparend (Porter 2006, 2010). Inmiddels zijn de eerste ziekenhuizen in Nederland begonnen met de implementatie van VBHC.

Voor integrale geboortezorg hebben de normatieve zorguitkomsten betrekking op de verschillende domeinen van gezondheid en welzijn van de (aanstaande) moeder en haar kind (▶ par. 5.7 en 5.11.1). Deze zorguitkomsten zijn nog niet allemaal gestandaardiseerd.

4.4.1 Triple Aim-programma

Mede gezien de stijging van zorgkosten en gesignaleerde ondoelmatigheid van zorg in de Verenigde Staten heeft het Institute for Healthcare Improvement (IHI) het Triple Aim Program ontwikkeld als een nieuw beleidsinstrument voor zorgvernieuwing (Berwick et al. 2008). Dit programma is recentelijk in Nederland geïntroduceerd (Jan van Es Instituut 2014). Triple Aim staat voor het *gelijktijdig* realiseren van een drietal doelstellingen (◘ fig. 4.3):

- het verbeteren van de cliëntervaring van de kwaliteit van zorg;
- het realiseren van gezondheidswinst voor een welomschreven populatie;
- het verlagen van de kosten per hoofd van de bevolking.

De drie doelstellingen van het Triple Aim-programma sluiten goed aan op het concept van VBHC. Het accent ligt op het verbeteren van het zorgstelsel en beheersing van de overheidsuitgaven voor gezondheidszorg. Hierbij zijn de overheid, zorgverzekeraars, zorginstellingen, zorgprofessionals en patiënten- en/of cliëntenorganisaties betrokken (Lee 2010). De onderliggende gedachte van het Triple Aim-programma is dat door het verbeteren van de ervaren kwaliteit van zorg ook de twee andere doelstellingen van dit programma kunnen worden gerealiseerd. Daarbij moet worden opgemerkt dat verbetering van de ervaren kwaliteit van zorg aan de ene kant gepaard kan gaan met een toename van zorgkosten, als de verbetering het gevolg is van de toepassing van nieuwe en dure technieken of medicatie (Brauer 2016). Aan de andere kant zullen zorgkosten dalen als ineffectieve en overbodige behandelingen en/of diagnostische tests worden geschrapt. Kort samengevat is de kern van het Triple Aim-programma: hoge kwaliteit van zorg die als goed wordt ervaren, verantwoord en betaalbaar is (Berwick et al. 2008; Saleeby et al. 2014; Jan van Es Instituut 2014).

4.5 Definitie, doelstellingen en opzet van integrale geboortezorg

Integrale geboortezorg berust op een samenwerkingsmodel waarin zorgprofessionals onderling vakinhoudelijke en organisatorische afspraken maken op basis van gelijkwaardigheid met behoud van bevoegdheden en verantwoordelijkheden. De inbreng van het cliëntenperspectief is daarbij cruciaal.

Naast gelijkwaardigheid zijn wederzijds respect, kennis van elkaars activiteiten en verantwoordelijkheden, leiderschap op basis van expertise in plaats van status, en elkaar constructieve kritiek kunnen geven belangrijke voorwaarden voor goede samenwerkingsafspraken.

4.5 · Definitie, doelstellingen en opzet van integrale geboortezorg

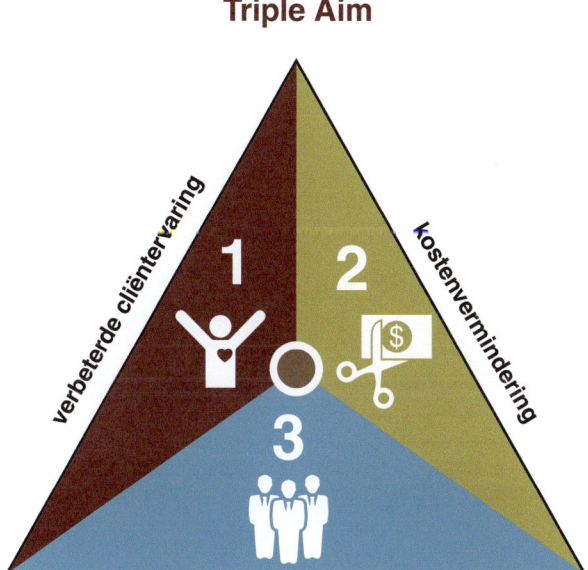

Bron: Institute for Healthcare Improvement

Figuur 4.3 Triple Aim schematisch weergegeven

Richtlijnen voor optimale samenwerking in het gehele zorgtraject zijn vastgelegd in de landelijke Zorgstandaard Integrale Geboortezorg (2016). Deze landelijke zorgstandaard is leidraad voor alle regionale integrale geboortezorgprogramma's. Het individuele geboortezorgplan (▶ par. 1.5.6) weerspiegelt de afspraken die zijn vastgelegd in het regionale geboortezorgprogramma (zie ◻ fig. 4.4).

Met integrale zorg kan overbodige herhaling van diagnostisch onderzoek worden voorkomen, waardoor het onnodige gebruik van middelen wordt tegengegaan. Dit bespaart geld en tijd. Verder wordt ernaar gestreefd om in het gehele geboortezorgtraject eenduidige informatie aan de (aanstaande) moeder en haar (eventuele) partner te verstrekken (Schölmerich et al. 2016). Ook wordt zij geïnformeerd over het feit dat alle zorgprofessionals die voor hen van belang zijn, samen als één team optrekken. Dat vermindert de onzekerheid van wie nu wat doet en waarom. Het is belangrijk (zwangere) vrouwen en hun directe omgeving bij besluitvorming te betrekken. Gezamenlijke besluitvorming is een zinvolle methode om (zwangere) vrouwen te ondersteunen bij het maken van keuzes voor zorg (▶ par. 1.2).

4.5.1 Geen verschil tussen 'integraal' en 'geïntegreerd'

In de wetenschappelijke literatuur worden de begrippen 'integrale' en 'geïntegreerde' geboortezorg beide gebruikt. Ze betekenen min of meer hetzelfde; beide hebben betrekking op kwalitatief hoogwaardige keten- of netwerkzorg die geleverd wordt door verschillende disciplines (Goodwin 2013) (▶ box 4.1).

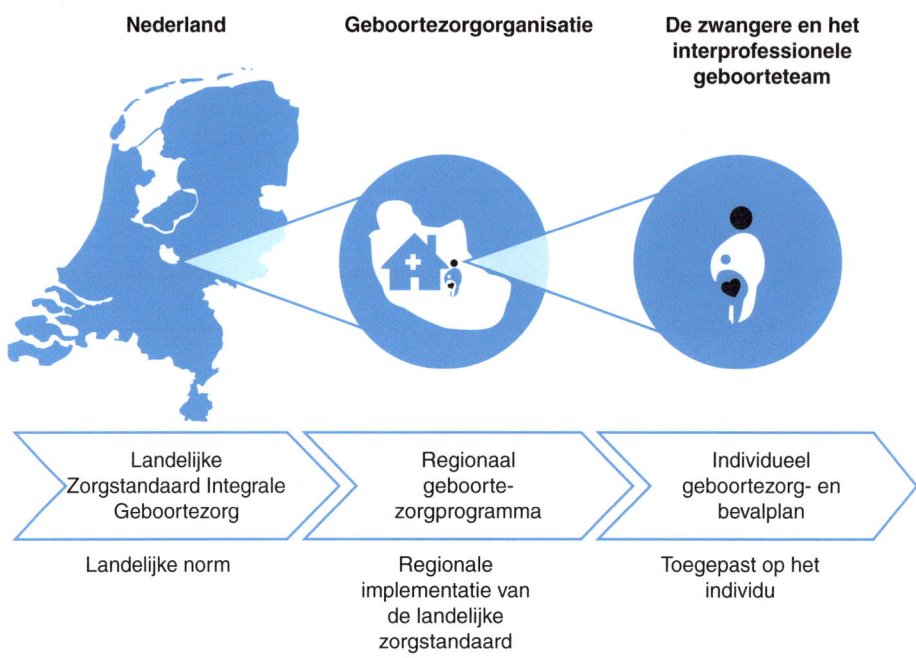

◘ **Figuur 4.4** Opzet integrale geboortezorg in Nederland

Box 4.1 Definities van integraal en geïntegreerd

Integraal betekent allesomvattend, één geheel uitmakend, volledig. Integrale geboortezorg verwijst naar 'persoonsgerichte' of 'gezinsgerichte' keten- en netwerkzorg. Wat heeft de cliënt nodig en wie kan de nodige zorg het best bieden? De vrouw is niet alleen 'zwanger'; zij heeft met veel meer te maken dan alleen haar zwangerschap. Centraal staat het continuüm van zorg met een vloeiende overgang van kwalitatief goede zorg van het ene naar het andere zorgdomein. Voorbeelden van keten- en netwerkzorgdomeinen zijn wijkgerichte zorg, preconceptiezorg, geboortezorg, kraamzorg en JGZ. Interprofessionele samenwerking binnen het interprofessioneel geboortezorgteam is hierbij cruciaal. Samenwerking vergt communicatie, overstijgend kunnen denken, organisatie, duurzame afstemming, monitoring, evaluatie, rapportage en verantwoording. Aldus kan zorg op maat door professionals uit de verschillende disciplines worden geleverd (Saleeby et al. 2014).
Geïntegreerd betekent tot één geheel samengevoegd. Geïntegreerde geboortezorg verwijst dan ook naar zorg die door de (aanstaande) moeder als een eenheid wordt ervaren; professionals uit de verschillende beroepsgroepen verlenen samen geboortezorg, ieder vanuit zijn of haar eigen expertise. De (aanstaande) moeder ervaart de zorg als persoonlijk en vanzelfsprekend. Zij hoeft bijvoorbeeld niet telkens opnieuw hetzelfde – soms ingewikkelde en/of beladen – verhaal te vertellen. Dit vraagt om heldere interprofessionele afspraken, goede onderlinge communicatie, duurzame samenwerking met gestructureerde uitwisseling van relevante informatie en optimale betrokkenheid van de aanstaande moeder en haar (eventuele) partner bij het beleid.

Bron: Boesveld (2013)

Als integrale geboortezorg organisatorisch goed geregeld is, merkt de (aanstaande) moeder dat de samenwerking tussen de verschillende professionals en instanties waar ze mee te maken heeft, goed is geregeld en aansluit op haar wensen en behoeften.

4.5.2 Dimensies en niveaus van integrale geboortezorg

Integrale geboortezorgzorg gaat over de combinatie van de inhoud van zorg, de onderlinge samenwerking tussen zorgprofessionals en medezeggenschap van de cliënt, de (zwangere) vrouw en haar (eventuele) partner.

Om vanuit het perspectief van de eerste lijn het proces van de te leveren zorg beter te begrijpen, hebben medewerkers van het Jan van Es Instituut het regenboogmodel voor integrale zorg ontwikkeld (Valentijn et al. 2013, 2015). Hierbij wordt onderscheid gemaakt in verschillende niveaus en dimensies van integratie, dat wil zeggen: integratie op (1) microniveau (klinische integratie), (2) mesoniveau (professionele en organisatorische integratie) en (3) macroniveau (systeemintegratie). Daarnaast wordt onderscheid gemaakt tussen functionele en normatieve integratie om dwarsverbanden tussen de verschillende niveaus van integratie inzichtelijk te maken (▶box 4.2).

Het regenboogmodel is nader uitgewerkt voor geboortezorg (Boesveld et al. 2016). De verschillende dimensies van integrale zorg zijn onderverdeeld in totaal 20 subgroepen, waarin elke subgroep op een schaal van 4 beoordeeld kan worden op de mate van integratie (▶box 4.2). De gevalideerde vragenlijst geeft het verloskundig samenwerkingsverband (VSV) en/of de integrale geboortezorgorganisatie (IGO) inzicht in de mate waarin integrale geboortezorg in de regio is geëffectueerd (Boesveld et al. 2017).

> **Box 4.2 Regenboogmodel domeinen van integratie**
> De antwoorden in de vragenlijst corresponderen met de verschillende stadia van integratie, variërend van niet-geïntegreerd (niveau 0), afstemming, coördinatie tot volledig geïntegreerd (niveau 4).
> *Klinische integratie*; gaat over de mate van de betrokkenheid van de (zwangere) vrouw bij het beleid. Deze wordt beoordeeld aan de hand van de persoonlijke anamnese, achtergrond en ervaringen van de (zwangere) vrouw, het gebruik van het geboortezorgplan, casemanagement en gegevensoverdracht.
> *Subgroepen: cliëntervaringen, geboorteplan, casemanagement, continuïteit.*
>
> *Professionele integratie*; gaat over beleidsmatige samenwerking, verantwoordelijkheid en educatie. Deze wordt beoordeeld aan de hand van visiedocumenten, richtlijnen, protocollen, kwaliteitsstandaarden, nascholing en afspraken over professionele verantwoordelijkheid.
> *Subgroepen: visie, protocollen, interprofessionele educatie, interprofessionele organisatie.*
>
> *Organisatorische integratie*; gaat over leeromgeving en het toetsbaar opstellen van de gehele organisatie, aan de hand van onder andere perinatale auditbesprekingen, systematische evaluatie van gestelde doelen, klachtenreglement voor het gehele zorgtraject.
> *Subgroepen: lerende organisatie, doelstellingen, klachtenreglement.*

> *Systeemintegratie*; gaat over de zorginfrastructuur en afstemming met andere zorgprofessionals en organisaties binnen het zorgstelsel. Hieronder vallen ook de zorgverzekeraars.
> *Subgroepen: omgevingsmanagement, stakeholdermanagement.*
>
> *Functionele integratie*; gaat over ondersteunende functies, zoals ICT, registratie en informatie, feedback.
> *Subgroepen: informatiemanagement, feedback kwaliteitsindicatoren, servicemanagement.*
>
> *Normatieve integratie*; gaat over persoonlijke waarden, onderlinge verhoudingen, verbinding en leiderschap.
> *Subgroepen: ervaren vertrouwen, vertrouwen hebben, visionair leiderschap, informele samenwerking.*

Integrale geboortezorg biedt zorgprofessionals de gelegenheid om als één team, in samenspraak met de (aanstaande) ouder(s), uniforme afspraken te maken over het te voeren beleid. Dat geldt zowel voor het beleid bij vrouwen met ongecompliceerde als met gecompliceerde zwangerschappen. Dat beleid kan op specifieke punten gezamenlijk met de (aanstaande) ouder(s) worden herzien als inzichten veranderen. Dit versterkt het onderling vertrouwen tussen cliënt en zorgverlener(s).

4.5.3 Doelstellingen van integrale geboortezorg

Het doel van integrale geboortezorg is optimale uitkomsten realiseren voor moeder en kind. Daarbij gaat het om gezondheidsuitkomsten en door de cliënt ervaren kwaliteit van zorg.

Terugdringen van vermijdbare perinatale sterfte, verbetering van het welzijn en de gezondheid van moeder en kind, verkleinen van gezondheidsverschillen en meer doelmatigheid zijn dan ook de belangrijkste doelstellingen van integrale geboortezorg. Om deze doelstellingen te bereiken heeft de Stuurgroep Zwangerschap en Geboorte in haar rapport 'Een goed begin' zeven speerpunten geformuleerd (▶box 4.3), die leidend zijn voor het proces van geboortezorgvernieuwing (Rijksoverheid 2009). In hoeverre deze potentieel gunstige aanbevelingen gepaard gaan met verlaging van de zorgkosten is lastig te beoordelen, gezien de complexiteit van de zorgfinanciering (zie ▶ H. 10).

> **Box 4.3 Speerpunten Stuurgroep Zwangerschap en Geboorte**
> — Moeder en kind in de hoofdrol.
> — Gezond oud worden begint al in de baarmoeder.
> — De zwangere vrouw is goed geïnformeerd.
> — Samen verantwoordelijk, als professionals en als aanstaande moeder.
> — Specifieke en intensieve aandacht voor vrouwen uit achterstandssituaties.
> — Laat de vrouw tijdens de bevalling niet alleen.
> — 24/7 beschikbaarheid en bereikbaarheid.
>
> Bron: Rijksoverheid (2009)

4.6 Implicaties van integrale geboortezorg

4.6.1 Persoonsgerichtheid

Integrale geboortezorg biedt de mogelijkheid meer persoonsgericht te werken. Het accent van integrale geboortezorg ligt primair op bevordering van welzijn en gezondheid van de (aanstaande) moeder, haar (ongeboren) kind en het gezin waarin het opgroeit. Hun wensen en behoeften zijn het uitgangspunt van de zorgverlening.

4.6.2 Populatiegericht

Naast individuele zorgverlening aan de (aanstaande) moeder en haar (ongeboren) kind omvat integrale geboortezorg ook het bevorderen van gezondheid en welzijn van de doelgroep en het verkleinen van gezondheidsverschillen tussen de verschillende bevolkingsgroepen (▶ par. 2.1). Integrale geboortezorg wordt daarbij afgestemd op de sociaal-maatschappelijke context waarin de vrouw met haar (eventuele) partner leeft. De landelijke overheid en de gemeenten hebben daarbij een aansturende rol (▶ par. 2.5.2)

4.6.3 Continuüm van zorg

De nadruk van integrale geboortezorg ligt op het continuüm van zorg, gerekend vanaf de preconceptionele periode, de antenatale periode en de geboorte tot aan jongvolwassen leeftijd (◘ fig. 4.5) met de focus op de zogeheten '1.001 kritieke dagen', dat wil zeggen: van conceptie tot de tweede verjaardag (Leadsom et al. 2013). Uit divers onderzoek blijkt dat deze vroege levensfase cruciaal is voor de gezondheid en ontwikkeling van het kind (Barker 1991; Berghella et al. 2010; M'hamdi et al. 2017; Lassi en Bhutta 2015; Mil et al. 2014; Oostvogels et al. 2014; Lewis et al. 2015).

4.6.4 Continuïteit van zorg

Continuïteit van zorg is geen eenduidig begrip. Haggerty et al. (2003) onderscheiden in dit kader drie dimensies van continuïteit: (1) continuïteit van informatievoorziening, (2) continuïteit van beleid, en (3) continuïteit van de persoonlijke band met één of meerdere zorgverleners. Meer continuïteit, minder overdrachtsmomenten, betere informatieoverdracht en persoonsgerichte 'zorg op maat' zijn belangrijke elementen van integrale geboortezorg (Perdok et al. 2016; Hollander en Dillen 2017) (zie ook ▶ par. 1.5.6).

In 2016 publiceerde Cochrane een systematisch literatuuroverzicht waarin verschillende buitenlandse organisatiemodellen voor geboortezorg zijn vergeleken (Sandall et al. 2016). Hieruit kwam naar voren dat *'midwife-led continuity model of care'* – een zorgmodel waarin de verloskundige de regie heeft – de voorkeur heeft boven andere geboortezorgmodellen, waarin twee gescheiden zorgdomeinen (eerste en tweede lijn) fungeren of één domein met

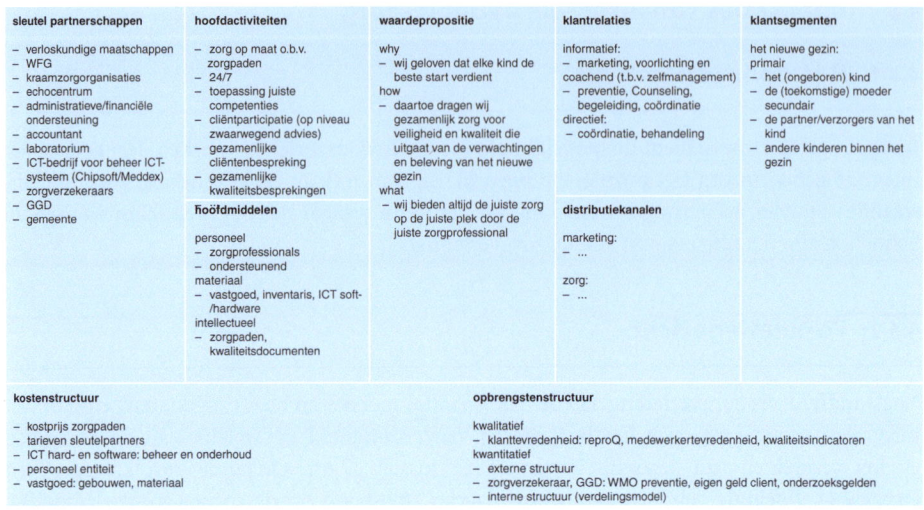

◨ **Figuur 4.5** Schema continuüm integrale geboortezorg; de Zorgstandaard Integrale Geboortezorg (2016) hanteert 6 weken post partum als grens van de integrale geboortezorgperiode

gezamenlijke verantwoordelijkheid van de verloskundige en de gynaecoloog (Engels: *shared care*). Uit het onderzoek bleek dat het *midwife-led continuity model of care* gepaard gaat met minder kunstverlossingen (RR: 0,90; 95 %-BI 0,83–0,97), minder ruggenprikken (RR: 0,85; 95 %-BI 0,78–0,90), minder vroeggeboorte (RR 0,76; 95 %-BI 0,64–0,91) en minder neonatale sterfte (RR 0,84; 95 %-BI 0,71–0,99). Bovendien lijken vrouwen meer tevreden over deze vorm van zorgverlening. Bij dit literatuuroverzicht was geen Nederlands onderzoek betrokken. De gunstige Cochrane-bevindingen pleiten ervoor om dit model ook in Nederland te introduceren. Uitbreiding van het takenpakket van eerstelijnsverloskundigen is dan wel gewenst (Prins et al. 2014).

De regio Amsterdam heeft ervoor gekozen om integrale geboortezorg vorm te geven volgens het concept van het *midwife-led continuity model of care*, de zogenoemde Geboortezorg 2.0 (Jans 2017). Met de zorgverzekeraar zijn hierover integrale tariefafspraken gemaakt (Beleidsregel Innovatie; prestatie stedelijke integrale zorg) (▶ par. 10.7.5). De betrokken verloskundigen willen met Geboortezorg 2.0 aantonen dat het hoge aantal doorverwijzingen tijdens de baring van gezonde vrouwen afneemt en dat meer zwangere vrouwen tijdens de baring continu door de eerstelijnsverloskundige worden begeleid. In overleg met de betrokken gynaecologen is afgesproken dat eerstelijnsverloskundigen de baring van vrouwen met licht-verhoogd risico (mid-risk) begeleiden. Om dit mogelijk te maken, worden de verloskundigen bijgeschoold. Gezonde vrouwen met ogenschijnlijk ongecompliceerde zwangerschappen kunnen aan het experiment Geboortezorg 2.0 meedoen als zij voldoen aan één van negen indicaties: (1) meconiumhoudend vruchtwater, (2) langdurig gebroken vliezen, (3) bijstimulatie in verband met weeënzwakte tijdens de ontsluiting of uitdrijving, (4) noodzaak tot pijnstilling tijdens de baring (epiduraal, remifentanil of lachgas), (5) inleiding van de baring (door middel van priming) na 41 weken op verzoek van de zwangere vrouw, (6) cervicale uitstrijk positief voor dragerschap β-hemolytische streptokokken van groep B, (7) obesitas, (8) sectio caesarea in de voorgeschiedenis, (9) prenataal cardiotocogram (CTG) in de wijk in verband met minder leven of naderende serotiniteit (Jans 2017). De gynaecoloog wordt gewaarschuwd als zich een extra complicatie voordoet of als de eerstelijnsverloskundige dat nodig en/of wenselijk vindt. De eerstelijnsverloskundige draagt zelf de verantwoordelijkheid voor de zorg aan de (aanstaande) moeder en haar (ongeboren) kind totdat de zorg formeel is overgedragen aan een andere discipline. Dit experiment verschilt met de zogenoemde 'verlengde-armconstructie'. In deze constructie – die door zowel door de KNOV als door de NVOG wordt afgewezen – is de gynaecoloog eindverantwoordelijk voor de verleende zorg van de eerstelijnsverloskundige (NVOG 2007).

4.7 Voorwaarden voor succesvolle implementatie van integrale geboortezorg

4.7.1 Inleiding

Visie, urgentie, plan van aanpak, middelen en competenties zijn de vijf voorwaarden die bepalend zijn voor het welslagen van innovatieve veranderingen in geboortezorgorganisatie. Als aan één of meerdere van deze voorwaarden niet is voldaan, dan mislukt de transitie naar een nieuw organisatiemodel. Dat leidt tot verwarring, weerstand, chaos, frustratie, of angst (◘ fig. 4.6).

4.7.2 Visie

Een visie is een algemene voorstelling van de toekomst. Denk hierbij aan de visie van de maatschap, vakgroep, praktijk, afdeling, organisatie of het samenwerkingsverband (Loo et al. 2007).

'*Begin with the end in mind*', luidt het device van de managementgoeroe Stephen Covey.[2] Covey adviseert te beginnen met het ontwikkelen en realiseren van een eigen visie op zorg. Met een eigen visie wordt niet alleen de persoonlijke visie van een zorgprofessional bedoeld, maar ook de gemeenschappelijke visie van het team dat deel uitmaakt van de organisatie. In het kader van integrale geboortezorg kan dat de 'eigen' visie van de regionale geboortezorgorganisatie (VSV en/of IGO), de vakgroep of het samenwerkingsverband met gemeentelijke instellingen zijn. Voor het opstellen van een eigen visie van een (inter)professioneel team dat deel uitmaakt van een – op te richten – organisatie, is het van belang dat alle betrokkenen die deel uitmaken van het team vanuit hun eigen expertise bijdragen aan de realisatie van deze visie. Op deze wijze krijgt de visie voldoende draagvlak.

Ontwikkelen gemeenschappelijke VSV-visie

Voor het ontwikkelen en realiseren van een gemeenschappelijke VSV-visie op regionale geboortezorg is de Zorgstandaard Integrale Geboortezorg (2016) leidend (►box 4.4). Deze visie is herleid van de zeven speerpunten van de Stuurgroep Zwangerschap en Geboorte (Rijksoverheid 2009) (►par. 4.5.3).

---

2 Stephan Covey (1932–2012) was een Amerikaan die vooral bekendheid kreeg als auteur van de bestseller *Seven habits of highly effective people*.

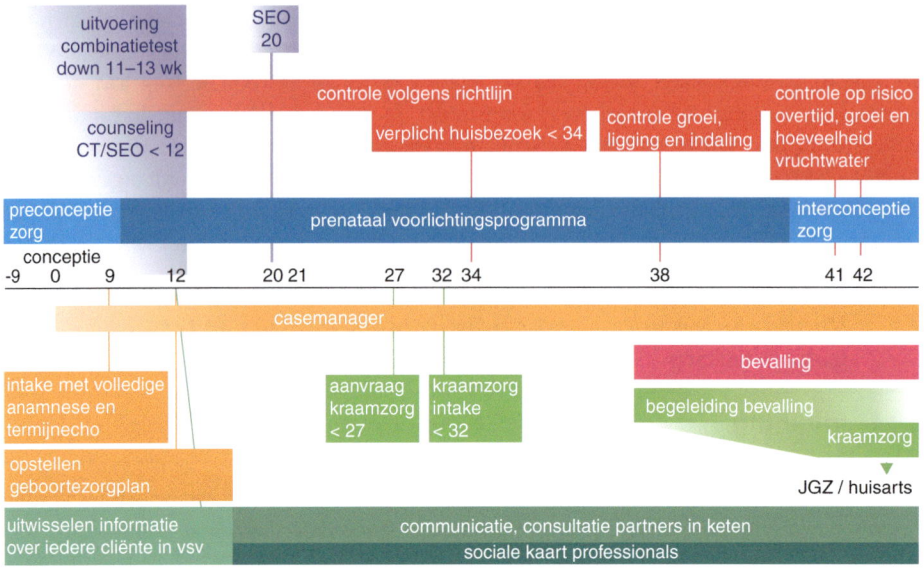

Figuur 4.6 Elementen voor succesvolle innovatieve verandering

> **Box 4.4 Visie op integrale geboortezorg volgens de Zorgstandaard Integrale Gezondheidszorg (2016)**
> - zwangere vrouw en het (ongeboren) kind centraal;
> - adequate voorlichting en counseling;
> - één vast aanspreekpunt;
> - individueel geboortezorgplan;
> - multidisciplinaire en lijnoverstijgende samenwerking;
> - interprofessioneel geboortezorgteam;
> - gezamenlijke besluitvorming, bejegening en informed consent;
> - aandacht voor vrouwen met lage gezondheidsvaardigheden.

Het ontwikkelen van een VSV-visie betekent vooral goed naar elkaar luisteren, elkaars belangen en persoonlijke waarden benoemen, elkaars expertise respecteren, wederzijds vertrouwen opbouwen en bereid zijn compromissen te sluiten. Het bespreken van besluitvormingsprocedures en verantwoordelijkheden is ook van wezenlijk belang voor een succesvolle toekomstbestendige interprofessionele samenwerking (Valentijn en Bruijnzeels 2014). Geadviseerd wordt eerst thema's te behandelen die de groep en het team verbinden – zoals afspraken over gezamenlijke protocollen – voordat op lastiger onderwerpen wordt overgegaan, zoals financiën of bestuurlijke organisatiemodellen. Als er voldoende onderling vertrouwen is, kunnen meer controversiële of confronterende thema's worden besproken, zoals integrale bekostiging van verleende zorg (▶ H. 10). De diversiteit van de deelnemende beroepsgroep kan als een verrijking van het team worden beschouwd.

Een *gevoel van urgentie* is van belang voor de voortgang van ieder bestuurlijk en organisatorisch verandertraject. Urgentie gaat over: waarom is veranderen nodig? Dit ontdekken, begint bij zorgprofessionals zelf en gaat over introspectie op wat hen drijft en welk

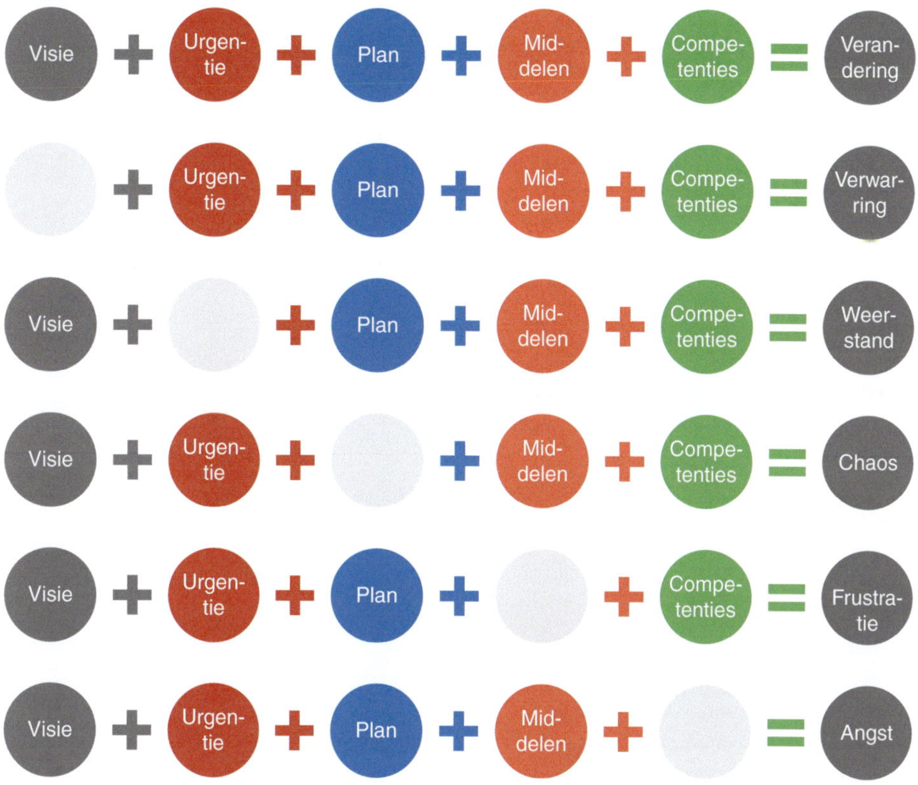

Figuur 4.7 Voorbeeld van het Canvas®-businessplan IGO Westfriesland

persoonlijk belang zij hebben bij verandering. Vervolgens stellen zij gezamenlijk vast wat hun organisatie, vakgroep of samenwerkingsverband drijft en welke groepsbelangen er zijn. Hoe verhouden die zich tot de gevoelde noodzaak te veranderen? De urgentie moet vooral gevoeld worden op de werkvloer: een bottom-upbenadering is de meest aangewezen strategie, maar ook bij de overheid leeft de wens de hervormingen in de geboortezorg op korte termijn te realiseren.

4.7.3 Plan van aanpak

De VSV-visie wordt omgezet in een actieplan met meetbare doelen. Hiervoor wordt een haalbaar tijdspad vastgesteld. Lokale 'kartrekkers' zijn daarbij essentieel. Hierbij wordt vooral een beroep gedaan op rechtstreeks betrokken zorgprofessionals ('front-line actoren'), waaronder eerste- en tweedelijnsverloskundigen, gynaecologen, (obstetrie)verpleegkundigen en (kraam)verzorgenden. Daarnaast is het belangrijk de cliënten- of adviesraad (▶ par. 4.9) en andere samenwerkingspartners (Engels: *stakeholders*) tijdig bij de plannen te betrekken (Saleeby et al. 2014; Groenen et al. 2017). Het regionale VSV of de IGO maakt vervolgens een businessplan. Een voorbeeld van een businessplan ziet u in fig. 4.7.

> **Box 4.5 Voorbeeld van thema's en onderwerpen die door VSV-werkgroepen worden behandeld (IGO-Westfriesland)**
>
> Te bespreken thema's voor de implementatie van integrale geboortezorg:
>
> *Zorginhoud:*
> - werkafspraken, waaronder echodiagnostiek.
>
> *Protocollen:*
> - standaard zorgpad;
> - specifieke zorgpaden;
> - kraamzorg.
>
> *Information and Communication Technology (ICT):*
> - dossiervoering en gegevensuitwisseling;
> - privacy.
>
> *Organisatiestructuur en -vorm:*
> - juridisch;
> - financieel.
>
> **Samenstelling bestuur**
>
> *Voorlichting en communicatie:*
> - interne communicatie, waaronder samenwerking met keten-/netwerkpartners;
> - externe communicatie, waaronder samenwerking met keten-/netwerkpartners;
> - voorlichting over zwangerschap en bevalling;
> - gezondheidsvoorlichting en gezondheidsbevordering;
> - op individueel niveau of groepsniveau.
>
> *Monitoring en evaluatie:*
> - kwaliteitsbewaking;
> - reflectie en verantwoording;
> - wetenschappelijk onderzoek;
> - nascholing.

Tijdens plenaire bijeenkomsten, die eens in de vier tot zes weken worden gehouden, doen werkgroepen verslag van vorderingen op het terrein van de verschillende thematische onderwerpen (▶box 4.5). Tijdens deze interactieve bijeenkomsten krijgen de werkgroepleden ook feedback van het veld. Op deze manier wordt draagvlak voor de veranderingen in de geboortezorg gecreëerd.

Voldoende gemotiveerde menskracht, kunde en financiële middelen zijn essentieel om de innovatieve veranderingen in de geboortezorg te realiseren.

Keten- en netwerkpartners dienen tijd vrij te maken om nieuwe kennis te vergaren. Kennis gaat niet alleen over vakinhoudelijke aspecten van zorgverlening op het brede terrein van geboortezorg, maar ook over de huidige wet- en regelgeving in de zorg. Daarnaast moeten de nodige competenties voor verandermanagement worden ontwikkeld, zoals leren samenwerken, leren omgaan met frustraties en reflectie.

4.7.4 Teamklimaat

Een van de voorwaarden voor het welslagen van hervormingen in de opzet en inhoud van de integrale geboortezorg in de regio is een goed teamklimaat in het VSV. Het VSV-teamklimaat kan worden gemeten met een gevalideerde vragenlijst, de zogenoemde Team Climate Inventory. In Nederland is hiervan een aangepaste versie met 14 items beschikbaar (Strating en Nieboer 2009). Uitgangspunt is dat de factoren visie, veiligheid, taakoriëntatie en steun voor innovatie bepalend zijn voor het teamklimaat (►box 4.6) (Duijnhoven en Vandenbussche 2016). Met praktijkgerichte simulatietrainingen en interprofessionele intervisie kunnen de motivatie en het teamklimaat verbeteren (Truijens et al. 2015).

> **Box 4.6 VSV-teamklimaat gemeten met de 14 items van de Team Climate Inventory op een vijfpunts-responseschaal, variërend van 1 (helemaal mee oneens) tot 5 (helemaal mee eens)**
>
> *Visie:*
> - instemming met doelstelling
> - doelstellingen team goed begrepen
> - doelstellingen team haalbaar
> - doelstellingen team zijn waardevol voor de organisatie en het team
>
> *Veiligheid:*
> - overtuiging: je moet het samen doen
> - teamleden houden elkaar op de hoogte
> - teamleden voelen zich gehoord, begrepen en geaccepteerd
> - iedereen doet oprechte pogingen om informatie te delen
>
> *Taakoriëntatie:*
> - bereid tot ter discussie stellen fundamenten
> - kritische (zelf)evaluatie mogelijk zwakke punten
> - voortbouwen op elkaars ideeën voor de beste uitkomsten
>
> *Steun voor innovatie:*
> - zoeken naar nieuwe visie op problemen
> - tijd voor ontwikkeling van nieuwe ideeën
> - samen ideeën ontwikkelen en toepassen
>
> Bron: Duijnhoven en Vandenbussche (2016)

Onderling vertrouwen en samenwerking

Het belangrijkste aspect van een goed teamklimaat is vertrouwen. Onderling vertrouwen bevordert de kwaliteit van interprofessionele samenwerking, maar dat is geen eenvoudige opgave. Van oudsher zijn de eerstelijnsverloskundige en de gynaecoloog niet gewend om in interprofessioneel teamverband te werken. Behalve aan de aanstaande moeder en haar (eventuele) partner hoeven zij geen verantwoording af te leggen aan andere zorgprofessionals (Lee et al. 2014, 2016). Samenwerking met gynaecologen wordt door eerstelijnsverloskundigen soms als intimiderend ervaren (Lee, proefschrift 2014). Uit recent onderzoek blijkt dat beide beroepsgroepen zich niet gedragen als lid van één team en ook niet ervaren dat ze onderdeel daarvan uitmaken (Lee, proefschrift 2014). Bovendien is het voor beide beroepsgroepen niet duidelijk wat de rol en de verantwoordelijkheden van eenieder zijn in de interprofessionele samenwerking. Dat leidt tot een problematische samenwerking. Kennis en competenties van verloskundigen worden door gynaecologen nog onvoldoende naar waarde geschat, is de indruk van veel verloskundigen (Lee, proefschrift 2014).

Verloskundigen geven aan dat er bij hen behoefte is aan verbeterde samenwerking met gynaecologen, zowel op het organisatorische als het relationele vlak. Op het organisatorische vlak is er behoefte aan gezamenlijke protocolontwikkeling en gesprekken over de optimalisatie van verloskundige zorg. Op verschillende plaatsen in Nederland houden eerstelijnsverloskundigen en gynaecologen gezamenlijk periodiek spreekuur op een locatie buiten het ziekenhuis. Deze aanpak versterkt het onderling vertrouwen tussen verloskundigen en gynaecologen, en bevordert de wederzijdse erkenning van elkaars expertise en professionaliteit.

Maatregelen ter bevordering van het interprofessionele teamklimaat
Communicatie en samenwerking

Waar mensen samenwerken kunnen fouten gemaakt worden (Leistikow 2014; KNOV 2013 (met update 2017); Ministerie van Volksgezondheid, Welzijn en Sport 2016; NVOG-draaiboek Veilig Incident Melden; Vanhaecht et al. 2017). Zo kwam uit een analyse van zogenoemde 'calamiteiten' in de verloskundepraktijk naar voren dat in 75 % van de gevallen gebrek aan onderlinge communicatie een rol speelt (Martijn et al. 2014). Door effectieve communicatie en samenwerking kunnen teams optimaal functioneren en patiëntveiligheid naar een hoger niveau tillen. De geboortezorg in Nederland bestaat uit veel verschillende teams met verloskundigen, gynaecologen, (obstetrie)verpleegkundigen, kraamverzorgenden, sociaal verpleegkundigen, JGZ-verpleegkundigen, ambulancepersoneel, kinderartsen en psychiaters. Deze interprofessionele teams hebben in beginsel een gemeenschappelijke doelstelling: de best haalbare kwaliteit van geboortezorg vanuit cliëntenperspectief (Zorgstandaard Integrale Geboortezorg 2016).

Externe en interne aanpassing

De VSV's en IGO's proberen vanuit de inhoud (gezamenlijke protocollen en zorgpaden) vorm aan hun gemeenschappelijke doelstelling te geven. Dit is echter niet het enige wat van belang is. Het is goed om in deze nieuwe samenwerkingsvorm aandacht te besteden aan de verschillen tussen elk van de teams in organisatiegraad, cultuur en waarden. VSV-deelnemers kunnen zich de volgende twee vragen stellen: 'Wie zijn wij?' En: 'Passen wij ons aan?' Schein maakt daarin onderscheid tussen twee meer formele vragen: hoe regelen wij onze 'externe' aanpassing en 'interne' afstemming'? (◘ fig. 4.8)

VSV's komen beter tot hun recht en functioneren krachtiger als tijdens de besprekingen over geboortezorgvernieuwingen niet alleen de inhoud maar ook de organisatie met gezamenlijke waarden en doelstellingen op de agenda komt. Dit gevoelige onderwerp vraagt om erkenning van het feit dat er tussen de deelnemende teams van oudsher onderlinge verschillen in organisatiegraad, cultuur en waarden zijn. Om als één team te kunnen functioneren, is het van belang deze verschillen te benoemen, bespreekbaar te maken en waar mogelijk ongedaan te maken door 'externe' aanpassing (◘ fig. 4.8). Mede gezien de conflicterende belangen is dit dikwijls een moeizaam en pijnlijk proces waarin eigen autonomie onder druk kan komen te staan in verband met het 'grotere' belang van het VSV. Geadviseerd wordt om hier een bewust proces van te maken, met teambuilding ('heidagen') specifiek gericht op de cultuurverandering met erkenning van nieuwe gezamenlijke waarden en doelstellingen.

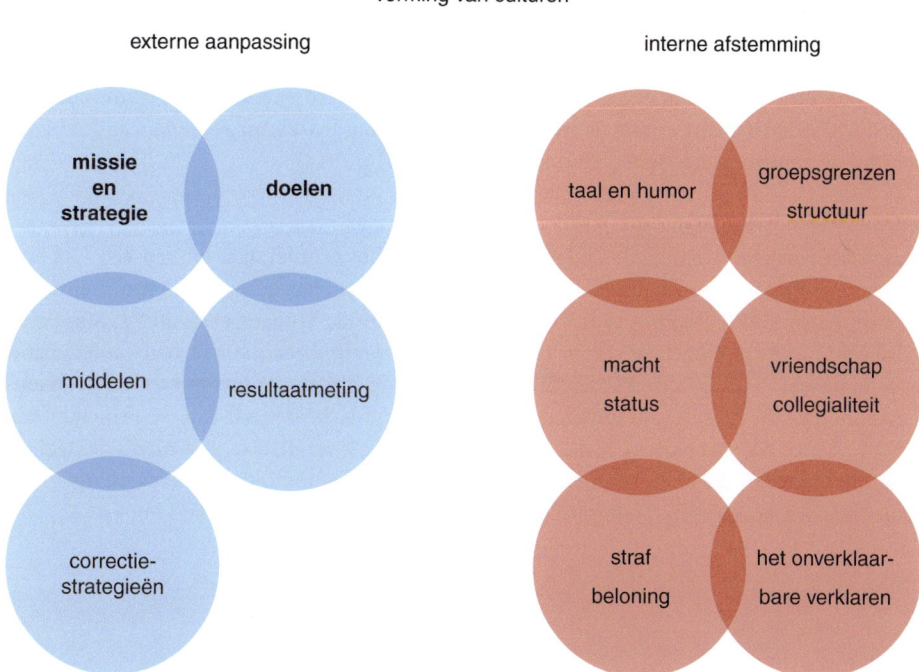

Figuur 4.8 Model van Schein. Bron: Braun en Kramer (2015)

Alleen op deze wijze komt er ook ruimte voor 'interne' afstemming (fig. 4.8). Interne (groeps)afstemming vergroot het wij-gevoel, de onderlinge sfeer en veiligheid. Als de 'interne' afstemming slaagt, neemt de kans op conflicten af.

Professionele teamtrainingen

Conflicten binnen het team beïnvloeden de kwaliteit van zorg. Conflicten hangen dikwijls samen met onderling wantrouwen, gebrek aan samenwerking, niet-eenduidig beleid, gebrekkige overdracht, slechte communicatie en een onveilige omgeving. Al deze factoren hangen samen met een verhoogde kans op fouten in de zorgverlening (IGJ 2014). Conflicten ontstaan meestal in de 'onderstroom'. Dit is het deel van het groepsproces dat zich 'onder de waterlijn' afspeelt, onzichtbaar is (Kramer 2014). De 'bovenstroom' is het zichtbare deel; het deel waar afspraken worden gemaakt, protocollen en zorgstandaarden worden goedgekeurd. In de 'onderstroom' vinden de verborgen ongrijpbare emotionele processen plaats. Hier nestelen zich onuitgesproken woede, onzichtbare machtspatronen, tegenstellingen en onuitgesproken vooroordelen en meningen. Vanuit de onderstroom worden deze signalen uitgezonden en leiden ze – vaak onbewust – tot saboterend gedrag. Het is van belang zich van de 'onderstroom' bewust te zijn en begeleiding te zoeken in de 'zachte kanten' van samenwerken. Dit kan in de vorm van teambuilding, coaching en intervisie, al of niet in samenwerking met acteurs, waarbij alle deelnemers van het VSV actief betrokken worden (Boer en Zeeman 2014; Zeeman en Boer 2014; Bellersen en Kohlmann 2012). Veiligheid, vertrouwen, gelijkwaardigheid en collegialiteit vormen de basis van deze professionele teamtrainingen. Werken aan de 'onderstroom' is daarbij belangrijk; hierin zit vaak de sleutel tot verbetering van onderlinge relaties en vertrouwen.

Locomotive-studie

In de Locomotive-studie (Local Obstetrical Collaboration Multidisciplinary Onsite Teamtraining effectiveness) werd aandacht besteed aan samenwerking en communicatie tussen verschillende zorgverleners in de geboortezorgketen. Hierbij werd onderzocht of teamtrainingen leiden tot betere samenwerking en informatie-uitwisseling tussen zorgverleners en tot betere zorguitkomsten voor moeder en kind (Romijn et al. 2016, 2018).

Simulatietrainingen

Daarnaast zijn er verschillende andere manieren om het teamklimaat binnen een (geboortezorg)organisatie te verbeteren. Denk hierbij aan simulatiegebaseerde teamtrainingen (Fransen et al. 2012; Deering et al. 2013; Banga et al. 2015; Truijens et al. 2015). Simulatiegebaseerde teamtrainingen of scenariotrainingen zijn praktijkgerichte vormen van educatie, waarbij de leerervaring versterkt wordt door reflectie op het eigen functioneren en het teamfunctioneren. Bij deze teamtrainingen wordt veelal aandacht besteed aan de principes van *Crew Resource Management* (CRM), waarbij aandacht is voor diverse niet-medische technische vaardigheden die te maken hebben met effectieve communicatie, samenwerking en het elkaar kunnen aanspreken (Helmreich et al. 1986, 1993; Thomas et al. 2003) (▶box 4.7).

> **Box 4.7 Simulatiegebaseerde teamtraining: feedback op communicatieve valkuilen**
> gedacht ≠ gezegd
> gezegd ≠ gehoord
> gehoord ≠ begrepen

CRM is oorspronkelijk afkomstig uit de luchtvaart en krijgt steeds meer aandacht in de gezondheidszorg (Gaba en DeAnda 1988; Gaba et al. 1994; McConaughey 2008; Haerkens et al. 2012). Formele simulatiegebaseerde teamtrainingen die doorgaans worden gegeven in een skills-lab zijn niet goedkoop, maar wel kosteneffectief als de trainingen elke drie maanden op locatie worden herhaald (Draycott et al. 2015; Ven 2017a, b).

Debriefing

De debriefing is een systematisch nabespreking en analyse van een praktijkervaring, met als doel het leermoment in iemands geheugen vast te leggen (Lederman 1992). Er wordt steeds meer wetenschappelijk onderzoek gepubliceerd over het effect van simulatiegebaseerde teamtrainingen in de verloskunde, waarbij verschillende auteurs aan de hand van literatuurreviews deze vorm van training sterk aanraden (Chang 2013; Daniels en Auguste 2013). De IGJ (2014) wil dat het omvangrijke aanbod van interprofessionele trainingen in de acute zorg beter wordt benut.

Er zijn VSV's die – soms in het bijzijn van de vrouw en haar (eventuele) partner – direct na elke bevalling een gestructureerde nabespreking hebben (debriefing) met alle betrokken zorgverleners. Doel van deze nabespreking is het interprofessionele teamfunctioneren te evalueren. Alle aanwezigen wordt gevraagd wat er goed ging en wat er beter kon. Het gaat hierbij niet zozeer om de inhoud, maar vooral om het proces van zorgverlening, waaronder onderlinge communicatie en bejegening van de zwangere vrouw en haar (eventuele) partner. Aldus wordt gestreefd naar continue verbetering van de zorg rondom zwangerschap en geboorte.

4.7.5 Het betrekken van het sociaal-maatschappelijke domein

Voor het betrekken van de huisarts, sociale wijkteams (gemeenten), publieke gezondheidszorg inclusief de JGZ (veelal GGD) en eventuele andere organisaties is het van belang om eerst een beeld te hebben hoe dit netwerk in de regio is samengesteld. Een VSV/IGO omvat dikwijls meerdere gemeentes, en iedere gemeente heeft, conform vigerende wetgeving, een eigen autonome verantwoordelijkheid op diverse beleidsterreinen. De GGD[3] is voor de geboortezorgorganisatie (VSV of IGO) hiervoor vaak de belangrijkste ingang. Ook kan eventueel gebruik worden gemaakt van persoonlijke professionele contacten op ambtelijk of bestuurlijk niveau. Beleidsmedewerkers of relatiebeheerders van de GGD hebben meestal een goed overzicht van bestaande samenwerking. Dit kan een breed preventieplatform zijn, een aantal samenwerkende gemeenten of een gezamenlijke inkooprelatie. Door de vertegenwoordiger van het VSV of de IGO kan in een overleg met een medewerker van de GGD een voorstel gedaan worden op welke wijze de regionale gemeenten en organisaties betrokken kunnen worden bij de integrale geboortezorg. Dat voorstel moet dan met de betrokken partijen worden kortgesloten, bijvoorbeeld met een presentatie in een regionaal ambtelijk overleg. Het doel van de samenwerking moet helder zijn. Onmisbare partijen zijn hierbij de (sociale) wijkteams (▶par. 2.5.2) en de JGZ, waaronder de consultatiebureaus vallen (▶par. 12.4.2). Afspraken dienen gemaakt te worden over zowel beleidsmatige als praktische samenwerking op wijkniveau. Communicatiekanalen en verantwoordelijkheden moeten voor alle betrokkenen duidelijk zijn.

4.8 Implementatiestrategieën integrale aanpak geboortezorg – enkele praktijkvoorbeelden

Praktijkvoorbeelden van de integrale aanpak van geboortezorg zijn het Rotterdamse project 'Klaar voor een kind' (▶box 4.8) en de HP4ALL-1- en HP4ALL-2-projecten (▶box 4.9).

> **Box 4.8 Het Rotterdamse onderzoeksprogramma 'Klaar voor een kind'**
> In het kader van het 'Aanvalsplan perinatale sterfte' werd in 2008 het Rotterdamse onderzoeksprogramma 'Klaar voor een kind' gelanceerd (Denktaş et al. 2012). Het primaire doel van dit onderzoeksprogramma (2008–2012) was de verbetering van perinatale uitkomsten door kwalitatief betere, lijnoverstijgende, risicogeleide zorg. De focus lag daarbij op wijken met de hoogste perinatale sterftecijfers. Het onderzoeksprogramma kende twee deelonderzoeken die betrekking hebben op, respectievelijk, preconceptiezorg en prenatale zorg.
>
> *Preconceptiezorg*
> Voor individuele preconceptiezorg werd een online vragenlijst voor risicosignalering ontwikkeld (▶ www.zwangerwijzer.nl) (▶par. 6.8.2). Deze vragenlijst was bestemd voor in Rotterdam wonende vrouwen met een kinderwens. Naar aanleiding van de gegeven antwoorden genereert dit programma een advies voor een preconceptiezorgconsult. Hiervoor kan de respondent een afspraak maken met een ter zake kundige huisarts of verloskundige.

---

[3] De GGD/GHOR ondersteunt en adviseert gemeenten bij de publieke gezondheid. Daarnaast is er bijzondere aandacht voor kwetsbare groepen. Voor het vinden van de GGD-locatie in de regio zie ▶ www.ggd.nl.

Daarnaast werd in Rotterdam groepsvoorlichting voor niet-zwangere vrouwen georganiseerd. Hierbij werden ook de informele netwerken van deze vrouwen, waaronder hun familie, betrokken. De meeste vrouwen waren laagopgeleid en/of hadden een migratieachtergrond. In het kader van dit deelprogramma werd in samenwerking met de GGD, het Erasmus MC en Zorgcampus* te Rotterdam, de opleiding voor tweetalige voorlichters 'perinatale gezondheid' gestart (Peters et al. 2014). Deze gediplomeerde voorlichters geven vrouwen algemene informatie over gezonde zwangerschap.
Uit de eerste resultaten van dit onderzoek bleek dat via groepsvoorlichting laagopgeleide vrouwen en migranten goed kunnen worden bereikt. Bij veel vrouwen ontbreekt kennis over risicofactoren rondom zwangerschap en geboorte (Voorst et al. 2017). Met groepsvoorlichting was er een aantoonbare verbetering van het kennisniveau van de deelnemende vrouwen. Deelname aan individuele preconceptiezorgconsultaties was daarentegen beperkt.

Prenatale zorg
Om risico's tijdens de zwangerschap en geboorte beter in te schatten, ontwikkelden en testten de onderzoekers een vernieuwde vragenlijst: de Rotterdam Reproductive Risk Reduction (R4U) score card. Deze risicosignaleringslijst omvat zowel medische als niet-medische risico's (▶par. 2.4.1 en 6.8). Niet-medische risico's hangen dikwijls samen met sociale ongelijkheid en armoede (Marmot 2015; Lagendijk et al. 2018) (▶par. 2.1).
* Zorgcampus is een innovatief kleinschalig kenniscentrum en biedt opleidingen en nascholingen in de zorg.

Box 4.9 Het onderzoeksproject Healthy Pregnancy 4 All (HP4All-1 en HP4All-2)
HP4All-1
Mede naar aanleiding van de Rotterdamse ervaringen met het onderzoeksprogramma 'Klaar voor een kind' werd in 2011 het HP4All-1-project gelanceerd (Denktaş et al. 2014; Vos 2015). Ook in dit project lag de focus op wijken met de hoogste perinatale sterftecijfers. Strategieën en instrumenten uit het programma 'Klaar voor een kind' werden op nationaal niveau verder uitgewerkt, geïmplementeerd en geëvalueerd, met aandacht voor lokale voorzieningen (Vos 2015). Het project werd uitgevoerd in veertien gemeenten, verspreid over heel Nederland*. Het belangrijkste doel van HP4All was de evaluatie van twee interventies om perinatale morbiditeit en mortaliteit in de geselecteerde wijken van deze veertien gemeenten te verlagen (Vos 2015). Ook dit onderzoeksprogramma kent twee deelonderzoeken. Het eerste deelonderzoek heeft betrekking op de invoering van programmatische preconceptiezorg, waarbij gebruik werd gemaakt van verschillende wervingsstrategieën (Voorst et al. 2015). Het tweede deelonderzoek betreft een *cluster randomised controlled trial*, waarin de systematische invoering van de R4U-signaleringslijst werd geëvalueerd (Lagendijk et al. 2018) (▶par. 2.4.1). Dit deelonderzoek werd uitgevoerd in verloskundigenpraktijken en ziekenhuizen gelegen in de veertien deelnemende gemeenten (tien clusters). In vijf clusters** werd deze lijst ingevoerd met daaraan gekoppeld een individuele aanpak volgens zorgpaden die toegespitst zijn op de gesignaleerde medische en niet-medische risico's (risicomanagement door middel van 'zorg op maat') (Vos et al. 2015). De overige vijf clusters dienden als controle. Dit deelprogramma heeft op VSV-niveau inmiddels geleid tot een goede samenwerking met de plaatselijke gemeentelijke instellingen en sociale wijkteams (▶par. 2.5.2).

> *HP4All-2*
> Het HP4All-2-project is feitelijk een uitbreiding van het HP4All-1-project (zie ▶www.kennispoort-verloskunde.nl). Het HP4All-2 onderzoeksproject, waarbij negen gemeenten zijn betrokken, richt zich op de toegevoegde waarde van het continuüm van integrale risicosignalering met 'zorg op maat' in de periode nadat het kind is geboren (Waelput et al. 2017). HP4All-2 maakt onderscheid tussen drie deelonderzoeken die betrekking hebben op respectievelijk: (1) de kraamperiode van de moeder, (2) de eerste 18 maanden van het kind, en (3) de interconceptieperiode, de periode tussen twee opeenvolgende zwangerschappen (▶par. 6.8.2).
>
> * De veertien gemeenten zijn: Utrecht, Amsterdam, Den Haag, Schiedam, Tilburg, Almere, Heerlen, Enschede, Nijmegen, Groningen, Delfzijl, Appingedam, Menterwolde en Pekela. Deze gemeenten zijn geselecteerd omdat zij wijken hebben met de hoogste perinatale sterftecijfers. Vrouwen woonachting in deze wijken kunnen potentieel maximaal profiteren van de interventies in beide deelstudies (Vos 2015).
> ** De vijf gemeenten waar de interventieplaats vond zijn: Amsterdam, Tilburg, Nijmegen, Enschede en Groningen en de vier omringende gemeenten (een cluster). De vijf gemeenten die als controle dienen zijn: Utrecht, Almere, Schiedam, Den Haag en Heerlen.

Zonder afbreuk te willen doen aan het grote aantal initiatieven in Nederland op het terrein van integrale geboortezorg en geboortezorgbekostiging worden in deze paragraaf drie projecten belicht, die illustratief zijn voor een integrale aanpak van geboortezorg, waarbij multidisciplinaire samenwerking met uitwisseling van kennis en ervaring hoog in het vaandel staat.

- **1 De Haagse Aanpak Perinatale Gezondheid**

In 2012 is de Haagse Aanpak Perinatale Gezondheid (HAPG) gelanceerd. De ambitie was tweeledig, namelijk binnen tien jaar het Haagse perinatale sterftecijfer omlaag brengen tot het landelijk gemiddelde en het verschil in de perinatale sterftecijfers tussen de wijken met een lage en met een hoge sociaaleconomische status halveren. Het platform heeft meetbare doelstellingen opgesteld (Haagse Aanpak Perinatale Gezondheid; Plan van aanpak 2017–2018. Bron: ▶http://docplayer.nl). Om die doelstellingen te halen zijn zeven speerpunten geformuleerd (▶box 4.10).

> **Box 4.10 Speerpunten van de Haagse Aanpak Perinatale Gezondheid 2017–2018**
> 1. In de zorg voor kwetsbare zwangere vrouwen wordt aangesloten bij de bestaande infrastructuur met decentrale teams per stadsdeel vanuit de Centra voor Jeugd en Gezin.
> 2. Versterken van de zorgketen.
> 3. Nemen van algemene maatregelen ter bevordering van de perinatale gezondheid, gericht op de hele populatie, ongeacht een eventueel verhoogd risico.
> 4. Aandacht voor risicogroepen. Dit zijn in het bijzonder de vrouwen woonachtig in de wijken met een lage sociaaleconomische status (SES).
> 5. Sociale verloskunde door onder andere aandacht voor de sociaaleconomische verschillen in een wijk.
> 6. Extra aandacht voor risicogroepen zoals Hindoestaanse vrouwen.
> 7. Extra aandacht voor Creoolse vrouwen.

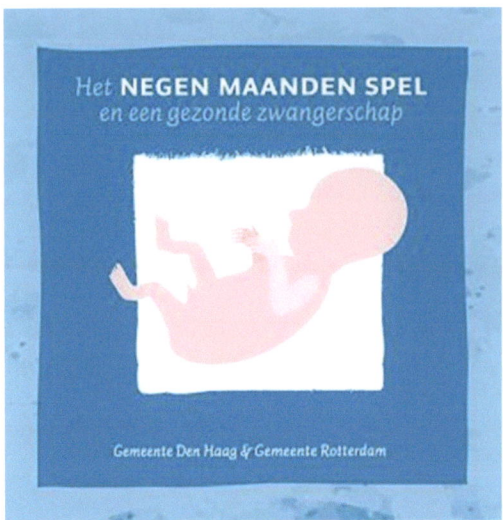

☐ **Figuur 4.9**   Het Negen Maanden Spel®

Den Haag maakt deel uit van het onderzoeksprogramma Healthy Pregnancy 4 All (HP4All). De eerste meetbare resultaten zijn geboekt en stemmen optimistisch (GGD Haaglanden 2018). Het verschil in perinatale sterfte tussen de wijken met een hoge sociaaleconomische status (SES) en de lage SES-wijken was in 2000–2008 een factor twee. In 2009–2014 is dit verschil iets afgenomen (factor 1,9). Hiermee is een stap gezet in de ambitie om het verschil in de perinatale sterftecijfers tussen de wijken met een lage SES en de wijken met een hoge SES met de helft te reduceren.

Binnen het Haags geboortenetwerk is de onderlinge multidisciplinaire samenwerking flink toegenomen (GGD Haaglanden 2018). Gezamenlijk is het standaardzorgpad ontwikkeld dat bedoeld is voor elke zwangere vrouw in de Haagse regio. De zwangere vrouw staat hierin centraal. Vervolgens zijn nieuwe zorgpaden ontwikkeld waarbij zwangere vouwen met een medische indicatie voor het grootste deel in de eerste lijn kunnen blijven. Er wordt gewerkt met de R4U-risicosignaleringslijst (▶ par. 2.4.1). Verloskundig zorgverleners hebben hiermee, desgewenst, de mogelijkheid cliënten door te leiden naar sociale partners. Voorts is er in Den Haag aandacht voor preventie; kinderwensspreekuren bij verloskundigen zijn opgezet. Het belang van Gezond Zwanger worden wordt uitgedragen tijdens voorlichtingen, op scholen en tijdens taalprogramma's (GGD Haaglanden 2018). Ook wordt de mogelijkheid van CenteringPregnancy® geboden (▶ par. 1.7.1).

- **2 Het Negen Maanden Spel®**

In 2014 is in Rotterdam en Den Haag het Negen Maanden Spel geïntroduceerd (☐fig. 4.9). Het Negen Maanden Spel is een middel om op grotere schaal gezondheidsvoorlichting te geven aan de doelgroepen die een kennisachterstand hebben als het gaat om zwangerschap en geboorte (▶ www.spelopmaat.com). Het spel is eenvoudig te spelen en omvat honderd spelkaarten met relevante vragen over de meest uiteenlopende aspecten van de zwangerschap en geboorte (☐fig. 4.10).

4.8 · Implementatiestrategieën integrale aanpak geboortezorg – enkele ...

Stellingen	Waar	Niet waar	Weet ik niet
Kruis één antwoord aan			
Roken in het bijzijn van een zwangere vrouw heeft invloed op de ongeboren baby	☐	☐	☐
De zorgverzekeraar betaalt alle kosten van de zwangerschap en de bevalling	☐	☐	☐
Stress bij moeder na bijvoorbeeld een heftige ruzie heeft invloed op de ongeboren baby	☐	☐	☐
De gezondheid van de man heeft invloed op de ongeboren baby	☐	☐	☐

Kruis één antwoord aan

Waarom wordt het aangeraden om foliumzuurtabletten te slikken voor en tijdens de zwangerschap?

☐ Het helpt tegen bloedarmoede

☐ Het helpt tegen de vermoeidheid

☐ Het verkleint het risico op het krijgen van een kindje met een open ruggetje

Tijdens de zwangerschap kan de moeder het beste

☐ eten voor twee

☐ afvallen

☐ gevarieerd eten

Tijdens de zwangerschap kan moeder het beste

☐ niet sporten/ bewegen

☐ hetzelfde blijven sporten/ bewegen als wat ze voor de zwangerschap deed

☐ veel sporten/ bewegen

Als de moeder medicijnen gebruikt tijdens de zwangerschap

☐ kan ze daar gewoon mee doorgaan

☐ moet ze daar onmiddellijk mee stoppen

☐ moet ze dit overleggen met de arts of de verloskundige

◘ Figuur 4.10 Voorbeelden van spelkaarten van het Negen Maanden Spel

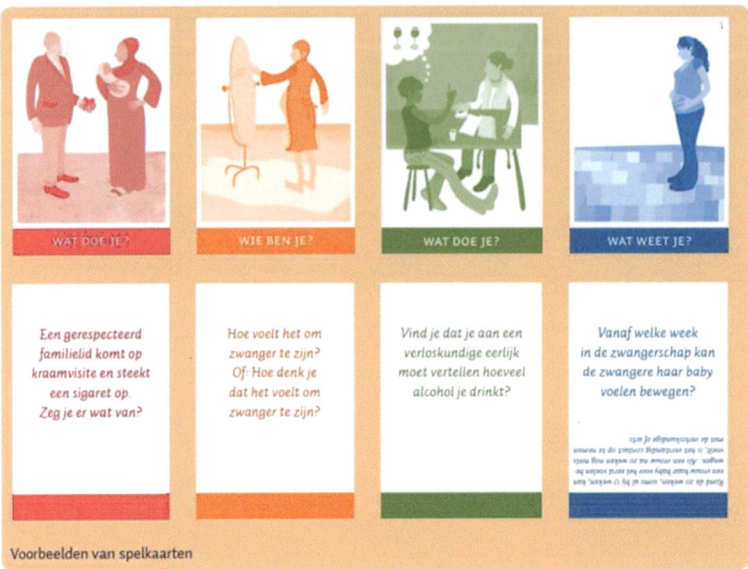

◘ **Figuur 4.10** vervolg

Tijdens het spel kunnen de deelnemers kennis opdoen, hun mening geven of (praktische) keuzes bespreken en (her)overwegen. Een deskundige spelleider kan tijdens het spel aanvullende informatie geven over de zwangerschap en deelnemers eventueel doorverwijzen. Uit evaluatieonderzoek onder zwangere vrouwen bleek dat de meerderheid het spel leuk vindt omdat het informatief en leerzaam is (GGD Haaglanden 2015). Ook werd de eerste indruk van de ervaringen met dit spel geëvalueerd door een groep zorgprofessionals. De meesten van hen vinden het Negen Maanden Spel een nuttig instrument om de discussie over een gezonde zwangerschap op gang te brengen. Verloskundigen kunnen het spel gebruiken voor groepsconsulten. Een spelleider met kennis en ervaring op het gebied van gezonde zwangerschap begeleidt de spelsessies. Het spel is vooral geschikt voor laagopgeleide vrouwen en mannen met geringe gezondheidsvaardigheden. Het Negen Maanden Spel is ook geschikt voor onderwijsdoeleinden.

- **3 De aanpak in de Veenkoloniën, waaronder Hoogeveen**

3a Project 'Bij een goede start hoort een goed begin'

In 2010 is in Hoogeveen het project 'Bij een goede start hoort een goed begin' gelanceerd (▶www.gezondin.nu). Aanleiding van dit project is onder meer de relatief hoge frequentie van kindermishandeling, de grote aantallen tienermoeders en de relatief hoge frequentie van zuigelingensterfte in de gemeente Hoogeveen. Opvallend veel kinderen wonen in achterstandswijken. Het project wil gezonde leefomstandigheden voor de nieuwe generatie kinderen in Hoogeveen en omgeving tot stand brengen, in het bijzonder voor degenen die worden geboren in achterstandssituaties. Door een integrale aanpak van alle bij het gezin en bij de zwangerschap betrokken professionals wordt, waar nodig, medische en maatschappelijke ondersteuning geboden (◘fig. 4.11). Het project beoogt daarmee het generatie-op-generatie-effect van ongunstige omstandigheden te doorbreken.

het project 'bij een goede start hoort een goed begin' in één oogopslag:

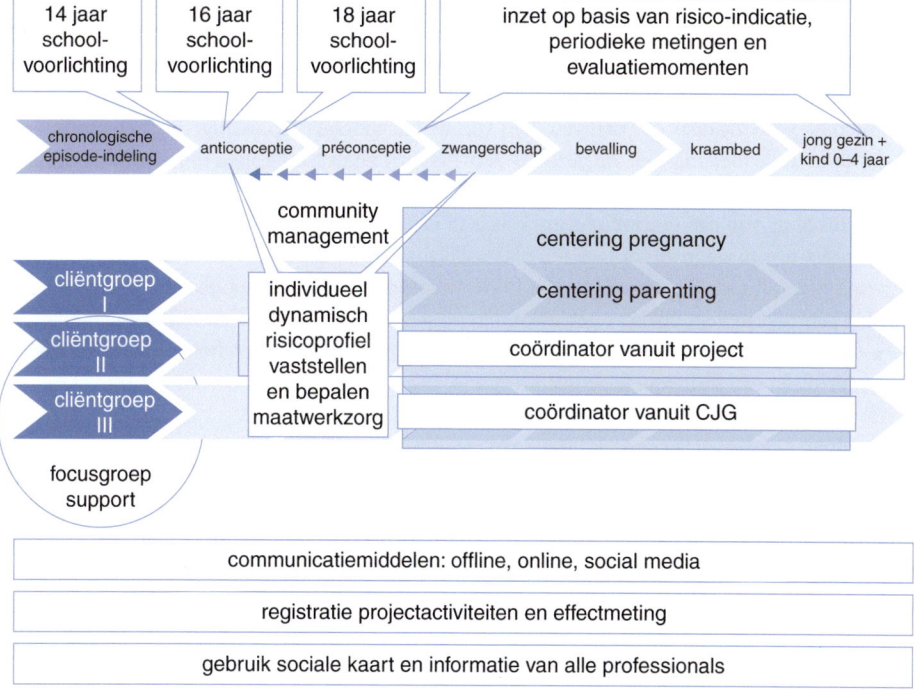

◘ **Figuur 4.11** Infographic van het project in Hoogeveen

Het project 'Bij een goede start hoort een goed begin' kent drie speerpunten.
- Fase vóór de zwangerschap; jongeren bewust maken van de voorwaarden voor een gezonde zwangerschap en de veranderingen die volgen uit het ouderschap.
- Fase tijdens de zwangerschap en bevalling; het zowel medisch als (psycho)sociaal begeleiden van de zwangerschap door professionals die, afhankelijk van de situatie, de juiste zorg kunnen bieden, desgewenst in groepsverband om de (aanstaande) moeder en haar gezin goed voor te bereiden op de bevalling en het ouderschap.
- Fase na de geboorte; het jonge gezin desgewenst niet alleen op medisch maar ook op (psycho)sociaal vlak de ondersteuning bieden die nodig is voor goed ouderschap, zodat het kind veilig en gezond opgroeit en zich optimaal kan ontwikkelen.

Alle verloskundigen en een aantal jeugdverpleegkundigen in Hoogeveen en omgeving zijn eind 2015 getraind in vroegsignalering van risico's voor de gezondheid en het welzijn van moeder en kind (▶ par. 6.8). Aan de hand van verschillende risicosignaleringslijsten wordt samen met de (zwangere) vrouw de gezinssituatie in kaart gebracht en worden indien nodig en/of gewenst acties voor ondersteuning in gang gezet. Voorts wordt gewerkt volgens de module van CenteringPregnancy® (▶ par. 1.7.1).
3b Project 'Goede start'

Dertien Groningse en Drentse gemeenten, waaronder Hoogeveen, vier VSV's, drie JGZ-organisaties, huisartsen en aanbieders van gezinsondersteunende diensten zijn vanaf 2016 betrokken bij het project 'Goede start'. Het project 'Bij een goede start hoort een goed begin' is vanaf 2016 ondergebracht bij het project 'Goede start'. De Veenkoloniën hebben te maken met langdurige armoedeproblematiek: inwoners zijn relatief laag opgeleid en er wonen families waarvan inmiddels de derde generatie werkloos is (Kesteren 2016). In de voorbereidingsfase van dit project zijn gesprekken gevoerd met inwoners en professionals over de mogelijke oorzaken van de gezondheidsachterstand. Al snel bleek dat sociaal-maatschappelijke problematiek het gespreksonderwerp werd, met thema's zoals participatie, armoede en schulden. Vervolgens werd gezamenlijk gezocht naar oplossingen. Een van de aangedragen oplossingen is het gebruik van *health coins*, waarmee mensen via gezonde activiteiten – zoals fruit kopen of wandelen – kunnen sparen voor korting op gezonde producten en diensten bij deelnemende winkels. Een ander idee is de aanstelling van een gezondheidsmakelaar in een gemeente: een functionaris die het contact coördineert tussen de inwoners en alle plaatselijke en regionale organisaties die zich bezighouden met gezondheid. De ervaringen die in de Veenkoloniën worden opgedaan, zullen dan ook worden gebruikt in vergelijkbare gebieden. Dit project is om twee redenen innovatief. Ten eerste door de permanente dialoog met de inwoners, ten tweede omdat er een hele regio bij betrokken is en niet alleen een individuele gemeente of wijk (Kesteren 2016). Dit is voor het ministerie van VWS reden om de Veenkoloniën als proefregio te zien. In de stuurgroep van het project 'Goede start' zitten enkele vertegenwoordigers van de deelnemende gemeenten, vertegenwoordigers van de belangrijkste regionale zorgverzekeraars en vertegenwoordigers van het Zorg Innovatie Forum (ZIF). Het ZIF treedt op als procesbegeleider en is beheerder van de middelen die het ministerie van VWS beschikbaar heeft gesteld. De inwoners nemen ook zitting in de stuurgroep. Het uitgangspunt van het programma is dat de inwoners zélf de regie hebben (Kesteren 2016).

4.9 Cliëntenparticipatie

4.9.1 Inleiding

Cliënten- of patiëntenparticipatie is de verzamelnaam voor verschillende vormen van inspraak of medezeggenschap van cliënten. In 2008 werd het programma 'Zeven rechten voor de cliënt in de zorg: investeren in de zorgrelatie' gelanceerd (▶box 4.11). Dit programma heeft geleid tot wettelijke regelgeving die de positie van de cliënt in de zorgsector heeft versterkt.

> **Box 4.11 Zeven rechten voor de cliënt in de zorg: investeren in de zorgrelatie**
> 1. het recht op beschikbare en bereikbare zorg;
> 2. het recht op keuze en op keuze-informatie;
> 3. het recht op kwaliteit en veiligheid;
> 4. het recht op informatie, toestemming, dossiervorming en privacy;
> 5. het recht op afstemming tussen zorgverleners;
> 6. het recht op een effectieve, laagdrempelige klacht- en geschillenbehandeling;
> 7. het recht op medezeggenschap en goed bestuur.
>
> Bron: Rijksoverheid (2008)

In de Wet medezeggenschap cliënten zorginstellingen (Wmcz) is vastgelegd dat de cliënten van instellingen in de ouderen-, gezondheids- en welzijnszorg inspraak hebben door middel van een cliëntenraad. De wet wil mensen die afhankelijk zijn van zorg, invloed geven op de zorgverlening. Familieleden van cliënten kunnen ook deel uitmaken van de cliëntenraad. Om goed te kunnen functioneren heeft een cliëntenraad een aantal rechten (▶box 4.12).

> **Box 4.12 Rechten van cliëntenraad**
> - Recht op informatie; de zorginstelling moet de cliëntenraad alle informatie geven die deze voor zijn taak nodig heeft.
> - Recht op overleg; de cliëntenraad overlegt regelmatig met de directie over het beleid van de instelling.
> - Recht om te adviseren; de cliëntenraad mag gevraagd en ongevraagd de directie adviseren.
> - Recht van enquête; een zorginstelling die een stichting of een vereniging is, neemt in haar statuten een cliëntvertegenwoordigend orgaan op die zij het recht van enquête geeft. De zorginstelling kan daarvoor niet alleen de cliëntenraad aanwijzen, maar ook een ander cliëntvertegenwoordigend orgaan, bijvoorbeeld een cliëntenorganisatie. Via het enquêterecht kan dit orgaan de Ondernemingskamer vragen een onderzoek in te stellen naar mogelijk wanbeleid in een zorginstelling.
> - Bindende voordracht bestuurslid; de cliëntenraad kan invloed uitoefenen op de samenstelling van het bestuur of de raad van toezicht. Hij mag ten minste één persoon voordragen ter benoeming als lid van de raad van toezicht.
>
> Bron: Rijksoverheid: medezeggenschap cliënten in de zorg (▶ www.rijksoverheid.nl)

4.9.2 Adviesraad van zwangere vrouwen/(jonge) ouders

De Wmcz is niet van toepassing op geboortezorg. In de Zorgstandaard Integrale Geboortezorg (2016) staat opgenomen dat er in een integrale geboortezorgorganisatie een vorm van inspraak van cliënten moet zijn. Men spreekt van de 'adviesraad' van zwangere vrouwen/(jonge) ouders,[4] waarin onder meer het kwaliteitsjaarverslag en de beleidsplannen worden besproken.

In Veenendaal is ervaring opgedaan met zo'n adviesraad (Zeeman 2013) (▶ box 4.13).

> **Box 4.13 Veenendaal: ervaringen met een cliëntenpanel**
> Rieneke Vlastuin, van huis uit kraamverzorgende, is assistente in de Veenendaalse verloskundige praktijk Creation en volwaardig lid van het verloskundig team. We spreken elkaar in het gezondheidscentrum – waar de praktijk deel van uit maakt – om te praten over cliëntenparticipatie. Rieneke: 'We betrekken zwangere vrouwen door ze te laten meedenken over allerlei aspecten van de zorg. Zo kunnen we onze zorg verbeteren en zorgen dat cliënten zich goed voelen in de praktijk.' Meedenken doen cliënten niet alleen door het invullen van een enquête, maar ook in het cliëntenpanel, een regelmatig terugkerende bijeenkomst die Rieneke organiseert: 'De groep heeft een wisselende samenstelling en bestaat uit ongeveer tien zwangere en pas bevallen vrouwen. We letten erop dat het een doorsnee is van mensen die bij de praktijk onder controle zijn. De verloskundigen zijn er met opzet zelf niet bij, zodat mensen gemakkelijk kunnen praten.

---

4 Adviesraad van zwangere vrouwen/(jonge) ouders is in dit boek synoniem met moederraad, cliëntenraad, cliëntenpanel en – in een bredere context – gezinsraad. Omdat de leden van deze adviesraden vaak jonge moeders zijn, wordt de term moederraad gebruikt. Hun partners kunnen echter ook deel uitmaken van de cliëntenraad.

> Ik doe het samen met een oud-cliënte, zij is drie zwangerschappen bij ons in de praktijk geweest. Hierdoor is de drempel laag.' Er is een vaste agenda voor de panelbijeenkomst. Rieneke: 'Eerst vertellen we wat er de vorige keer in het panel is besproken en wat we ermee gedaan hebben. Verder vragen we naar zaken die hun opvallen en welke verhalen er over de praktijk de ronde doen. De laatste keer kwam daarvan terug dat we in de praktijk niet zelf echo's maken. Er is een andere praktijk in Veenendaal die dat wel doet. Inmiddels hebben twee van onze verloskundigen een echo-opleiding afgerond, dus daar is aan gewerkt. Ook bespreken we opvallende uitkomsten uit de cliëntenenquête en nieuwe ontwikkelingen in de praktijk.'
>
> Bron: Zeeman (2013)

De verantwoordelijkheid voor het opzetten van deze adviesraad ligt bij het VSV of de IGO. Deze werft onder de populatie zwangere vrouwen en hun (eventuele) partners kandidaten, benoemt de leden van de adviesraad voor een vastgestelde periode en zorgt ervoor dat de leden hun rechten op informatie, overleg, advies en enquête kunnen uitoefenen.

4.9.3 Samenwerking met de adviesraad van zwangere vrouwen/ (jonge) ouders

Samenwerking is een manier om (1) cliëntgerichte zorg te geven, (2) te leren van feedback en (3) kennis te nemen van ideeën die soms vernieuwend en verfrissend zijn en die leiden tot (4) zorginnovatie. De IGO moet ernaar streven dat vrouwen met een neutrale of positieve ervaring deel willen uitmaken van de adviesraad. Dit bevordert de sfeer en het onderling vertrouwen tussen adviesraad en IGO, en kan een positief kritische benadering ondersteunen. Om jonge ouders te interesseren voor een rol in een cliëntenpanel of adviesraad is meer nodig dan een boekenbon. In Nijmegen is een handleiding ontwikkeld voor de implementatie van een 'vitale moederraad' (▶www.kennisnetgeboortezorg.nl). Daarnaast helpt de website ▶www.zelfbewustzwanger.nl de VSV's bij het opzetten van een eigen regionale community van zwangere vrouwen. ▶Zelfbewustzwanger.nl is een digitaal platform van zwangere vrouwen en recent bevallen vrouwen. Zij vormen samen een online community. Hieruit worden vrouwen voor de adviesraad zwangere vrouwen/(jonge) ouders geworven. Geïnteresseerden krijgen coaching en scholing en doorlopen een gratis e-learningprogramma. In korte video's geven zorgprofessionals evidence-based voorlichting, afgewisseld met een empowermentprogramma. Tijdens het doorlopen van het e-learningprogramma beantwoordt de zwangere vrouw vragen over haar ervaringen met de zorg. De leden van de adviesraad kunnen hun achterban online raadplegen en betrekken bij het formuleren van adviezen. Deze achterban bestaat uit zwangere vrouwen die deel uitmaken van de online community. Daarnaast kan ▶zelfbewustzwanger.nl van andere VSV's verkregen informatie over *best practices* en cliëntenraden gemakkelijk delen en landelijk verspreiden. Een veelvoorkomende manier van raadplegen, refererend aan de tweede trede van de participatieladder (zie volgende paragraaf), is het werken met focusgroepen waarin de meningen van de deelnemers worden verzameld. Ook het uitzetten van een enquête is een vorm van raadplegen. 'Adviseren', de derde trede van de participatieladder, heeft het voorkeurslabel van de Zorgstandaard Integrale Geboortezorg (2016) (▶box 4.14).

4.9.4 Knelpunten in het opzetten van een adviesraad van (jonge) ouders

Met de komst van de Zorgstandaard Integrale Geboortezorg (2016) is de oprichting van een adviesraad van zwangere vrouwen (jonge) ouders niet meer vrijblijvend. In de Zorgstandaard staat dat het VSV (of de IGO) samen met de adviesraad het kwaliteitsjaarverslag en de voorgenomen beleidsplannen bespreekt. VSV's moeten tijd vrijmaken voor het initiëren van deze adviesraad en voor het maken van goede werkafspraken over taken en bevoegdheden van de adviesraad. De adviesraad is afhankelijk van de vrijwillige inzet van de doelgroep. Een VSV kan bij het initiëren van een adviesraad van zwangere vrouwen/(jonge) ouders verschillende knelpunten tegenkomen. Zo geven zwangere vrouwen en (jonge) ouders vaak geen prioriteit aan vrijwillige deelname aan de adviesraad omdat zwangerschap een tijdelijke en relatief korte episode in hun leven is, zij het met een levenslange impact. Ze hebben het vaak te druk – met een jong gezin, al of niet in combinatie met werkzaamheden buitenshuis. Vrouwen die zitting hebben in de adviesraad hebben daarnaast geen directe verbinding met de achterban; ze zijn namelijk geen officiële vertegenwoordigers van de populatie zwangere vrouwen in de VSV-regio. Ook maakt het bijeenbrengen van een groep vrouwen hen nog geen team; daar is investering en begeleiding voor nodig. En, tot slot, het kunnen meepraten over beleid is voor een aantal van hen geen dagelijkse kost. Daarvoor is ook scholing nodig. Momenteel zijn er verschillende initiatieven om vrouwen uit kwetsbare groepen die ervaringskundig zijn specifieke scholing aan te bieden, die hen voorbereidt op een positie binnen de adviesraad voor zwangere vrouwen/(jonge) ouders. Deze ervaringsdeskundigen kunnen ook worden ingezet bij de ontwikkeling van zorgpaden die betrekking hebben op het sociaal-maatschappelijke domein van geboortezorg.

4.9.5 De cliëntenparticipatieladder

De participatieladder onderscheidt vijf vormen van cliëntenparticipatie die de mate van inspraak of medezeggenschap in een organisatie aangeven (Raats et al. 2013) (▶box 4.13). Hoe hoger op de ladder, hoe meer invloed cliënten hebben op het beleid. De ladder is bedoeld om inzicht te geven in de vormen (intensiteit) van patiëntenparticipatie en geeft géén waardeoordeel. De hoogste trede van de ladder is niet altijd de meest wenselijke.

> **Box 4.14 Cliëntenparticipatieladder**
> 1. Informeren: de cliënt weet mee.
>   De cliënt wordt op de hoogte gehouden en goed geïnformeerd. Bij de professionals is steun voor cliëntenparticipatie, maar er is nog geen sprake van echte betrokkenheid van cliënten.
> 2. Raadplegen: de cliënt denkt en praat mee.
>   De professional bepaalt wat er gebeurt, maar gaat wel actief op zoek naar de mening van de cliënt. De cliënt is een serieuze gesprekspartner, maar de professional verbindt zich niet direct aan de resultaten uit de gesprekken.

3. Adviseren: de cliënt adviseert en de hulpverlener beslist.
   Er is direct contact tussen professional en cliënt. Er wordt actief gezocht naar de mening van cliënten en zij worden expliciet om een oordeel gevraagd. De voorstellen en ideeën van cliënten tellen en de professional verbindt zich in principe aan de resultaten, maar kan bij de uiteindelijke besluitvorming hier (beargumenteerd) van afwijken. Cliënten worden geraadpleegd over specifieke zaken die binnen de kwaliteitsverbetering aan de orde zijn.
4. Partnerschap: de cliënt beslist mee.
   Er is een gelijkwaardige samenwerking waarbij de cliënt haar eigen rol heeft en sprake is van gezamenlijke besluitvorming met professionals. Cliënten en professionals stellen gezamenlijk vast waarover gesproken wordt. De professional verbindt zich in principe aan de uitkomsten van deze gesprekken.
5. Regisseur: de cliënt bepaalt en de professional ondersteunt.
   De cliënt (of breder: de gemeenschap) bepaalt de doelen en prioriteiten van een activiteit of organisatie. De regie voor de zorg komt primair bij de cliënten te liggen. De professional krijgt feitelijk een adviserende rol.

Bron: Raats et al. (2013)

4.10 Deskundigheidsbevordering op organisatorisch terrein

4.10.1 Inleiding

Geboortezorgvernieuwing heeft niet alleen betrekking op het medisch-inhoudelijke, maar ook op het organisatorische terrein van zorg. Er is geen pasklaar antwoord voor het bewerkstelligen van veranderingen op het terrein van organisatie van integrale geboortezorg. In de gezondheidszorg wordt voor organisatorische verandering dikwijls het Lean®-concept, en het Kleurendenken van Léon de Caluwé en Hans Vermaak (2011) gebruikt.

4.10.2 Lean®-filosofie

Lean® is een strategie voor het verbeteren van de efficiëntie van bedrijfsprocessen (logistiek) en het elimineren van verspilling. In deze strategie staat de klant centraal. Door de klant centraal te stellen beoogt deze methodiek maximale toegevoegde waarde voor de klant tegen minimale inspanning. Hierdoor verbetert de kwaliteit, worden doorlooptijden verkort en nemen de kosten af. Dat heeft een positief effect op de zowel de klanttevredenheid, de medewerkersbetrokkenheid als de winst. Lean® kreeg vooral bekendheid toen het door Toyota toegepast werd bij de lopendeband-fabricage (Engels: *Lean Manufacturing*®). De typische manier van 'Lean werken' is om achter de echte oorzaak van een logistiek probleem of knelpunt te komen (▶box 4.15). Hiertoe wordt het Lean-stappenplan gebruikt waarin de 5 x waarom-vragen (Engels: *5 times why*) zijn opgenomen. Het stappenplan begint met het definiëren van het probleem om vervolgens de vraag te stellen waarom dit probleem is ontstaan. Het antwoord daarop is het uitgangspunt voor de volgende waarom-vraag, wat leidt tot een antwoord dat weer aanleiding is voor een volgende vraag – totdat de 5 x waarom-vragen die uiteindelijk de mogelijke kernoorzaak van het probleem blootleggen zijn gesteld en beantwoord (▶box 4.16).

> **Box 4.15 Lean®-stappenplan om achter de kernoorzaak van een probleem of knelpunt te komen**
> Definieer het probleem:
> - Hoe is het probleem ontstaan? Wat is er gebeurd?
> - Wat zijn de specifieke kenmerken van het probleem of de gebeurtenis?
>
> Verzamel informatie:
> - Wat is het bewijs dat het probleem er echt is?
> - Hoe lang bestaat het probleem reeds?
> - Wat zijn de gevolgen van het probleem?
>
> Identificeer mogelijke oorzaken:
> - Door welke factoren wordt het probleem of de situatie veroorzaakt?
> - Welke omstandigheden maken het ontstaan van het probleem mogelijk?
> - Welke overige ongunstige condities hangen samen met het centrale probleem?
>
> Identificeer de kernoorzaak (Engels: *root-cause*):
> - Gebruik de 5 x waarom-methode om de kernoorzaak te identificeren. Indien nodig kan de 5 x waarom-methode op verschillende mogelijke kernoorzaken worden toegepast.
>
> Bedenk oplossingen en maak aanbevelingen:
> - Welke stappen (oplossing) kunnen genomen worden om het probleem in de toekomst te voorkomen?
> - Hoe moet de oplossing geïmplementeerd worden?
> - Wie is verantwoordelijk voor het implementeren van de oplossing?
> - Zijn er risico's verbonden aan het implementeren van de oplossing?
>
> Implementatie:
> - Implementeer de oplossing die het beste aansluit voor het oplossen van de laatste waarom-vraag.
>
> Meten is weten:
> - Analyseer na implementatie van de oplossing of het probleem inderdaad verholpen is. Indien nodig, doorloop de 5 x waarom-vragen opnieuw.
> - Zodra de kernoorzaak van het probleem is geïdentificeerd, kunnen gerichte maatregelen worden genomen om het gesignaleerde probleem op te lossen.
>
> Bron: ▶http://leansixsigmatools.nl

Box 4.16 Voorbeeld van 5 x waarom-methode

Probleem: een klant ontvangt een bestelling te laat van de leverancier.

1e Waarom
Waarom heeft de klant de bestelling te laat ontvangen?
Antwoord: het transportbedrijf, verantwoordelijk voor de levering, beschikte niet over de juiste adresgegevens van de klant.

2e Waarom
Waarom beschikte het transportbedrijf niet over de juiste adresgegevens?
Antwoord: het adres op de verpakking komt niet overeen met het adres van de klant.

3e Waarom
Waarom komt het adres op de verpakking niet overeen met het adres van de klant?
Antwoord: de klant is vijf maanden geleden verhuisd naar een nieuwe locatie en dit nieuwe adres is nog niet opgenomen in het klantenbestand van de leverancier.

4e Waarom
Waarom is het nieuwe adres van de klant nog niet opgenomen in het klantenbestand van de leverancier?
Antwoord: de systeembeheerder is al zes maanden ziek en niemand heeft eraan gedacht om het adres aan te passen.

5e Waarom
Waarom heeft niemand eraan gedacht om het adres aan te passen?
Antwoord: er is wel aan gedacht, maar niemand weet hoe een wijziging in het klantenbestand moet worden aangebracht.

Conclusie
Na het uitvoeren van de 5 x waarom-methode in dit voorbeeld kunnen we het volgende concluderen:
- De verantwoordelijkheid voor het onderhouden van het klantenbestand ligt bij één persoon.
- Er zijn geen duidelijke afspraken rond het overnemen van elkaars verantwoordelijkheden bij afwezigheid.
- De interne communicatie tussen de verschillende afdelingen verloopt niet optimaal.

Op basis van deze conclusie kan de leverancier maatregelen nemen om gelijksoortige problemen in de toekomst te voorkomen.

Bron: ►http://leansixsigmatools.nl

Lean® is niet alleen geschikt voor logistieke verbeteringen in de auto-industrie, maar wint ook terrein in andere bedrijfstakken, zoals de verzekeringswereld, het bankwezen en de zorg (Aij en Lohman 2013). Lean® kan worden gecombineerd met Six Sigma, een statistische methodiek om te komen tot een bepaalde mate van standaardisatie. Voordelen van standaardisatie zijn onder andere voorspelbaarheid van het proces en het kunnen herkennen van afwijkingen. De Lean®-aanpak leidt tot goede motivatie voor verandering op de werkvloer en die is onmisbaar voor kwaliteitsverbetering. Lean® koppelt daarmee kwaliteit aan leiderschap.

Implementatie van Lean®

De invoering van Lean® in een zorginstelling begint meestal met een pilot op één afdeling. Om de vruchten van Lean® te kunnen plukken, is het echter noodzakelijk om andere afdelingen bij het Lean®-verbeterplan te betrekken. Het is daarbij van belang om vanaf het begin voldoende draagvlak te creëren. Dat is niet eenvoudig. Het begint met het erkennen en definiëren van het probleem. Wat is eigenlijk het probleem waarvoor een oplossing moet worden gevonden? En hoe urgent is het probleem? Soms ontstaat er weerstand, vooral als Lean® wordt gezien als een verkapte manier van bezuinigen. Het accent van Lean® ligt echter niet op bezuinigen, maar op kwaliteitsverbetering, vooral door de manier van werken (logistiek). Dergelijke verbeteringen moeten uiteindelijk leiden tot minder verspilling van tijd en geld; kostenbesparing door kwaliteitsverbetering.

Er is geen kant-en-klaar recept voor de invoering van Lean® in een organisatie. Elke organisatie verschilt in bedrijfsvoering en cultuur, maar een programmatische aanpak wordt wel aanbevolen (Aij en Lohman 2013). Een verbeterplan begint met een zogenoemde 'waardenstroomanalyse' waarmee alle processtappen die 'de klant' doorloopt, in kaart worden gebracht en getoetst aan klantwaarden. Het is van belang om de werkvloer hierbij vanaf het begin actief te betrekken (bottom-up aanpak). Actieve participatie van 'de klant' moet ook worden gestimuleerd, om te voorkomen dat verkeerde aannames worden gedaan in wat 'waarde' betekent voor de klant. Het verbeterplan wordt vervolgens verder uitgewerkt. Visie en strategie moeten helder zijn. In het algemeen geldt dat het Lean®-verhaal kernachtig, enthousiasmerend en openhartig moet worden gecommuniceerd. Steun kan worden gezocht bij leidinggevenden. Eventuele weerstanden van de werkvloer tegen de voorgestelde veranderingen van de manier van werken moeten worden benoemd en respectvol besproken. Eenieder moet zich daarbij vrij voelen om zich over de voorgestelde veranderingen uit te spreken. Het projectplan bevat een realistisch tijdpad voor implementatie. Deel de eerste successen met de werkvloer en veranker ten slotte de nieuwe manier van werken in de organisatie.

Voor verdere informatie over de Lean® filosofie wordt verwezen naar de literatuur over dit onderwerp, waaronder het boek van Aij en Lohman (2013). Daarnaast bestaat de mogelijkheid om Lean®-opleidingen te volgen.

4.10.3 Kleurendenken voor organisatieverandering

Er zijn vele modellen voor organisatieverandering. Een daarvan is het Kleurendenken van Léon de Caluwé en Hans Vermaak (2011). Dit is een veelvuldig toegepast en handzaam model voor de analyse en verbetering van prestaties in een organisatie. Veranderstrategieën worden gesymboliseerd door vijf kleuren, die de vijf manieren van denken over veranderen weergeven (◘fig. 4.12). Elk van deze kleuren is uitgewerkt in mensbeelden, eigenschappen, idealen en valkuilen. Idealen staan voor concrete organisatorische verbeteringen op langere termijn. Valkuilen referen aan situaties of omstandigheden waarin de verbeteracties niet effectief zijn.

Begrippenkader

De kleurensymboliek van Caluwé en Vermaak (2011) (▶ www.managementsite.nl):
- *Geel* symboliseert macht (de zon, het vuur). Geeldrukdenken veronderstelt dat veranderingen alleen met actieve steun van leidinggevenden (waaronder afdelingshoofden, directie en sleutelfiguren) tot stand komen. Het ideaal van geeldrukdenken is het politieke spel van onderhandelen, macht, draagvlak creëren, belangen bundelen en win-winsituaties. De valkuil ligt in het ontbreken van een gezamenlijk belang en machtsstrijd.

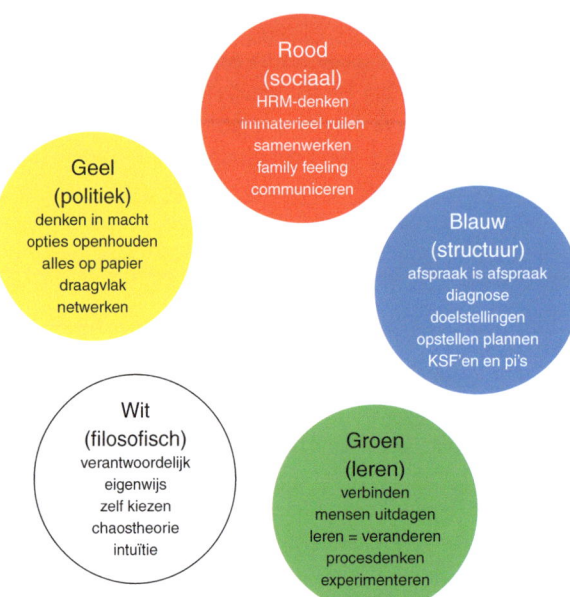

Figuur 4.12 De vijf kleuren volgens het verandermodel van De Caluwé en Verhaak (2011). HRM-denken: strategisch denken vanuit het menselijk potentieel (Engels: human resource management); *p.i.* prestatie-indicatoren, *KSF* kritische succesfactoren

- *Wit* biedt ruimte voor invulling: alles staat nog open De witte veranderaar beschouwt de crisis als een kans voor verandering. De valkuil zit in het ideologiseren: het op zijn beloop laten van organisatorische veranderingen en geen of onvoldoende zicht op patronen.
- *Groen* staat voor groeien, zoals het groen in de natuur. Het ideaal van groendrukdenken is de lerende organisatie: gedrag verandert als mensen leren, waardoor beter wordt omgegaan met nieuwe uitdagingen. Afdwingen van verandering werkt in dit kader contraproductief. De valkuil is dat in sommige situaties mensen niet willen (bij conflict, macht) of kunnen leren (ontbreken van vaardigheden). Veranderingen komen tot stand door mensen te motiveren met elkaar en van elkaar te leren teneinde permanent lerende groepen te krijgen. Groene veranderaars gaan ervan uit dat veranderingen bewerkstelligd kunnen worden door mensen bewust te maken van nieuwe zienswijzen en hun eigen tekortkomingen. Groene veranderaars zijn gericht op het creëren van gezamenlijke leersituaties. Motiveren, feedback faciliteren, experimenteren met nieuw gedrag, leren in de breedste zin van het woord zijn veel gebruikte interventies. Doen en denken worden gekoppeld. Groene verandertrajecten zijn tijdrovend: veranderingen komen tot stand door mensen te motiveren met elkaar en van elkaar te leren ten einde permanent lerende groepen te krijgen.
- *Blauw* symboliseert het ontwerp, de blauwdruk. Blauwdrukdenken is gebaseerd op een rationele aanpak van verandering. Het ideaal: alles is maakbaar en beheersbaar en kan volgens rationele planning tot stand gebracht worden. Projectmatig werken is het instrument voor verandering. De uitkomst is leidend en komt overeen met de vooraf gestelde doelen. De valkuil zit in ongeduld, haast en de ander geen tijd gunnen, met weerstand als gevolg, en in het geen rekening houden met irrationele aspecten.

– *Rood* duidt de mens aan, met de kleur van bloed. Bij rooddrukdenken gaat het vooral om de ontwikkeling van de mens in de organisatie: het beste eruit halen door beloning; wat goed is voor de organisatie is goed voor de mens in de organisatie. Het ideaal is motiveren, het zoeken naar het wij-gevoel, en naar de goede manier om mensen prikkels te geven voor prestatie. De valkuil zit in miskenning van de machtsstructuur in de organisatie. Het verandertraject is tijdrovend.

Zelftest

Een online zelftest laat aan de hand van het kleurenprofiel de stijl van verandermanagement zien (▶ https://tg.quaestio.com). Elke kleur symboliseert de sterke en minder sterke kanten van iemands stijl van veranderen. Een combinatie van kleuren zal vaak voorkomen, waarbij meestal één kleur dominant is. Welke kleur domineert? Als iemand zijn eigen kleurenprofiel en dat van anderen kent, ontstaat er meer ruimte en waardering voor de zienswereld van anderen.

4.11 Deskundigheidsbevordering op het terrein van communicatie

4.11.1 Inleiding

Goede bejegening en communicatieve vaardigheden zijn cruciaal voor de ervaren kwaliteit van zorg. Tijdens communicatietrainingen worden verschillende onderwerpen behandeld, waaronder het voeren van een slechtnieuwsgesprek, actief luisteren, het geven van feedback en onderhandelen. Het 'Canadian Medical Education Directives for Specialists' (CanMEDS)-model is tegenwoordig geïncorporeerd in vrijwel alle opleidingen van zorgprofessionals (▶ par. 7.4). Het onderwijs volgens dit model geeft specifieke aandacht aan de competenties communicatie en leiderschap. Onduidelijk is echter wat de meest effectieve manier is voor het geven van communicatietrainingen (MacDonald-Wicks et al. 2012).

4.11.2 SBAR-methode

De SBAR-methode (*S*ituation, *B*ackground, *A*ssessment, *R*ecommendation) is een gestructureerde overlegmethode voor verschillende zorgprofessionals (bijvoorbeeld tussen de arts en de verpleegkundige) (▶ www.vmszorg.nl) (▶ box 4.17). De SBAR-methode komt oorspronkelijk uit de Verenigde Staten en is een praktische leidraad voor (telefonisch) overleg tussen zorgprofessionals. Dit instrument biedt verloskundigen, verpleegkundigen en artsen structuur om onderling effectief over de conditie van een cliënt te communiceren. Hierdoor verbetert de onderlinge communicatie (Wilson et al. 2017). Dat geldt in het bijzonder bij dienstoverdracht buiten kantooruren en/of in risicovolle situaties (Smorenburg et al. 2011; Raymond en Harrison 2014).

> **Box 4.17 Voorbeeld van SBAR-format als leidraad voor het telefonisch interprofessioneel overleg**
>
> *Situation*
> Wat is de situatie waarover u belt? Meld de leeftijd en pariteit van de (aanstaande) moeder en vertel kort iets over het probleem. Heeft u de vrouw zelf gezien? Wat is er aan de hand? Wanneer is het probleem begonnen? Hoe ernstig is het? Hoe gaat het nu met de (aanstaande) moeder en haar kind?
>
> *Background*
> Relevante informatie over de achtergrond zijn: voorgeschiedenis (bijvoorbeeld aantal eerdere zwangerschappen), de vermoedelijke opnamediagnose, het gebruik van medicatie, eventuele allergieën en eerdere labuitslagen.
>
> *Assessment*
> Wat is uw beoordeling van de situatie? Wat zijn de recente bevindingen van vitale functies, pols, bloeddruk, temperatuur en eventuele labuitslagen?
>
> *Recommendation*
> Wat is uw aanbeveling, wat wilt u dat er gebeurt? Voorbeelden: de zwangere vrouw moet gezien worden; de medicatie moet worden veranderd. Noteer in het dossier het commentaar van de zorgprofessional die u heeft gebeld.

4.12 Voortgang van de implementatie

Er zijn verschillende methodes om de voortgang van de implementatie te monitoren. We bespreken er een aantal.

4.12.1 Cirkel van Deming

De plan-do-check-act-cirkel (PCDA), ofwel de cirkel van Deming, beschrijft hoe de implementatie van verbeteringen in de organisatie geëvalueerd kan worden (▶box 4.18).

> **Box 4.18 De stappen van de PDCA-cirkel**
> - Plan. Definieer het probleem/knelpunt of de verbetermogelijkheid. Maak het verbeterplan en bereid dit zorgvuldig voor. Maak een inschatting van de verwachte resultaten. Stel haalbare en meetbare doelstellingen (prestatie-indicatoren of kritische succesfactoren) op.
> - Do. Voer de veranderingen in.
> - Check. Meet en analyseer de resultaten.
> - Act. Besluit of de verandering een verbetering is of niet. Borg de resultaten als deze goed zijn. Na het borgen wordt een volgend knelpunt of een volgende verbetermogelijkheid aangepakt. Als de resultaten niet goed of onvoldoende zijn, stel het plan bij en begin opnieuw met de verbetercyclus.

4.12.2 Checklist CPZ

Het College Perinatale Zorg (CPZ) heeft een checklist samengesteld om na te gaan in hoeverre de gemeenschappelijke afspraken integrale geboortezorg in een VSV-regio zijn geëffectueerd (◘fig. 4.13).

4.12.3 VSV-spiegel

De VSV-spiegel is een vragenlijst die gebaseerd op de CPZ-checklist (Boesveld et al. 2016). Deze vragenlijst geeft inzicht geeft in de stand van zaken met betrekking tot de implementatie van integrale geboortezorg in de regio. Geïnteresseerden kunnen zich online aanmelden voor (gratis) deelname aan de VSV-spiegel (▶ https://cpztaskforce.kennisnetgeboortezorg.nl).

4.12.4 CPZ-ladder interprofessionele samenwerking

Het CPZ heeft de CPZ-ladder voor de mate van interprofessionele samenwerking ontwikkeld (▶ www.kennisnetgeboortezorg.nl). Deze ladder geeft IGO's inzicht in waar zij staan met betrekking tot de implementatie van geboortezorg in hun regio. ◘Tabel 4.2 biedt een overzicht van belangrijke aspecten voor samenwerking in de geboortezorgketen. Voor elk onderdeel zijn verschillende niveaus van interprofessionele samenwerking mogelijk. Door het eigen VSV (of de IGO) te screenen op deze aspecten, krijgt men inzicht in aspecten van interprofessionele samenwerking die voor verbetering vatbaar zijn.

4.13 Conclusies

- Naast het terugdringen van vermijdbare perinatale mortaliteit en morbiditeit is integrale geboortezorg gericht op zowel het bevorderen van gezondheid en welzijn op individueel niveau als op het verkleinen van gezondheidsverschillen op populatieniveau.
- Bij de vernieuwing van geboortezorg ligt de focus zowel op verbetering van de beleving van kwaliteit van zorg op individueel niveau als op verbetering van de algemene gezondheid en welzijn op populatieniveau. Deze verbeteringen moeten zowel haalbaar, effectief als betaalbaar zijn.
- Het model 'integrale geboortezorg' hanteert naast de gebruikelijke demografische, medische en verloskundige factoren ook psychosociale, socioculturele en leefstijlfactoren voor risicomanagement.
- Het interprofessionele geboortezorgteam is erop gericht de gestructureerde samenwerking tussen verschillende beroepsgroepen die betrokken zijn bij de keten- en/of netwerkzorg voor de aanstaande moeder en haar kind zo vloeiend mogelijk te laten verlopen.
- Het continuüm van zorg is een essentieel onderdeel voor het welslagen van integrale geboortezorg.
- Continuïteit van zorg is geen eenduidig begrip.
- Een van de taken van de IGO is het stimuleren van de regionale interprofessionele samenwerking om daarmee de kwaliteit van integrale geboortezorg te waarborgen.

Naam regio/VSV:
Voorzitter (onafhankelijk) van regio/VSV:
(indien aanwezig) Leden van bestuur regio/VSV:
Contactgegevens ((e-mail)adres en vast telefoonnummer) aanspreekpunt regio/VSV:
Welke regio beslaat deze afspraak:

Aangesloten leden/deelnemers en representerende organisatie/beroep:

- ☐ Eerstelijnsverloskundigen
- ☐ Verloskundig actieve huisartsen
- ☐ Ziekenhuis/ziekenhuizen
- ☐ Gynaecologen, klinisch verloskundigen, obstetrieverpleegkundigen, kinderartsen, kinder-/neonatologie verpleegkundigen, anesthesiologen en kwaliteitsfunctionarissen
- ☐ Kraamzorgorganisatie(s)
- ☐ Kraamverzorgenden
- ☐ Jeugdgezondheidszorg
- ☐ Afgevaardigde gemeenten/wijkteam
- ☐ Betrokken cliënten (bijvoorbeeld cliëntenraad van ziekenhuis of kraamzorg of cliëntenpanel in verloskundige praktijk)
- ☐ Overige zorgverleners (bijvoorbeeld huisartsen, manager van geboortecentrum, lactatiekundigen, manager echocentrum of GGD/CJG/consultatiebureau)
- ☐ Ambulancediensten
- ☐ Betrokken verzekeraar
- ☐ Betrokken Regionaal Overleg Acute Zorgketen (ROAZ)
- ☐ Betrokken Regionale Ondersteuningsstructuren (ROS)

Check: alle professionals en/of organisaties in de betreffende regio die zorg rond zwangerschap en geboorte leveren nemen deel aan het VSV of leveren een afvaardiging met zeggenschap namens de professionals.
- ☐ Gezamenlijke visie en wederzijdse verwachtingen waarbij moeder en kind centraal staan
- ☐ De visie is uitgewerkt in concrete doelstellingen met een tijdpad, prioritering en aanspreekpunt
- ☐ Welke 'medische outcome' (bijvoorbeeld reductie sterfte, reductie morbiditeit- etc.), welke resultaten als het gaat om cliënttevredenheid en andere kwalitatieve uitkomsten willen we in het VSV behalen
- ☐ Uit deze stappen ontstaat de besluitvormingsprocedure van het VSV waarin gelijkwaardigheid, respect, vertrouwen en erkenning van elkaars deskundigheid de basis zijn
- ☐ Ondersteuning van het proces (bijvoorbeeld door ROS of secretariaat van ziekenhuisafdeling)
- ☐ Communicatie in en over het VSV (bijvoorbeeld richting pers, website, toegankelijke contactgegevens)
- ☐ Wanneer, waar en met welke frequentie overlegt het VSV
- ☐ Wie zorgt er voor de agenda van het VSV, verslaglegging van vergaderingen en monitoring van (alle in de checklist genoemde) activiteiten van het VSV
- ☐ Informele gezamenlijke activiteiten

Check: Formaliseren van samenwerking in startnotitie met bovenstaande punten (bijvoorbeeld in een samenwerkingsovereenkomst of een gedragen document, maar dit kan ook doorgroeien naar het oprichten van een vereniging, stichting of coöperatie).

Algemeen
1. Zijn er protocollen over onderstaande thema's waarbij richtlijnen zoals de VIL leidend zijn?

- ☐ Protocol preconceptiezorg
- ☐ Protocol risicoselectie
- ☐ Protocol foetale bewaking
- ☐ Protocol minder leven voelen
- ☐ Protocol parallelle acties
- ☐ Protocol overdracht acuut/niet acuut
- ☐ Protocol taakverdeling (preconceptiezorg, zwangerschap, bevalling en kraamperiode)
- ☐ Protocol pijnbehandeling tijdens de baring
- ☐ Protocol huid op huid contact en start van de borstvoeding
- ☐ Protocol vroeg signalering, meldcode kindermishandeling, vervroegde inzet partusassistentie.
- ☐ Protocol één gezin, één plan, één coördinator
- ☐ Protocol ...

Figuur 4.13 CPZ-checklist voor de implementatie van integrale geboortezorg in de regio (VSV en of IGO). *MOET* Managing Obstetric Emergencies and Trauma; Nederlandstalige cursus (▶ www.moet.nl). ** *POET* Pre-hospital Obstetric Emergencies Training. De basis van de POET is, net als bij de MOET, een gestandaardiseerde manier van hulpverlening bij (levens)bedreigende aandoeningen van zwangere vrouwen en hun (ongeboren) kind (▶ https://alsg.nl)

4.13 · Conclusies

2. Hoe zorgt u er in uw regio voor dat deze protocollen gebruikt, onderhouden en herzien worden?
3. Hoe zorgt u er in uw regio voor dat alle professionals deelnemen aan het PRN-registratiesysteem en er een volledig gedocumenteerd zorgdossier is?
4. Hoe zorgt u er in uw regio voor dat in ieder geval alle gevallen van sterfte na 37 weken zwangerschap besproken worden in de perinatale audit? En hoe betrekt u de ketenpartners hier in? En hoe zorgt u in uw regio voor de uitvoering van de actiepunten die voortkomen uit de perinatale audit?
5. Hoe zorgt u in uw regio voor gezamenlijke bij- en nascholing voor alle betrokken zorgprofessionals? (bijvoorbeeld de MOET- en de POET-cursus* en andere regionale deskundigheidsbevordering)
6. Hoe zorgt u ervoor dat cliënten keuzes kunnen maken in de zorgverlening rond zwangerschap en geboorte (bijvoorbeeld bij keuze van zorgverlener, locatie en keuze van behandeling)?
7. Hoe zorgt u ervoor dat er in uw regio zorgpaden (inclusief sociale kaart) ontwikkeld en gebruikt worden waarin is afgesproken wie wanneer verantwoordelijk is en hoe zorgt u ervoor dat de cliënt en de ketenpartners hiervan op de hoogte zijn?
8. Hoe zorgt u er in uw regio voor dat er transparantie is (ook richting de cliënt) over de geleverde zorg in uw regio en over hoe u gezamenlijk werkt aan kwaliteitsverbetering en hoe zorgt u ervoor dat de resultaten van de afspraken geëvalueerd kunnen worden?
9. Hoe zorgt u er in uw regio voor dat er voldoende kennis is en rekening wordt gehouden met de diversiteit aan doelgroepen? Hoe zorgt u ervoor dat het aanbod in uw regio voldoende is afgestemd op deze diversiteit?

Voorlichting en preconceptiezorg
10. Hoe zorgt u in uw regio ervoor dat elke cliënt eenduidige voorlichting heeft gehad over gezond leven zowel voor als tijdens de zwangerschap (de gevaren van roken en alcohol, het belang van gezond eten, het gevaar van overgewicht, de tijdige inname van foliumzuur en vitamine D, de combinatie van werk en zwangerschap, de risico's van medicatie), de signalen wanneer zij tijdens de zwangerschap met de zorgverlener contact moet opnemen over de objectieve informatie over de locatie van bevallen (met aandacht voor keuzevrijheid, het beloop van de baring, pijnbestrijding en diversiteit)?
11. Hoe zorgt u in uw regio ervoor dat cliënten tijdig en zo volledig mogelijk geïnformeerd worden over de geboorte, de samenwerking met de ketenpartner, de zorgpaden en de mogelijke effecten daarvan op de benodigde zorg en over privacy?
12. Hoe zorgt u in uw regio ervoor dat er preconceptiezorg beschikbaar is? Wijst u cliënten op beschikbare preconceptie voorlichting? En op welke wijze bereikt u de 'moeilijk bereikbare' doelgroepen?
13. Hoe zorgt u in uw regio ervoor dat vrouwen in achterstandssituaties tijdig en op een toegankelijke wijze informatie ontvangen over welke zorg en voorlichting beschikbaar is rond de preconceptie, zwangerschap en geboorte, inclusief de zorg eromheen en daarna?
14. Hoe zorgt u in uw regio ervoor dat cliënten (op een interactieve manier) terechtkunnen met al hun vragen over zwangerschap, bevalling, de eerste periode met de baby en daarna?

Begeleiding van de zwangerschap
15. Hoe zorgt u er als regio voor dat alle basisinformatie (perinataal webbased dossier berichten inclusief de wensen van de zwangere vrouw zoals beschreven in het geboortezorgplan) die nodig is voor goede zorgverlening digitaal beschikbaar is voor de diverse zorgverleners in de keten?
16. Is er in elke fase van de zwangerschap duidelijk wie verantwoordelijk is voor de begeleiding van de zwangere vrouw en wie aanspreekpunt voor cliënt is (coördinerend zorgverlener)? Is er een evaluatiegesprek met de zwangere vrouw geregeld is waarbij de uitkomsten worden teruggekoppeld aan relevante partijen?
17. Hoe zorgt u als regio ervoor dat zwangere vrouwen, bij wie daar volgens de geldende afspraken in de VIL dan wel uw eigen risicoselectie aanleiding toe is, in de regio worden besproken, al of niet in haar aanwezigheid?
18. Hoe zorgt u er in uw regio voor dat elke cliënt een geboortezorgplan heeft en inzage heeft in het eigen dossier?
19. Hoe zorgt u in uw regio ervoor dat elke cliënt een antenataal huisbezoek heeft gehad met als doel inzicht in de (psycho) sociale problematiek en veilige omgeving voor zorg op maat? En hoe zorgt u ervoor dat de informatie uit dit bezoek wordt teruggekoppeld naar de medisch eindverantwoordelijke en de relevante ketenpartners?
20. Hoe zorgt u in uw regio voor terugkoppeling van de bevindingen bij (spoed) consulten en verwijzingen in de zwangerschap?

◘ **Figuur 4.13**   vervolg

Zorg rondom de bevalling
21. Hoe zorgt u in uw regio voor voldoende verloskamers met maternale bewakingsvoorzieningen en reanimatie apparatuur?
22. Hoe zorgt u als regio ervoor dat er 24/7 pijnbestrijding (zie richtlijn medicamenteuze pijnbehandeling tijdens de bevalling) voor elke cliënt beschikbaar is?
23. Hoe zorgt u als regio ervoor dat de cliënt tijdig (binnen 30 minuten na aanvang van de actieve ontsluitingsfase door professional vastgesteld) de door de cliënt gewenste continue begeleiding (volgens geboortezorgplan), de benodigde bewaking van haar bevalling (partusassistentie van een kraamverzorgende, obstetrieverpleegkundige, (klinisch) verloskundige, obstetrisch professional, gynaecoloog) en de juiste begeleiding na de bevalling ontvangt?
24. Hoe zorgt u als regio ervoor dat de cliënt keuzemogelijkheden heeft waar zij kan bevallen (thuis, poliklinisch of in een geboortecentrum)? Onder een geboortecentrum wordt verstaan: een centrum met een – overdekte- verbinding met afdeling Verloskunde van het ziekenhuis.
25. Hoe zorgt u er in uw regio voor dat er afspraken zijn over alle mogelijke verwijssituaties (bijvoorbeeld vanuit het geboortecentrum)? En hoe zorgt u er in uw regio voor dat er afspraken zijn in geval van plaatsgebrek?
26. Hoe zorgt u er in uw regio voor dat elke cliënt een bevalplan heeft?

Acute verloskundige zorg
27. Hoe zorgt u er als regio voor dat er indien er een noodsituatie buiten het ziekenhuis ontstaat er parallelle acties worden ingezet?
28. Hoe zorgt u in uw regio ervoor dat verloskundige zorg 24/7 beschikbaar en bereikbaar is?
29. Hoe zorgt u ervoor dat het team van professionals betrokken bij de acute opvang van de zuigeling goed getraind is en getraind blijft voor deze opvang?
30. Hoe zorgt u als regio ervoor dat in levensbedreigende situaties de patiënt uiterlijk binnen 45 minuten op de benodigde locatie voor zorg is (ambulancenorm) én de benodigde behandeling binnen 15 minuten (NB Hier wordt vastgehouden aan het advies van de Stuurgroep Zwangerschap en Geboorte ondanks dat de minister van VWS deze norm niet heeft overgenomen) na vaststelling van een levensbedreigende situatie kan starten (rekening houdend met mogelijke reistijd)? Welke afspraken heeft u in uw regio over noodsituaties in het Ziekenhuis.
31. Welke afspraken heeft u met de ambulancedienst gemaakt (bijvoorbeeld over meerijden verloskundige in de ambulance, verantwoordelijkheid van zorg in de ambulance, aanrijtijden of aanwezigheid van CTG in de ambulance, scholing ambulance personeel)?
32. Hoe zorgt u er als regio voor dat ook in noodsituaties er een snelle en adequate overdracht plaats vindt? Hoe zorgt u er in uw regio voor dat training in opvang van acute zorg multidisciplinair wordt verzorgd? (denk hierbij aan: mondelinge en schriftelijke overdracht van vaste belangrijke gegevens zoals beslissing over verwijzing naar tweede of derde lijn, bepalen van adequate locatie van zorg, bepalen van adequate locatie van zorgverlener).

Zorg na de bevalling en kraamzorg
33. Hoe zorgt u ervoor dat er afspraken zijn over de begeleiding, verzorging en controles tijdens de kraamperiode (door zowel verloskundige als de kraamverzorgende) met de kraamvrouw en haar gezin door afspraken tussen verloskundigen en kraamverzorgenden?
34. Hoe zorgt u ervoor dat iedereen in uw regio toegang heeft tot het wettelijk aantal uren kraamzorg en er gewerkt wordt volgen het Landelijk Indicatieprotocol Kraamzorg?
35. Hoe zorgt u ervoor dat er goede overdracht is van de verloskundigen/kraamzorg naar de Jeugdgezondheidszorg?
36. Hoe zorgt u ervoor dat er goede overdracht is van de kinderarts naar de kraamzorg en Jeugdgezondheidszorg en vice versa?

Figuur 4.13 vervolg

- Binnen het Haags geboortenetwerk zijn uniforme multidisciplinaire werkafspraken gemaakt, waarbij de zwangere vrouw centraal staat en waarin eerste- en tweedelijnszorg zo goed mogelijk tot hun recht komen.
- Het hoofddoel van de landelijke HP4All-projecten is kennis- en beleidsontwikkeling door invoering en toepassing van een continuüm van integrale risicosignalering met zorg op maat.
- Simulatiegebaseerde teamtrainingen zijn kosteneffectief als deze elke drie maanden op locatie worden herhaald.

4.13 · Conclusies

Tabel 4.2 Interprofessionele samenwerking in het VSV (of de IGO) rond integrale geboortezorg (versie 2 december 2013)

	beperkt geïntegreerd		volledig geïntegreerd	
	niveau 1	niveau 2	niveau 3	niveau 4
visie	iedere discipline/organisatie heeft haar eigen visie	iedere discipline/organisatie heeft haar eigen visie en daarnaast wordt gewerkt aan een gezamenlijke VSV-visie	het VSV heeft één gezamenlijke visie maar iedere discipline draagt deze afzonderlijk uit	het VSV heeft één gezamenlijke visie en deze wordt gezamenlijk en eenduidig uitgedragen
dossiers en gegevensuitwisseling	er worden enkele aparte dossiers gebruikt door de verschillende disciplines; bij doorverwijzing soms een hard copy van de gegevens	er worden enkele aparte dossiers gebruikt door de verschillende disciplines; bij doorverwijzing altijd een hard copy van de gegevens	bij verwijzing en reguliere overdracht naar de JGZ worden cliëntgegevens digitaal en veilig verstuurd	digitale gegevensuitwisseling en overdracht van gegevens tussen alle ketenpartners vindt plaats via het Perinataal Webdossier
samenstelling en bestuur	alleen verloskundigen en gynaecologen zijn vertegenwoordigd in het VSV en het VSV-bestuur	verloskundigen en gynaecologen zijn vertegenwoordigd in het VSV, ad hoc worden andere disciplines uitgenodigd; het bestuur bestaat uit verloskundigen en gynaecologen	alle ketenpartners maken deel uit van het VSV; het bestuur bestaat uit minimaal verloskundigen en gynaecologen	alle ketenpartners maken deel uit van het VSV en in het bestuur zijn alle ketenpartners vertegenwoordigd
werkafspraken en protocollen	er wordt alleen gebruikgemaakt van monodisciplinaire richtlijnen en protocollen; er zijn geen gezamenlijke protocollen	professionals stellen elkaar actief op de hoogte van elkaars multidisciplinair opgestelde richtlijnen en protocollen	er wordt gebruikgemaakt van multidisciplinaire protocollen indien beschikbaar, maar het VSV stelt zelf geen protocollen op	er zijn multidisciplinaire, gezamenlijk opgestelde protocollen en het gebruik ervan wordt gezamenlijk en op transparante wijze geëvalueerd
nascholing	iedere discipline/organisatie organiseert haar eigen nascholing om te kunnen voldoen aan kwaliteitseisen	gezamenlijke nascholing wordt georganiseerd en aangeboden aan alle disciplines, maar niet verplicht gesteld	gezamenlijke nascholing wordt georganiseerd en aangeboden aan alle disciplines, een aantal wordt verplicht gesteld	nascholing rond spoedeisende handelingen wordt verplicht regelmatig en gezamenlijk gevolgd als vast onderdeel van een gemeenschappelijk beleid
geboortezorgplan en zorgpaden	er wordt niet of nauwelijks gebruikgemaakt van individuele geboortezorgplannen en van zorgpaden	iedere discipline heeft haar eigen geboortezorgplan dat opgesteld wordt met de zwangere vrouw; er zijn geen integrale zorgpaden	binnen het VSV wordt een gezamenlijk geboortezorgplan gehanteerd en er zijn gezamenlijke zorgpaden waar de disciplines zich aan committeren	binnen het VSV wordt een gezamenlijk geboortezorgplan gehanteerd en er zijn gezamenlijke zorgpaden die worden geëvalueerd en nageleefd
afspraken over resultaten	er zijn geen gezamenlijke afspraken over de te behalen resultaten	iedere discipline heeft afzonderlijke doelen voor de te behalen resultaten en deze worden gedeeld binnen het VSV, maar er worden geen gezamenlijke doelen gesteld	er zijn gezamenlijke doelen en afspraken over de te behalen resultaten	er zijn gezamenlijke doelen en afspraken over de te behalen resultaten, deze worden met elkaar geëvalueerd en er worden verbeterplannen gemaakt

Tabel 4.2 Interprofessionele samenwerking in het VSV (of de IGO) rond integrale geboortezorg (versie 2 december 2013) (vervolg)

	beperkt geïntegreerd		volledig geïntegreerd	
	niveau 1	niveau 2	niveau 3	niveau 4
voorlichting aan cliënten	– iedere discipline organiseert afzonderlijk *voorlichting* over zwangerschap en leefstijl, bellen bij klachten, locatie van bevallen en mogelijkheden tot pijnbestrijding – *algemene publieksvoorlichting* over preconceptiezorg is afgestemd, maar wordt door disciplines afzonderlijk gecommuniceerd; hierbij wordt gebruikgemaakt van toolkit/factsheets zwanger worden van het RIVM via ▶ www.toolkit.strakszwangerworden.nl – indien *individuele preconceptiezorgconsulten* worden aangeboden, wordt dit door de eerste en tweede lijn afzonderlijk gedaan en wisselt men hierover geen gegevens uit	– iedere discipline organiseert afzonderlijk *voorlichting* over zwangerschap en leefstijl, bellen bij klachten, locatie van bevallen en mogelijkheden tot pijnbestrijding en deelt deze informatie met andere disciplines; er vindt geen afstemming plaats – *algemene publieksvoorlichting* over preconceptiezorg is afgestemd, maar wordt door disciplines afzonderlijk gecommuniceerd; hierbij wordt gebruikgemaakt van toolkit/factsheets zwanger worden van het RIVM via ▶ www.toolkit.strakszwangerworden.nl – de bevindingen naar aanleiding van het *individuele preconceptiezorgconsult* door de eerste en tweede lijn worden in overleg met de cliënt doorgegeven aan de eigen huisarts; er is geen afstemming over de inhoud en werving	– *voorlichting* over zwangerschap en leefstijl, bellen bij klachten, locatie van bevallen en mogelijkheden tot pijnbestrijding afgestemd, maar wordt door iedere discipline apart uitgegeven en uitgedragen – *algemene publieksvoorlichting* over preconceptiezorg is afgestemd, maar wordt door disciplines gezamenlijk gecommuniceerd en verspreid onder de zorgverleners; hierbij wordt gebruikgemaakt van toolkit/factsheets zwanger worden van het RIVM via ▶ www.toolkit.strakszwangerworden.nl – de inhoud van de *individuele preconceptiezorgconsulten* is conform de multidisciplinair ontwikkelde preconceptie-indicatielijst (PIL); de bevindingen naar aanleiding van het individuele preconceptiezorgconsult door de eerste en tweede lijn worden in overleg met de cliënt doorgegeven aan de eigen huisarts	– *voorlichting* over zwangerschap en leefstijl, bellen bij klachten, locatie van bevallen en mogelijkheden tot pijnbestrijding is onderling afgestemd; deze voorlichting wordt, waar mogelijk en relevant, gezamenlijk gegeven en namens het samenwerkingsverband uitgedragen – *algemene publieksvoorlichting* over preconceptiezorg is afgestemd, maar wordt door disciplines gezamenlijk gecommuniceerd en verspreid onder de zorgverleners; hierbij wordt gebruikgemaakt van toolkit/factsheets zwanger worden van het RIVM via ▶ www.toolkit.strakszwangerworden.nl – de *individuele preconceptiezorgconsulten* vinden plaats bij zorgverleners die deskundig zijn in de risico-inschatting; indien noodzakelijk wordt de cliënt doorverwezen naar een specialist; de inhoud van de individuele preconceptiezorgconsulten is conform de multidisciplinair ontwikkelde preconceptie-indicatielijst (PIL); de bevindingen naar aanleiding van het individuele preconceptiezorg-consult worden in overleg met de cliënt door de diverse disciplines uitgewisseld
audits	auditbesprekingen worden bijgewoond indien de betreffende professional betrokken is bij besproken casus	auditbesprekingen worden door alle professionals bijgewoond	auditbesprekingen worden door alle professionals bijgewoond; ieder implementeert de uitkomsten in het eigen werkveld	auditbesprekingen worden door alle professionals bijgewoond; uitkomsten en aanbevelingen worden gezamenlijk geïmplementeerd en geëvalueerd

- Het systematisch nabespreken (debriefing) van iedere bevalling met alle betrokken zorgverleners en de ouders heeft mogelijk een gunstig effect op de kwaliteit van zorgverlening.
- Iedere IGO moet een adviesraad zwangere vrouwen/(jonge) ouders hebben die voor de IGO een goede gesprekspartner is voor kwaliteitsverbetering van de geboortezorg in de regio.
- De situatie en omstandigheden (context), de beoogde verandering, diegene die de verandering wil en de (persoon van de) veranderaar zijn de vier factoren die sterk van invloed zijn op de keuze van de veranderstrategie (Kleurendenken van Caluwé en Vermaak).
- De SBAR-methode is een handige leidraad voor interprofessionele communicatie over een zwangere vrouw met een medische en/of verloskundige complicatie.
- De participatieladder interprofessionele samenwerking laat de IGO zien welke specifieke elementen van integrale geboortezorg kunnen worden verbeterd.

4.14 Opdrachten

Opdrachten

1. Wat is uw persoonlijke visie op integrale geboortezorg?
2. Hoe ervaart u het teamklimaat in uw verloskundig samenwerkingsverband (VSV) en/of integrale geboortezorgorganisatie (IGO)?
3. Hoe ver is het met de samenwerking in het kader van integrale geboortezorg in uw regio?
4. Wat zijn in uw VSV de sterke punten in die samenwerking?
5. Wat zijn in uw VSV en/of IGO de zwakke punten in de onderlinge samenwerking?
6. Waar ziet u kansen voor integrale geboortezorg?
7. Wordt er in uw VSV gewerkt aan interdisciplinaire teamtrainingen? Zo ja, wat is uw ervaring?
8. Is er in uw organisatie een nabespreking (debriefing) van de bevalling?
9. Welk onderwerpen (maximaal drie) binnen uw organisatie vindt u eventueel geschikt voor een Lean-verbeterplan?
10. Hoe scoort u op de onlinetest voor verandermanagement? ▶ https://tg.quaestio.com.
11. Kent uw VSV (of IGO) een adviesraad van zwangere vrouwen/(jonge) ouders? Zo ja, welke bevoegdheden heeft deze adviesraad? Zo niet, wat doet u eraan om te zorgen dat die adviesraad er komt?

Literatuur

Aij K, Lohman B. L2 zorg. Lean leiderschap in de praktijk. Den Haag: Boon Lemma uitgevers; 2013.

Amelink-Verburg MP, Verloove-Vanhorick SP, Hakkenberg RM, Veldhuijzen IM, Gravenhorst JB, Buitendijk SE. Evaluation of 280,000 cases in Dutch midwifery practices: a descriptive study. BJOG 2008;115(5):570–8.

Anonymous. An introduction to value-based healthcare in Europe. The economist intelligence unit. The economist 2014. Bron: ▶ http://vbhcprize.com/wp-content/uploads/2014/03/An-introduction-to-value-based-healthcare-in-Europe.pdf.

Anthony S, Jacobusse GW, Pal-de Bruin KM van der, Buitendijk S, Zeitlin J; EURO-PERISTAT Working Group on Risk Factors. Do differences in maternal age, parity and multiple births explain variations in fetal and neonatal mortality rates in Europe?–results from the EURO-PERISTAT project. Paediatr Perinat Epidemiol. 2009;23(4):292–300. ▶ https://doi.org/10.1111/j.1365-3016.2009.01044.x. PubMed PMID: 19523076.

Banga FR, Fransen AF, Oei SG. Onaangekondigde simulatie op de verloskamer. Veilig voor de zorgverlener? Ned Tijdschr Geneeskd. 2015;159:A8635. Dutch. PubMed PMID: 25740191.

Barker DJ. The foetal and infant origins of inequalities in health in Britain. J Public Health Med. 1991;13(2):64–8.

Bellersen M, Kohlmann I. Praktijkboek intervisie. Proces en methoden. Meer vermogen door collegiale blik. Deventer: Vakmedianet Management BV; 2012. ISBN 9789013112450.

Berghella V, Buchanan E, Pereira L, Baxter JK. Preconception care. Obstet Gynecol Surv. 2010;65(2):119–31.

Berwick DM, Nolan TW, Whittington J. The triple aim: care, health, and cost. Health Aff (Millwood). 2008;27(3):759–69.

Boer JAM de, Zeeman G. Coaching is de medische praktijk: zinvol of modieuze trend? NTOG 2014;127:477–8.

Boesveld IC. Integrale of geïntegreerde geboortezorg. 2013. ▶ http://www.jvei.nl/2013/03/11/integrale-of-geintegreerde-geboortezorg/.

Boesveld IC, Annegarn AMA, IJsseldijk JM, Veldhuysen DC, Annot F, Bruijnzeels MD, Franx A, Wiegers TA. Resultaten van de VSV-integratiemeter. Ned Tijdschr Obstet Gynaecol. 2016;129:500–8.

Boesveld I, Valentijn P, Hitzert M, Hermus M, Franx A, Vries R de, et al. An approach to measuring integrated care within a maternity care system: experiences from the maternity care network study and the Dutch birth centre study. Int J Integr Care 2017;17(2):6. ▶ https://doi.org/10.5334/ijic.2522.

Brauer S. Moral implications of obstetric technologies for pregnancy and motherhood. Med Health Care Philos. 2016;19(1):45–54.

Braun D, Kramer J. De corporate tribe. Doetichem: Vakmedianet Management B.V.; 2015.

Buitendijk SE, Nijhuis JG. Hoge perinatale sterfte in Nederland in vergelijking tot de rest van Europa. Ned Tijdschr Geneeskd. 2004 Sep 18;148(38):1855–60. Review. PubMed PMID: 1549777.

Caluwé L de, Vermaak H. 'Leren veranderen: een handboek voor de veranderkundige'. 2de herziene druk. Alphen aan den Rijn: Kluwer; 2011. ISBN 9013016545.

Chang E. The role of simulation training in obstetrics: a healthcare training strategy dedicated to performance improvement. Curr Opin Obstet Gynecol. 2013;25(6):482–6. ▶ https://doi.org/10.1097/GCO.8.

Chardon AJ, Wildschut HI, Stolwijk AJ, Deckers CM, Relyveld RM, Meulen JH van der. Duur van ambulancevervoer van verloskundige patiënten. Ned Tijdschr Geneeskd. 1994 Oct 8;138(41):2053–7.

CVZ. Verloskundig vademecum 2003. Eindrapport van de commissie verloskunde van het college voor zorgverzekeraars. Diemen: CVZ; 2003.

Daniels K, Auguste T. Moving forward in patient safety: multidisciplinary team training. Semin Perinatol. 2013;37(3):146–50. ▶ https://doi.org/10.1053/j.semperi.2013.02.004. Review. PubMed PMID: 23721769.

Deering S, Auguste T, Lockrow E. Obstetric simulation for medical student, resident, and fellow education. Semin Perinatol. 2013;37(3):143–5. ▶ https://doi.org/10.1053/j.semperi.2013.02.003.

Denktaş S, Bonsel GJ, Steegers EA. Perinatale gezondheid in Rotterdam – ervaringen na 2 jaar 'Klaar voor een kind'. Ned Tijdschr Geneeskd. 2012;156(29):A4289.

Denktaş S, Poeran J, Voorst SF van, Vos AA, Jong-Potjer LC de, Waelput AJ, Birnie E, Bonsel GJ, Steegers EA. Design and outline of the healthy pregnancy 4 all study. BMC Pregnancy Childbirth 2014 Jul 31;14:253. ▶ https://doi.org/10.1186/1471-2393-14-253.

Draycott TJ, Collins KJ, Crofts JF, Siassakos D, Winter C, Weiner CP, Donald F. Myths and realities of training in obstetric emergencies. Best Pract Res Clin Obstet Gynaecol. 2015;29(8):1067–76. ▶ https://doi.org/10.1016/j.bpobgyn.2015.07.003.

Duijnhoven NTL van, Vandenbussche FPHA. Samen aan het roer op woelige baren. Ned Tijdschr Obstet Gynaecol. 2016;129:294–8.

Ferenchick EK, Rasanathan K, Polanco NT, Bornemisza O, Kelley E, Mangiaterra V. Scaling up integration of health service. Lancet 2018;391:102–3. PubMed ahead of print.

Fransen AF, Ven J van de, Merién AE, Wit-Zuurendonk LD de, Houterman S, Mol BW, Oei SG. Effect of obstetric team training on team performance and medical technical skills: a randomised controlled trial. BJOG 2012;119(11):1387–93. ▶ https://doi.org/10.1111/j.1471-0528.2012.03436.x.

Frenk J, Chen L, Bhutta ZA, Cohen J, Crisp N, Evans T, Fineberg H, Garcia P, Ke Y, Kelley P, Kistnasamy B, Meleis A, Naylor D, Pablos-Mendez A, Reddy S, Scrimshaw S, Sepulveda J, Serwadda D, Zurayk H. Health professionals for a new century: transforming education to strengthen health systems in an interdependent world. Lancet 2010 Dec 4;376(9756):1923–58. ▶ https://doi.org/10.1016/S0140-6736(10)61854-5.

Gaba DM, DeAnda A. A comprehensive anesthesia simulation environment: re-creating the operating room for research and training. Anesthesiology 1988;69(3):387–94.

Gaba DM, Fish KJ, Howard SK. Crisis management in anesthesiology. New York: Churchill Livingstone; 1994.

Gentry S, Badrinath P. Defining health in the era of value-based care: lessons from England of relevance to other health systems. Cureus 2017 Mar 6;9(3):e1079. ▶ https://doi.org/10.7759/cureus.1079.

GGD Haaglanden. Evaluatie van het Negen Maanden spel. Een laagdrempelig voorlichtingsmiddel ter bevordering van de perinatale gezondheid in Den Haag en Rotterdam. 2015. Bron: ▶ http://www.ggdhaaglanden.nl/over/publicaties-en-onderzoeken/perinatale-gezondheid/evaluatie-van-het-negen-maanden-spel.htm.

GGD Haaglanden. Haagse aanpak perinatale gezondheid. Plan van aanpak 2017–2018. Den Haag: GGD Haaglanden; 2018. Bron: ▶ http://docplayer.nl/33715805-Haagse-aanpak-perinatale-gezondheid-plan-van-aanpak.html.

Goodwin N. Understanding integrated care: a complex process, a fundamental principle. Int J Integr Care 2013 Mar 22;13:e011.

Graaf JP de, Merkus HMWM, Bonsel GJ, Steegers EAP. Nederlandse geboortezorg in historisch perspectief. Wonderbaby en zorgenkind. Rotterdam: Erasmus MC; 2017.

Groenen CJM, Duijnhoven NTL van, Kremer JAM, Scheerhagen M, Vandenbussche FPHA, Faber MJ. Shared agenda making for quality improvement; towards more synergy in maternity care. Eur J Obstet Gynecol Reprod Biol. 2017 Oct 7;219:15–9. ▶ https://doi.org/10.1016/j.ejogrb.2017.10.007.

Groenewoud AS. Value based health care – een introductie. Kwaliteit in zorg. 2014;4:4–6. Bron: ▶ http://iqprom.nl/download/KIZ20140401.pdf.

Haerkens MHTM, Jenkins DH, Hoeven JG van der. Crew resource management in the ICU: the need for culture change. Ann Intensive Care 2012;2:39.

Haggerty JL, Reid RJ, Freeman GK, Starfield BH, Adair CE, McKendry R. Continuity of care: a multidisciplinary review. BMJ 2003 Nov 22;327(7425):1219–21. Review. PubMed PMID: 14630762; PubMed Central PMCID: PMC274066.

Hazelzet J. 'VBHC is vooral in het voordeel van de patiënt'. Zorgvisie 8 sept 2017. Bron: ▶ https://www.zorgvisie.nl/hazelzet-vbhc-vooral-in-het-voordeel-van-patient/.

Helmreich RL, Foushee HC, Benson R, Russini W. Cockpit resource management: exploring the attitude-performance linkage. Aviat Space Environ Med. 1986;57(12 Pt 1):1198–200.

Helmreich RL, Foushee HC. Why crew resource management? Empirical and theoretical bases of human factors training in aviation. In: Wiener E, Kanki B, Helmreich RL, redactie. Cockpit resource management. San Diego, CA: Academic press; 1993.

Hollander MH, Dillen J van. Zorg op maat in de verloskunde, verklaard vanuit de geschiedenis. NTOG 2017;17(6):327–30.

Hoogendoorn D. De indrukwekkende doch teleurstellende daling van perinatale sterfte in Nederland. Ned Tijdschr Geneeskd. 1986 Aug 9;130(32):1436–40. Erratum in: Ned Tijdschr Geneeskd. 1986 Nov 22;130(47):2160. PubMed PMID: 3814240.

Inspectie Gezondheidszorg en Jeugd (IGJ). Mogelijkheden voor verbetering geboortezorg nog onvolledig benut. Samenvattend eindrapport van het inspectieonderzoek naar de invoering van het advies van de Stuurgroep Zwangerschap en Geboorte. Utrecht: Ministerie Volksgezondheid, Welzijn en Sport; 2014. Bron: ▶ https://www.kennisnetgeboortezorg.nl/?file=15252&m=1521554284&action=file.download.

Jan van Es Instituut. White paper triple aim. De 7 stappen op weg naar triple aim. Een doelmatige aanpak om de zorg toekomstbestendig en betaalbaar te maken. Met een praktijkvoorbeeld gericht op patiënten met hoge risico's en hoge kosten. 2014. Bron: ▶ http://www.jvei.nl/2014/07/03/white-paper-triple-aim/.

Jans S. De kracht van Amsterdam. Midwife-led care in de praktijk. Tijdschr Verloskd. 2017;3:22–6.

Jonge A de, Geerts CC, Goes BY van der, Mol BW, Buitendijk SE, Nijhuis JG. Perinatal mortality and morbidity up to 28 days after birth among 743 070 low-risk planned home and hospital births: a cohort study based on three merged national perinatal databases. BJOG 2015;122(5):720–8. ▶ https://doi.org/10.1111/1471-0528.13084.

Jonge A de, Goes BY van der, Ravelli AC, Amelink-Verburg MP, Mol BW, Nijhuis JG, Gravenhorst JB, Buitendijk SE. Perinatal mortality and morbidity in a nationwide cohort of 529,688 low-risk planned home and hospital births. BJOG 2009;116(9):1177–84. ▶ https://doi.org/10.1111/j.1471-0528.2009.02175.x.

Kesteren D van. Project 'Kans voor de Veenkoloniën' over armoede, leefstijl en gezondheid. Gezondheid gaat over veel meer dan gezond zijn. Sprank 2016. Bron: ▶ https://www.zorginnovatieforum.nl/nieuws/project-kans-voor-de-veenkolonien-over-armoede-leefstijl-en-gezon.

Kloosterman GJ. Wordend moederschap, een boek voor a.s. vaders en moeders. 4de druk. Lochem: Uitgeverij De Tijdstroom; 1966.

Kloosterman GJ. De verloskundige organisatie. In: Kloosterman GJ, et al., redactie. De voortplanting van de mens. Leerboek voor obstetrie en gynaecologie. Bussum: Uitgeversmaatschappij Centen; 1973. pag. 736–9.

KNOV. Handreiking omgaan met incidenten in de verloskundige praktijk. 2013 (met update 2017). Bron: ►https://www.knov.nl/werk-en-organisatie/tekstpagina/154-2/calamiteiten-en-incidenten/hoofdstuk/193/calamiteiten-en-incidenten/.

Kooy J van der, Birnie E, Denktas S, Steegers EAP, Bonsel GJ. Planned home compared with planned hospital births: mode of delivery and perinatal mortality rates, an observational study. BMC Pregnancy Childbirth 2017 Jun 8;17(1):177. ►https://doi.org/10.1186/s12884-017-1348-y.

Kooy J van der, Poeran J, Graaf JP de, Birnie E, Denktaş S, Steegers EA, Bonsel GJ. Planned home compared with planned hospital births in the Netherlands: intrapartum and early neonatal death in low-risk pregnancies. Obstet Gynecol. 2011;118(5):1037–46.

Köhler W. Vroeg dood. Staatssecretaris Ross-van Dorp ontkent dan Nederland een hoge babysterfte heeft. De wetenschap geeft haar geen steun/Rotterdam, NRC. 20 dec 2003. ►https://www.nrc.nl/nieuws/2003/12/20/vroeg-dood-7666888-a1069535.

Kramer J. Deep democracy. De wijsheid van de minderheid. Zaltbommel: Uitgeverij Thema; 2014. ISBN 9789058719324.

Lagendijk J, Vos AA, Bertens LCM, Denktas S, Bonsel GJ, Steyerberg EW, Been JV, Steegers EAP. Antenatal non-medical risk assessment and care pathways to improve pregnancy outcomes: a cluster randomised controlled trial. Eur J Epidemiol. 2018;33(6):579–89. ►https://doi.org/10.1007/s10654-018-0387-7.

Lassi ZS, Bhutta ZA. Community-based intervention packages for reducing maternal and neonatal morbidity and mortality and improving neonatal outcomes. Cochrane Database Syst Rev. 2015 Mar 23;(3):CD007754.

Leadsom A, Burstow P, Lucas C, Field F. Manifesto 1.001 critical days. The importance of the conception to age two period. 2013. ►http://www.1001criticaldays.co.uk/manifesto.

Lederman LC. Debriefing: towards a systematic assessment of theory and practice. Simul Games 1992;23(2):145–60.

Lee TH. Putting the value framework to work. N Engl J Med. 2010 Dec 23;363(26):2481–3. ►https://doi.org/10.1056/NEJMp1013111.

Lee N van der. CanMeds for training in obstetrics and gynaecology in the Netherlands. Amsterdam: Academisch proefschrift; 2014.

Lee N van der, Driessen EW, Houwaart ES, Caccia NC, Scheele F. An examination of the historical context of interprofessional collaboration in Dutch obstetrical care. J Interprof Care 2014;28(2):123–7.

Lee N van der, Driessen EW, Scheele F. How the past influences interprofessional collaboration between obstetricians and midwives in the Netherlands: findings from a secondary analysis. J Interprof Care 2016;30(1):71–6.

Leistikow I. Voorkomen is beter. Leren van calamiteiten in de zorg. Leusden: Diagnose Uitgevers; 2014. ISBN 978-94-91969-01-0.

Lewis AJ, Austin E, Knapp R, Vaiano T, Galbally M. Perinatal maternal mental health, fetal programming and child development. Healthcare (Basel). 2015 Nov 26;3(4):1212–27. ►https://doi.org/10.3390/healthcare3041212.

Lint M de. Zorgstelsel op koers of op drift? Acht jaar RVS adviezen voor het nieuwe zorgstelsel. Den Haag: Raad voor Volksgezondheid en Samenleving; 2014. Bron: ►https://www.raadrvs.nl/uploads/docs/Zorgstelsel_op_koers_of_op_drift_-_8_jaar_RVZ_adviezen.pdf.

Loo H van der, Geelhoed J, Samhoud S. Kus de visie wakker: organisaties energiek en effectief maken. 1e druk. Academic Service; 2007. ISBN 9789052615820.

MacDonald-Wicks L, Levett-Jones T. Effective teaching of communication to health professional undergraduate and postgraduate students: a systematic review. JBI Libr Syst Rev. 2012;10(28 Suppl):1–12. PubMed PMID:27820404.

Marmot M. The health gap: the challenge of an unequal world. Lancet 2015 Dec 12;386(10011):2442–4. ►https://doi.org/10.1016/S0140-6736(15)00150-6.

Martijn LM, Jacobs AJE, Amelink-Verburg MP, Wentzel RHR, Buitendijk SE, Wensing M. Calamiteiten bij zwangere vrouwen in Nederland. Ned Tijdschr Geneeskd. 2014;158:A7663.

McConaughey E. Crew resource management in healthcare: the evolution of teamwork training and Med Teams. J Perinat Neonatal Nurs. 2008;22(2):96–104. ►https://doi.org/10.1097/01.JPN.0000319095.59673.6c.

Mil NH van, Bouwland-Both MI, Stolk L, Verbiest MM, Hofman A, Jaddoe VW, Verhulst FC, Eilers PH, Uitterlinden AG, Steegers EA, Tiemeier H, Steegers-Theunissen RP. Determinants of maternal pregnancy one-carbon metabolism and newborn human DNA methylation profiles. Reproduction 2014;148(6):581–92.

Ministerie van Volksgezondheid, Welzijn en Sport. Wet kwaliteit, klachten en geschillen zorg. Handreiking 'leren van incidenten' voor kleine zorgaanbieders. Den Haag; 2016. Bron: ►https://www.knov.nl/werk-en-organisatie/tekstpagina/790-3/wet-kwaliteit-klachten-en-geschillen-zorg-wkkgz/hoofdstuk/1114/wet-kwaliteit-klachten-en-geschillen-zorg-wkkgz/.

Mitri J, Gabbay R. Understanding population health through diabetes population management. Endocrinol Metab Clin North Am. 2016;45(4):933–42. ►https://doi.org/10.1016/j.ecl.2016.06.006.

Mohangoo AD, Buitendijk SE, Hukkelhoven CW, Ravelli AC, Rijninks-van Driel GC, Tamminga P, Nijhuis JG. Hoge perinatale sterfte in Nederland vergeleken met andere Europese landen: de Peristat-II-studie. Ned Tijdschr Geneeskd. 2008;152:2718–27.

Mol BWJ, Jonge A de, Nijhuis JG, Buitendijk S. Hoge babysterfte niet door thuisbevalling. Medisch Contact 2010. Bron: ►https://www.medischcontact.nl/nieuws/laatste-nieuws/artikel/hoge-babysterfte-niet-door-thuisbevalling.htm.

M'hamdi HI, Hilhorst M, Steegers EA, Beaufort I de. Nudge me, help my baby: on other-regarding nudges. J Med Ethics 2017 Jan 21;(1):21–28. ►https://doi.org/10.1007/s10995-016-2089-7.

Nieuwenhuijze M, Vries R de. Commotie over babysterfte. Medisch Contact 4 mei 2011. Bron: ►https://www.medischcontact.nl/nieuws/laatste-nieuws/artikel/commotie-over-babysterfte.htm.

NVOG. Standpunt verlengde arm constructie. Utrecht: NVOG; 2007. ►http://nvog-documenten.nl/index.php?pagina=/richtlijn/pagina.php&fSelectNTG_73=81&fSelectedSub=73.

NVOG-draaiboek Veilig Incident Melden. Bron: ►https://www.google.sr/url?sa=t&rct=j&q=&esrc=s&source=web&cd=1&cad=rja&uact=8&ved=0ahUKEwitoouGnJjTAhWCMSYKHVi0Bh4QFggpMAA&url=http%3A%2F%2F ►www.nvog.nl%2Fupload%2Ffiles%2FDraaiboek_Veilig_Incident_Melden.pdf&usg=AFQjCNFcgW_13K3F-X6u8qQLNOyj9e4aaQ&bvm=bv.152180690, d.eWE.

Offerhaus PM, Hukkelhoven CW, Jonge A de, Pal-de Bruin KM van der, Scheepers PL, Lagro-Janssen AL. Persisting rise in referrals during labor in primary midwife-led care in the Netherlands. Birth 2013;40(3):192–201.

Oostvogels AJ, Stronks K, Roseboom TJ, Post JA van der, Eijsden M van, Vrijkotte TG. Maternal prepregnancy BMI, offspring's early postnatal growth, and metabolic profile at age 5–6 years: the ABCD Study. J Clin Endocrinol Metab. 2014;99(10):3845–54.

Perdok H, Jans S, Verhoeven C, Henneman L, Wiegers T, Mol BW, Schellevis F, Jonge A de. Opinions of maternity care professionals and other stakeholders about integration of maternity care: a qualitative study in the Netherlands. BMC Pregnancy Childbirth 2016 Jul 26;16(1):188. ►https://doi.org/10.1186/s12884-016-0975-z.

Perined. Perinatale zorg in Nederland in 2015. Utrecht: Perined; 2016. Bron: ►https://assets.perined.nl/docs/980021f9-6364-4dc1-9147-d976d6f4af8c.pdf.

Peters IA, Schölmerich VLN, Veen DW van, Steegers EAP, Denktaş S. Reproductive health peer education for multicultural target groups. J Multicultural Educ. 2014;8(3):162–78.

Pieters AJHM, Oorschot KE van, Akkermans HA, Brailsford SC. Care and cure: compete or collaborate? Improving inter-organizational designs in healthcare. A case study in Dutch perinatal care. Tilburg: Prisma Print; 2014. Bron: ►https://www.researchgate.net/publication/276894326_Care_Cure_Combine_or_Collaborate_Evaluating_Inter-Organizational_Designs_in_Healthcare.

Porter ME. Redefining health care: creating value-based competition on results. National association of chain drug stores. Annual meeting. 2006. Bron: ►http://www.hbs.edu/faculty/Publication%20Files/20060502%20NACDS%20-%20Final%2005012006%20for%20On%20Point_db5ede1d-3d06-41f0-85e3-c11658534a63.pdf.

Porter ME. What is value in health care? N Engl J Med. 2010 Dec 23;363(26):2477–81. ►https://doi.org/10.1056/NEJMp1011024.

Prins M, Dillen J van, Jonge A de. Voordelen continue zorg door verloskundigen. Ned Tijdschr Geneeskd. 2014;157:A7070.

Raad voor Volksgezondheid en Samenleving. Professionals in de gezondheidszorg. 2000. Bron: ►https://www.raadrvs.nl/uploads/docs/Professionals_in_de_gezondheidszorg.pdf.

Raats I, Brink R van den, Wit F de, redactie. CBO handboek patiënten- en cliëntenparticipatie. Verbeteren van de zorg samen met patiënten/cliënten. 2013. ►http://www.participatiekompas.nl/sites/default/files/CBO_handboek-patientenparticipatie-maart-2013.pdf.

Raymond M, Harrison MC. The structured communication tool SBAR (Situation, Background, Assessment and Recommendation) improves communication in neonatology. S Afr Med J. 2014;104(12):850–2.

Rijksoverheid. Programma "Zeven rechten voor de cliënt in de zorg: investeren in de zorgrelatie". Den Haag: Ministerie van Volksgezondheid, Welzijn en Sport; MC-U-2852129; 2008. Bron: ►https://www.rijksoverheid.nl/documenten/kamerstukken/2008/05/26/programma-quot-zeven-rechten-voor-de-client-in-de-zorg-investeren-in-de-zorgrelatie-quot.

Rijksoverheid. Een goed begin. Veilige zorg rond zwangerschap en geboorte. Advies Stuurgroep Zwangerschap en Geboorte (olv prof. J van de Velden). Den Haag: Gezondheidsraad; 2009. ►https://www.rijksoverheid.nl/documenten/kamerstukken/2009/12/30/een-goed-begin-veilige-zorg-rond-zwangerschap-en-geboorte.

Romijn A, Bruijne MC de, Teunissen PW, Groot CJ de, Wagner C. Complex social intervention for multidisciplinary teams to improve patient referrals in obstetrical care: protocol for a stepped wedge study design. BMJ Open 2016 Jul 14;6(7):e011443. ►https://doi.org/10.1136/bmjopen-2016-011443.

Romijn A, Teunissen PW, Bruijne MC de, Wagner C, Groot CJM de. Interprofessional collaboration among care professionals in obstetrical care: are perceptions aligned? BMJ Qual Saf. 2018;27(4):279–86. ►https://doi.org/10.1136/bmjqs-2016-006401.

Saleeby E, Holschneider CH, Singhal R. Paradigm shifts: using a participatory leadership process to redesign health systems. Curr Opin Obstet Gynecol. 2014;26(6):516–22.

Sandall J, Soltani H, Gates S, Shennan A, Devane D. Midwife-led continuity models versus other models of care for childbearing women. Cochrane Database Syst Rev. 2016;(4). Art. No.: CD004667. ►https://doi.org/10.1002/14651858.CD004667.pub5.

Schölmerich VL, Ghoreshi H, Denktaş S, Groenewegen P. Caught in the middle? How women deal with conflicting pregnancy-advice from health professionals and their social networks. Midwifery 2016;35:62–9. ►https://doi.org/10.1016/j.midw.2016.02.012.

Smorenburg SM, Göbel B, Maaijer PF de, Geerlings SE. Ziekenhuiszorg buiten kantooruren. Medisch Contact 2011. Bron: ►https://www.medischcontact.nl/nieuws/laatste-nieuws/artikel/ziekenhuiszorg-buiten-kantooruren.htm.

Strating MM, Nieboer AP. Psychometric test of the team climate inventory-short version investigated in Dutch quality improvement teams. BMC Health Serv Res. 2009 Jul 24;9:126.

Thomas EJ, Sherwood GD, Helmreich RL. Lessons from aviation: teamwork to improve patient safety. Nurs Econ. 2003;21(5):241–3.

Treffers PE. Veertig jaar discussie over perinatale sterfte in Nederland. Ned Tijdschr Geneeskd. 2004 Sep 18;148(38):1853–5. PubMed PMID: 15497777.

Truijens S. Patient-reported outcomes in perinatal care. Academisch proefschrift. Eindhoven: GVO drukkers en vormgevers; 2016.

Truijens SE, Banga FR, Fransen AF, Pop VJ, Runnard Heimel PJ van, Oei SG. The effect of multiprofessional bimulation-based obstetric team training on patient-reported quality of care: a pilot study. Simul Healthc. 2015;10(4):210–6. ►https://doi.org/10.1097/SIH.

Valentijn P, Bruijnzeels M. Sleutelmodel ontrafelt de kunst van het samenwerken. De eerstelijns. Jan van Es Instituut; 2014. ►https://www.jvei.nl/wp-content/uploads/11.-DEL-nr9-Sleutelmodel-ontrafelt-de-kunst-van-het-samenwerken1.pdf.

Valentijn PP, Schepman SM, Opheij W, Bruijnzeels MA. Understanding integrated care: a comprehensive framework based on integrative functions of primary care. Int J Integr Care 2013, URN:NBN:NL:UI:10-1-1144.

Valentijn PP, Vrijhoef HJ, Ruwaard D, Boesveld I, Arends RY, Bruijnzeels MA. Towards an international taxonomy of integrated primary care: a Delphi consensus approach. BMC Fam Pract. 2015 May 22;16:64.

Vanhaecht K, Coeckelbergs E, Schouten L, Zeeman G. Onbedoelde schade treft ook de arts. Medisch Contact 2017;37:14–6.

Ven J van de, Baaren GJ van, Fransen AF, Runnard Heimel PJ van, Mol BW, Oei SG. Cost-effectiveness of simulation-based team training in obstetric emergencies (TOSTI study). Eur J Obstet Gynecol Reprod Biol. 2017a;216:130–7. ►https://doi.org/10.1016/j.ejogrb.2017.07.027.

Ven J van de, Fransen AF, Schuit E, Runnard Heimel PJ van, Mol BW, Oei SG. Does the effect of one-day simulation team training in obstetric emergencies decline within one year? A post-hoc analysis of a multicentre cluster randomised controlled trial. Eur J Obstet Gynecol Reprod Biol. 2017b;216:79–84. ►https://doi.org/10.1016/j.ejogrb.2017.07.020.

Visser GHA, Steegers EAP. Beter baren. Nieuwe keuzen nodig in de zorg voor zwangeren. Medisch Contact 2008;63:96–9.

Voorst SF van, Kate CA ten, Jong-Potjer LC de, Steegers EAP, Denktaş S. Developing social marketed individual preconception care consultations: which consumer preferences should it meet? Health Expect 2017;20(5):1106–13. ►https://doi.org/10.1111/hex.12555.

Voorst SF van, Vos AA, Jong-Potjer LC de, Waelput AJ, Steegers EA, Denktas S. Effectiveness of general preconception care accompanied by a recruitment approach: protocol of a community-based cohort study (the Healthy Pregnancy 4 All study). BMJ Open 2015 Mar 20;5(3):e006284. ▶ https://doi.org/10.1136/bmjopen-2014-006284.

Vos A. Strategies to reduce perinatal health inequalities. The healthy pregnancy 4 all study. Rotterdam: Academisch proefschrift; 2015.

Vos AA, Leeman A, Waelput AJ, Bonsel GJ, Steegers EA, Denktaş S. Assessment and care for non-medical risk factors in current antenatal health care. Midwifery 2015;31(10):979–85.

Vos AA, Voorst SF van, Steegers EA, Denktaş S. Analysis of policy towards improvement of perinatal mortality in the Netherlands (2004–2011). Soc Sci Med. 2016;157:156–64. ▶ https://doi.org/10.1016/j.socscimed.2016.01.032.

Waelput AJM, Sijpkens MK, Lagendijk J, Minde MRC van, Raat H, Ernst-Smelt HE, Kroon MLA de, Rosman AN, Been JV, Bertens LCM, Steegers EAP. Geographical differences in perinatal health and child welfare in the Netherlands: rationale for the healthy pregnancy 4 all-2 program. BMC Pregnancy Childbirth 2017 Aug 1;17(1):254. ▶ https://doi.org/10.1186/s12884-017-1425-2.

Wassen MM, Hukkelhoven CW, Scheepers HC, Smits LJ, Nijhuis JG, Roumen FJ. Epidural analgesia and operative delivery: a ten-year population-based cohort study in the Netherlands. Eur J Obstet Gynecol Reprod Biol. 2014;183:125–31. ▶ https://doi.org/10.1016/j.ejogrb.2014.10.023.

Wiegers TA, Borst J de. Organisation of emergency transfer in maternity care in the Netherlands. Midwifery 2013;29(8):973–80.

Wiegers T, Hassel D van. Meer praktiserende verloskundigen: waar werken zij? TvV 2015;05.

Wilson D, Kochar A, Whyte-Lewis A, Whyte H, Lee KS. Evaluation of situation, background, assessment, recommendation tool during neonatal and pediatric interfacility transport. Air Med J. 2017;36(4):182–7. ▶ https://doi.org/10.1016/j.amj.2017.02.013.

Zeeman K. Samen een team. Tijdschr Verloskd. 2013;01:40–2.

Zeeman GG, Boer JAM de. Intervisie als oplossing? Als je lang mee wilt gaan moet je goed voor jezelf zorgen. NTOG 2014;127:353–4.

Zorgstandaard Integrale Geboortezorg versie 1.1.2016. Bron: ▶ https://www.zorginzicht.nl/bibliotheek/integrale-geboortezorg-zorgstandaard/Paginas/Home.aspx.

Kwaliteit van zorg

H.I.J. Wildschut, A. de Jonge, S. Denktaş, P.W. Achterberg,
S.E.M. Truijens, I.C. Boesveld en G. de Winter

5.1 Inleiding – 151

5.2 Algemene kaders voor kwaliteit van zorg – 151

5.3 Verloskundigenzorg – 153

5.4 Evidence-based denken – 153
5.4.1 Levels of evidence – 155
5.4.2 Wetenschappelijke benadering van complexe vragen – 156

5.5 Wetenschappelijke overzichtsartikelen – 156
5.5.1 Het klassieke overzichtsartikel – 156
5.5.2 Systematisch literatuuroverzicht – 157

5.6 Evidence-based medicine/practice – 158

5.7 Beoordeling van de kwaliteit van zorg: stand van zaken – 159
5.7.1 Inleiding – 159
5.7.2 Kwaliteitsindicatoren – 159
5.7.3 Wettelijke kaders voor kwaliteit van zorg – 160
5.7.4 Professionele kwaliteitsstandaarden – 161

5.8 Kwaliteitsregistraties: algemene doelstellingen – 164
5.8.1 Inleiding – 164
5.8.2 Intern gebruik van kwaliteitsregistraties – 164
5.8.3 Extern gebruik van kwaliteitsregistraties – 164
5.8.4 Beperkingen in het gebruik van gegevens van kwaliteitsregistraties – 164

© Bohn Stafleu van Loghum is een imprint van Springer Media B.V., onderdeel van Springer Nature 2018
H. I. J. Wildschut en I. C. Boesveld (Red.), *Integrale geboortezorg*,
https://doi.org/10.1007/978-90-368-2202-2_5

5.9	Cliëntervaringen met kwaliteit van zorg – 165	
5.9.1	Inleiding – 165	
5.9.2	De Net Promotor Score – 165	
5.9.3	De PCQ Zwangerschap en Geboorte vragenlijst – 166	
5.9.4	Childbirth Perception Scale (CPS) – 166	
5.9.5	ReproQuestionnaire (ReproQ) – 166	
5.9.6	Nijmegen Continuity Questionnaire (NCQ) – 166	
5.9.7	PROM's en PREM's – 167	
5.10	Landelijke kwaliteitsregistraties (integrale) geboortezorg – 168	
5.10.1	Perined – 168	
5.10.2	De Adverse Outcome Indicator (AOI-5) – 168	
5.10.3	Indicatorenset Zwangerschap en bevalling – 170	
5.10.4	Kwaliteitsindicatoren Kraamzorg – 171	
5.11	Internationale kwaliteitsregistraties geboortezorg – 171	
5.11.1	ICHOM – 171	
5.11.2	Europese monitor voor verloskundigenzorg – 171	
5.12	Conclusies – 173	
5.13	Opdrachten – 174	
	Literatuur – 174	

5.1 Inleiding

Kwaliteit van zorg heeft onder meer betrekking op de deugdelijkheid van zorg: voldoet het niveau van zorg aan de eisen die we eraan stellen? En wie stelt die eisen? De overheid, de zorgverzekeraars, de zorgprofessionals of de (vertegenwoordigers van) degenen voor wie de zorg is bedoeld, de consument, cliënt of de patiënt?

Wettelijk wordt goede zorg omschreven als zorg van goede kwaliteit en van goed niveau:
a. die veilig, doeltreffend, doelmatig, persoonsgericht, tijdig en toegesneden is op de reële behoefte en wensen van de cliënt;
b. waarbij zorgverleners handelen in overeenstemming met de op hen rustende verantwoordelijkheid, voortvloeiende uit de voor hen geldende professionele kwaliteitsstandaard (▶par. 5.7.4);
c. waarbij de rechten van de cliënt zorgvuldig in acht worden genomen;
d. waarbij de cliënt met respect wordt behandeld (Wet kwaliteit, klachten en geschillen in zorg (Wkkgz) (▶http://wetten.overheid.nl).

Kwaliteit van zorg betekent feitelijk het leveren van de goede zorg, op het juiste moment, op de juiste plaats, door de juiste persoon met de best mogelijke resultaten die voldoen aan de noden en wensen van de cliënt (Everdingen en Dreesens 2011). Met goede interprofessionele samenwerking (integratie) kan integrale zorg een belangrijke bijdrage leveren aan de toegankelijkheid en het continuüm van zorg en aan de algemene volksgezondheid (Goodwin 2013). Dat geldt ook voor de verschillende geboortezorgmodellen (Shaw et al. 2016).

5.2 Algemene kaders voor kwaliteit van zorg

Er zijn verschillende omschrijvingen van het begrip kwaliteit van zorg (▶box 5.1). Alle hebben betrekking op één of meer aspecten van zorgverlening, waaronder effectiviteit, veiligheid, doelmatigheid, tijdigheid, toegankelijkheid en persoonsgerichtheid (Everdingen en Dreesens 2011; World Health Organization 2016) (▶box 5.2). Het Kwaliteitsinstituut Individuele Gezondheid (KIGZ[1]) definieert kwalitatief goede zorg als '(…) persoonsgerichte, effectieve, veilige en tijdige zorg die toegesneden is op de – reële – behoeften van het individu (cliënt of patiënt).'

> **Box 5.1 Enkele omschrijvingen van het begrip kwaliteit van zorg**
> *Empirisch*
> Niveau van de gezondheidszorg dat zowel voor het individu als voor de bevolking de kans vergroot op gewenste uitkomsten, waarbij de verleende zorg in overeenstemming is met gangbare professionele kennis en inzichten.
>
> *Theoretisch*
> De optimale verhouding van ervaringen ten opzichte van verwachtingen van het individu met betrekking tot bepaalde aspecten van de gezondheidszorgverlening, zoals veiligheid, effectiviteit, efficiëntie, tijdigheid, toegankelijkheid en persoonsgerichtheid.

---

1 Het KIGZ is een onafhankelijk en onpartijdig initiatief uit het veld, dat inhoud geeft aan het begrip 'verantwoorde zorg' door beroepsbeoefenaren in de individuele gezondheidszorg (▶www.kigz.nl).

Praktijkgericht
Zorg die voldoet aan de behoeften en voorkeuren van het individu. In de zorg gaat het er allereerst om dat het individu (patiënt, cliënt of consument) de zorg krijgt die volgens de professionele standaard noodzakelijk is en dat deze zorg zo goed mogelijk wordt geleverd. Als er verschil is tussen wat het individu wil en wat de professional noodzakelijk vindt, dan heeft de professional de taak het voortouw te nemen om tot een gezamenlijke beslissing te komen ('samen beslissen') (▶par. 1.2).
De wettekst van de Wet op de geneeskundige behandelingsovereenkomst (Wgbo) art. 7:453 luidt dat de hulpverlener bij zijn werkzaamheden de zorg van een goed hulpverlener in acht moet nemen en daarbij moet handelen in overeenstemming met de op hem rustende verantwoordelijkheid, voortvloeiende uit de voor hulpverleners geldende professionele standaard.

Persoonsgericht
Kwaliteit van zorg betekent voor het individu niet zozeer het puur medisch handelen (men gaat ervan uit dat dat in orde is), maar de wijze waarop de zorg verleend is (Berwick 2009).

Bron: Kwaliteitsinstituut Individuele Gezondheidszorg (KIGZ), ▶www.kigz.nl; Everdingen en Dreesens (2011)

Het zichtbaar maken van de kwaliteit van de zorg en van verschillen in kwaliteit is essentieel voor de (markt)werking van het nieuwe zorgstelsel. De kern van het nieuwe zorgstelsel is dat de cliënt of patiënt in staat wordt gesteld om geïnformeerd te kiezen – kiezen op het niveau van de instelling(slocatie), behandelaar en/of aandoening (▶www.kigz.nl).

Box 5.2 WHO-domeinen van verantwoorde zorgverlening
— Effectief; zorg is wetenschappelijk verantwoord (evidence-based) en resulteert in een betere individuele en/of publieke gezondheid.
— Doelmatig; zorg is kosteneffectief: de zorg is effectief en verspilling wordt vermeden.
— Veilig; zorg levert geen gevaar op voor het individu of zijn of haar omgeving. Veilig heeft mede betrekking op onbedoelde gezondheidsschade ten gevolge van medisch handelen of fouten.
— Tijdig; zorg wordt 'op tijd' geleverd en niet belemmerd door wachttijden of tijdverlies als gevolg van diagnostisch onderzoek.
— Toegankelijk; zorg is voor iedereen toegankelijk is, ongeacht geslacht, etniciteit, sociaaleconomische status, religie of geografische herkomst van het individu. In plaats van toegankelijkheid wordt tegenwoordig het begrip 'billijkheid' (Engels: *equity*) gebruikt (WHO 2016).
— Persoonsgericht; zorg is toegesneden op de voorkeuren en behoeften van het individu. Persoonsgerichte zorg heeft betrekking op communicatie en bejegening, informatievoorziening en betrokkenheid van het individu bij beleidsbeslissingen (gezamenlijke besluitvorming) (▶par. 1.2).

Bron: Van Everdingen en Dreesens (2011), World Health Organization (2016)

5.3 Verloskundigenzorg

In 2014 verscheen in de *Lancet* een serie artikelen over verloskundigenzorg (Engels: *midwifery*) (Renfrew et al. 2014). Verloskundigenzorg wordt hierin gedefinieerd als kwalitatief goede en empathische zorg voor vrouwen in de vruchtbare leeftijd, hun pasgeboren kinderen en hun gezinnen, in het continuüm van preconceptie, zwangerschap, geboorte, postpartum en de eerste levensjaren (▶ par. 4.6.3). Verloskundigenzorg wordt primair verleend door verloskundigen, maar kan ook worden geboden door andere zorgprofessionals, waaronder gynaecologen, verpleegkundigen, kraamverzorgenden, huisartsen en jeugdartsen. Vaak ligt in de geboortezorg het accent op curatieve medisch-verloskundige zorgverlening, waarin opsporing en behandeling van complicaties en ziekten tijdens de zwangerschap en geboorte centraal staan. Verschillende auteurs, waaronder de auteurs van de genoemde serie artikelen in de *Lancet*, bepleiten een meer holistische benadering van zorgverlening, waarin gezondheid én welzijn van de doelgroep centraal staan (Renfrew et al. 2014; Huber et al. 2011). Verloskundigenzorg is in dit kader vooral gericht op het bevorderen van gezondheid en welzijn van de (aanstaande) moeder en haar gezin door: (1) educatie, informatie en bevordering van gezonde leefstijl, (2) onderzoek, screening en planning, (3) bevordering van fysiologische processen, (4) voorkoming van complicaties, en (5) tijdige behandeling van complicaties, bij voorkeur in de eerste lijn (◘fig. 5.1).

Zorg verleend door goed opgeleide verloskundigen die werkzaam zijn in interprofessionele teams heeft een gunstig effect op de maternale en perinatale gezondheidsuitkomsten (Renfrew et al. 2014; Jonge en Sandall 2016). Het advies van de auteurs om het accent van zorgverlening te verleggen van curatieve zorg naar een meer holistische benadering past ook in het streven van de Wereldgezondheidsorganisatie (WHO), die ook het belang van eerstelijnsgezondheidszorg benadrukt (Bhatia en Rifkin 2013).

5.4 Evidence-based denken

Eind jaren tachtig van de vorige eeuw werd met de publicatie van het 1.500 pagina's tellende boek *Effective care in pregnancy and childbirth*, onder redactie van Ian Chalmers, Murray Enkin en Marc Keirse, wereldwijd de basis gelegd voor het huidige evidence-based denken in de verloskunde (Chalmers et al. 1989). De redactieleden van dit grensverleggende boek concludeerden dat zinvol medisch handelen gebaseerd moet zijn op degelijk en betrouwbaar wetenschappelijk (evidence-based) onderzoek. Op grond van meta-analyses van talloze clinical trials (vergelijkend patiëntgebonden onderzoek) publiceerden zij een reeks van tabellen waarin onderscheid werd gemaakt tussen zorg waarvan vaststaat dat die nuttig, mogelijk nuttig, van twijfelachtig nut, van onbekend nut, waarschijnlijk onnuttig of mogelijk schadelijk is. Mede naar aanleiding van het succes van deze publicatie werd door de National Perinatal Epidemiology Unit in Oxford, Engeland, de *Cochrane Pregnancy and Childbirth Database* (CCPC) opgezet. Nieuwe en herziene systematische reviews werden aanvankelijk via cd-rom beschikbaar gesteld aan belangstellenden, waaronder gynaecologen, verloskundigen, beleidsmakers en zwangere vrouwen (Chalmers et al. 1993). In 1993 werd de Cochrane Collaboration, kortweg Cochrane, opgericht. De Cochrane Library met de Cochrane database of systematic reviews is het hart van deze non-profit organisatie (▶ www.cochranelibrary.com). De CCPC maakt deel uit van de Cochrane database of systematic reviews. Cochrane Netherlands (▶ http://netherlands.cochrane.org) is de Nederlandse vertegenwoordiging van Cochrane.

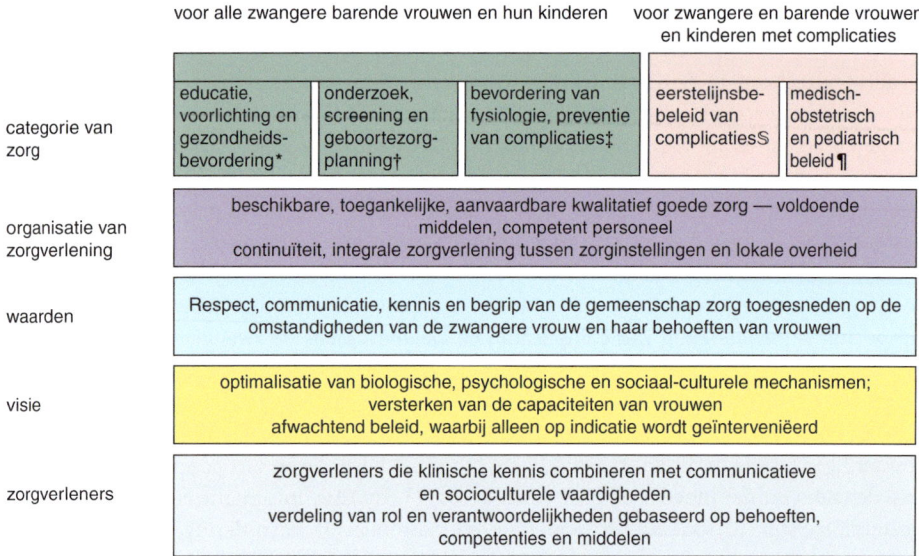

◘ **Figuur 5.1** Het kader voor verloskundigenzorg: maternale en neonatale gezondheidsaspecten in een gezondheidszorgsysteem dat gebaseerd is op de behoeften van zwangere en barende vrouwen en hun pasgeboren kinderen. * Voorbeelden van educatie, informatie en gezondheidsbevorderingen zijn: voorlichting over maternale voeding, anticonceptie en borstvoeding. † Voorbeelden van klinisch onderzoek, screening en planning van zorg zijn: (indien nodig) planning van verwijzing naar andere zorginstellingen, screening op seksueel overdraagbare aandoeningen, diabetes, hiv, pre-eclampsie, psychosociale gezondheidsproblemen, en bepalen van de voortgang van de baring. ‡ Voorbeelden van het bevorderen van normale processen en preventie van complicaties zijn: preventie van moeder-kindtransmissie van hiv, aanmoedigen van mobiliteit tijdens de baring, klinische, emotionele en psychosociale zorg tijdens ongecompliceerde ontsluiting en uitdrijving, acute zorg voor de pasgeboren baby, huid-op-huidcontact en ondersteuning van borstvoeding. § Voorbeelden van eerstelijnsbeleid bij complicaties zijn: behandeling van infecties in de zwangerschap, anti-D-toediening in de zwangerschap aan resusnegatieve vrouwen, uitwendige kering (versie) bij stuitligging en basale en spoedeisende verloskundige en neonatale zorg, zoals beleid bij zwangerschapsvergiftiging, ijzergebreksanemie en overmatig vaginaal bloedverlies na de bevalling. ¶ Voorbeelden van het beleid bij ernstige complicaties zijn: infectiebeleid na de keizersnede, beleid bij overmatig bloedverlies waarvoor bloedtransfusies noodzakelijk zijn, meerlingzwangerschappen, medische complicaties zoals hiv en diabetes, en het beleid bij te vroeggeboren, dysmature en zieke pasgeborenen. (Bron: Renfrew et al. 2014)

Het Gezondheidsraadrapport 'Medisch handelen op een tweesprong' dat in 1991 door de Gezondheidsraad werd gepubliceerd (Gezondheidsraad 1991), wordt algemeen gezien als het startpunt van evidence-based medicine in Nederland (Schoemaker en Weiden 2016). Dat startpunt luidde het einde in van het tijdperk van *authority-based* geneeskunde, waarbij het medisch handelen is gebaseerd op kennis en vaardigheden die werden overgedragen door gerespecteerde leermeesters, waaronder professoren en deskundige supervisors. Nascholing werd niet nodig geacht, omdat werd verondersteld dat de medicus of de medisch specialist na een gedegen opleiding alle kennis in huis heeft. Vooral door het opdoen van nieuwe praktijkervaring werd kennis verrijkt (Edwards 2004). In het huidige informatietijdperk is de voorbeeldfunctie van leermeesters sterk veranderd (Stegeman 2009; Frenk et al. 2010). Het 'nieuwe leren' duikt op, waarbij kennis van het opzoeken, ordenen en analyseren van relevante wetenschappelijke literatuur van grote invloed is op de opvattingen over de kwaliteit van zorg (Greenhalgh et al. 2014).

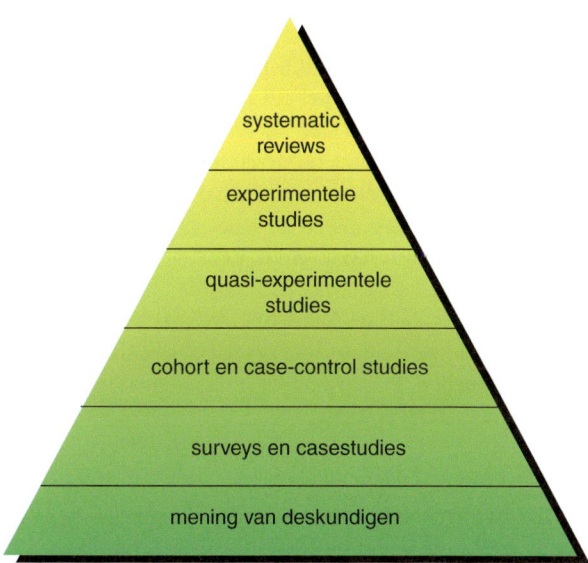

Figuur 5.2 Piramide die 'levels of evidence' weergeeft

5.4.1 Levels of evidence

'Evidence' is strikt genomen niet hetzelfde als 'bewijs', in de betekenis van 'onweerlegbaar aangetoond'. In de huidige medische wereld is de feitelijke betekenis van het begrip 'evidence' aanmerkelijk genuanceerder; het weerspiegelt de stand van zaken op basis van onderzoek met betrekking tot verschillende aspecten van de zorgverlening. Daarvoor is patiëntgebonden wetenschappelijk onderzoek nodig, waarbij de onderzoeksopzet cruciaal is voor de interpretatie van de bevindingen. Wetenschappelijk gezien, kan het effect van een behandeling of interventie het best worden beoordeeld aan de hand van de bevindingen van patiëntgebonden vergelijkende studies, de zogenoemde *randomised controlled trials* (RCT's). Het principe van de RCT berust op onderzoek naar twee vergelijkbare groepen patiënten, waarin de ene groep (de 'experimentele' groep) op grond van randomisatie (bij voorkeur met behulp van computergestuurde loting) de behandeling krijgt toegewezen, terwijl de andere groep (de controlegroep) deze behandeling niet krijgt toegewezen. Idealiter is de RCT dubbel geblindeerd, wat betekent dat zowel de patiënt als de behandelaar niet weet aan welke groep de betrokkene is toegewezen; dat blijkt pas nadat de studie is afgesloten.

Anderzijds kan 'evidence' blijken uit minder rigoureus wetenschappelijk onderzoek, zoals observationeel onderzoek of een patiëntenserieonderzoek (casestudies). Er kan op grond van de methodologische kwaliteit van wetenschappelijk onderzoek een gradering van de 'bewijskracht' worden gegeven, de zogenoemde 'levels of evidence' (zie fig. 5.2), waarbij het systematisch literatuuroverzicht (Engels: *systematic review*) de meeste zeggingskracht heeft, terwijl aan de mening van deskundigen de minste zeggingskracht wordt toegekend (Edwards 2004). De zeggingskracht van de studieopzet zegt niets over de effectgrootte (effectiviteit) van de behandeling.

Effectgrootte

De effectgrootte wordt meestal uitgedrukt in een odds ratio (OR) of een relatief risico (RR) met een 95 %-betrouwbaarheidsinterval. Zowel de OR als het RR hebben betrekking op de verhouding tussen twee kansen; het RR is de gemiddelde kans op een bepaalde uitkomst in de 'experimentele' groep gedeeld door de gemiddelde kans op dezelfde uitkomst in de controlegroep. De odds is de kans dat een uitkomst zich voordoet gedeeld door de kans dat een uitkomst zich niet voordoet. De OR is de verhouding tussen de odds in de experimentele groep gedeeld door de odds in de controlegroep. Als uit onderzoek blijkt dat er tussen beide groepen geen verschil is tussen beide gemiddelde kansen, dan bedraagt de OR of het RR '1'. Het 95 %-betrouwbaarheidsinterval weerspiegelt de nauwkeurigheid van de effectschatting en geeft aan tussen welke waarden een bepaald percentage van effectschattingen zou liggen als het onderzoek vele malen herhaald zou worden. Voorafgaand aan de studie wordt gedefinieerd welk percentage wordt gehanteerd; meestal is dit 95 %.

Bevindingen zijn statistisch significant als het betrouwbaarheidsinterval de neutrale waarde '1' niet doorkruist (Scholten et al. 2013). Met statistisch significant wordt gewoonlijk de gebruikelijke afkapwaarde (p-waarde) voor een significantie van < 0,05 bedoeld. Dat betekent dat de kans < 5 % is dat het gevonden verschil op toeval berust. Een p-waarde van < 0,05 betekent niet dat het waargenomen statistisch significante verschil ook klinisch relevant is.

5.4.2 Wetenschappelijke benadering van complexe vragen

Lang niet alle onderzoeksvragen in de verloskunde gaan over het effect van een behandeling. Een van de grondleggers van Cochrane beschreef hoe de beste onderzoeksopzet afhangt van de onderzoeksvraag die beantwoord moet worden (Enkin et al. 2006). Gerandomiseerde onderzoeken zijn alleen geschikt voor relatief eenvoudige behandelingen of interventies, bijvoorbeeld: wat zijn de effecten van het gebruik van het ene hechtdraad versus het andere, met betrekking tot genezing en postoperatieve klachten? Bij complexe vragen zoals: hoe kan een baring het best begeleid worden? spelen zo veel verschillende factoren een rol en zijn zo veel verschillende uitkomsten van belang dat andere onderzoeksmethoden meer aangewezen zijn, zoals observationeel en kwalitatief onderzoek. Daarnaast zijn gerandomiseerde onderzoeken niet geschikt als de uitkomsten die gemeten worden zeldzaam zijn, zoals perinatale sterfte bij laag-risicobevallingen.

Het is een misvatting dat een beleid dat gebaseerd is op wetenschappelijk onderzoek (evidence-based practice) zich beperkt tot RCT's. De kennis verkregen uit wetenschappelijke onderzoeksmethoden moet in de praktijk toegepast worden op de specifieke situaties van individuele cliënten. Voor het bepalen van een wetenschappelijk verantwoord beleid zijn naast wetenschappelijke bevindingen, de expertise en klinische ervaring van zorgverleners en de voorkeuren en behoeften van cliënten van belang (fig. 5.3) (Sackett et al. 2007).

5.5 Wetenschappelijke overzichtsartikelen

5.5.1 Het klassieke overzichtsartikel

In het klassieke overzichtsartikel geeft een autoriteit op een bepaald vakgebied, doorgaans op uitnodiging van de redactie van een tijdschrift, zijn of haar mening over een bepaald onderwerp. In een dergelijk overzichtsartikel kan een indruk worden verkregen van de

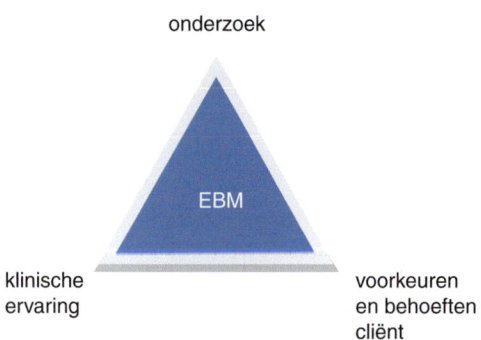

Figuur 5.3 Evidence-based practice. Bron: Sackett et al. (1996)

(wetenschappelijke) stand van zaken met betrekking tot een specifiek onderwerp, maar meestal ontbreekt een methodeparagraaf, zodat onduidelijk is hoe de selectie van de besproken artikelen tot stand is gekomen, waarop de artikelen zijn beoordeeld en op grond waarvan de auteur tot zijn samenvattend oordeel is gekomen. Dat maakt het klassieke overzichtsartikel niet controleerbaar of reproduceerbaar[2].

5.5.2 Systematisch literatuuroverzicht

Het systematisch literatuuronderzoek is een manier van onderzoek die wel controleerbaar en reproduceerbaar is. Voorafgaand aan de systematische beoordeling van gepubliceerde wetenschappelijke bevindingen is een onderzoeksprotocol geformuleerd[3]. Dat protocol gaat uit van een expliciete vraagstelling, benoemt de onderzoekseenheden, beschrijft de methode voor het verzamelen van wetenschappelijke bevindingen, verantwoordt waarom bepaalde publicaties niet in de review worden opgenomen, beschrijft op grond van welke criteria de ingesloten studies methodologisch worden beoordeeld en beschrijft de wijze waarop de resultaten worden weergegeven. Zo'n protocol maakt een literatuuroverzicht systematisch.

Cochrane publiceert en beheert systematische literatuuroverzichten in de Cochrane Library (▶ www.cochranelibrary.com) (zie ▶ par. 5.4). Deze systematische literatuuroverzichten (Cochrane Reviews) zijn meestal gebaseerd op bevindingen van vergelijkend patiëntgebonden onderzoek (clinical trials), in het bijzonder RCT's. De gepubliceerde aanbevelingen van de Cochrane Reviews hebben een grote impact op klinische besluitvorming in de dagelijkse praktijk.

---

2 Reproduceerbaarheid is een term die dikwijls wordt gebruikt in de statistiek en epidemiologieën duidt op de mate van overeenstemming van testuitkomsten bij herhaald meten onder identieke omstandigheden. Synoniem: betrouwbaarheid (Everdingen en Dreesens 2011).

3 Bij een eventuele meta-analyse worden resultaten uit verschillende wetenschappelijke onderzoeken 'gepoold'. Dat kan alleen als onderzoeken onderling voldoende vergelijkbaar zijn. Het getalsmatig samenvatten van gegevens uit verschillende vergelijkbare onderzoeken vergroot de kans om tot een nauwkeurige schatting van het effect te komen (Everdingen en Dreesens 2011).

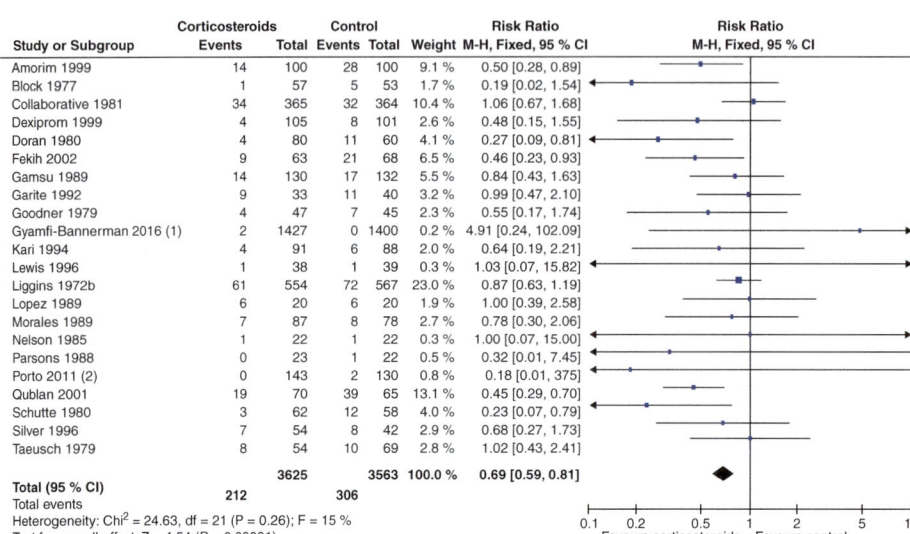

Figuur 5.4 Cochrane meta-analyse van het effect op neonatale sterfte van behandeling van vrouwen met dreigende vroeggeboorte door middel van corticosteroïden. Bron: Roberts et al. (2017) (met toestemming)

5.6 Evidence-based medicine/practice

Evidence-based medicine is het zorgvuldig, expliciet en oordeelkundig gebruik van het huidige beste bewijsmateriaal om beslissingen te nemen voor individuele cliënten (Scholten et al. 2013). Een belangrijk voordeel van wetenschappelijk onderbouwd beleid (evidence-based practice) is de beperking van praktijkvariatie in zorgverlening (Aarts en Custers 2014). Effectieve behandelingen worden niet onthouden aan individuen die er potentieel baat van hebben. Dit wordt fraai geïllustreerd door een van de eerste systematische literatuuroverzichten die door Cochrane zijn gepubliceerd. Deze publicatie ging over het effect van toediening van corticosteroïden aan zwangere vrouwen met een dreigende vroeggeboorte. Uit samenvoeging van bevindingen uit meerdere onderzoeken bleek dat na toediening van corticosteroïden de kans op neonatale sterfte van te vroeg geboren kinderen 40 % lager was (RR 0,60: 95 %-betrouwbaarheidsinterval 0,48–0,76) (Crowley 1995), een cijfer dat later door Cochrane is bijgesteld tot 31 % (RR: 0,69; 95 %-betrouwbaarheidsinterval 0,59–0,81) (Roberts et al. 2017) (fig. 5.4).

Deze bevinding heeft wereldwijde grote impact op de behandeling van vrouwen met een dreigende vroeggeboorte. Een ander voordeel van een evidence-based practice is dat behandelingen waarvan het nut niet vaststaat, of die mogelijk gevaarlijk zijn, niet worden toegepast. Denk bijvoorbeeld aan het voorschrijven van strikte klinische bedrust aan zwangere vrouwen om dreigende vroeggeboorte te voorkomen (Sosa et al. 2015). Deze behandeling heeft geen toegevoegde waarde voor behandeling van vrouwen met een dreigende vroeggeboorte, terwijl de kans op maternale gezondheidsschade ten gevolge van langdurige bedrust mogelijk is verhoogd.

Evidence-based practice heeft zonder twijfel geleid tot grote verbeteringen in klinische praktijkvoering. Het heeft de aanzet gegeven voor de ontwikkeling van professionele richtlijnen, protocollen en kwaliteitsindicatoren. Het heeft mede daardoor de kwaliteit en veiligheid van zorg sterk verbeterd. De laatste jaren is er echter ook toenemende kritiek op evidence-based practice (Greenhalgh et al. 2014; Schoemaker en Weijden 2016; Raad voor Volksgezondheid en Samenleving 2017). Veel medische behandelingen berusten op gering of onzeker bewijs, onder meer als gevolg van ondeugdelijke kwaliteit van gerandomiseerde studies (RCT's). Het gebrek aan wetenschappelijk bewijs laat de nodige ruimte voor zorgverleners voor eigen interpretatie van wat de juiste handelswijze is. Een ander kritiekpunt is dat de kennisbronnen van evidence-based practice zijn gebaseerd op gestandaardiseerde situaties en op datgene wat meetbaar is, bij voorkeur in gerandomiseerde experimenten. Deze kennis houdt onvoldoende rekening met verschillen tussen cliënten en hun persoonlijke waarden en met de setting waarin de zorg plaatsvindt (Greenhalgh et al. 2014; Paternotte et al. 2015; Raad van Volksgezondheid en Samenleving 2017). In zijn recente rapport 'Zonder context geen bewijs. Over de illusie van evidence-based practice in de zorg' concludeert de Raad voor Volksgezondheid en Samenleving (RVS) (2017) dat evidence-based practice belangrijke kennisbronnen onderbenut laat, zoals klinische expertise, lokale kennis, kennis afkomstig van patiënten/cliënten en kennis van de context waarin de zorg wordt geleverd. Naar aanleiding daarvan introduceerde de RVS het begrip 'context-based practice' met het advies dit begrip te gebruiken in plaats van 'evidence-based practice' in verband met het belang van de specifieke context van zorgverlening. Echter, de behoeften van cliënten en de klinische ervaring van professionals maken al deel uit van de definitie van evidence-based practice. Als de nadruk alleen ligt op wetenschappelijk onderzoek, wordt de term evidence-based practice 'te eng' gehanteerd. De achterliggende bredere gedachte van het advies van de RVS komt overeen met de inzichten over kwalitatief goed zorg die in de Zorgstandaard Integrale Geboortezorg (2016) zijn vastgelegd. De zorgvraag en wensen van de (aanstaande) moeder aangaande 'zorg op maat' (▶ par. 1.5.6) worden daarbij als uitgangspunt genomen (Groenen en Jonge 2018).

5.7 Beoordeling van de kwaliteit van zorg: stand van zaken

5.7.1 Inleiding

De eerste partij die (mogelijk) baat heeft bij goede zorg is de cliënt zelf. Het is dan ook vanzelfsprekend om de cliënt te vragen naar zijn of haar mening over de kwaliteit van zorg (Bensing 2000; Dawson et al. 2010; Brettschneider et al. 2011; Raven et al. 2012; Weenink et al. 2014; Kelly et al. 2015; Schoemaker et al. 2015; Schoemaker en Weijden 2016). Voldoet de kwaliteit van zorg aan de verwachtingen die de cliënt van de zorgverlening heeft? Is de cliënt tevreden met de zorg?

5.7.2 Kwaliteitsindicatoren

Definitie

Kwaliteitsindicatoren zijn de meetbare aspecten van zorgverlening die kenmerkend zijn voor de (ervaren) kwaliteit van geleverde zorg. Wetenschappelijk verantwoorde kwaliteitsindicatoren zijn getest op haalbaarheid, betrouwbaarheid en validiteit[4] (Braspenning et al. 2011).

---

4   Validiteit is een term die dikwijls wordt gebruikt in statistiek en epidemiologie. Validiteit duidt op de mate van waarschijnlijkheid waarmee de onderzoeksresultaten overeenkomen met de werkelijkheid van het fenomeen dat men onderzoekt. Met andere woorden: de mate waarin een test meet wat deze zou moeten meten (Everdingen en Dreesens 2011).

Onderscheid wordt gemaakt in structuur-, proces- en uitkomstindicatoren (▶box 5.3).

> **Box 5.3 Begrippenlijst kwaliteitsindicatoren**
>
> *Structuurindicatoren*
> Structuurindicatoren zeggen iets over de organisatie van het gehele zorgstelsel: infrastructuur, management, manpower en middelen, waaronder informatietechnologie voor het vastleggen en uitwisselen van relevante gegevens tussen de betrokken zorgprofessionals.
>
> *Procesindicatoren*
> Procesindicatoren geven informatie over de wijze waarop zorg wordt geleverd, bijvoorbeeld het opvolgen van richtlijnen. Voor procesindicatoren geldt dat hoe sterker bepaalde zorgprocessen samenhangen met specifieke biomedische uitkomsten of cliënttevredenheid, hoe groter de kans is dat deze procesindicator – indirect – bijdraagt aan het verbeteren van de gezondheid van het individu en de door hem of haar ervaren kwaliteit van zorg.
>
> *Uitkomstindicatoren*
> Biomedische uitkomstindicatoren van een specifieke patiëntencategorie weerspiegelen het effect van geleverde zorg op de gezondheidsstatus van deze populatie. Biomedische uitkomstindicatoren worden meestal uitgedrukt in sterfte- en morbiditeitcijfers, waaronder medische complicatiecijfers, en kwaliteit van leven, waaronder QALY* en DALY**. Cliënttevredenheid zegt iets over de ervaren kwaliteit van zorg en is thans ook een gangbare uitkomstindicator.
>
> * *Quality-adjusted life year* (QALY) komt overeen met het aantal extra levensjaren vermenigvuldigd met een correctiefactor voor de kwaliteit van die levensjaren. De factor is 1 bij zich volledig gezond voelen en tussen 0 en 1 bij verminderde kwaliteit van leven.
>
> ** *Disability-adjusted life year* (DALY) is een maat voor de totale last die ontstaat door ziektes. De DALY meet niet alleen het aantal mensen dat vroegtijdig sterft door ziekte, maar ook het aantal jaren dat mensen ten gevolge van de ziekte of behandeling met beperkingen leven.
>
> Bron: Van Everdingen en Dreesens (2011)

5.7.3 Wettelijke kaders voor kwaliteit van zorg

De overheid heeft wettelijke kaders opgesteld voor kwaliteit van zorg. Het recht op goede kwaliteit van zorg vloeit voort uit artikel 22 van de Nederlandse Grondwet waarin het recht op gezondheidszorg is opgenomen (Legemaate en Weidema 2016). Dat recht houdt in dat de overheid zorg moet dragen voor een kwalitatief goed stelsel van zorg dat voor alle burgers toegankelijk is, zowel geografisch als financieel. In de wet staat dat er kwaliteitsnormen en kwaliteitssystemen moeten zijn, maar welke normen en systemen dat zijn, laat de wetgever over aan het veld (zorgprofessionals, zorginstellingen, beroepsorganisaties en beroepsverenigingen) (Legemaate en Weidema 2016). Daarbij gaat het niet alleen om de kwaliteit van zorgverlening van de individuele zorgprofessional, maar ook om de kwaliteit van samenwerking en van de organisatie als geheel. De overheid bepaalt vooral de randvoorwaarden en houdt toezicht op de kwaliteit van zorg. De zorgverzekeraars zijn verantwoordelijk voor het inkopen van zorg van voldoende kwaliteit.

Zorginstituut Nederland

Zorginstituut Nederland (ZiN), ook bekend als het Zorginstituut, heeft de taak om de kwaliteit, toegankelijkheid en betaalbaarheid van de gezondheidszorg op peil te houden. Uitgangspunt hierbij is dat cliënten, zorgverleners en zorgverzekeraars samen het best weten wat goede zorg is en hoe zij de uitkomsten van deze zorg kunnen meten. Gezamenlijk maken zij hierover afspraken. De kwaliteitsstandaarden (▶box 5.4) en meetinstrumenten, zoals vragenlijsten, die uit deze afspraken komen zijn vastgelegd in een officieel register, het Register op Zorginzicht. Zorginstituut Nederland beheert dit openbare register dat online is te raadplegen via de website ▶www.zorginzicht.nl. Hierin is de Zorgstandaard Integrale Geboortezorg (2016) opgenomen. De Wet kwaliteit, klachten en geschillen zorg (Wkkgz) stelt dat zorgprofessionals zelf verantwoordelijk zijn voor het verlenen van goede en verantwoorde zorg (▶par. 8.3.1). De Inspectie Gezondheidszorg en Jeugd (IGJ) maakt deel uit van het ministerie VWS. Door toezicht, handhaving en opsporing van misstanden bewaakt en bevordert de IGJ de veiligheid en kwaliteit van zorg.

5.7.4 Professionele kwaliteitsstandaarden

Professionele kwaliteitsstandaarden, zorgstandaarden, richtlijnen en protocollen zijn het uitgangspunt van goede zorg (▶box 5.4). In het kader van integrale geboortezorg is de Zorgstandaard Integrale Geboortezorg (2016) de basis van het individueel geboortezorgplan (▶par. 1.5.6).

> **Box 5.4 Begrippenkader richtlijnen en protocollen**
>
> *Kwaliteitsstandaarden*
> Kwaliteitsstandaarden zijn openbaar toegankelijke documenten die goede zorg beschrijven voor een bepaald gezondheidgerelateerd onderwerp, waaronder bepaalde chronische aandoeningen en zwangerschap. De behoeften, wensen, ervaringen en belangen van de cliënt zijn daarbij leidend voor de te bieden zorg. Kwaliteitsstandaarden hebben betrekking op de zorginhoud en het zorgproces. Door wetenschappelijke literatuur te combineren met kennis, ervaring en voorkeuren van cliënten geven kwaliteitsstandaarden aan wat goede zorg is, tegen aanvaardbare kosten.
>
> *Zorgstandaarden*
> Een zorgstandaard beschrijft expliciet waaraan de organisatie van het complete zorgcontinuüm moet voldoen, gezien vanuit het perspectief van de cliënt. Hieronder vallen ook afspraken over verantwoordelijkheden en taken. Waar een zorgstandaard in meer algemene termen is gesteld, beschrijft een richtlijn in detail de inhoud van de zorg. Samen vormen ze een integrale eenheid.

> *Richtlijnen*
> De evidence-based richtlijn maakt deel uit van de professionele standaard die aangeeft hoe in welomschreven situaties gehandeld dient te worden. Richtlijnen bevatten normatieve uitspraken en hebben mede daardoor een juridische betekenis. De professional wordt geacht de richtlijn, waar nodig, toe te passen. Afwijken van de richtlijn kan, maar moet gemotiveerd worden. De argumenten hiervoor moeten in het dossier worden vastgelegd.
>
> *Protocollen*
> Als een landelijke richtlijn lokaal of in de regio wordt omgezet in een specifieke handelingsinstructie, spreekt men van een lokaal of regioprotocol. Een lokaal of regioprotocol geeft stap voor stap aan hoe in de dagelijkse praktijk moet gehandeld worden. In dit protocol zijn de verschillende stappen die in het zorgproces moeten worden doorlopen en de klinische beslismomenten schriftelijk vastgelegd en meestal in detail beschreven. Het protocol heeft een meer dwingend karakter dan de landelijke richtlijn waarvan het is afgeleid.
>
> Bron: Van Everdingen en Dreesens (2011)

Richtlijnen en protocollen

Mono- en multidisciplinaire kwaliteitsdocumenten (richtlijnen en protocollen) berusten primair op wetenschappelijk verantwoord (evidence-based) onderzoek en op de afwegingen van de voor- en nadelen van de verschillende zorgopties. Daarnaast zijn ze gebaseerd op de kennis en ervaring van zorgprofessionals en op de inbreng van patiënten (Everdingen et al. 2014). Lokale protocollen zijn afgeleid van landelijke of regionale protocollen. ZonMw heeft het landelijk lijnoverstijgend kennisnetwerk voor geboortezorg geïnitieerd (►www.kennisnetgeboortezorg.nl). Negen consortia zijn bij dit kennisnetwerk aangesloten. Ze ontwikkelen multidisciplinaire regionale protocollen die leidraad zijn voor lokale vakinhoudelijke VSV-protocollen. Lokale VSV-protocollen zijn dikwijls opgesteld door eerstelijnsverloskundigen in de regio en zorgprofessionals die werkzaam zijn in regionale zorginstellingen, waaronder ziekenhuizen, geboortecentra en kraamzorginstellingen.

GRADE-keurmerk voor richtlijnen

Richtlijnen worden tegenwoordig beoordeeld aan de hand van een internationaal graderingsinstrument, de GRADE-methode (Beer et al. 2012; Boluyt et al. 2012). De GRADE-methode is een relatief nieuwe manier om de kwaliteit van de 'evidence' en de aanbevelingen in een richtlijn helder en inzichtelijk weer te geven. Deze methode is vooral van toepassing op interventievragen. Met de GRADE-methode worden de geïncludeerde studies beoordeeld op de specifieke klinische vragen waarop de richtlijn een antwoord probeert te geven. Ook worden met deze methode de kenmerken van de patiëntenpopulaties en de methodologische opzet van de geïncludeerde studies beoordeeld. Daarnaast wordt het verkregen bewijs kritisch beoordeeld op eventuele inconsistenties van uitkomstresultaten en publicatiebias. De verschillende niveaus van de kwaliteit van bewijs (hoog, matig, laag, zeer laag) verwijzen naar de mate van vertrouwen in de schatting van de effectgrootte van de interventie op een specifieke uitkomstmaat (zie ►par. 5.4.1). Vervolgens wordt de balans opgemaakt tussen de gunstige en ongunstige effecten van de interventie, de waarden en voorkeuren van de patiënt/cliënt en de kosten. Aan de hand hiervan wordt de sterkte van de aanbeveling opgemaakt. GRADE kent slechts twee niveaus van aanbeveling: sterk of zwak (Beer et al. 2012; Boluyt et al. 2012).

Werken met kwaliteitsstandaarden: algemene dilemma's

Er is discussie over de samenhang tussen uitkomstindicatoren en de kwaliteit van zorg (Raad van Volksgezondheid en Samenleving 2017). Voor uitkomstindicatoren is het probleem dat gezondheidsuitkomsten niet altijd één-op-één zijn te herleiden tot het beleid bij een individuele cliënt (Braspenning et al. 2011). Zo worden sommige cliënten na de goede zorg of behandeling beter, maar andere niet. Het kan ook gebeuren dat bij niet-adequaat beleid sommige cliënten beter worden en andere niet. Zelfs als er genoeg wetenschappelijke onderbouwing is dat bepaalde gezondheidsuitkomsten mogen worden verwacht, betekent dit niet dat dit voor alle cliënten opgaat. Bekende of onbekende factoren – zoals demografische kenmerken (leeftijd, geslacht, sociaaleconomische status, etnische achtergrond), leefstijl, therapietrouw en onderliggende gezondheid – kunnen verstorend werken op de te verwachten uitkomst. Dat geldt in het bijzonder voor de algemene populatie zwangere vrouwen in Nederland, waarbij de – lage – perinatale sterftecijfers geen goede maat zijn voor de kwaliteit van geleverde zorg (Jonge et al. 2017). Een ander probleem met uitkomstindicatoren is dat sommige uitkomsten sporadisch voorkomen of pas op lange termijn optreden, waardoor geen betrouwbare uitspraken gedaan kunnen worden over de kwaliteit van geleverde zorg (Braspenning et al. 2011).

Veel gepubliceerde richtlijnen zijn verhalend van aard en beslaan soms honderden pagina's.[5]

Uitgangsvragen zijn vaak globaal opgesteld. Dit is niet bevorderlijk voor de acceptatie en implementatie van de richtlijn. Er zijn bovendien te veel kwaliteitsstandaarden, richtlijnen en protocollen van matige kwaliteit; door de bomen is het bos niet meer te zien (Everdingen et al. 2010; Aarts en Custers 2014). Over het algemeen krijgen zorgprofessionals uit diverse sectoren voor relatief eenvoudige ingrepen te maken met vele – tijdrovende – protocollen voor informatie, indicatiestelling, opname, operatie en nazorg. Zorgprofessionals hebben dikwijls een dagtaak aan meten, registreren, aanleveren en interpreteren van gegevens (Raad van Volksgezondheid en Samenleving 2017). De grote registratiedruk op zorgverleners is mede bedoeld om rekenschap af te leggen over de verrichte zorg. Rekenschap afleggen behelst echter meer dan het aanleveren van getallen (Lombarts 2016). Inmiddels staan de klachten over de grote registratiedruk van zorgverleners op de politieke agenda (Meurs 2014).

Protocollen en richtlijnen zijn weinig flexibel. Strikt protocollaire behandelingen houden bovendien weinig tot geen rekening met de specifieke behoeften en voorkeuren van de cliënt. Protocollen zijn dikwijls lastig te interpreteren. Hoe vertaal je informatie van wetenschappelijk onderzoek van groepsniveau naar het individu? Dat geldt in het bijzonder voor cliënten met multimorbiditeit (Greenhalgh et al. 2014; Moore et al. 2017; Raad van Volksgezondheid en Samenleving 2017).

Cliënten willen hun persoonlijke verhaal kwijt. Ze willen niet het gemiddelde zijn van een groep (Greenhalgh et al. 2014). Wat voor de groep geldt, hoeft niet voor het individu te gelden, is de redenering.

Mede uit angst om ter verantwoording te worden geroepen voor het medisch tuchtcollege, zijn zorgprofessionals weinig geneigd af te wijken van protocollaire voorschriften (Raad van Volksgezondheid en Samenleving 2017).

---

5   De richtlijn 'antitrombotisch beleid' telt 645 pagina's (▶ http://nvog-documenten.nl).

Tot slot, richtlijnen voor 'behandeling' of 'interventie' zijn meestal gebaseerd op RCT's die hoog staan in de piramide van bewijsvoering (▶par. 5.4.1), terwijl juist voor RCT's vaak veel exclusiecriteria gehanteerd worden, wat de generaliseerbaarheid naar de dagelijkse praktijk beperkt.

5.8 Kwaliteitsregistraties: algemene doelstellingen

5.8.1 Inleiding

Voor de keuze van een geschikte indicatorenset is het van belang te weten voor wie de informatie bestemd is en wat het feitelijk doel is van gegevensverzameling (Campbell et al. 2000; Braspenning et al. 2011; Ketelaar et al. 2014). Zijn faciliteiten en middelen toereikend, effectief, efficiënt, veilig en persoonsgericht? Is de kwaliteit van zorg voor het individu aanvaardbaar? Voldoet de kwaliteit van zorg aan de eisen die de maatschappij daaraan stelt? Op welke terreinen kan de zorg worden verbeterd? Zijn de gegevens nodig voor intern of extern gebruik? Of voor beide?

5.8.2 Intern gebruik van kwaliteitsregistraties

Registratie van gegevens is vaak bedoeld voor de evaluatie van de kwaliteit van geleverde zorg in de eigen organisatie. Gegevens hebben veelal betrekking op structuur-, proces- en uitkomstindicatoren (▶par. 5.7.2). Ook kunnen deze gegevens worden gebruikt voor het meten van het effect van de implementatie van specifieke aanbevelingen of voor het vastleggen van het effect van maatregelen ter verbetering van de kwaliteit van zorg aan de hand van periodieke evaluaties van de (integrale) geboortezorg in de eigen VSV-regio (▶par. 4.12.1).

5.8.3 Extern gebruik van kwaliteitsregistraties

Registraties van kwaliteitsindicatoren kunnen bestemd zijn voor het rekenschap afleggen van zorgverleners over hun activiteiten op het terrein van zorgverlening aan, bijvoorbeeld, zorgverzekeraars, overheid of inspectie (Lombarts 2016). Ook kunnen ze bedoeld zijn voor wetenschappelijk onderzoek, waaronder nationale of internationale vergelijkingen van uitkomsten (Jonge et al. 2017).

5.8.4 Beperkingen in het gebruik van gegevens van kwaliteitsregistraties

Voor het vaststellen van verschillen in maternale en perinatale uitkomsten in diverse populaties is het van belang dat de onderzochte populatie 'in de teller' (bijvoorbeeld het aantal perinataal overleden kinderen) afkomstig is uit de gedefinieerde populatie 'in de noemer' (bijvoorbeeld het totaal aantal geboortes bij vrouwen die woonachtig zijn in dezelfde geografische regio). Voorts is de keuze van controlegroepen van belang. De vergelijking tussen een onderzoeks- en een controlegroep gaat mank als de algemene kenmerken van beide groepen niet overeenkomen. Denk bijvoorbeeld aan de vergelijking tussen zwangerschapsuitkomsten van de groep vrouwen met een laag- en met een hoog-risicoprofiel (Jonge et al. 2017). Ten slotte kunnen bevindingen van wetenschappelijke studies die elders verricht zijn, niet representatief zijn voor de eigen populatie, omdat de context van zorgverlening verschilt. Kennis van deze beperkingen is van belang voor de juiste interpretatie van nationale en internationale vergelijkende studies die gebaseerd zijn op gegevens van kwaliteitsregistraties (Jonge et al. 2017).

5.9 Cliëntervaringen met kwaliteit van zorg

5.9.1 Inleiding

Omdat zorgprofessionals,[6] zorgverzekeraars en cliënten feitelijk allen expert zijn op hun specifieke terrein, weten zij ook wat goede zorg is.

In de VSV-regio kunnen afspraken worden gemaakt over de aard en frequentie van kwaliteitsevaluaties. Structurele feedback van de (zwangere) vrouw en haar naasten is daarbij cruciaal. Het meten van cliëntervaringen met geboortezorg gebeurt door het afnemen van vragenlijsten, waaronder de Net Promotor Score, de Zwangerschap en Geboorte vragenlijst (Pregnancy and Childbirth Questionnaire, PCQ) de Childbirth Perception Scale, de Repro-Q en de Nijmegen Continuity Questionnaire.

Om persoonsgerichte kwaliteit van de geboortezorg te evalueren, kan gebruikgemaakt worden van specifieke patiëntgerapporteerde uitkomstmaten (PROM's) of ervaringen (PREM's). Bij het evalueren van zorg dienen de vertegenwoordigers van patiënten-/cliëntenorganisaties direct betrokken te worden.

5.9.2 De Net Promotor Score

De Net Promotor Score is een wettelijk verplichte kwaliteitsindicator voor integrale geboortezorg (▶ par. 5.10.2). Aan de hand van één simpele vraag wordt cliënttevredenheid gemeten. De respondent krijgt de volgende vraag voorgelegd: hoe waarschijnlijk is het dat u op basis van uw ervaringen met de zorg (verleend door o.a. verloskundigen, gynaecologen, kraamverzorgenden) rondom uw zwangerschap/bevalling, deze zult aanbevelen aan een vriendin? Het antwoord hierop wordt op een puntenschaal uitgedrukt, variërend van 0 (zeer onwaarschijnlijk) tot 10 (zeer waarschijnlijk). Een hoge score duidt op grote cliënttevredenheid.

---

6 Zorgprofessionals, zorgverzekeraars en cliënten zijn de aangewezen deskundigen om vanuit eigen perspectief een bijdrage te leveren aan het gezamenlijk ontwikkelen van kwaliteitsstandaarden, informatiestandaarden en meetinstrumenten. Voor de geïnteresseerde vertegenwoordigers van de betrokken organisaties is hiervoor een instructie beschikbaar (ZiN 2015).

5.9.3 De PCQ Zwangerschap en Geboorte vragenlijst

De PCQ Zwangerschap en Geboorte vragenlijst is een gevalideerde vragenlijst om de kwaliteit van zorg tijdens de zwangerschap en bevalling vanuit het patiëntperspectief te meten en is ontwikkeld in Nederland op basis van informatie die is verkregen na uitgebreide focusgroepconsultaties van de doelgroep (Truijens et al. 2014a). De 25 items van de PCQ zijn onderverdeeld in subschalen over bejegening tijdens de zwangerschap (11 items), voorlichting (7 items) en bejegening tijdens de bevalling (7 items).

5.9.4 Childbirth Perception Scale (CPS)

De Childbirth Perception Scale (CPS) is een gevalideerde vragenlijst die bestemd is voor recentelijk bevallen vrouwen en gaat in op hun persoonlijke beleving van de bevalling en het kraambed (Truijens et al. 2014b). Deze vragenlijst is verdeeld in zes items over de bevalervaring en zes items over de ervaringen tijdens de kraamperiode. Beide vragenlijsten geven een goed beeld van de door zwangere vrouwen ervaren kwaliteit van zorg.

5.9.5 ReproQuestionnaire (ReproQ)

De ReproQuestionnaire (ReproQ) meet de mening van zwangere vrouwen over hun ervaringen met de zorgverlening (Scheerhagen et al. 2015, 2016). De voor de Nederlandse situatie gevalideerde lijnoverstijgende vragenlijst kent twee digitale versies: één gaat over de zwangerschap; de andere over de bevalling en de periode daarna. Beide versies hebben vergelijkbare vragen die zijn toegespitst op hun ervaringen tijdens deze periodes. De ReproQ is ontleend aan de vragenlijsten van het zogenoemde 'WHO Responsiveness Model' (Valentine et al. 2007; Scheerhagen et al. 2015). Dit model gaat in op acht domeinen van ervaren zorgverlening: (1) autonomie, gelegenheid tot geïnformeerde inspraak op beleidsbeslissingen, (2) bejegening, (3) vertrouwelijkheid en privacy, (4) informatie en communicatie, (5) keuze voor en continuïteit van zorgverleners, (6) sociale steun, (7) reisduur en wachttijd en (8) kwaliteit van basale materiële en ruimtelijke voorzieningen. De bevindingen van deze gevalideerde vragenlijst worden uitgedrukt in scores (fig. 5.5) en kunnen worden gebruikt voor het evalueren en verbeteren van één of meer van de genoemde aspecten van zorgverlening.

5.9.6 Nijmegen Continuity Questionnaire (NCQ)

Een goede band met de zorgprofessional is een belangrijk element in de ervaren kwaliteit van zorg (Guthrie et al. 2008; Perdok et al. 2016, 2018). Hoewel zorgverleners en andere samenwerkingspartners (Engels: *stakeholders*) het niet eens zijn over hoe integrale geboortezorg er precies uit moet zien, wordt het verbeteren van de continuïteit van zorg als een belangrijk doel van geboortezorg beschouwd (Haggerty et al. 2003; Nieuwenhuijze 2014; Perdok et al. 2016). Het is daarom belangrijk om te meten hoe cliënten de continuïteit van zorg ervaren (▶ par. 4.6.4). De NCQ is een gevalideerd meetinstrument, ontwikkeld voor een groep

5.9 · Cliëntervaringen met kwaliteit van zorg

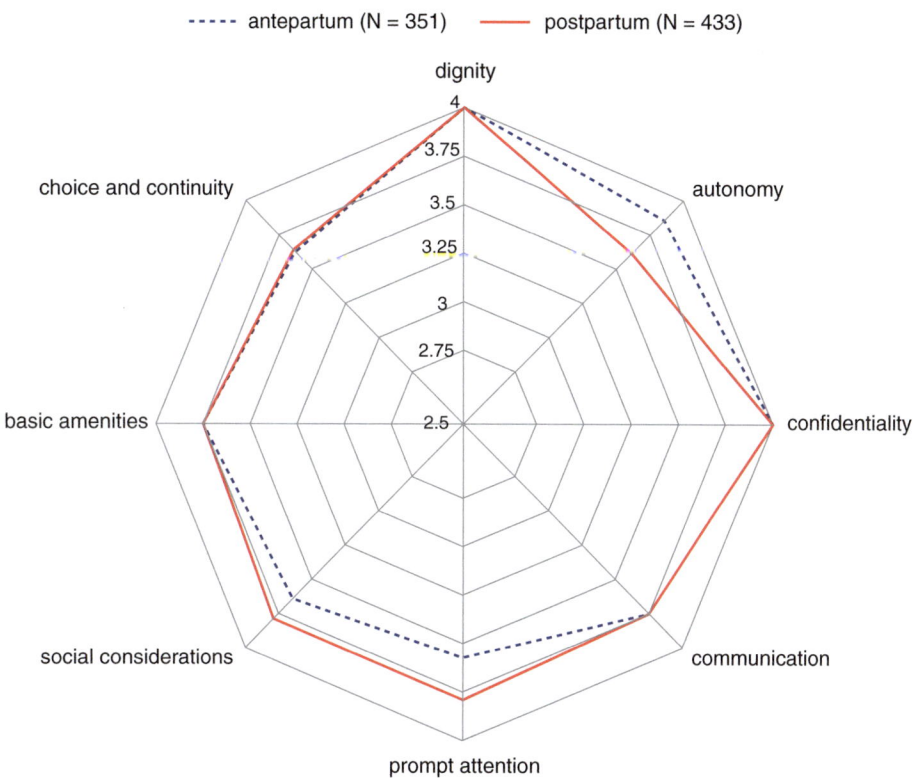

◘ **Figuur 5.5** Voorbeeld van bevindingen naar aanleiding van evaluatie van ervaringen van cliënten. Dit spindiagram toont gemiddelde waardering (uitgedrukt in scores) van cliënten voor een aantal aspecten van zorgverlening, waaronder bejegening (*dignity*), gelegenheid tot geïnformeerde inspraak op beleidsbeslissingen (*autonomy*), vertrouwelijkheid en privacy (*confidentiality*), informatie en communicatie (*communication*), reisduur en wachttijd (*prompt attention*), sociale steun (*social considerations*), basale materiële en ruimtelijke voorzieningen (*basic amenities*) en vrije keuze voor – en continuïteit van – zorgverleners (*choice* en *continuity*)

chronisch zieke patiënten in de huisartsenpraktijk die gevraagd zijn naar hun percepties van de continuïteit van zorg (Uijen et al. 2011, 2012). Deze NCQ is 'vertaald' naar de verloskunde en wordt momenteel gebruikt in de INCAS-2-studie, een studie naar onder andere cliëntervaringen met integrale zorg (Perdok et al. 2018).

5.9.7 PROM's en PREM's

Er is de laatste jaren in toenemende mate behoefte aan uitkomstmaten die door cliënten of patiënten zelf worden gerapporteerd, ook wel genoemd: 'patiëntgerapporteerde uitkomsten', waaronder de *patient-reported outcomes measures*, de zogenoemde PROM's (Dawson et al. 2010; Brettschneider et al. 2011; Raven et al. 2012; Weenink et al. 2014; Baumhauer 2017) en de *patient-reported experience measures*, de zogenoemde PREM's (Truijens 2016: Gleeson et al. 2016). PROM's zijn gevalideerde, korte vragenlijsten voor patiënten/cliënten die inzicht geven in de medische effectiviteit van de door een zorgprofessional geleverde zorg. Deze uitkomstmaten zijn onderdeel van *value-based health care* (VBHC) (▶par. 4.4). De PROM's stellen de patiëntenperceptie van de gerealiseerde zorguitkomst centraal. Met andere woorden: heeft de medische behandeling tot het door de patiënt/cliënt beoogde resultaat geleid, bijvoorbeeld minder symptomen, klachten of pijn, beter fysiek, sociaal en/of mentaal welzijn, en meer tevredenheid? Als aanvulling op de PROM's richten de PREM's zich op de ervaring gedurende het zorgproces van de patiënt/cliënt. Aanvankelijk werd daarvoor de Consumer Quality Index (CQI) gebruikt. De CQI voor de periode rond zwangerschap, geboorte en kraamzorg is in Nederland door het NIVEL ontwikkeld (Wiegers 2009). Zorgverzekeraars willen overgaan op korte en generieke PREM-vragenlijsten. Op dit moment zijn (nog) niet alle zorgverzekeraars geneigd om het gebruik van PREM als verplichtend onderdeel van het zorgcontract op te nemen.

5.10 Landelijke kwaliteitsregistraties (integrale) geboortezorg

5.10.1 Perined

Nederlandse cijfers over de uitkomsten van geboortezorg zijn afkomstig uit de Landelijke Verloskunde Registratie (LVR), LVR1 (eerste lijn), LVR2 (tweede en derde lijn) en de Landelijke Neonatale Registratie (LNR) (Jonge et al. 2017). Deze registraties zijn thans ondergebracht bij Perined (▶www.perined.nl). Perined is een samenvoeging van twee landelijke databanken, de Perinatale Registratie Nederland (PRN) en de Perinatale Audit Nederland (PAN), die zich landelijk bezighielden met respectievelijk perinatale registraties en perinatale audits. De PAN is inmiddels een belangrijk kwaliteitsinstrument van de geboortezorg in Nederland geworden. Kwaliteitsverbetering door reflectie op het eigen handelen staat bij de audits centraal (▶par. 8.6.3). Perined coördineert het landelijke systeem van perinatale audits dat uit drie pijlers bestaat: (1) de lokale audit met de focus op het lokale samenwerkingsverband, (2) de regionale audit met de focus op integrale ketenzorg in het verzorgingsgebied van het regionale centrum en (3) de landelijke audit met de focus op een specifiek thema. De lokale audit brengt volgens vaste richtlijnen verslag uit van de audit aan Perined. Perined evalueert het totaal aantal perinatale sterftes in Nederland en doet hiervan jaarlijks verslag. Gegevens uit deze registratie worden gebruikt voor internationale vergelijkingen (Zeitlin et al. 2013) en landelijke analyses van de bepaalde uitkomsten van geboortezorg (Elferink-Stinkens et al. 1993, 1996; Evers et al. 2010; Eskes et al. 2014; Jonge et al. 2015a; Stralen et al. 2016).

Perined Insight (▶www.perined.nl) biedt de mogelijkheid om de geregistreerde lokale uitkomsten te spiegelen aan landelijke gegevens. Omdat in Nederland maternale en perinatale sterfte relatief weinig voorkomen, wordt daarnaast gebruikgemaakt van zogenoemde 'indirecte uitkomstmaten' (of proxy's) voor morbiditeit en mortaliteit, waaronder bijvoorbeeld de 'Big 4-aandoeningen' (Bonsel et al. 2010) (▶par. 2.1.1).

5.10.2 De Adverse Outcome Indicator (AOI-5)

Recent is de Indicatorenset Integrale Geboortezorg door de raad van bestuur van het Zorginstituut vastgesteld (ZiN 2017) (▶box 5.5).

> **Box 5.5 Indicatorenset integrale geboortezorg**
>
> AOI-5 (Adverse Outcome Indicator) is een combinatie van:
> - neonatale of intrapartumsterfte bij $\geq$ 2.500 gram;
> - opname op NICU $\geq$ 37.0 weken;
> - APGAR < 7 na 5 minuten;
> - fluxus post-partum;
> - 3e of 4e graad perineumruptuur.
>
> Aard van zorg:
> - spontane partus in NTSV-groep (Nulliparous Term Singleton Vertex – à terme nulliparae met eenling in hoofdligging);
> - percentage keizersneden (totaal, gepland/ongepland) in NTSV-groep;
> - vrouwen met epidurale analgesie (totaal, 's nachts/in het weekend) in NTSV-groep.
>
> Borstvoeding:
> - geslaagde borstvoeding in de groep kinderen die op de eerste dag thuis volledige borstvoeding krijgen en dat op de laatste dag van kraamzorg ook nog krijgen;
> - geslaagde borstvoeding bij alle levendgeboren kinderen.
>
> Overdracht en plaats zorg:
> - start zwangerschapsbegeleiding vóór 10 weken (algemeen c.q. uit achterstandssituatie);
> - bevallingen in eerste lijn: totaal, thuis/poliklinisch;
> - bevallingen in tweede lijn: totaal, zorgverlener (klinisch verloskundige, gynaecoloog), type baring (normaal vaginaal/instrumenteel/met sectio);
> - vrouwen tijdens de bevalling overgedragen: totaal, type baring (normaal vaginaal/instrumenteel/met sectio), reden overdracht (wegens niet-vorderende ontsluiting, sedatie en/of pijnstilling);
> - kinderen direct na de bevalling overgedragen.
>
> Cliëntervaringen:
> - Net Promotor Score.
>
> Cliëntpreferenties:
> - VSV: samenwerking en zorgaanbod;
> - ziekenhuis: zorgaanbod en bereikbaarheid;
> - verloskundigenpraktijk: bereikbaarheid, organisatie en zorgaanbod;
> - kraamzorgorganisatie: zorgaanbod.
>
> Bron: Raad van bestuur Zorginstituut Nederland (ZiN 2017)

De Adverse Outcome Indicator (AOI-5) maakt deel uit van de Zorgstandaard Integrale Geboortezorg (2016).

5.10.3 Indicatorenset Zwangerschap en bevalling

Voor zorgverleners die in de tweede lijn verloskundige zorg verlenen, is de Indicatorenset Zwangerschap en bevalling opgenomen in het Register van Zorginstituut Nederland. Deze gids bevat de lijst met wettelijk verplichte ketenindicatoren (▶ www.zorginzicht.nl).

Overzicht Indicatoren Zwangerschap en bevalling over verslagjaar 2017

1	verloskundig samenwerkingsverband	A. Zijn in het verloskundig samenwerkingsverband (VSV) bindende afspraken gemaakt over het direct na een spoedmelding van de eerste lijn opstarten van de noodzakelijke voorbereidingen in het ziekenhuis? B. Indien ja bij 1a: Zijn deze afspraken schriftelijk vastgelegd in een protocol? C. Indien ja bij 1b: Zijn in dit protocol levensbedreigende condities voor moeder en kind benoemd waarbij, na een spoedmelding van de eerste lijn, de noodzakelijke voorbereidingen worden opgestart? D. Worden er gemeenschappelijke scholingen georganiseerd voor gynaecologen, eerste- en tweedelijnsverloskundigen en/of verloskundig actieve huisartsen? E. Zijn er afspraken gemaakt over uniforme voorlichting over pijnbestrijding door de eerste en tweede lijn? F. Indien ja bij 1e: Zijn deze afspraken schriftelijk vastgelegd in een protocol?
2	aantal sectiones caesarea	A. Percentage (geplande en ongeplande) sectio's bij à terme nulliparae met eenling in hoofdligging. B. De VOKS-percentiel primaire sectio's.
3	epidurale analgesie	Percentage vrouwen met epidurale analgesie (PDA) of gecombineerd spinale-epidurale analgesie dat 's nachts (23–11 uur) en in het weekend is bevallen.
4	begeleiding bij bevalling	Wat is het beleid t.a.v. de momenten van begeleiding van zwangere vrouwen gedurende de bevalling op uw ziekenhuislocatie? Toelichting: met begeleiding wordt continue begeleiding bedoeld, door bijvoorbeeld een obstetrie- en gynaecologieverpleegkundige, kraamverzorgende, (klinisch) verloskundige of beperkte begeleiding, dat wil zeggen: alleen begeleiding als de zwangere vrouw dat aangeeft.
5	rol partner en geboorteplan	A. Welke faciliteiten zijn op de verloskundeafdeling van uw ziekenhuislocatie aanwezig? B. Is op uw ziekenhuislocatie beleid om zwangere vrouwen te informeren over de aanwezige baartechnieken (baarkruk en/of bad) en mogelijke bevalmethodes (verschillende houdingen op bed, gehurkt)? C. Welke pijnbestrijdingsmethodes zijn op uw bevallocatie aanwezig? D. Werkt de ziekenhuislocatie volgens de NIDCAP-methode op de neonatologieafdeling?
6	faciliteiten verloskundeafdeling en neonatologieafdeling	A. Wordt de partner een actieve rol geboden tijdens en na de bevalling? B. Wordt bij aankomst op uw ziekenhuislocatie standaard aan de vrouw (en/of partner) gevraagd of er een geboorteplan is opgesteld, waar de ziekenhuislocatie rekening mee kan houden? C. Vindt er overdracht (op papier/digitaal) plaats van het geboorteplan naar het patiëntendossier in het ziekenhuis?

Bron: ▶ www.zorginzicht.nl

5.10.4 Kwaliteitsindicatoren Kraamzorg

Vanaf 2010 zijn kraamzorginstellingen wettelijk verplicht zich te verantwoorden over de kwaliteit van de geleverde zorg aan de hand van de kwaliteitsindicatoren Kraamzorg (Zorginzicht 2012) (◘tab. 5.1). Voor het verzamelen van de data van de indicatoren is een handboek met werkinstructies beschikbaar (Zorginstituut Nederland. Bron: ►www.zorginzicht.nl).

5.11 Internationale kwaliteitsregistraties geboortezorg

5.11.1 ICHOM

Het International Consortium for Health Outcome Measurements (ICHOM[7]) is een nieuw internationaal multidisciplinair initiatief voor het uniform vastleggen van normatieve uitkomstindicatoren van zwangerschap en bevalling (►www.ichom.org). Hierbij worden aan de hand van vragenlijsten vier domeinen van (ervaren) gezondheid geregistreerd: (1) mortaliteit van moeder en kind, (2) morbiditeit (maternaal, neonataal en vroeggeboorte), (3) de door de moeder ervaren gezondheid, en (4) cliënttevredenheid over de verleende zorg (zie ◘fig. 5.6).

De voormalige minister van VWS, Edith Schippers, heeft tijdens haar ministerschap aangekondigd dat zij dit gestandaardiseerde en gevalideerde meetinstrument in Nederland wil invoeren (Rijksoverheid 2017). Inmiddels is in enkele ziekenhuizen een pilotonderzoek gestart om te evalueren of dit meetinstrument kan worden toegepast als een haalbare en betrouwbare indicator voor de kwaliteit van integrale geboortezorg in Nederland, waarbij de aspecten van cliëntervaring – waaronder *patient-reported outcome measures* (PROM's) en *patient-reported experience measures* (PREM's) (zie ►par. 5.9.7) – uitdrukkelijk in kaart worden gebracht.

5.11.2 Europese monitor voor verloskundigenzorg

Voor de evaluatie van (eerstelijns) verloskundigenzorg kan het meetinstrument van de Primary Health Care Activity Monitor for Europe (PHAMEU) worden gebruikt (Jonge et al. 2015b; Kringos et al. 2010, 2013). Dit meetinstrument brengt de dimensies van eerstelijnszorg zowel op structureel niveau, waaronder financiering en richtlijnontwikkeling, als op het niveau van de zorgverlening en uitkomsten in kaart (Kringos et al. 2010, 2013). De dimensies van verloskundige zorgverlening bestaan uit:
1. Toegankelijkheid – Dit betreft beschikbaarheid en toegankelijkheid van verloskundige zorg, voldoende verloskundigen, betaalbaarheid van de zorg en tevredenheid van cliënten.
2. Aanbod – Hieronder valt de beschikbaarheid van preventie, gezondheidsbevordering en diagnostische middelen en behandelingsmogelijkheden in de eerste lijn die eventuele verwijzing naar specialistische zorg onnodig maken.

---

[7] ICHOM is een non-profit organisatie die in 2012 is opgericht door Michael Porter van de Harvard Business School (Bosten, VS), Martin Ingvar het Karolinska Instituut (Stockholm, Zweden) en de Boston Consulting Group (Boston, VS).

Tabel 5.1 Kwaliteitsindicatoren Kraamzorg. Bron: Zorginzicht (2012)

soort indicator			
	structuur	proces	uitkomst
intake		*tijdige intake*, uitgedrukt als het percentage nullipare vrouwen bij wie voor de 36e week een huisbezoek is afgelegd	
bevalling		*tijdige partusassistentie*, uitgedrukt als percentage bevallingen waarbij de kraamverzorgende binnen een uur na oproep door de verloskundige aanwezig is	
kraamperiode	*adequaat opgeleide kraamverzorgenden*, uitgedrukt als percentage kraamverzorgenden of verzorgenden niveau 3 met deelkwalificaties 311 en 313 *bijgeschoolde kraamverzorgenden:* – aantal uren bij- en nascholing per kraamverzorgende – percentage kraamverzorgenden dat gedurende het jaar is bijgeschoold – aantoonbare inspanningen in de laatste drie jaar om kraamverzorgenden voldoende vaardig te maken en te ondersteunen om adequate kraamzorg te kunnen bieden aan gezinnen uit verschillende culturen – percentage kraamverzorgenden dat in de laatste drie jaar aantoonbaar is bijgeschoold in het signaleren en rapporteren van risico's bij het opgroeien en opvoeden – actuele zorginhoudelijke protocollen: percentage beschikbare zorginhoudelijke protocollen waarvan minder dan een jaar geleden (opnieuw) is vastgesteld dat ze gebaseerd zijn op de nieuwste zorginhoudelijke kennis en inzichten – een aantoonbaar document over kraamzorg op maat aan achterstandsgroepen	*continuïteit in verzorgenden*, uitgedrukt als percentage verzorgingen uitgevoerd door maximaal twee kraamverzorgenden *noodzakelijke zorg:* – percentage cliënten dat minder zorg heeft willen ontvangen dan met het LIP na de bevalling (laatste herindicatie) is geïndiceerd – percentage cliënten dat aan het einde van het kraambed minder zorg heeft ontvangen dan met het LIP (laatste herindicatie) is geïndiceerd	*ervaring van cliënten*[a] – continuïteit van zorg – bejegening – informatie en communicatie – cliëntgerichtheid – hygiëne[b] – effect van kraamzorg – organisatie van de zorg – bekendheid veilig slapen, uitgedrukt als percentage ouders dat vindt op de hoogte te zijn van maatregelen om wiegendood te voorkomen *geslaagde borstvoeding* uitgedrukt als percentage vrouwen dat op de eerste verzorgingsdag thuis volledige borstvoeding geeft en dat op de laatste verzorgingsdag ook nog doet
ketenzorg	*ketenzorg werkafspraken:* – vastgelegde werkafspraken met verloskundige kring en JGZ ten aanzien van genoemde onderwerpen	deze indicator wordt nog niet uitgevraagd	

[a] cliëntervaringsindicatoren worden uitgevraagd met de CQ-index door CQI-geaccrediteerde meetbureaus (zie ook ▶ par. 6.1.1).
[b] Hygiëne betreft de ervaring van cliënten met het zorgdragen voor een goede hygiëne door de kraamverzorgende.

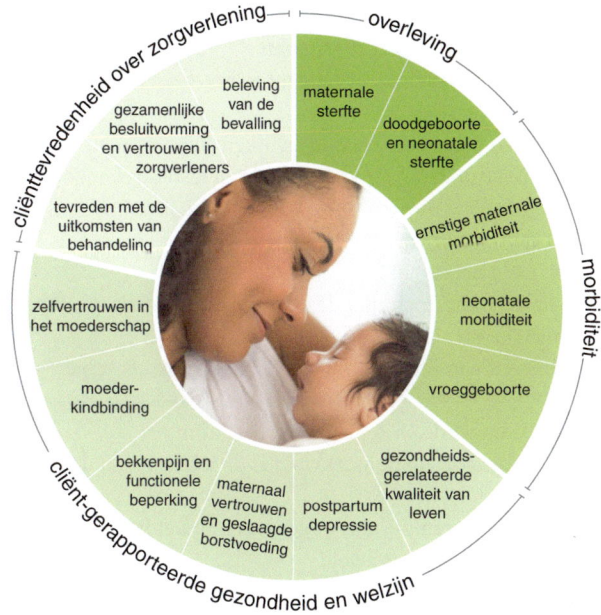

☐ **Figuur 5.6** ICHOM; gestandaardiseerde dataset voor zwangerschap en geboorte

3. Continuïteit – Continuïteit van zorg is onder te verdelen in continuïteit van zorgverlener, van informatie en van beleid, alle relevant voor het verlenen van cliëntgerichte zorg.
4. Coördinatie – Een optimale coördinatie van zorg wordt geleverd door een goede risicosignalering, zodat interventies en specialistische zorg tijdig en niet onnodig worden ingezet, een optimale mix van zorgverleners met verschillende eerstelijnsvaardigheden, een vloeiende samenwerking tussen zorgverleners binnen de eerste lijn en tussen de eerste en tweede/derde lijn en het gebruik van klinische gegevens voor het aanpassen van beleid (Jonge et al. 2015b).

5.12 Conclusies

- Eén algemeen aanvaarde definitie van 'kwaliteit van zorg' bestaat niet.
- Wettelijk wordt goede zorg omschreven als zorg van goede kwaliteit en van goed niveau die (a) veilig, doeltreffend, doelmatig en persoonsgericht is, tijdig wordt verleend, en is toegesneden op de reële behoefte en wensen van de cliënt, (b) waarbij zorgverleners handelen in overeenstemming met de op hen rustende verantwoordelijkheid, voortvloeiende uit de voor hen geldende professionele kwaliteitsstandaard, (c) waarbij de rechten van de cliënt zorgvuldig in acht worden genomen en (d) waarbij de cliënt met respect wordt behandeld.
- Met de introductie van 'verloskundigenzorg' verschuift het accent van curatieve geboortezorg – waaronder de tijdige signalering en behandeling van ziekten en complicaties tijdens de zwangerschap en geboorte – naar meer holistische zorgverlening waarbij het accent ligt op de bevordering van gezondheid en welzijn van moeder en kind.

- Evidence-based medicine is een belangrijk hulpmiddel bij het besluit om zinvolle behandelingen in te voeren en nodeloze behandelingen af te schaffen.
- Een verschil in gezondheidsuitkomst dat statistisch significant is, betekent niet noodzakelijkerwijs dat het ook klinisch relevant is.
- Volgens de principes van context-based practice zijn de individuele behoeften en voorkeuren van de (aanstaande) zwangere vrouw uitgangspunt voor beleidsbeslissingen in integrale geboortezorg.
- Bij het nemen van verantwoorde beslissingen over het te volgen beleid spelen kennis en ervaring van de zorgprofessional(s) een belangrijke rol.
- Bij de beoordeling van evidence-based richtlijnen met de GRADE-methodiek speelt het perspectief van cliënten een belangrijke rol.
- Evaluatie van kwaliteit van zorg gebeurt aan de hand van zowel objectieve als subjectieve maatstaven.
- Kwaliteitsindicatoren moeten meetbaar, valide en reproduceerbaar zijn.
- Bij de beoordeling van de 'kwaliteit van zorg' op de werkvloer is de inbreng van de cliënten cruciaal.
- Kwaliteitsstandaarden en kwaliteitsindicatoren die zijn opgenomen in het Register van Zorginstituut Nederland zijn leidend voor het zorgbeleid.
- De door cliënten ervaren continuïteit van zorg is een belangrijk item voor de beoordeling van de kwaliteit van zorg.

5.13 Opdrachten

Opdrachten

1. Beschrijf vanuit uw professionele achtergrond wat u verstaat onder 'kwaliteit van zorg'.
2. Beschrijf uw eigen competenties met betrekking tot kwaliteit van zorgverlening.
3. Beschrijf de beperkingen van richtlijnen en protocollen.
4. Welke kwaliteitsindicatoren voor geïntegreerde geboortezorg vindt u van belang en waarom?

Literatuur

Aarts JWM, Custers IM. Praktijkvariatie in beeld. Diabetes gravidarum. Eerste protocolbespreking in nieuwe rubriek. Ned Tijdschr Obstet Gynaecol. 2014;127:467–72. Bron: ▶ http://www.ntog.nl/dynamic/media/3/documents/NTOG_2014_9-web.pdf.

Baumhauer JF. Patient-reported outcomes – are they living up to their potential? N Engl J Med. 2017 Jul 6;377(1):6–9. ▶ https://doi.org/10.1056/NEJMp1702978. PubMed PMID: 28679102.

Beer JJA de, Kuijpers T, namens de Werkgroep GRADE_NL. Toepassen van GRADE in Nederland. 2012. ▶ https://www.zorginzicht.nl/kennisbank/PublishingImages/Paginas/Tool-GRADE-voor-interventies/Rapport%20toepassen%20GRADE%20in%20Nederland.pdf.

Bensing J. Bridging the gap. The separate worlds of evidence-based medicine and patient-centered medicine. Patient Educ Couns. 2000;39(1):17–25.

Berwick DM. What 'patient-centered' should mean: confessions of an extremist. Health Aff (Millwood). 2009;28(4):w555–65. ▶ https://doi.org/10.1377/hlthaff.28.4.w555. Epub 2009 May 19. PubMed PMID: 19454528.

Bhatia M, Rifkin SB. Primary health care, now and forever? A case study of a paradigm change. Int J Health Serv. 2013;43(3):459–71.

Boluyt N, Rottier BL, Langendam MW. Richtlijnen worden transparanter met de GRADE-methode: nieuwe methode maakt overwegingen bij aanbevelingen expliciet. Ned Tijdschr Geneeskd. 2012;156(25):A4379.

Literatuur

Bonsel GJ, Birnie E, Denktaş S, Poeran J, Steegers EAP. Signalementstudie 'Zwangerschap en Geboorte'. Lijnen in de perinatale sterfte. Rotterdam: Erasmus MC; 2010. ISBN 978-90-9025544-6.

Braspenning J, Hermes R, Calsbeek H, Grol R. Kwaliteit en veiligheid in de zorg: de rol van indicatoren. In: Grol R, Wensing M, redactie. Implementatie. Effectieve verbetering van de patiëntenzorg. Vijfde druk. Amsterdam: Reeds Business Education; 2011. pag. 195–228.

Brettschneider C, Lühmann D, Raspe H. Informative value of Patient Reported Outcomes (PRO) in Health Technology Assessment (HTA). GMS Health Technol Assess. 2011 Feb 2;7:Doc01. ►https://doi.org/10.3205/hta000092.

Campbell SM, Roland MO, Buetow SA. Defining quality of care. Soc Sci Med. 2000;51(11):1611–25. PubMed PMID: 11072882.

Chalmers I, Enkin M, Keirse MJNC, redactie. Effective care in pregnancy and childbirth. Oxford, UK: Oxford University Press; 1989.

Chalmers I, Enkin M, Keirse MJ. Preparing and updating systematic reviews of randomized controlled trials of health care. Milbank Q. 1993;71(3):411–37.

Crowley PA. Antenatal corticosteroid therapy: a meta-analysis of the randomized trials, 1972 to 1994. Am J Obstet Gynecol. 1995;173(1):322–35.

Dawson J, Doll H, Fitzpatrick R, Jenkinson C, Carr AJ. The routine use of patient reported outcome measures in healthcare settings. BMJ 2010 Jan 18;340:c186. ►https://doi.org/10.1136/bmj.c186.

Edwards M. Evidence. Lancet 2004 May 15;363(9421):1657.

Elferink-Stinkens PM, Brand R, Cessie S le, Hemel OJ van. Large differences in obstetrical intervention rates among Dutch hospitals, even after adjustment for population differences. Eur J Obstet Gynecol Reprod Biol. 1996;68(1–2):97–103.

Elferink-Stinkens PM, Hemel OJ van, Hermans MP. Obstetric characteristics profiles as quality assessment of obstetric care. Eur J Obstet Gynecol Reprod Biol. 1993;51(2):85–90.

Enkin M, Glouberman S, Groff P, Jadad AR, Stern A; Clinamen Collaboration. Beyond evidence: the complexity of Maternal Care. Birth 2006;33(4):265–9. ►https://doi.org/10.1111/j.1523-536X.2006.00117.x.

Eskes M, Waelput AJ, Erwich JJ, Brouwers HA, Ravelli AC, Achterberg PW, Merkus HJ, Bruinse HW. Term perinatal mortality audit in the Netherlands 2010–2012: a population-based cohort study. BMJ Open 2014 Oct 14;4(10):e005652. ►https://doi.org/10.1136/bmjopen-2014-005652.

Everdingen JJE van, Dreesens DHH, redactie. Glossarium kwaliteit van zorg. Houten: Bohn Stafleu en van Loghum; 2011.

Everdingen JJE, Dreesens DHH, Burgers JS, Swinkels JA, Barneveld T van, Weijden T van de, redactie. Handboek evidence-based richtlijnontwikkeling. Een leidraad voor de praktijk. Houten: Bohn Stafleu en van Loghum; 2014.

Everdingen JJ van, Dreesens DH, Tuut MK. Regie over richtlijnen. Plannen voor richtlijnontwikkeling in Nederland. Ned Tijdschr Geneeskd. 2010;154:A1599.

Evers AC, Brouwers HA, Hukkelhoven CW, Nikkels PG, Boon J, Egmond-Linden A van, Hillegersberg J, Snuif YS, Sterken-Hooisma S, Bruinse HW, Kwee A. Perinatal mortality and severe morbidity in low and high risk term pregnancies in the Netherlands: prospective cohort study. BMJ 2010 Nov 2;341:c5639. ►https://doi.org/10.1136/bmj.c5639.

Frenk J, Chen L, Bhutta ZA, Cohen J, Crisp N, Evans T, Fineberg H, Garcia P, Ke Y, Kelley P, Kistnasamy B, Meleis A, Naylor D, Pablos-Mendez A, Reddy S, Scrimshaw S, Sepulveda J, Serwadda D, Zurayk H. Health professionals for a new century: transforming education to strengthen health systems in an interdependent world. Lancet 2010 Dec 4;376(9756):1923–58. ►https://doi.org/10.1016/S0140-6736(10)61854-5.

Gezondheidsraad: Beraadsgroep Geneeskunde. Medisch handelen op een tweesprong. Den Haag: Gezondheidsraad; 1991. Publicatienr. 1991/23.

Gleeson H, Calderon A, Swami V, Deighton J, Wolpert M, Edbrooke-Childs J. Systematic review of approaches to using patient experience data for quality improvement in healthcare settings. BMJ Open. 2016 Aug 16;6(8):e011907. ►https://doi.org/10.1136/bmjopen-2016-011907. PubMed PMID: 27531733.

Goodwin N. Understanding integrated care: a complex process, a fundamental principle. Int J Integr Care. 2013 Mar 22;13:e011.

Greenhalgh T, Howick J, Maskrey N; Evidence Based Medicine Renaissance Group. Evidence based medicine: a movement in crisis? BMJ 2014 Jun 13;348:g3725. ►https://doi.org/10.1136/bmj.g3725.

Groenen C, Jonge A de. Zonder context geen bewijs. Over het onjuist gebruik van evidence-based practice in de zorg. Tijdschr Verloskundig. 2018;1:6–7.

Guthrie B, Saultz JW, Freeman GK, Haggerty JL. Continuity of care matters. BMJ 2008 Aug 7;337:a867. ►https://doi.org/10.1136/bmj.a867. PubMed PMID: 18687724.

Haggerty JL, Reid RJ, Freeman GK, Starfield BH, Adair CE, McKendry R. Continuity of care: a multidisciplinary review. BMJ 2003 Nov 22;327(7425):1219–21. Review. PubMed PMID: 14630762; PubMed Central PMCID: PMC274066.

Huber M, Knottnerus JA, Green L, Horst H van der, Jadad AR, Kromhout D, Leonard B, Lorig K, Loureiro MI, Meer JW van der, Schnabel P, Smith R, Weel C van, Smid H. How should we define health? BMJ 2011 Jul 26;343:d4163. ►https://doi.org/10.1136/bmj.d4163.

Jonge A de, Sandall J. Improving research into models of maternity care to inform decision making. PLoS Med. 2016 Sep 27;13(9):e1002135.

Jonge A de, Geerts CC, Goes BY van der, Mol BW, Buitendijk SE, Nijhuis JG. Perinatal mortality and morbidity up to 28 days after birth among 743 070 low-risk planned home and hospital births: a cohort study based on three merged national perinatal databases. BJOG 2015a;122(5):720–8. ►https://doi.org/10.1111/1471-0528.13084.

Jonge A de, Vries R de, Lagro-Janssen AL, Malata A, Declercq E, Downe S, Hutton EK. The importance of evaluating primary midwifery care for improving the health of women and infants. Front Med (Lausanne). 2015b Mar 23;2:17. ►https://doi.org/10.3389/fmed.2015.00017.

Jonge A de, Wouters M, Klinkert J, Brandenbarg J, Zwart JJ, Dillen J van, Horst HE van der, Schellevis FG. Pitfalls in the use of register-based data for comparing adverse maternal and perinatal outcomes in different birth settings. BJOG 2017;124(10):1477–80. ►https://doi.org/10.1111/1471-0528.14676.

Kelly MP, Heath I, Howick J, Greenhalgh T. The importance of values in evidence-based medicine. BMC Med Ethics 2015 Oct 12;16(1):69. ►https://doi.org/10.1186/s12910-015-0063-3.

Ketelaar NA, Faber MJ, Braspenning JC, Westert GP. Patients' expectations of variation in quality of care relates to their search for comparative performance information. BMC Health Serv Res. 2014 Dec 3;14:617. ►https://doi.org/10.1186/s12913-014-0617-y.

Kringos DS, Boerma WG, Bourgueil Y, Cartier T, Hasvold T, Hutchinson A, Lember M, Oleszczyk M, Pavlic DR, Svab I, Tedeschi P, Wilson A, Windak A, Dedeu T, Wilm S. The European primary care monitor: structure, process and outcome indicators. BMC Fam Pract. 2010 Oct 27;11:81. ►https://doi.org/10.1186/1471-2296-11-81.

Kringos DS, Boerma W, Zee J van der, Groenewegen P. Europe's strong primary care systems are linked to better population health but also to higher health spending. Health Aff (Millwood). 2013;32(4):686–94. ►https://doi.org/10.1377/hlthaff.2012.1242.

Legemaate J, Wedema F. Kwaliteit van Zorg. In: Leegemaate J, Widdershoven G, redactie. Basisboek ethiek en recht in de gezondheidszorg. Amsterdam: Boom Uitgevers; 2016. pag. 201–20.

Lombarts K. Performance van artsen. Rotterdam: Rotterdam Uitgevers; 2016. ISBN-10 9490951307.

Meurs P. Van regeldruk naar passende regels: vertrouwen, veerkracht, verantwoordelijkheid en vrijheid. Essay op verzoek van het Ministerie van VWS en van de leden van de Agenda voor de Zorg. 22 juni 2014; Rapport bij kamerbrief (referentie 628938-122911-MC) van minister E. Schippers aan de voorzitter van de Tweede kamer der Starten Generaal. Den Haag, 18 juli 2014. Bron: ►https://www.rijksoverheid.nl/documenten/rapporten/2014/07/18/van-regeldruk-naar-passende-regels.

Moore G, Redman S, D'Este C, Makkar S, Turner T. Does knowledge brokering improve the quality of rapid review proposals? A before and after study. Syst Rev. 2017 Jan 28;6(1):23. ►https://doi.org/10.1186/s13643-017-0411-0.

Nieuwenhuijze M. On Speaking terms. Choice and shared decision-making in maternity care. Academisch Proefschrift Radboud Universiteit Nijmegen. Enschede: Ipskamp Drukkers; 2014.

Paternotte E, Dulmen S van, Lee N van der, Scherpbier AJ, Scheele F. Factors influencing intercultural doctor-patient communication: a realist review. Patient Educ Couns. 2015;98(4):420–45. ►https://doi.org/10.1016/j.pec.2014.11.018.

Perdok H, Jans S, Verhoeven C, Henneman L, Wiegers T, Mol BW, Schellevis F, Jonge A de. Opinions of maternity care professionals and other stakeholders about integration of maternity care: a qualitative study in the Netherlands. BMC Pregnancy Childbirth 2016 Jul 26;16(1):188. ►https://doi.org/10.1186/s12884-016-0975-z.

Perdok H, Verhoeven CJ, Dillen J van, Schuitmaker TJ, Hoogendoorn K, Colli J, Schellevis FG, Jonge A de. Continuity of care is an important and distinct aspect of childbirth experience: findings of a survey evaluating continuity, experienced quality of care and women's perception of labor. BMC Pregnancy Childbirth 2018 Jan 8;18(1):13. ►https://doi.org/10.1186/s12884-017-1615-y.

Raad van Volksgezondheid en Samenleving (RVS). Zonder context geen bewijs. Over de illusie van evidence-based practice in de zorg. Den Haag: RVS; 2017. Publicatie 17-05 ISBN: 987-90-5732-267-9.

Raven JH, Tolhurst RJ, Tang S, Broek N van den. What is quality in maternal and neonatal health care? Midwifery 2012;28(5):e676–83. ▶ https://doi.org/10.1016/j.midw.2011.09.003.

Renfrew MJ, McFadden A, Bastos MH, Campbell J, Channon AA, Cheung NF, Silva DR, Downe S, Kennedy HP, Malata A, McCormick F, Wick L, Declercq E. Midwifery and quality care: findings from a new evidence-informed framework for maternal and newborn care. Lancet 2014 Sep 20;384(9948):1129–45. ▶ https://doi.org/10.1016/s0140-6736(14)60789-3. Epub 2014 Jun 22. Review. Erratum in: Lancet 2014 Sep 20;384(9948):1098. PubMed PMID: 24965816.

Rijksoverheid. Kamerbrief over uitkomsttransparantie samen beslissen. Kenmerk: 1088120-160700-MC. 2017. Bron: ▶ https://www.rijksoverheid.nl/documenten/kamerstukken/2017/02/21/kamerbrief-over-uitkomsttransparantie-voor-samen-beslissen.

Roberts D, Brown J, Medley N, Dalziel SR. Antenatal corticosteroids for accelerating fetal lung maturation for women at risk of preterm birth. Cochrane Database Syst Rev. 2017;(3). Art. No.: CD004454. ▶ https://doi.org/10.1002/14651858.CD004454.pub3.

Sackett DL, Rosenberg WM, Gray JA, Haynes RB, Richardson WS. Evidence based medicine: what it is and what it isn't. 1996. Clin Orthop Relat Res. 2007;455:3–5.

Scheerhagen M, Stel HF van, Birnie E, Franx A, Bonsel GJ. Measuring client experiences in maternity care under change: development of a questionnaire based on the WHO Responsiveness model. PLoS One 2015 Feb 11;10(2):e0117031. ▶ https://doi.org/10.1371/journal.pone.0117031.

Scheerhagen M, Stel HF van, Tholhuijsen DJ, Birnie E, Franx A, Bonsel GJ. Applicability of the ReproQ client experiences questionnaire for quality improvement in maternity care. Peer J. 2016 Jul 13;4:e2092. ▶ https://doi.org/10.7717/peerj.2092.

Schoemaker C, Everdingen J van, Loon J van. De toekomst van richtlijnen. Een verkenning aan de hand van de vier perspectieven van de VTV-2014. Ned Tijdschr Geneeskd. 2015;159:A8347.

Schoemaker CG, Weijden T van der. Patiëntvoorkeur versus evidencebased medicine: hadden de pioniers van EBM oog voor wat de patiënt wil? Ned Tijdschr Geneeskd. 2016;160:D24.

Scholten RJPM, Offringa M, Assendelft WJJ, redactie. Inleiding in evidence-based medicine. Klinisch handelen gebaseerd op bewijsmateriaal. Vierde herziene druk. Houten: Bohn Stafleu van Loghum; 2013.

Shaw D, Guise JM, Shah N, Gemzell-Danielsson K, Joseph KS, Levy B, Wong F, Woodd S, Main EK. Drivers of maternity care in high-income countries: can health systems support woman-centred care? Lancet 2016 Nov 5;388(10057):2282–95. ▶ https://doi.org/10.1016/S0140-6736(16)31527-6. Erratum in: Lancet 2016 Nov 5;388(10057):2238.

Sosa CG, Althabe F, Belizán JM, Bergel E. Bed rest in singleton pregnancies for preventing preterm birth. Cochrane Database Syst Rev. 2015 Mar 30;(3):CD003581. ▶ https://doi.org/10.1002/14651858.CD003581.pub3.

Stegeman JH. Gezel bij moderne meesters. Tijdschrift voor Medisch Onderwijs. 2009;28(2):65–73.

Stralen G van, Schmidt Auf Altenstadt JF von, Bloemenkamp KW, Roosmalen J van, Hukkelhoven CW. Increasing incidence of postpartum hemorrhage: the Dutch piece of the puzzle. Acta Obstet Gynecol Scand. 2016;95(10):1104–10.

Truijens SE. Patient-reported outcomes in perinatal care. Proefschrift. Eindhoven: GVO drukkers & vormgevers BV; 2016. ISBN: 978-90-386-4120-1.

Truijens SE, Pommer AM, Runnard Heimel PJ van, Verhoeven CJ, Oei SG, Pop VJ. Development of the Pregnancy and Childbirth Questionnaire (PCQ): evaluating quality of care as perceived by women who recently gave birth. Eur J Obstet Gynecol Reprod Biol. 2014a;174:35–40. ▶ https://doi.org/10.1016/j.ejogrb.2013.11.019.

Truijens SE, Wijnen HA, Pommer AM, Oei SG, Pop VJ. Development of the Childbirth Perception Scale (CPS): perception of delivery and the first postpartum week. Arch Womens Ment Health 2014b;17(5):411–21. ▶ https://doi.org/10.1007/s00737-014-0420-0.

Uijen AA, Schellevis FG, Bosch WJ van den, Mokkink HG, Weel C van, Schers HJ. Nijmegen continuity questionnaire: development and testing of a questionnaire that measures continuity of care. J Clin Epidemiol. 2011;64(12):1391–9. ▶ https://doi.org/10.1016/j.jclinepi.2011.03.006.

Uijen AA, Schers HJ, Schellevis FG, Mokkink HG, Weel C van, Bosch WJ van den. Measuring continuity of care: psychometric properties of the Nijmegen Continuity Questionnaire. Br J Gen Pract. 2012;62(600):e949–57. ▶ https://doi.org/10.3399/bjgp12X652364.

Valentine NB, Bonsel GJ, Murray CJ. Measuring quality of health care from the user's perspective in 41 countries: psychometric properties of WHO's questions on health systems responsiveness. Qual Life Res. 2007;16(7):1107–25.

Weenink JW, Braspenning J, Wensing M. Patient reported outcome measures (PROM's) in primary care: an observational pilot study of seven generic instruments. BMC Fam Pract. 2014;6(15):88. ►https://doi.org/10.1186/1471-2296-15-88.

Wiegers TA. The quality of maternity care services as experienced by women in the Netherlands. BMC Pregnancy Childbirth 2009 May 9;9:18. ►https://doi.org/10.1186/1471-2393-9-18. PubMed PMID: 19426525; PubMed Central PMCID: PMC2689853.

World Health Organization. Standards for improving quality of maternal and newborn care in health facilities. 2016. ►http://apps.who.int/iris/bitstream/10665/249155/1/9789241511216-eng.pdf?ua=1.

Zeitlin J, Mohangoo AD, Delnord M, Cuttini M; EURO-PERISTAT Scientific Committee. The second European Perinatal Health Report: documenting changes over 6 years in the health of mothers and babies in Europe. J Epidemiol Community Health. 2013 Dec 1;67(12):983–5. ►https://doi.org/10.1136/jech-2013-203291.

Zorginstituut Nederland (ZiN). Relevante partijen: hoe betrekt ik koepel-/branchorganisatie? 2015. ►https://www.zorginzicht.nl/kennisbank/Documents/Leeswijzer-Hoe_betrekt_u_uw_koepel-brancheorganisatie.pdf.

Zorginstituut Nederland (ZiN). Indicatorenset Integrale Geboortezorg. 2017. ►https://www.zorginzicht.nl/bibliotheek/integrale-geboortezorg-zorgstandaard/RegisterMeetinstrumentenDocumenten/Indicatorenset%20integrale%20geboortezorg.pdf.

Zorginzicht. Kwaliteitsindicatoren Kraamzorg. 2012. Bron: ►https://www.zorginzicht.nl/bibliotheek/Kraamzorg/RegisterMeetinstrumentenDocumenten/Indicatorengids%20Kraamzorg.pdf.

Zorgstandaard Integrale Geboortezorg versie 1.1. 2016. Bron: ►https://www.zorginzicht.nl/bibliotheek/integrale-geboortezorg-zorgstandaard/Paginas/Home.aspx.

Risicosignalering en risicomanagement

H.I.J. Wildschut, P.M. Offerhaus, T.J. Roseboom en W. Otten

6.1 Inleiding – 180

6.2 Risicosignalering in tijd – 181

6.3 Definitie van risico – 182
6.3.1 Risico-informatie met getallen – 185
6.3.2 Communicatie van getalsmatige risico-informatie – 186
6.3.3 Perceptie van getalsmatige risico's – 186
6.3.4 Risico-informatie zonder getallen – 187

6.4 Risicocommunicatie en geboortezorg – 188

6.5 Knelpunten in risicosignalering – 189
6.5.1 Lage positief voorspellende waarde – 190
6.5.2 Hoge negatief voorspellende waarde – 190

6.6 Preventieparadox – 190

6.7 Algemene adviezen voor risicocommunicatie – 191

6.8 Risicosignalering en risicomanagement tijdens het geboortezorgtraject – 192
6.8.1 Inleiding – 192
6.8.2 Preconceptiezorg – 192
6.8.3 Risicosignalering tijdens de zwangerschap en rond de bevalling – 197

6.9 Conclusies – 200

6.10 Opdrachten – 201

Literatuur – 201

© Bohn Stafleu van Loghum is een imprint van Springer Media B.V., onderdeel van Springer Nature 2018
H. I. J. Wildschut en I. C. Boesveld (Red.), *Integrale geboortezorg*,
https://doi.org/10.1007/978-90-368-2202-2_6

6.1 Inleiding

'Jongen of meisje? Het maakt niet uit …, als het maar gezond is.' In de spreekkamer is dit een veelgehoorde opmerking. Maar wat betekent 'gezond'? (▶box 6.1). Gelukkig gaan de meeste zwangerschappen goed en worden de meeste kinderen gezond geboren, via de 'natuurlijke weg'. De verloskundig zorgverlener spreekt over een 'fysiologische' zwangerschap en bevalling. Ouders zijn 'in blijde verwachting' en de periode na de geboorte wordt voorgespiegeld als een roze wolk.

Niet iedere zwangerschap en bevalling gaat echter in medisch opzicht goed. Zowel bij ogenschijnlijk gezonde vrouwen als bij vrouwen met een chronische aandoening kunnen zich rondom zwangerschap en bevalling allerlei ernstige problemen of complicaties voordoen (▶box 6.2). Sommige vrouwen hebben meer kans op problemen of complicaties tijdens hun zwangerschap, bevalling of kraamperiode dan andere. Zij hebben – soms achteraf bezien – een verhoogd risico. Hoe kijken (aanstaande) moeders daar tegenaan? En wat betekent integrale geboortezorg voor risicosignalering, risicocommunicatie en risicomanagement?

> **Box 6.1 Wat is gezondheid?**
> De WHO definieert sinds 1948 gezondheid als 'een toestand van volledig fysiek, geestelijk en sociaal welbevinden en niet louter de afwezigheid van ziekte of beperking'. Toch kwam er vanuit Nederland kritiek op deze ruim zestig jaar oude definitie. De kritiek gaat vooral over het statische karakter van de WHO-definitie en het begrip 'volledig'. Huber et al. (2011) introduceerden een nieuwe meer dynamische definitie van gezondheid, namelijk 'het vermogen van het individu zich aan te passen en zelf de regie te voeren in het licht van fysieke en emotionele uitdagingen van het leven'. Dat klinkt mooi, maar je wiegje moet dan wel op de juiste plek staan, wierp een criticus tegen (Visser 2014). Huber nuanceerde deze kritiek met de opmerking dat wij een klimaat moeten zien te creëren waarin wij van jongs af aan leren voor onszelf op te komen en weerbaar te worden. Dat geldt voor alle sociale lagen van de bevolking. Daarmee wordt volgens Huber de basis gelegd voor veerkracht en zelfredzaamheid. Deze brede interpretatie van gezondheid wordt 'Positieve Gezondheid' genoemd (Federatie Medisch Specialisten 2017). Positieve Gezondheid kent zes dimensies: lichaamsfuncties, mentaal welbevinden, zingeving, kwaliteit van leven, sociaal-maatschappelijk participatie en dagelijks functioneren. Medisch geschoolde zorgprofessionals hebben dikwijls de neiging zich te concentreren op het medisch-inhoudelijke verhaal (specifieke klachten, lichamelijke bevindingen, laboratoriumbepalingen, resultaten van beeldvorming), waarbij niet altijd rekening wordt gehouden met de context, de leefwereld van de (aanstaande) ouder(s) en daarmee ook de omgeving die de start van het (ongeboren) kind bepaalt. Deze eendimensionale kijk doet andere contextuele aspecten van gezondheid en welbevinden, zoals beleving van de zwangerschap, partner- en ouderschapsrelatie en leefwereld tekort (Vos et al. 2016).

> **Box 6.2 Enkele gegevens over maternale mortaliteit en morbiditeit in Nederland**
> In Nederland en andere westerse landen is het risico op moedersterfte gering (Graaf et al. 2012; Akker en Roosmalen 2016; Kassebaum et al. 2014; Hirshberg en Srinivas 2017): 5,2 per 100.000 levendgeboren kinderen (peiljaren 2013–2015).
> Naar schatting 0,71 % van alle zwangerschappen in Nederland wordt gecompliceerd door ernstige maternale morbiditeit (Zwart et al. 2008, 2009, 2011; Dillen et al. 2011; Jonge et al. 2013).
> Ook niet alle kinderen hebben een 'gezonde' start; in het ergste geval overlijden ze tijdens de zwangerschap, geboorte of in de eerste levensweken (▶par. 2.1).

6.2 Risicosignalering in tijd

In het begin van de vorige eeuw was de aandacht van verloskundig zorgverleners vooral gericht op de gezondheidsrisico's voor de aanstaande moeder, met name tijdens de bevalling. Mede door medisch-technologische ontwikkelingen – in het bijzonder op het terrein van antibiotica, bloedtransfusie, foetale hartbewaking, echoscopie en neonatale (intensieve) zorg – zijn de vooruitzichten voor een gunstig verloop van de zwangerschap en bevalling voor moeder en kind in de westerse wereld sterk toegenomen. In de loop der tijd verschuift het accent van de geboortezorg van de aanstaande moeder naar het (ongeboren) kind en de preconceptiefase (Steegers-Theunissen en Steegers 2015; Steegers et al. 2016; Graaf et al. 2017).

In 2010 verscheen de Signalementstudie zwangerschap en geboorte (Bonsel et al. 2010; Poeran et al. 2012). In deze studie werd een analyse gemaakt van potentiële risicofactoren tijdens vijf specifieke perioden die het geboortezorgtraject kenmerken: (1) preconceptie, (2) vroege zwangerschap, (3) late zwangerschap (4) bevalling, en (5) kraam-/neonatale periode. Tijdens deze perioden zijn medische en niet-medische en zorggerelateerde factoren potentieel van invloed op de gezondheid en het welzijn van de (aanstaande) moeder en haar (ongeboren) kind. Deze nieuwe inzichten betekenen dat het huidige beleid van risicosignalering en risicomanagement (▶box 6.3) méér inhoudt dan een eenmalige inventarisatie van demografische, medische en verloskundige risicofactoren aan het begin van de zwangerschap (Essed 1997).

> **Box 6.3 Risicosignalering en risicomanagement**
> – *Risicosignalering (of risico-inschatting)* biedt de zorgverlener de mogelijkheid tijdige zorg aan te bieden, waardoor het eventuele ongunstige effect van de risicofactor op de zwangerschapsuitkomst wordt afgewenteld, geminimaliseerd of ondervangen.
> – *Risicomanagement* wordt beschouwd als 'risicosignalering met zorg op maat': professionele zorg aan de vrouw en haar (eventuele) gezin die past bij haar specifieke (gezondheids)situatie tijdens haar zwangerschap, bevalling en de periode daarna en aansluit op haar reële behoeften, wensen en verwachtingen.
>
> Bron: Backett et al. (1984)

De kans dat een ogenschijnlijk gezonde (aanstaande) moeder[1] wordt geconfronteerd met 'nieuwe' risicofactoren die nadere uitleg, toelichting en eventuele behandeling behoeven, neemt daarmee aanmerkelijk toe (Sigling et al. 1979; Weerd et al. 2003; Leschot, 2006; Brand et al. 2009; Dean et al. 2014; Ioannides 2017).

In de dagelijkse praktijk van 'Samen beslissen' (▶par. 1.2) is dat voor zowel cliënten als zorgverleners lastig, temeer daar aan de voorgestelde interventies naar aanleiding van de gesignaleerde risico's, op zichzelf ook risico's kleven (Tijmstra en Bajema 1990; Gunning-Schepers 1995) (▶box 6.4).

> **Box 6.4 Miriam Benschop, klinisch verloskundige**
>
> 'Ruim twaalf jaar geleden beloofde ik bij het afleggen van de eed van Hippocrates geen kwaad te doen. Naast mijn werk in de eerste lijn heb ik meer dan zes jaar ervaring als klinisch verloskundige. En nu weet ik het soms niet meer zo goed. Wanneer doe je goed en wanneer doe je kwaad? Deze vraag komt dagelijks in mijn werk terug en vormt een van mijn belangrijkste inspiratiebronnen. Alle interventies die plaatsvonden, alle gesprekken met vrouwen en hun partners, de keuzemomenten die ik met hen deelde en die gebaseerd waren op wat ik aannam dat de juiste medische informatie was, maken dat ik mezelf deze vraag regelmatig stel. Inmiddels weet ik hoe onderzoek werkt en weet ik de theorie achter wat goed of minder goed onderzoek is. En ik weet ook dat van de interventies die wij als verloskundigen uitvoeren, de helft gebaseerd is op onderzoek waarvan we eigenlijk niet weten wat het beste is. Dus doe ik met die interventie goed, of doe ik juist kwaad? De gouden standaard voor medisch onderzoek is de RCT. Maar wat als de interventie niet zo simpel is en de werkelijkheid veel ingewikkelder? Wat als het risico op ongewenste gevolgen van de interventie niet klinisch relevant is? Deze vragen houden mij scherp en inspireren mij dagelijks om kritisch naar mijn werk te kijken. Om te blijven nadenken, zodat ik mijn vak op de best mogelijke manier kan uitvoeren – namelijk door geen kwaad doen.'
>
> Bron: TvT (2017), 1; ▶ www.tijdschriftvoorverloskundigen.nl

Daar komt bij dat een eenzijdige focus op het beleid van risicosignalering en risicomanagement de zorgverlener kan afleiden van eventuele andere signalen die de aanstaande ouder(s) geeft(geven) over hun fysieke en psychosociale gezondheid en welbevinden.

6.3 Definitie van risico

Een risico is de kans op een negatieve gebeurtenis[2] (Vandenbroucke en Hofman 1993). Beide elementen – de kans en (de ernst van) de negatieve gebeurtenis – zijn bepalend voor de perceptie van risico (risico-inschatting).

---

1 Uit onderzoek onder ogenschijnlijk gezonde vrouwen die standaard preconceptiezorg kregen aangeboden, bleek dat 98 % van hen één of meer risicofactoren voor een negatieve zwangerschapsuitkomst had terwijl zij zich daar niet bewust van waren (Pal-de Bruin et al. 2008).

2 Negatieve gebeurtenissen hebben betrekking op welomschreven ongunstige uitkomstmaten zoals sterfte en ernstige morbiditeit van de (aanstaande) moeder en/of haar (ongeboren) kind.

> **Definitie van risico**
>
> Risico is de som van de ernst van de mogelijke negatieve gevolgen van de gebeurtenis, vermenigvuldigd met de kans op ieder van die gevolgen.

Hoewel de ernst van een gebeurtenis dus onderdeel is van het begrip risico, wordt er vooral aandacht besteed aan de kans op de gebeurtenis. De omvang van die kans wordt onder meer beïnvloed door blootstelling aan één of meer schadelijke omgevingsinvloeden (▶ par. 2.1). Ook bepaalde kenmerken van het individu – zoals de leeftijd of etnische achtergrond – kunnen van invloed zijn op de grootte van de kans. Men spreekt dan van risicodeterminanten of risicofactoren.

De frequentie waarmee een negatieve gebeurtenis voorkomt, wordt in medische literatuur incidentie of absoluut risico genoemd (Vandenbroucke en Hofman 1993). Bij het inschatten van het effect van risicofactoren op het optreden van een negatieve gebeurtenis (bijvoorbeeld sterfte) worden meestal twee groepen individuen vergeleken, namelijk de groep die is blootgesteld aan een specifieke risicofactor versus de groep die daaraan niet is blootgesteld. Ook kan de groep individuen die is blootgesteld aan een specifieke risicofactor worden vergeleken met het algemene risico, of achtergrondriscio, dat ieder zwangere vrouw loopt. Men spreekt van risicozwangerschappen als er een duidelijk verhoogde kans is op een negatieve uitkomst van de zwangerschap bij moeder of kind, bijvoorbeeld een tweelingzwangerschap of een zwangerschap bij een vrouw met diabetes mellitus.

Rekenkundig kunnen risico's op verschillende manieren worden uitgedrukt. Onderscheid wordt gemaakt in het absolute risico, het relatieve risico en de absolute risicoreductie (▶ box 6.5). Daarbij gaat het eigenlijk over kansen, want er wordt niets gezegd over de aard en ernst van de complicatie of over de vermijdbaarheid ervan.

> **Box 6.5 Manieren om risico's rekenkundig uit te drukken**
>
> *Absoluut Risico* is de incidentie (frequentie van optreden) van een negatieve gebeurtenis (bijvoorbeeld medische complicatie of sterfte) bij een specifieke categorie individuen.
>
> *Relatief Risico* (RR) is de verhouding van de kans (P_1) op een negatieve gebeurtenis bij de populatie zwangere vrouwen met de risicofactor (blootgestelden) en de kans (P_0) op deze gebeurtenis bij zwangere vrouwen zonder de risicofactor (niet-blootgestelden):
>
> $RR = P_1/P_0$
>
> *Odds Ratio* (OR) is de verhouding tussen de kans, uitgedrukt als odds (O_1)[*], op een negatieve gebeurtenis bij de populatie zwangere vrouwen mét de risicofactor en (O_0) op dezelfde negatieve uitkomst bij zwangere vrouwen zonder de risicofactor:
>
> $OR = O_1/O_0$
>
> *Absolute Risicoreductie* (ARR) is het verschil tussen het absolute risico op een bepaalde gebeurtenis mét blootstelling en het absolute risico op dezelfde gebeurtenis zonder blootstelling. Als er een behandeling (interventie) wordt gedaan om het risico op een negatieve gebeurtenis te verminderen, is de ARR een manier om het effect van de interventie uit te drukken. De ARR weerspiegelt de effectgrootte van de interventie.
>
> [*] Odds (O) is een aan het Engels ontleende term die een kans (P) uitdrukt, waarbij geldt dat $O = P/1-P$.

Het rekenkundige risico wordt het objectieve risico genoemd. Het objectieve risico is voor veel mensen een moeilijk hanteerbaar begrip. Het risico dat een individu ervaart, wordt het subjectieve risico genoemd. Het subjectieve risico hangt samen met het objectieve risico, maar komt daar niet altijd mee overeen. Risico's kunnen namelijk worden overschat – 'het zekere voor het onzekere nemen' – of onderschat – 'gebagatelliseerd'. De subjectieve inschatting van het objectieve risico hangt samen met een aantal factoren, waaronder (1) de persoonlijke waardering van de kans op de negatieve gebeurtenis (de één vindt een risico van 1 op 100 laag terwijl de ander dit juist hoog vindt) en (2) de persoonlijke waardering van de ernst van de gebeurtenis, die onder andere wordt bepaald door kennis van – en/of ervaring met – de gebeurtenis, en de eventuele gevolgen voor de eigen gezondheid en die van het (ongeboren) kind. Echter, naast deze bekende factoren van het risico – namelijk de kans op en de ernst van de gebeurtenis – bleken ook andere factoren van invloed te zijn op het subjectieve risico (Fischhoff 1995). Zo vindt men risico's waar men zelf voor kiest ('vrijwillige risico's') minder groot dan risico's waar men niet zelf voor kiest ('onvrijwillige risico's'). Ook de mate van controle over het optreden van een gebeurtenis is belangrijk, waarbij men controleerbare gebeurtenissen minder riskant vindt dan oncontroleerbare gebeurtenissen. Zelf autorijden vindt men dan minder riskant dan vliegen, terwijl de kans op een dodelijk ongeval groter is bij autorijden dan bij vliegen. Nieuwe, onbekende risico's worden ook als riskanter gezien dan bekende risico's.

De Nobelprijswinnaar Daniel Kahneman heeft, samen met wijlen Amos Tversky, veel onderzoek gedaan naar de manier waarop mensen risico's inschatten (Kahneman 2011). Veel mensen vinden het lastig om met kansen en risico's om te gaan. Ratio speelt maar een kleine rol bij de inschatting van kansen en risico's. Voor veel mensen geldt ook dat verlies zwaarder telt dan winst (Kahneman 2011; Pronk 2014). Kleine risico's worden dan ook vaak overschat. Als men eerst dacht dat iets zeker niet zou gebeuren, en vervolgens hoort men dat de kans 1:1.000 is, dan kan het opeens toch gebeuren (…). Grote kansen worden juist weer onderschat (zie ook ▶ par. 6.3.3). Kahneman en Tversky hebben ook verschillende vuistregels ('heuristieken') ontdekt die mensen gebruiken om kansen te schatten. Bijvoorbeeld, de beschikbaarheidsheuristiek geeft aan dat wanneer men zich een risico makkelijk kan voorstellen het risico hoger wordt ingeschat (Kahneman 2011). Dit kan gebeuren door bijvoorbeeld veel media-aandacht, zoals mogelijke bijwerkingen bij vaccinaties. Ook denken mensen vaak dat een risico hun niet zal overkomen, maar eerder anderen (zogenoemd 'onrealistisch optimisme'). De Vries (2002) geeft een overzicht van verschillende verklaringen waarom individuen gezondheidsrisico's over- of onderschatten (▶box 6.6).

> **Box 6.6 Enkele verklaringen voor vertekende risicoperceptie**
> *Gezondheidsrisico's worden overschat als:*
> – het risico nieuw en onbekend is;
> – het aantal mensen dat wordt blootgesteld relatief groot is;
> – men denkt dat het risico het gevolg is van onnatuurlijk en/of immoreel ingrijpen van de mens in de omgeving (denk bijvoorbeeld aan genetische manipulatie).
>
> *Gezondheidsrisico's worden onderschat als:*
> – men zelf het risico loopt;
> – men denkt het risico te kunnen controleren door eigen handelen;
> – het een bekend risico is;
> – het aantal mensen dat wordt blootgesteld relatief klein is;
> – men denkt dat het een 'natuurlijk' risico is.
>
> Bron: De Vries (2002)

Hoe (zwangere) vrouwen om kunnen gaan met kleine risico's wordt geïllustreerd door een grote Amerikaanse studie naar de maternale en neonatale risico's van een vaginale bevalling bij vrouwen met een litteken in de baarmoeder als gevolg van een eerdere keizersnede (Landon et al. 2004). De kans dat bij een dergelijke vaginale bevalling een kind bij de geboorte overlijdt of ernstig wordt beschadigd is zeer klein, namelijk bij minder dan 2 van de 1.000 bevallingen. Door een electieve sectio caesarea werd het risico met 0,13 % verminderd. Bij dit risico zijn de kansen heel klein, maar de gevolgen zeer ernstig. Met de verkregen informatie en rekening houdend met eigen normen en waarden zal de zwangere vrouw al of niet voor een keizersnede kiezen. In een commentaar op deze studie verwoordde Michael Greene, een vooraanstaand gynaecoloog in de Verenigde Staten, de onvoorspelbaarheid van zo'n beslissing met de opmerking (Greene 2004): 'Risk, like beauty, is in the eye of the beholder.' (vrij vertaald: net als schoonheid is risico geen objectieve waarheid; het is maar net wat iemand ervan vindt). Risicopercepties zijn dus heel subjectief en kunnen een volstrekt ander beeld geven van de werkelijkheid dan rekenkundige objectieve risico's (Timmermans et al. 2008).

6.3.1 Risico-informatie met getallen

Medische en verloskundige behandelingen zijn erop gericht om bepaalde negatieve gebeurtenissen te voorkomen. Los van de informatie over de aard en ernst van deze gebeurtenissen, moet informatie over de feitelijke kans (incidentie) op het optreden daarvan (bijvoorbeeld een complicatie of sterfte) aan de cliënt worden verstrekt. Op grond van relevante informatie wordt verondersteld dat de zwangere vrouw en haar (eventuele) partner samen met de zorgverlener een weloverwogen beslissing nemen over het te voeren beleid. In theorie wordt ervan uitgegaan dat zo'n beslissing tot stand komt op grond van rationele afwegingen die enerzijds gebaseerd zijn op objectieve informatie en anderzijds op eigen normen en waarden. Objectieve informatie behelst informatie over de numerieke kansen (Lipkus 2007, Visschers et al. 2009 (►box 6.5)), de aard en ernst van de negatieve uitkomst(en) waarop deze kansen betrekking hebben, en over de voor- en nadelen van de voorgestelde interventie. Hoe werkt dat in de praktijk? Als de zorgprofessional een voorstel doet voor een interventie (bijvoorbeeld een electieve inleiding in verband met naderende serotiniteit) om een kans op een bepaalde 'negatieve gebeurtenis' (bijvoorbeeld schouderdystocie of perinatale sterfte) te voorkomen, dan zal de zwangere vrouw met de verkregen informatie en op basis van haar eigen normen en waarden een rationele afweging maken of zij akkoord gaat met de voorgestelde interventie. Welke numerieke informatie over kansen heeft ze daarvoor nodig? Dat komt op drie items neer:

1. Hoe groot is de kans op de negatieve gebeurtenis met interventie?
2. Hoe groot is de kans op de negatieve gebeurtenis zonder interventie?
3. Hoe groot is de kans op ongunstige gevolgen ('bijwerkingen') van de voorgestelde interventie?

Vaak wordt in een gesprek alleen het relatieve risico (RR; ►box 6.5) genoemd. Maar de zwangere vrouw en haar (eventuele) partner worden van dit getal niet veel wijzer als ze niet op de hoogte zijn van het achtergrondrisico van het specifieke gevaar dat de vrouw loopt. Zonder kennis van het achtergrondrisico leidt het gebruik van RR tot een overschatting van het feitelijke risico (Lipkus 2007). Het benoemen van het absolute risico op een bepaalde gebeurtenis (met en zonder interventie) geeft een meer concreet inzicht in het verwachte effect (de absolute risicoreductie van de interventie). Dat geldt ook voor het benoemen van het absolute risico op bepaalde 'bijwerkingen'. Toch blijft communicatie van het begrip risico in maat en getal lastig, zie bijvoorbeeld ▶box 6.7. Dat geldt in het bijzonder voor cliënten met lage numerieke vaardigheden (Peters 2012).

> **Box 6.7 Number needed to treat (NNT)**
> Een andere manier om de getalsmatige impact van een voorgestelde behandeling in een goede context te plaatsen, is het gebruik van de epidemiologische maat *number needed to treat* (NNT). Onder het NNT wordt verstaan het aantal individuen dat moet worden behandeld om bij één van hen een bepaalde 'negatieve gebeurtenis' te voorkomen. Het NNT kan worden berekend met de formule 1/ARR, waarin ARR staat voor absolute risicoreductie (▶box 6.5) (Tijssen en Assendelft 2003). Bijvoorbeeld: bij een absoluut risico van 2 % op een 'negatieve gebeurtenis' bij de voorgestelde interventie en een absoluut risico van 4 % op deze 'gebeurtenis' zonder de interventie, is de ARR 2 % en het NNT dus 50 (= 1/0,02). Het NNT van 50 betekent dat je vijftig zwangere vrouwen moet behandelen om één negatieve gebeurtenis bij één van hen te voorkomen. In dit voorbeeld treedt deze negatieve gebeurtenis toch op bij 2 % (n = 1) van de vijftig behandelde zwangere vrouwen, ondanks de behandeling; behandeling leidt niet bij alle vrouwen tot het gewenste resultaat. Tegelijkertijd hebben alle behandelde vijftig zwangere vrouwen ook een kans op bepaalde 'bijwerkingen' die mogelijk kunnen worden toegeschreven aan de behandeling. Het *number needed to harm* (NNH) is verwant aan het NNT en wordt op dezelfde manier berekend als het NNT (Tijssen en Assendelft 2003; Lipkus 2007). Het NNT is voor zwangere vrouwen niet makkelijk te begrijpen; onderzoek heeft aangetoond dat de meeste patiënten/cliënten er weinig raad mee weten (Visschers et al. 2009; Timmermans 2016).

6.3.2 Communicatie van getalsmatige risico-informatie

Risico's kunnen op verschillende manieren cijfermatig worden gecommuniceerd. Een risico van bijvoorbeeld 20 % is synoniem met 1 op 5 en 20 op 100. Ook kunnen deze percentages omgebogen of verpakt worden tot 'beter' nieuws (positieve *framing*): een risico op een bepaalde complicatie van 20 op 100 (20 %) betekent dat 80 op 100 (80 %) deze complicatie niet heeft.

6.3.3 Perceptie van getalsmatige risico's

Zoals in ▶par. 6.3 is beschreven, bestaat er een verschil tussen het objectieve en subjectieve risico; objectieve kansen worden of over- of onderschat. Dat wordt geïllustreerd door een onderzoek van Bluman et al. (1999), waarin 200 vrouwen met een verhoogd risico op borstkanker waren betrokken. Het risico van de geïnterviewde vrouwen was verhoogd in verband met het familiair voorkomen van een BRCA1- of BRCA2-mutatie; ze overwogen zich daarop te laten testen. Voorafgaand aan deze beslissing werd hun gevraagd hoe zij hun kans op een positieve testuitslag (= dragerschap) inschatten. Hun antwoorden werden uitgezet tegen het rekenkundig berekende risico op een BRCA1- of BRCA2-mutatie (◯fig. 6.1). Uit dit onderzoek bleek dat er tussen de vrouwen grote onderlinge verschillen waren in de berekende

6.3 · Definitie van risico

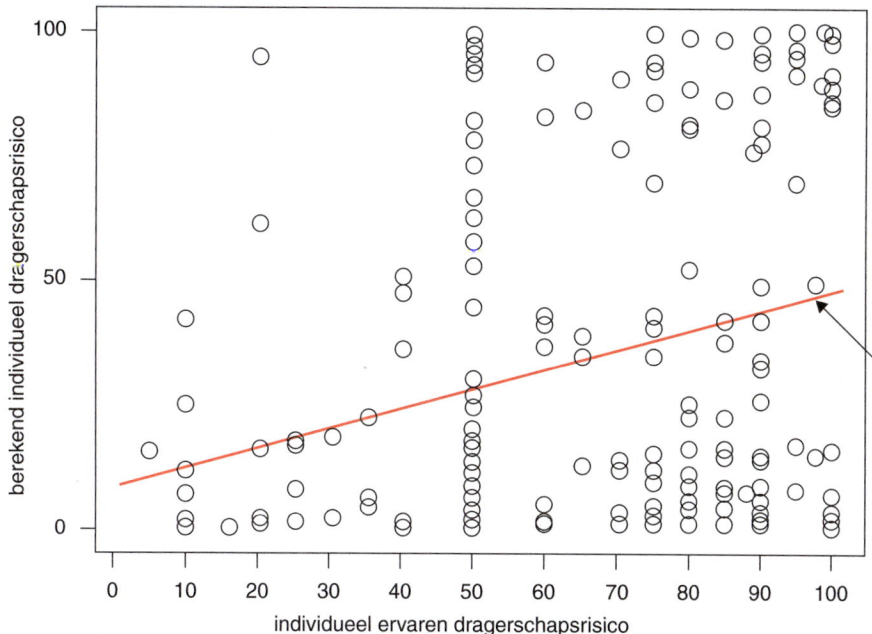

■ **Figuur 6.1** Berekend risico (Y-as) versus ervaren risico (X-as) op BRCA1- of BRCA2-dragerschap.
Bron: Bluman et al. (1999)

objectieve risico's op dragerschap (Y-as) en het ingeschatte subjectieve risico op dragerschap (X-as); 75 % van hen overschatte hun eigen risico op een positieve BRCA1- of BRCA2-uitslag, terwijl ongeveer 25 % van hen het risico hierop onderschatte. ■Figuur 6.1 laat ook zien dat er één zwak positief verband is tussen het objectieve en subjectieve risico, namelijk vrouwen met een hogere objectieve kans schatten ook hun subjectieve risico wat hoger in. Een relatief grote groep vrouwen achtte de kans op een BRCA1- of BRCA2-mutatie 50 % (■fig. 6.1). Zij denken niet in kansen maar in uitkomsten: ik ben mutatiedrager of ik ben geen mutatiedrager – de kans is 50 %. Dit dichotoom (of binair) denken ('het gebeurt wel of het gebeurt niet') is feitelijk een versimpeling van de complexe werkelijkheid (Tijmstra en Bajema 1990).

6.3.4 Risico-informatie zonder getallen

Risicocommunicatie is ineffectief als getallen niet of slecht worden begrepen. Wat doen we met getallen die moeilijk te begrijpen zijn? Juist in emotionele situaties zijn mensen geneigd informatie op een intuïtieve, niet-analytische manier te verwerken, waarbij getallen geen rol spelen (Timmermans 2016). Als alternatief voor numerieke informatie wordt het risico op een bepaalde 'negatieve gebeurtenis' in eenvoudige bewoordingen gecommuniceerd. Bijvoorbeeld: het risico is groot, behoorlijk groot tot klein, onwaarschijnlijk of uiterst gering. Het nadeel daarvan is de onnauwkeurigheid en geringe reproduceerbaarheid van deze wijze van risicocommunicatie (Lipkus 2007). Visuele middelen – zoals voorlichtingsfilms, informatieve illustraties (infographics), grafieken, poppetjesdiagrammen (■fig. 6.2) en digitale

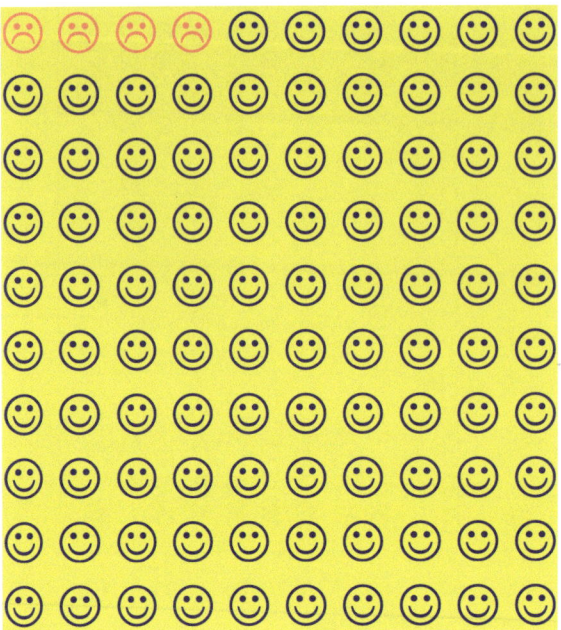

Figuur 6.2 Smiley-diagram: een risico van 4 per 100 of 4 %

beslissingsondersteuning (bijvoorbeeld: RIVM-keuzehulp voor screening op downsyndroom en de 20-wekenecho (▶ www.onderzoekvanmijnongeborenkind.nl) – worden gebruikt om de boodschap in de juiste context te plaatsen.

6.4 Risicocommunicatie en geboortezorg

Geconfronteerd met risico's kiezen mensen vaak intuïtief een oplossing die bij hen past, hoewel die niet altijd direct logisch lijkt (Tijmstra en Bajema 1990; Hall 2002; Vries 2002; Kahneman 2011; Struijs en Jongsma 2013; Timmermans 2016). Onderzoek naar risicoperceptie van vrouwen met een hoog-risicozwangerschap laat zien dat arts en cliënt een verschillende kijk hebben op risico's. Dat kan het gevolg zijn van gebrekkige communicatie, onvoldoende kennis (zowel van de objectieve kans als van de negatieve gebeurtenis en mogelijke gevolgen), verschil in interpretatie, emotie en andere verwachtingen (Hall 2002; Lipkus 2007; Pozzo et al; 2010: Lee et al. 2014, 2016).

Zorgverleners zijn geneigd om medische risico's geïsoleerd te zien terwijl zwangere vrouwen risico's ruimer interpreteren (Lee et al. 2014): wat zijn de gevolgen van het risico voor hen persoonlijk, voor de zwangerschap, het werk, hun relatie en het gezin? Belangrijk voor goede risicocommunicatie is dat de gegeven informatie eenduidig is en dat zwangere vrouwen niet het idee hebben dat informatie wordt achtergehouden (Lee et al. 2014, 2016). Dit wordt geïllustreerd aan de hand van de volgende casus.

> **Praktijkervaring van cliënt**
>
> Mevrouw S. is voor de tweede keer zwanger. De zwangerschapsduur is 20 weken. Zij gaat voor structureel echoscopisch onderzoek (SEO) naar het plaatselijke ziekenhuis. Bij het onderzoek ziet de echoscopiste dat er mogelijk vaten van de placenta in de vliezen zitten (velamenteuze insertie van de navelstreng). Dat betekent dat de navelstreng op een abnormale wijze uitmondt in de moederkoek. Deze bevinding kan tot ernstige complicaties leiden als de vaten ter hoogte van de bekkeningang liggen (vasa previa). Vasa previa kan symptoomloos zijn, maar kan zich ook plotseling met pijnloos vaginaal bloedverlies voordoen. Als tijdens de baring de vliezen breken, kan het ongeboren kind verbloeden door een scheur in een van de navelstrengvaten. Dit is voor het kind een zeldzame doch levensgevaarlijke complicatie.
>
> Inspectie van de verbinding van de navelstreng met de placenta behoort (nog) niet tot het standaardprotocol van het SEO. Na enige twijfel besluit de echoscopiste mevrouw S. over de bevinding in te lichten, waarbij zij tevens aangeeft dat zij geaarzeld heeft of zij hieraan goed doet. Mevrouw S. was zeer verontwaardigd over het feit dat de echoscopiste aanvankelijk had getwijfeld haar over deze bevinding in te lichten. Bij thuiskomst zoekt mevrouw S op internet naar informatie over de gevolgen van een abnormale verbinding tussen de navelstreng en de placenta. Dat zijn vaak schrijnende verhalen. Radeloos belt zij de gynaecoloog die zij nog kende van haar eerste bevalling elders. Zij heeft geen vertrouwen meer in haar eigen ziekenhuis. De optie van een geplande keizersnede wordt aangekaart. Nader doppleronderzoek kan de abnormale verbinding echter niet bevestigen. Zij kiest voor een vaginale bevalling, maar wil wel eerder worden ingeleid. De spanning is te groot en ze wil niet langer afwachten.

Mevrouw S. wordt geconfronteerd met een objectief kleine kans op een complicatie die grote gevolgen kan hebben. Deze casus laat zien hoe lastig risicocommunicatie kan zijn en hoe groot de emotionele impact hiervan is op de aanstaande moeder. Wanneer informeer je als zorgverlener de aanstaande ouder(s) wel en wanneer niet? En hoe verpak je die informatie? Mevrouw S. had het gevoel dat zij niet volledig geïnformeerd was, omdat de echoscopiste getwijfeld had haar over het risico te informeren. Mevrouw S. had geen vertrouwen meer in haar en in het ziekenhuis waarin ze werkt. De bevalling werd elders eerder ingeleid in verband met de onrust bij de aanstaande moeder.

6.5 Knelpunten in risicosignalering

In ▶ par. 6.2 en 6.8.3 wordt gesproken over risicofactoren die bepalen of een (zwangere) vrouw een verhoogd risico heeft. Voorbeeld: een zwangere vrouw met diabetes mellitus loopt meer risico dan een zwangere vrouw zonder. Een dergelijke classificatie in risicogroepen klinkt op zichzelf logisch. Toch zit er een aantal haken en ogen aan deze classificaties. Zwangere vrouwen en hun kinderen zijn over het algemeen gezond en ernstige complicaties van zwangerschap en geboorte zijn zeldzaam. Ook zonder duidelijke risicofactoren kan bij (aanstaande) moeders en/of hun (ongeboren) kinderen onverwacht een complicatie optreden. Dit maakt het moeilijk om op basis van een risicofactor te voorspellen bij wie complicaties zich zullen voordoen. Met andere woorden, in de populatie zwangere vrouwen is het voorspellend vermogen van veel risicofactoren niet optimaal.

6.5.1 Lage positief voorspellende waarde

> Een mens lijdt dikwijls 't meest door 't lijden dat hij vreest.
> Revius (1586–1658)

De positief voorspellende waarde van een risicofactor is laag[3]. Dat houdt in dat de absolute kans op een negatieve uitkomst van de zwangerschap zelfs voor de meeste vrouwen met een verhoogd risico laag is; de meesten van hen kunnen een normale zwangerschap of bevalling tegemoet zien. Zij worden bestempeld als 'hoog-risico' terwijl, desondanks, de uitkomst meestal goed is.

Zij hebben zich misschien – achteraf – onnodig zorgen gemaakt over het etiket 'hoog-risico'. En daarbij geldt ook nog eens dat angst voor een ongunstig verloop van de zwangerschap en/of bevalling kan leiden tot meer medisch ingrijpen dan strikt noodzakelijk is (Tijmstra en Bajema 1990; Haines et al. 2012; Hall et al. 2012; Stoll et al. 2015; Healy et al. 2016; Bolten et al. 2016).

6.5.2 Hoge negatief voorspellende waarde

De negatief voorspellende waarde van een risicofactor is meestal hoog, doch geen 100 %[4]. Dat houdt in dat sommige vrouwen die aangemerkt zijn als 'laag-risico' desondanks te maken krijgen met een – soms ernstige – complicatie tijdens hun zwangerschap, bevalling of kraamperiode. Voor de betrokken ouder(s) is dit soms moeilijk te begrijpen en accepteren.

6.6 Preventieparadox

Geoffrey Rose (1985) introduceerde de term 'preventieparadox': de schijnbare tegenstelling in uitkomsten van preventiestrategieën die gericht zijn op ogenschijnlijk gezonde individuen (bevolkingsgerichte benadering) en van strategieën die gericht zijn op individuen met een verhoogd risico (hoog-risicobenadering). Preventieprogramma's die gericht zijn op grote populaties met een laag risico leveren volgens Rose op bevolkingsniveau meer gezondheidswinst op dan programma's die gericht zijn op de veel kleinere groep individuen met een verhoogd risico. Deelnemers aan preventieprogramma's die voor de gemeenschap gezondheidswinst opleveren, hebben over het algemeen zelf weinig tot geen persoonlijk voordeel van het preventieprogramma (Gunning-Schepers 1998). Hooguit ondervinden zij enig nadeel van deelname. Dit geldt voor screeningsprogramma's, vaccinatieprogramma's en programma's voor leefstijlverandering. Bij de invoering van populatiegerichte preventieprogramma's speelt naast de eventuele gezondheidswinst de afweging van potentieel nadelige effecten van de interventies een rol. Het Rijksvaccinatieprogramma is hiervan een voorbeeld (▶box 6.8).

---

3 Positief voorspellende waarde is een medisch-epidemiologisch begrip dat voor diagnostische testen vaak wordt gehanteerd. Het geeft aan hoeveel van de positief geteste patiënten ook werkelijk de ziekte hebben.

4 Negatief voorspellende waarde is een medisch-epidemiologisch begrip dat voor diagnostische testen wordt gehanteerd. Het geeft aan bij hoeveel van de negatief geteste patiënten de ziekte werkelijk afwezig is.

> **Box 6.8 De preventieparadox, toegelicht aan de hand van het Rijksvaccinatieprogramma**
> Slechts een klein deel van de gevaccineerden heeft mogelijk voordeel van vaccinatie. Het overgrote deel van de gemeenschap wordt gevaccineerd terwijl zij zonder de vaccinatie de beoogde ziekte waarschijnlijk nooit zouden krijgen. Een hoge vaccinatiegraad heeft een potentieel gunstig effect op de totale ziektelast in de bevolking. Het afzonderlijke individu merkt daar persoonlijk niets van; het heeft hooguit last van de (geringe) kans op bijwerkingen van de vaccinatie. Het paradoxale karakter van preventie door middel van vaccinatie is dan ook ziekte voorkómen die eigen niet tot nauwelijks voorkomt. Waarom zou je je laten vaccineren tegen een ziekte die niet tot nauwelijks voorkomt terwijl je wel kans hebt op bijwerkingen ten gevolge van de vaccinatie? Het probleem is dat niemand vooraf of achteraf kan zeggen welke individuele deelnemers zonder dit vaccinatieprogramma ziek zouden zijn geworden.

6.7 Algemene adviezen voor risicocommunicatie

In ▶box 6.9 staan algemene adviezen voor risicocommunicatie die ontleend zijn aan de *NICE Clinical guideline* (2012) en de publicatie van Visscher et al. (2009).

> **Box 6.9 Praktische adviezen voor risicocommunicatie**
> - Probeer informatie over 'baten' (bijvoorbeeld gezondheidswinst) en 'lasten' (bijvoorbeeld gezondheidsschade of 'bijwerkingen' door behandeling of door het nalaten van behandeling) zo veel mogelijk te individualiseren.
> - Hanteer liever absolute risico's dan relatieve risico's (bijvoorbeeld: 'het risico stijgt van 1 op 1.000 naar 2 op 1.000' in plaats van: 'het risico verdubbelt').
> - Gebruik getallen in plaats van percentages (bijvoorbeeld 10 op 100 in plaats van 10 %).
> - Gebruik liever dezelfde noemer (bijvoorbeeld 7 op 100 en 20 op 100, in plaats van 1 op 14 en 1 op 5).
> - Benoem het risico over een specifieke tijdsperiode (maanden, jaren) (bijvoorbeeld als 100 mensen gedurende één jaar worden behandeld, zullen gedurende deze periode 10 mensen last van bijwerkingen hebben).
> - Maak gebruik van zowel positieve als negatieve framing (bijvoorbeeld 97 van de 100 mensen hebben baat bij de behandeling (positieve framing) versus 3 mensen hebben geen baat bij deze behandeling (negatieve framing).
> - Combineer getalsmatige informatie (uitgedrukt in cijfers) zorgvuldig met informatie uitgedrukt in woorden (bijvoorbeeld: deze bijwerking komt bij 3 op 1.000 mensen voor; dat betekent dat deze bijwerking zelden voorkomt).
> - Overweeg getalsmatige met visuele informatie te combineren.
> - Wees terughoudend met informatie over NNT en NNH.
>
> Bron: Visschers et al. (2009) en NICE Clinical guideline (2012)

6.8 Risicosignalering en risicomanagement tijdens het geboortezorgtraject

6.8.1 Inleiding

Integrale geboortezorg betekent een voortdurende signalering en evaluatie van medische en niet-medische risico's tijdens het geboortezorgtraject met, waar nodig, 'zorg op maat' teneinde potentieel ongunstige effecten van deze risico's op de gezondheid van de (aanstaande) moeder en haar (ongeboren) kind af te wenden of te minimaliseren. De Preconceptie Indicatielijst 'Multidisciplinaire samenwerkingsafspraken' (PIL) beschrijft in hooflijnen de inhoud van preconceptiezorg en de samenwerkingsafspraken tussen de betrokken disciplines (▶www.kennisnetgeboortezorg.nl). De Verloskundige Indicatielijst (VIL) (▶par. 6.8.3) en bestaande landelijke (multidisciplinaire) richtlijnen dienen als uitgangspunt voor de Zorgstandaard Integrale Geboortezorg (2016). De Zorgstandaard adviseert dat ieder VSV afspraken maakt over hoe er door de verschillende disciplines wordt samengewerkt rondom de risicosignalering en risicomanagement.

6.8.2 Preconceptiezorg

Begripsbepalingen

Preconceptiezorg heeft betrekking op de periconceptiefase. De periconceptiefase wordt onderverdeeld in de preconceptiefase (14 weken vóór de bevruchting) en de postconceptieperiode (10 weken na de bevruchting), terwijl de interconceptieperiode betrekking heeft op de periode tussen de voorgaande bevalling en 10 weken na de daaropvolgende bevruchting (Steegers et al. 2014).

Achtergrond – samenspel van genetische factoren en omgevingsfactoren

De laatste decennia neemt het besef toe dat risicofactoren rond de bevruchting en in de eerste maanden van de zwangerschap bepalend zijn voor de gezondheid en het welzijn van moeder en kind (Barker 2007; Brand et al. 2009; Lumey et al. 2011; Veenendaal et al. 2012; Steegers 2014; Dean et al. 2014; Lewis et al. 2015; Steegers et al. 2016; Roseboom 2018). Deze relatief nieuwe inzichten zijn gebaseerd op de Barker-hypothese (▶box 6.10).

> **Box 6.10 De Barker-hypothese**
> De Barker-hypothese of de hypothese van de foetale oorsprong van ziekten op volwassen leeftijd (Engels: *Developmental Origins of Health and Disease* (DOHaD)) is oorspronkelijk gebaseerd op onderzoek van professor David Barker uit Southampton. Aan de hand van geboortecohorten in Engeland en Wales toonde hij duidelijke geografische parallellen aan tussen neonatale sterfte in de periode 1921–1925 en sterfte op latere leeftijd ten gevolge van ischemische hart- en vaatziekten in de periode 1968–1978 (Barker en Osmond 1986). De geografische overeenkomsten in relatieve sterftecijfers werd toegeschreven aan metabole aanpassingen van de foetus aan ondervoeding in utero (Barker et al. 1989; Godfrey et al. 1996). Er werden sindsdien verbanden gevonden tussen het geboortegewicht en het risico op beroerte, hypertensie, diabetes mellitus type 2, insulineresistentie enzovoort. Deze bevindingen werden onder meer bevestigd door het Nederlandse Hongerwinteronderzoek (Roseboom 2018; Lumey et al. 2011).

Schadelijke blootstellingen rondom de bevruchting en tijdens de vroege zwangerschap dragen bij aan de gevoeligheid voor het optreden van zwangerschapscomplicaties en ziekten op latere leeftijd. Deze grotere gevoeligheid wordt verklaard door 'epigenetische' veranderingen (Eriksson 2016) (▶box 6.11).

> **Box 6.11 Epigenetica**
> Epigenetica heeft betrekking op erfelijke veranderingen in de genfunctie van het DNA in de celkern zonder dat daarbij de volgorde van DNA-nucleotiden verandert. De epigenetische markeringen kunnen het gevolg zijn van DNA-methylering*, waarmee genen in het genoom kunnen worden aan- of uitgezet. Een belangrijk kenmerk van DNA-methylering is dat het markeringspatroon wordt gekopieerd tijdens het proces van DNA-replicatie, als cellen hun chromosomen verdubbelen voor celdeling. Tijdens de voor de ontwikkeling van het kind cruciale periconceptiefase wordt het DNA in de celkern van (stam)cellen aldus 'geprogrammeerd' door omgevingsinvloeden. Voorbeelden van ongunstige omgevingsinvloeden zijn ongezonde voeding, roken, alcohol, geneesmiddelen- en drugsgebruik, en blootstelling aan toxische stoffen via het werk en uit het milieu (▶par. 2.1).
>
> * DNA-methylering of -methylatie is een proces waarbij een kleine molecuulgroep (methyl- of CH3-groep) aan het DNA wordt toegevoegd. DNA-methylering heeft invloed op de genactiviteit, en daarmee op de genexpressie.

Deze epidemiologische en epigenetische inzichten sluiten aan bij een breed gedragen opvatting dat zorg die gericht is op zwangerschap en geboorte, bij voorkeur start op het moment dat er een kinderwens is.

Doelstellingen van preconceptiezorg

Preconceptiezorg wordt gezien als *the window of opportunity* om de gezondheid en het welzijn van toekomstige ouders en kinderen te bevorderen (Zorgstandaard Integrale Geboortezorg 2016). In de preconceptiefase kunnen risico's verminderd of geëlimineerd worden, voordat ze de gezondheid van de aanstaande ouders en hun kinderen ongunstig beïnvloeden. Ook biedt deze periode de (aanstaande) ouder(s) informatie en ruimte voor eventuele reproductieve beslissingen (▶par. 12.3.2). Preconceptiezorg moet aansluiten op de waarden en normen van het individu en de sociale omgeving waarin het kind opgroeit (Veldhuizen-Eshuis en Wieringa 2012).

Preconceptiezorg kan een belangrijke bijdrage leveren aan de gezondheid en het welzijn van moeder en kind. In 2012 werd door het Erasmus MC te Rotterdam een nationale consensusbijeenkomst gehouden, waarvoor alle relevante professionals die bij geboortezorg zijn betrokken, waren uitgenodigd (Temel et al. 2015). Het belangrijkste doel van deze bijeenkomst was het bereiken van overeenstemming over aard en inhoud van preconceptiezorg. Ook werd aan de hand van literatuuronderzoek nagegaan in hoeverre de opzet en de aanbevelingen in het preconceptiezorgprogramma wetenschappelijk zijn onderbouwd. De deelnemers kwamen tot de volgende conclusies:

— De identificatie van medische en psychosociale risico's – waaronder ongezonde leefstijl, onvoldoende voeding, financiële problemen, relatieproblemen, huiselijk en seksueel geweld, en kindermishandeling – moeten alle tot het preconceptiezorgprogramma behoren.
— Het begrip *'woman's health'* moet worden vervangen door *'parental health'*.

- De term 'zwangerschapsuitkomst' moet worden vervangen door 'gezondheid van het toekomstige kind'.
- Er moet worden benadrukt dat preconceptiezorg een gunstig effect kan hebben op perinatale mortaliteit en morbiditeit.

Organisatie preconceptiezorg

Preconceptiezorg kan worden onderverdeeld in collectieve zorg, algemene individuele zorg en specialistische individuele zorg. Een goede persoonlijke en familieanamnese zijn essentiële pijlers van preconceptiezorg.

De website ▶www.strakszwangerworden.nl[5] biedt (aanstaande) ouders en zorgprofessionals betrouwbare informatie en beeldmateriaal over preconceptiezorg. Een eerdere zwangerschap die heeft geleid tot een suboptimale uitkomst kan aanleiding zijn voor het aanbieden van preconceptiezorg (ook wel interconceptiezorg genoemd). JGZ-professionals hebben regelmatig contact met naar schatting 40 % van de totale doelgroep voor preconceptiezorg (Veldhuizen-Eshuis en Wieringa 2012). De JGZ-professional op een consultatiebureau kan daarom wijzen op het belang van preconceptiezorg.

Collectieve preconceptiezorg

Collectieve preconceptiezorg heeft betrekking op een pakket van collectieve voorlichting en maatregelen. Met dit pakket wordt het algemene publiek voorgelicht over gezond zwanger worden. De voorlichting berust vooral op heldere en uniforme informatie over het effect van medische, psychosociale en gedragsfactoren op gezondheid en welzijn van de aanstaande ouder(s) en hun (eventuele) kind(eren). Tot de voorlichting behoort ook informatie over het belang van tijdige inname van foliumzuur door vrouwen met kinderwens om het risico op een neuralebuisdefect van het (ongeboren) kind te verminderen (Regil et al. 2015). Apotheken kunnen vrouwen hierop attenderen. In verband met verstrekking van anticonceptie komen zij met meer dan 70 % van de doelgroep in contact. Een groot aantal apotheken is om die reden gestart met het plakken van stickers op de pilverpakking met informatie over het gebruik van foliumzuur (Veldhuizen-Eshuis en Wieringa 2012). Voorts informeert de zorgverlener tijdens het preconceptieconsult naar de vaccinatiestatus van de (aanstaande) moeder. Met een tijdige identificatie van risico's die de gezondheid en het welzijn van moeder en kind bedreigen, kunnen de aanstaande ouders zelf maatregelen nemen om deze risico's te vermijden en daarmee de kans op een goede zwangerschapsuitkomst te bevorderen. Naast algemene voorlichting over gezond zwanger worden hebben vrouwen in de reproductieve leeftijd dikwijls ook behoefte aan informatie over fertiliteit, anticonceptie en moederschap. De doelgroep voor collectieve voorlichting kan worden bereikt via publiekscampagnes, (social) media, folders, beeldmateriaal, filmpjes (▶www.strakszwangerworden.nl) en informatiebijeenkomsten.

Algemene individuele preconceptiezorg

Tijdens het preconceptieconsult of kinderwensspreekuur worden door de eerstelijnszorgverlener (de verloskundige of huisarts) de eventuele risicofactoren van de aanstaande ouder(s) – waaronder erfelijke en/of familiaire ziekten, onderliggende maternale ziekten/aandoeningen, geneesmiddelengebruik, arbeidsomstandigheden, complicaties tijdens de zwangerschap of

---

5 De website '▶www.strakszwangerworden.nl' is in opdracht van het ministerie van VWS door het Centrum voor Bevolkingsonderzoek van het RIVM ontwikkeld en valt onder het beheer van het CPZ.

bevalling en ongezonde leefstijl, waaronder roken, alcohol- en druggebruik – in kaart gebracht en met hen besproken (Veldhuizen-Eshuis en Wieringa 2012)[6]. Momenteel zijn er drie online risicosignaleringsprogramma's voor ouders met kinderwens beschikbaar: 'zwangerwijzer' (►www.zwangerwijzer.nl), 'Slimmer Zwanger' (►www.slimmerzwanger.nl) en 'wel of niet zwanger' (►http://nietofwelzwanger.nl) (TNO, KNOV, Sense, GGD)). De vragenlijsten van beide programma's kunnen door de aanstaande ouder(s) online worden ingevuld als voorbereiding op een eventueel preconceptieconsult. Beide programma's werken met gestructureerde vragenlijsten en genereren automatisch specifieke adviezen wanneer de gegeven antwoorden wijzen op een verhoogd risico. Op grond van de bevindingen worden de aanstaande ouders – met hun toestemming – door de huisarts eventueel verwezen naar een medisch specialist (bijvoorbeeld de gynaecoloog), klinisch genetisch centrum voor gerichte specialistische zorg, sociaal wijkteam voor sociaal-maatschappelijke ondersteuning of JGZ.

Daarnaast worden aan de (aanstaande) ouders passende leefstijladviezen gegeven ter bevordering van een gezonde zwangerschap en de kansen op een gezond kind. Het programma 'Slimmer Zwanger' biedt behalve het risico-signaleringsprogramma ook een programma voor persoonlijke coaching voor de (aanstaande) zwangere vrouw en haar (eventuele) partner, gebaseerd op de individuele risico's van hen beiden. Dit coachingsprogramma is bedoeld voor de verbetering van voedings- en leefstijlgewoonten van de aanstaande ouder(s).

Specifieke doelgroepen

Specifieke doelgroepen, waaronder kwetsbare vrouwen met lage gezondheidsvaardigheden, kunnen worden bereikt via informatiebijeenkomsten waar begrijpelijke informatie op maat, liefst in verschillende talen, wordt gepresenteerd (►par. 1.6.2). Het is belangrijk om kwetsbare vrouwen met lage gezondheidsvaardigheden tijdens de preconceptiefase te bereiken omdat zij vaker medische en verloskundige complicaties tijdens de zwangerschap en/of bevalling hebben en omdat hun kinderen vaker een minder goede gezondheid hebben in vergelijking met de overige bevolking (Aalhuizen 2011; Peters et al. 2014). Diverse academische centra en universiteiten zijn betrokken bij de ontwikkeling van preconceptiezorg. Een voorbeeld is het Erasmus MC te Rotterdam dat samen met andere organisaties zoals de GGD en de Verloskundige Academie Rotterdam betrokken is bij het gemeentelijke aanvalsplan 'Klaar voor een Kind' (►par. 4.8). Onderdeel van dit programma is de deelstudie 'preconceptiezorg', waarin met publiekscampagnes, groepsvoorlichting aan moeilijk bereikbare groepen en individuele preconceptiezorg invulling gegeven wordt aan preconceptiezorg. Hierbij wordt gebruikgemaakt van de ZwangerWijzer (en de PIL). Ook andere academische centra zoals de Amsterdam UMC, RUG en LUMC en TNO zijn betrokken bij diverse projecten binnen de preconceptiezorg. Het betreft bijvoorbeeld onderzoek naar het bevorderen van het gebruik van foliumzuur, onderzoek naar het bereiken van hoog-risicogroepen of onderzoek naar erfelijkheidsadvisering binnen preconceptiezorg (Veldhuizen-Eshuis en Wieringa 2012).Tot slot kan de bedrijfsarts of de werkgever vrouwen die door hun beroep te maken hebben met

---

6   Het NHG-advies luidt: vraag tweedelijns preconceptioneel advies bij erfelijke aandoeningen, hartafwijking, diabetes mellitus, doorgemaakte trombose als stollingsonderzoek nog ontbreekt, epilepsie en complexe psychiatrische problematiek. Verwijs voor advies naar de gynaecoloog bij vroeggeboorte, groeivertraging, pre-eclampsie of HELLP in de obstetrische voorgeschiedenis. Bespreek bij twee of meer miskramen de mogelijkheid van karyotypering van beide (aanstaande) ouders. Bron: NHG-standaard Preconceptiezorg, ►www.nhg.org.

gevaarlijke stoffen en in de leeftijdscategorie zijn dat een kinderwens reëel is, actief voorlichten over (het vermijden van) potentiële gezondheidsrisico's die uit hun werk voortvloeien (Veldhuizen-Eshuis en Wieringa 2012).

Specialistische individuele preconceptiezorg

Specialistische individuele preconceptiezorg heeft vooral betrekking op aanstaande ouder(s) met een verhoogd risico op gezondheidsproblemen van moeder en kind ten gevolge van gesignaleerde risicofactoren. Zij krijgen voorlichting over het eventueel negatieve effect van deze risicofactoren op de uitkomst van de zwangerschap en over de maatregelen die zij zelf kunnen nemen om het risico op een negatieve zwangerschapsuitkomst af te wenden of te verminderen. Denk bijvoorbeeld aan vrouwen met essentiële hypertensie die het advies krijgen om, in overleg met hun behandelaar, de potentieel teratogene medicatie om te zetten naar medicatie die geen of minder kans geeft op gezondheidsschade van het (ongeboren) kind. Ook vrouwen met een verhoogd risico op een ernstige erfelijke aandoening van hun kind kunnen de gevolgen van deze aandoening voor het welzijn van hun kind onaanvaardbaar en/of onverantwoord vinden. Zij kunnen dan, afhankelijk van de aard of oorzaak van de erfelijke aandoening, kiezen tussen verschillende – soms controversiële – handelingsopties, waaronder pre-implantatiediagnostiek, gerichte prenatale diagnostiek met eventuele zwangerschapsafbreking, kunstmatige inseminatie met donorzaad, invitrofertilisatie met donoreicellen, afzien van (biologisch) eigen kinderen of adoptie (▶par. 12.3.2). De (aanstaande) ouders die deze gerichte informatie krijgen, hebben tijdens de periconceptiefase (▶box 6.5) een optimale 'reproductieve keuzevrijheid'. Zij hebben de mogelijkheid om een weloverwogen geïnformeerde keuze te maken voor het krijgen van kinderen en tussen de eventuele opties voor diagnostiek en behandeling. Deze keuzemogelijkheden dragen bij aan de reproductieve autonomie van het individu. De keuzes zijn zeer persoonlijk en gaan dikwijls gepaard met lastige morele dilemma's. Ook het weet hebben van het dragen van een erfelijke aandoening – ook al wordt de drager niet ziek – kan zeer belastend zijn (Gezondheidsraad 2007).

Implementatie

Voor een zorgvuldige uitvoering van preconceptiezorg deed de Gezondheidsraad (2007) een aantal aanbevelingen, waaronder het gelaagd aanbieden van informatie en het maken van een helder onderscheid tussen voorlichting gericht op gedragsverandering bij potentieel vermijdbare risico's en niet-directieve informatie die erop gericht is mensen bij de aanwezigheid van ernstige niet-vermijdbare risico's te helpen weloverwogen beslissingen te nemen over het al of niet krijgen van kinderen.

Knelpunten

Op basis van de beschikbare kennis wordt geadviseerd preconceptiezorg voor iedereen toegankelijk te maken (Gezondheidsraad 2007; Steegers et al. 2014). Desondanks komt preconceptiezorg in Nederland slechts aarzelend op gang. Bovendien is bekend dat gezondheidsgerelateerde boodschappen laagopgeleide vrouwen met geringe gezondheidsvaardigheden slecht bereiken (Inspectie Gezondheidszorg en Jeugd 2014; Aalhuizen 2011; Veldhuizen-Eshuis en Wieringa 2012; Peters et al. 2014) (▶par. 1.6.1).

Algemene individuele preconceptiezorg stuit ook op praktische problemen. De Nederlandse Zorgautoriteit (NZa) beschouwt het algemene preconceptieconsult niet als een te verzekeren prestatie (NZa 2015). Daarom moeten vrouwen een eigen bijdrage voor preconceptiezorg betalen, dit vormt voor veel vrouwen een drempel.

6.8.3 Risicosignalering tijdens de zwangerschap en rond de bevallig

Medische risicofactoren

Het preventieve aspect van de verloskunde kwam in Nederland voor het eerst aan het licht toen de huisarts Mijnlieff in 1891 voorstelde om in de laatste maanden van de zwangerschap de urine op eiwit te onderzoeken. Hij wilde hiermee vrouwen met dreigende eclampsie (zwangerschapsvergiftiging) opsporen (Kloosterman 1973). Later werd ontdekt dat te sterke gewichtstoename en hoge bloeddruk ook voorbodes zijn van (pre-)eclampsie. De lijst van voorspellende risicofactoren voor zwangerschapsvergiftiging groeide sindsdien gestaag (Seely en Solomon 2016). De hoogleraar Kloosterman, gynaecoloog, publiceerde in 1958 een lijst met 39 medische indicaties voor specialistische begeleiding van zwangerschap en bevalling (Graaf et al. 2017). Deze zogenoemde 'Kloostermanlijst' gebruikte het ziekenfonds als leidraad voor de tegemoetkoming in kosten voor de ziekenhuisbevalling. Vrouwen zonder medische indicatie hadden namelijk geen recht op een ziekenhuisbevalling op kosten van het ziekenfonds.

Verloskundige indicatielijst (VIL)

De Kloostermanlijst werd later vervangen door de VIL, die een aantal keren is herzien en uitgebreid, en thans opgenomen is in het Verloskundig Vademecum (2003). Om selectie en doorverwijzing optimaal te laten verlopen, zijn in het Verloskundig Vademecum bij een groot aantal medische en verloskundige situaties rondom zwangerschap en bevalling richtlijnen voor overleg en overdracht geformuleerd (▶ box 6.12). De basis voor de richtlijnen van de VIL zijn antwoorden op de volgende vragen:

1. Is sprake van een aandoening die een negatieve invloed kan hebben op het verloop en de uitkomst van de zwangerschap, bevalling of kraamperiode?
2. Is sprake van een aandoening waarop zwangerschap, bevalling of kraamperiode invloed kan hebben?
3. Van welk risico is er sprake?
4. Wat is het meest geëigende verloskundig/medisch beleid op basis van anamnese en/of onderzoek?
5. Als het beleid is vastgesteld, wie is dan de meest aangewezen zorgverlener om de zwangerschap, bevalling of kraamperiode te begeleiden?

Box 6.12 Herziene Verloskundige Indicatielijst

Het accent ligt bij de verantwoordelijkheid van de individuele zorgverlener voor de begeleiding in de gegeven situatie. Essentieel is dat de vrouw tijdens zwangerschap, bevalling en kraamperiode optimale zorg ontvangt. Dat betekent ook dat terugverwijzing plaatsvindt als de reden tot doorverwijzing vervallen is.

A. Eerstelijnsverloskundige zorg
De verantwoordelijkheid voor verloskundige begeleiding ligt in de genoemde situatie bij de verloskundige of verloskundig-actieve huisarts.

B. Overlegsituatie
Er is sprake van een beoordeling op het raakvlak van de eerste en de tweede lijn. Onder het betrokken item wordt de individuele situatie van de zwangere vrouw beoordeeld

en worden afspraken gemaakt over de verantwoordelijkheid voor de verloskundige begeleiding. Dit gebeurt aan de hand van de vijf eerdergenoemde vragen. Over deze indicaties vindt overleg plaats, tenzij hierover eerder specifieke, structurele afspraken op lokaal niveau zijn gemaakt.

C. Tweedelijnsverloskundige zorg
De vermelde indicatie is zodanig, dat de verloskundige begeleiding in de tweede lijn door de gynaecoloog moet plaatsvinden.

D. Verplaatste eerstelijnsverloskundige zorg
De verantwoordelijkheid voor de verloskundige zorg ligt in principe bij de eerstelijnsverloskundige zorgverlener, maar in de gegeven situatie bestaat er aanleiding de bevalling in het ziekenhuis te laten plaatsvinden om een transportrisico tijdens de bevalling te vermijden.

Bron: Verloskundig Vademecum (2003)

De Inspectie Gezondheidszorg en Jeugd (IGJ) hanteert de inhoud van Verloskundig Vademecum (en in de nabije toekomst de Zorgstandaard Integrale Geboortezorg) als veldnorm voor het toezicht op de kwaliteit van de verloskundige zorgverlening.

Knelpunten in de VIL-onderwerpen

De aanbevelingen in de VIL zijn verouderd. De laatste volledige herziening dateert van 2003. Voor de lijst van 2003 zijn tien van de in totaal 143 onderwerpen opnieuw beoordeeld, voor het eerst met een evidence-based methode. In 2014 zijn opnieuw drie onderwerpen beoordeeld en uiteindelijk geautoriseerd door de betrokken beroepsgroepen (▶www.knov.nl). Een multidisciplinaire werkgroep heeft een aantal jaren aan een tiental andere onderwerpen gewerkt, maar deze onderwerpen zijn niet afgerond of niet geautoriseerd door alle betrokken partijen. Op dit moment staat het onderhoud van de VIL stil. Nieuwe inzichten hebben in de afgelopen jaren niet altijd geleid tot nieuwe landelijke afspraken tussen verloskundigen en gynaecologen. Dit leidt tot variatie in regionale afspraken tussen verloskundigen en gynaecologen:

— De Verloskundige Indicatielijst is niet volledig. Dat betekent dat er geen landelijke multidisciplinaire afspraken zijn over onderwerpen als obesitas en vermoeden op macrosomie. Ook dit leidt tot variatie in regionale afspraken tussen verloskundigen en gynaecologen.
— Een onbekend percentage zwangere vrouwen wordt volgens deze lijst geclassificeerd als behorend tot de categorieën B en/of D (zie ▶box 6.12); deze classificatie gebeurt meestal op subjectieve gronden en kent daarom een grote praktijkvariatie.
— De lijst is voornamelijk gebaseerd op medisch-inhoudelijke en verloskundige risicofactoren. Geen aandacht wordt gegeven aan niet-medische factoren, waaronder woon- en leefomgeving, leefstijl en psychosociale factoren die vaak gerelateerd zijn aan lage sociaaleconomische status (▶par. 2.5.1). Ook wordt geen rekening gehouden met vrouwen van wie de zwangerschap wordt gecompliceerd door een opeenstapeling van risicofactoren.
— Veel risicofactoren van de VIL kennen een lage positief voorspellende waarde (▶par. 6.5.1), waardoor veel zwangere vrouwen (achteraf) ten onrechte het stempel 'verhoogd risico' krijgen.
— De huidige VIL houdt geen rekening met lokale 'integrale zorg'-experimenten voor samenwerkingsvormen tussen eerstelijnsverloskundigen, klinisch verloskundigen en gynaecologen.

Toch kunnen de uitgangspunten van de VIL een houvast bieden bij het maken van afspraken over deze samenwerkingsvormen. De VIL-uitgangspunten, zoals beschreven in de vorige paragraaf en in ▶box 6.12, vormen nog steeds een goede basis om onderscheid te maken tussen een 'ongecompliceerde zwangerschap of bevalling' die begeleid kan worden in de eerste lijn, soms met een aanvullende indicatie voor een ziekenhuisbevalling (VIL A of D), of een zwangerschap of bevalling waarbij de gynaecoloog betrokken moet zijn (VIL B of C). De genoemde tekortkomingen van de VIL-onderwerpenlijst maken echter duidelijk dat de huidige VIL niet voldoende houvast biedt voor adequate risico-inschatting en zorgafspraken bij *iedere* individuele zwangere vrouw, en dus niet altijd leidt tot de gewenste 'zorg op maat'. Het star volgen van de VIL kan er bovendien toe leiden dat de zwangere vrouw geen stem heeft in de besluitvorming over haar eigen zorg.

Niet-medische risicofactoren

Uit recent onderzoek in Rotterdam bleek dat de kans op ongunstige perinatale uitkomsten sterk wordt beïnvloed door sociaaleconomische achterstand (Poeran et al. 2013) (▶par. 2.5). Sociaaleconomische achterstand kan worden gezien als een maat voor ongunstige leefomstandigheden, stress, armoede, ongezonde leefstijl (bijvoorbeeld roken) en onvoldoende bekendheid met gezondheidszorg (Dean et al. 2014; Delcore en Lacoursiere 2016; Inspectie Gezondheidszorg en Jeugd 2016). Mede naar aanleiding van de bevindingen van het Rotterdamse onderzoek werd de 'Rotterdam Reproductive Risk Reduction (R4U) score card' ontwikkeld (Veen et al. 2015; Posthumus et al. 2016) (▶par. 2.4.1). Deze semi-kwantitatieve risicosignaleringslijst kan tijdens de eerste verloskundige controle door zorgverleners worden gebruikt voor het signaleren van zowel medische als niet-medische risicofactoren. Ook als de R4U-lijst niet wordt gebruikt, is het belangrijk om bij de zorg aan (aanstaande) moeders rekening te houden met relevante sociale en psychosociale omstandigheden en daar, zo nodig, aanvullende zorgverlening voor aan te bieden.

In aanvulling op de VIL zijn de Zorgstandaard Integrale Geboortezorg-criteria vastgesteld voor een bevalling in het ziekenhuis of geboortecentrum op sociale en/of geografische indicatie (▶box 6.13).

> **Box 6.13 Sociale en/of geografische criteria voor een bevalling in een ziekenhuis of geboortecentrum**
> - Bij de intake of later in de zwangerschap blijkt dat de eventuele reistijd naar het ziekenhuis/geboortecentrum onaanvaardbaar lang is, dat wil zeggen boven de wettelijke norm van 45 minuten, door bijvoorbeeld slechte weersomstandigheden (ijzel, sneeuwval, weeralarm) of verhoogde kans op file.
> - Bij de intake of later in de zwangerschap blijkt dat de plaats van bevalling thuis niet verantwoord is omdat eventueel transport van de barende vrouw door haar woonomstandigheden (bijvoorbeeld stijl trappenhuis; geen lift) niet mogelijk is of omdat de hygiënische omstandigheden niet toereikend zijn.
> - Bij de intake of later in de zwangerschap blijkt dat de plaats van bevalling thuis onveilig is in verband met de buurt waarin de zwangere vrouw woont of een potentieel gewelddadige thuissituatie.
>
> Bron: Zorgstandaard Integrale Geboortezorg (2016)

Risicosignalering tijdens de kraamperiode

In de meeste gezinnen gaat het na de geboorte van het kind goed. Tijdens de geboorte en de kraamperiode komt het gezin dikwijls veel nieuwe gezichten tegen, waaronder de kraamverzorgende, de verloskundig zorgverlener, de huisarts en JGZ-medewerkers.

Naast begeleidende, ondersteunende en verzorgende taken heeft de kraamverzorgende taken op het gebied van risicosignalering en risicomanagement, waaronder voorlichting over bepaalde risico's en risicocommunicatie. Om kraamverzorgenden te ondersteunen heeft TNO in samenwerking met verloskundigen, kraamverzorgenden en de JGZ een checklist gemaakt om het gezinsfunctioneren in kaart te brengen. Deze checklist is een verdere uitwerking van het instrument dat TNO in 2007 ontwikkelde in het pilotproject 'Preventie en vroegsignalering van risicogezinnen in de kraamperiode'. De checklist Vroegsignalering in de kraamtijd (▶www.tno.nl) bestaat uit 35 mogelijke waarnemingen waarbij de kraamverzorgende telkens, op grond van haar professionele inzicht, afweegt of er 'geen bijzonderheden' zijn of dat er 'aandacht nodig' is. Onder 'aandacht nodig' worden niet alleen ernstige of complexe situaties verstaan, maar juist ook lichtere problematiek waarbij een steuntje in de rug al voldoende kan zijn om de gezinssituatie te verbeteren. De kraamverzorgende bespreekt de bevindingen zo mogelijk met de ouders zelf en/of draagt die, na verkregen toestemming, over aan de verloskundige en/of de JGZ.

6.9 Conclusies

- Risico is voor de meeste mensen een moeilijk te hanteren begrip.
- Mensen hebben de neiging risico's te onderschatten als het henzelf in plaats van een ander betreft.
- Risicosignalering met 'zorg op maat' is een belangrijk uitgangspunt voor professionele zorg aan de (aanstaande) zwangere vrouw en haar kind.
- De (zwangere) vrouw beleeft risico anders dan haar verloskundig zorgverlener.
- Naast informatie over de objectieve kans van het te verwachten effect van een bepaalde behandeling moeten altijd de objectieve kansen van bijwerkingen ten gevolge van de behandeling worden benoemd.
- Navraag hoe de (zwangere) vrouw en haar (eventuele) partner een bepaald risico ervaren, is een belangrijk aspect van risicocommunicatie.
- Het informeren van de (zwangere) vrouw over relatief risico zonder daarbij uitleg te geven over haar achtergrondrisico is niet zinvol.
- Kleine risico's worden door cliënten vaak overschat.
- Risicomanagement begint bij voorkeur vóór de zwangerschap.
- De focus op risicosignalering kan zorgverleners afleiden van andere signalen die de aanstaande ouder(s) over haar/hun fysieke en psychosociale gezondheid afgeven.
- Risicomanagement betekent een voortdurende signalering en evaluatie van medische en niet-medische risico's met, waar nodig, een interventie met het doel potentieel ongunstige gezondheidseffecten af te wenden of te minimaliseren.
- In het algemeen kan preconceptiezorg gezondheidswinst bieden voor moeder en kind, en stelt het de (aanstaande) ouder(s) in staat om geïnformeerde keuzes te maken met betrekking tot het krijgen van kinderen.
- De website ▶www.strakszwangerworden.nl biedt (aanstaande) ouders en zorgprofessionals betrouwbare informatie en beeldmateriaal over preconceptiezorg.
- Een goede persoonlijke en familieanamnese zijn essentiële pijlers van preconceptiezorg.

Literatuur

- Keuzes die de vrouw en haar (eventuele) partner op het terrein van genetische screening en diagnostiek in de periconceptiefase maken, zijn zeer persoonlijk en gaan dikwijls gepaard met lastige morele dilemma's.
- Het bezoek van moeder en kind aan een consultatiebureau is een goed moment om het belang van interconceptiezorg ter sprake te brengen.
- Risicomanagement is meer dan een eenmalig inventarisatie van demografische en medische risicofactoren aan het begin van de zwangerschap.
- Naast algemene voorlichting over gezond zwanger worden, hebben vrouwen in de reproductieve leeftijd vaak ook behoefte aan informatie over fertiliteit, anticonceptie en moederschap.
- De meeste vrouwen met een medische indicatie kunnen een ongecompliceerde zwangerschap en bevalling tegemoet zien.

6.10 Opdrachten

Opdrachten

1. Welke factoren zijn van invloed op uw perceptie van risico's?
2. Hoe communiceert u risico's aan de (zwangere) vrouw?
3. Hoe gaat u om met de (zwangere) vrouw bij wie meerdere risicofactoren zijn vastgesteld?
4. Wat vertelt u de (zwangere) vrouw en haar (eventuele) partner over de Zorgstandaard Integrale Geboortezorg?
5. Hoe kunt u preconceptiezorg als onderdeel van integrale zorg in uw VSV introduceren?

Literatuur

Aalhuizen I. Eindrapportage project 'Gelijke kansen voor optimale zwangerschap'. Utrecht: Koninklijke Nederlandse Organisatie van Verloskundigen (KNOV); 2011. Bron: ▶ https://www.knov.nl/fms/file/knov.nl/knov_downloads/995/file/Evaluatie%20Project%20gelijke%20kansen%20%20opgemaakt%20Ingrid%20doc.pdf.

Akker T van den, Roosmalen J van. Maternal mortality and severe morbidity in a migration perspective. Best Pract Res Clin Obstet Gynaecol. 2016;32:26–38. ▶ https://doi.org/10.1016/j.bpobgyn.2015.08.016.

Backett EM, Davies AM, Petros-Barvazian A. The risk approach in health care. With special reference to maternal and child health, including family planning. Geneva: World Health Organization; 1984. Public Health Papers 76.

Barker DJ. The origins of the developmental origins theory. J Intern Med. 2007;261(5):412–7.

Barker DJP, Osmond C. Infant mortality, childhood nutrition and ischaemic heart disease in England and Wales. Lancet 1986;i:1077–81.

Barker DJP, Winter PD, Osmond C, Margetts B, Simmonds SJ. Weight in infancy and death from ischaemic heart disease. Lancet 1989;ii:577–80.

Bluman LG, Rimer BK, Berry DA, Borstelmann N, Iglehart JD, Regan K, Schildkraut J, Winer EP. Attitudes, knowledge, and risk perceptions of women with breast and/or ovarian cancer considering testing for BRCA1 and BRCA2. J Clin Oncol. 1999;17(3):1040–6.

Bolten N, Jonge A de, Zwagerman E, Zwagerman P, Klomp T, Zwart JJ, Geerts CC. Effect of planned place of birth on obstetric interventions and maternal outcomes among low-risk women: a cohort study in the Netherlands. BMC Pregnancy Childbirth. 2016 Oct 28;16(1):329. PubMed PMID: 27793112; PubMed Central PMCID:PMC5084314.

Bonsel GJ, Birnie E, Denktaş S, Poeran J, Steegers EAP. Lijnen in de perinatale sterfte. Signalementstudie zwangerschap en geboorte 2010. Rotterdam: Erasmus MC; 2010.

Brand T, Ruiz van Haperen VWT, Vliet-Lachotzki EH van, Steegers EAP. Effecten van arbeidsomstandigheden op de zwangerschap verdienen aandacht binnen de preconceptiezorg. Ned Tijdschr Geneeskd. 2009;153:A363.

Dean SV, Lassi ZS, Imam AM, Bhutta ZA. Preconception care: nutritional risks and interventions. Reprod Health. 2014 Sep 26;11(Suppl 3):S3. ▶ https://doi.org/10.1186/1742-4755-11-S3-S3. Epub 2014 Sep 26.

Delcore L, Lacoursiere DY. Preconception care of the obese woman. Clin Obstet Gynecol. 2016;59(1):129–39. ▶ https://doi.org/10.1097/GRF.0000000000000018.

De-Regil LM, Peña-Rosas JP, Fernández-Gaxiola AC, Rayco-Solon P. Effects and safety of periconceptional oral folate supplementation for preventing birth defects. Cochrane Database Syst Rev. 2015 Dec 14;(12):CD007950. ▶ https://doi.org/10.1002/14651858.

Dillen J van, Mesman JA, Zwart JJ, Bloemenkamp KW, Roosmalen J van. Audit ernstige maternale morbiditeit in Nederland. Ned Tijdschr Geneeskd. 2011;155:A2541.

Eriksson JG. Developmental origins of health and disease – from a small body size at birth to epigenetics. Ann Med. 2016;48(6):456–67.

Essed GGM. Optimale verloskundige zorg. Een WHO-rapport. Nederlands Tijdsch Geneeskd. 1977. Bron: ▶ https://www.ntvg.nl/artikelen/optimale-verloskundige-zorg-wereldwijd-een-who-rapport/volledig.

Federatie Medische Specialisten. Visiedocument Medisch Specialist 2025. Ambitie, vertrouwen, samenwerken. Utrecht: FMF; 2017. Bron: ▶ https://www.demedischspecialist.nl/sites/default/files/Visiedocument%20Medisch%20Specialist%202025-DEF.pdf.

Fischhoff B. Risk perception and communication unplugged: twenty years of process. Risk Anal. 1995;15(2):137–45.

Gezondheidsraad. Preconceptiezorg: voor een goed begin. Den Haag: Gezondheidsraad; 2007. Publicatienr. 2007/19. Bron: ▶ https://www.gezondheidsraad.nl/sites/default/files/200719_0.pdf.

Godfrey K, Robinson S, Barker DJ, Osmond C, Cox V. Maternal nutrition in early and late pregnancy in relation to placental and fetal growth. BMJ 1996;312:410–4.

Graaf JP de, Merkus HMWM, Bonsel GJ, Steegers EAP. Nederlandse geboortezorg in historisch perspectief. Wonderbaby en zorgenkind. Rotterdam: Erasmus MC; 2017.

Graaf JP de, Schutte JM, Poeran JJ, Roosmalen J van, Bonsel GJ, Steegers EA. Regional differences in Dutch maternal mortality. BJOG 2012;119(5):582–8. ▶ https://doi.org/10.1111/j.1471-0528.2012.03283.x.

Greene MF. Vaginal birth after cesarean revisited. N Engl J Med. 2004 Dec 16;351(25):2647–9.

Gunning-Schepers LJ. Grondslagen van preventie. In: Maas PJ van der, Mackenbach JP, redactie. Volksgezondheid en gezondheidszorg. Utrecht: Wetenschappelijke uitgeverij Bunge; 1995. pag. 139–87.

Gunning-Schepers LJ. Dwalingen in de methodologie. V. De preventieparadox: weinigen met hoog risico versus velen met matig risico. Ned Tijdsch Geneeskd. 1998;142:1870–3.

Haines HM, Rubertsson C, Pallant JF, Hildingsson I. The influence of women's fear, attitudes and beliefs of childbirth on mode and experience of birth. BMC Pregnancy Childbirth 2012 Jun 24;12:55.

Hall KH. Reviewing intuitive decision-making and uncertainty: the implications for medical education. Med Educ. 2002;36(3):216–24.

Hall WA, Stoll K, Hutton EK, Brown H. A prospective study of effects of psychological factors and sleep on obstetric interventions, mode of birth, and neonatal outcomes among low-risk British Columbian women. BMC Pregnancy Childbirth. 2012 Aug 3;12:78. PubMed PMID: 22862846; PubMed Central PMCID:PMC3449197.

Healy S, Humphreys E, Kennedy C. Midwives' and obstetricians' perceptions of risk and its impact on clinical practice and decision-making in labour: an integrative review. Women Birth. 2016;29(2):107–16. ▶ https://doi.org/10.1016/j.wombi.2015.08.010.

Hirshberg A, Srinivas SK. Epidemiology of maternal morbidity and mortality. Semin Perinatol. 2017 Aug 17. pii: S0146-0005(17)30079-4. ▶ https://doi.org/10.1053/j.semperi.2017.07.007.

Huber M, Knottnerus JA, Green L, Horst H van der, Jadad AR, Kromhout D, Leonard B, Lorig K, Loureiro MI, Meer JW van der, Schnabel P, Smith R, Weel C van, Smid H. How should we define health? BMJ 2011 Jul 26;343:d4163. ▶ https://doi.org/10.1136/bmj.d4163.

Inspectie Gezondheidszorg en Jeugd (IGJ). Verloskundige samenwerkingsverbanden: acute zorg veiliger, preventie is blijven liggen. Utrecht: IGJ; 2014. Bron: ▶ http://igz.nl/Images/2014-06%20Verloskundige%20samenwerkingsverbanden_tcm294-351518.pdf.

Inspectie Gezondheidszorg en Jeugd (IGJ). Thematisch toezicht geboortezorg: afsluitend onderzoek naar de invoering van de normen van 'Een goed begin'. De stand van zaken in de Verloskundige Samenwerkings-verbanden (VSV's) in Nederland op 1 november 2015. Utrecht: IGJ; 2016. Bron: ▶ https://www.igz.nl/zoeken/document.aspx?doc=Thematisch+toezicht+geboortezorg%3A+Afsluitend+onderzoek+naar+de+invoering+van+de+normen+van+%E2%80%98Een+goed+begin%E2%80%99&docid=9729.

Ioannides AS. Preconception and prenatal genetic counselling. Best Pract Res Clin Obstet Gynaecol. 2017;42: 2–10. ▶ https://doi.org/10.1016/j.bpobgyn.2017.04.003. Epub 2017.

Jonge A de, Mesman JA, Manniën J, Zwart JJ, Dillen J van, Roosmalen J van. Severe adverse maternal outcomes among low risk women with planned home versus hospital births in the Netherlands: nationwide cohort study. BMJ 2013 Jun 13;346:f3263. ▶ https://doi.org/10.1136/bmj.f3263.

Kahneman D. Ons feilbare denken. Thinking, fast and slow. Business Contact; 2011.

Kassebaum NJ, Bertozzi-Villa A, Coggeshall MS, Shackelford KA, Steiner C, Heuton KR et al. Global, regional, and national levels and causes of maternal mortality during 1990–2013: a systematic analysis for the Global Burden of Disease Study 2013. Lancet 2014 Sep 13;384(9947):980–1004. ▶ https://doi.org/10.1016/s0140-6736(14)60696-6.

Kloosterman GJ. De verloskundige organisatie. In: Kloosterman GJ, et al., redactie. De voortplanting van de mens. Leerboek voor obstetrie en gynaecologie. Bussum: Uitgeversmaatschappij Centen; 1973. pag. 736–9.

Landon MB, Hauth JC, Leveno KJ, Spong CY, Leindecker S, Varner MW, Moawad AH, Caritis SN, Harper M, Wapner RJ, Sorokin Y, Miodovnik M, Carpenter M, Peaceman AM, O'Sullivan MJ, Sibai B, Langer O, Thorp JM, Ramin SM, Mercer BM, Gabbe SG; National Institute of Child Health and Human Development Maternal-Fetal Medicine Units Network. Maternal and perinatal outcomes associated with a trial of labor after prior cesarean delivery. N Engl J Med. 2004 Dec 16;351(25):2581–9.

Lee S, Ayers S, Holden D. A metasynthesis of risk perception in women with high risk pregnancies. Midwifery 2014;30(4):403–11. ▶ https://doi.org/10.1016/j.midw.2013.04.010.

Lee S, Ayers S, Holden D. Risk perception and choice of place of birth in women with high risk pregnancies: a qualitative study. Midwifery 2016;38:49–54. ▶ https://doi.org/10.1016/j.midw.2016.03.008.

Leschot NJ. 'Multifactoriële aandoeningen in het genomics-tijdperk'; kanttekeningen bij een recent rapport van de Koninklijke Nederlandse Akademie van Wetenschappen. Ned Tijdschr Geneeskd. 2006 Oct 28;150(43):2350–2.

Lewis AJ, Austin E, Knapp R, Vaiano T, Galbally M. Perinatal maternal mental health, fetal programming and child development. Healthcare (Basel). 2015 Nov 26;3(4):1212–27. ▶ https://doi.org/10.3390/healthcare3041212.

Lipkus IM. Numeric, verbal, and visual formats of conveying health risks: suggested best practices and future recommendations. Med Decis Mak. 2007;27(5):696–713.

Lumey LH, Stein AD, Susser E. Prenatal famine and adult health. Annu Rev Public Health. 2011;32:237–62. ▶ https://doi.org/10.1146/annurev-publhealth-031210-101230.

Nederlandse Zorgautoriteit (NZa). Standpunten 2015 – beoordeling modelovereenkomsten en reglementen. NZa 2015 Bron: ▶ https://www.nza.nl/regelgeving/bijlagen/Standpunten_2015_beoordeling_modelovereenkomsten_en_reglementen.

NICE clinical guideline 138. Recommendation 1.5.24. Patient experience in adult NHS services: improving the experience of care for people using NHS services. 2012. ▶ https://www.nice.org.uk/guidance/cg138/chapter/1-Guidance#enabling-patients-to-actively-participate-in-their-care.

Pal-de Bruin KM van der, Cessie S le, Elsinga J, Jong-Potjer LC de, Haeringen A van, Neven AK, Verloove-Vanhorick SP, Assendelft P. Pre-conception counselling in primary care: prevalence of risk factors among couples contemplating pregnancy. Paediatr Perinat Epidemiol. 2008;22(3):280–7. ▶ https://doi.org/10.1111/j.1365-3016.2008.00930.x.

Peters E. Beyond comprehension: the role of numeracy in judgments and decisions. Curr Dir Psychol Sci. 2012;21:31–5.

Peters IA, Schölmerich VLN, Veen DW van, Steegers EAP, Denktaş S. Reproductive health peer education for multicultural target groups. J Multicult Educ. 2014; 8(3):162–78.

Poeran J, Maas AF, Birnie E, Denktas S, Steegers EA, Bonsel GJ. Social deprivation and adverse perinatal outcomes among Western and non-Western pregnant women in a Dutch urban population. Soc Sci Med. 2013;83:42–9.

Poeran J, Steegers EA, Bonsel GJ. De aanpak van perinatale sterfte in Nederland: uitkomst van een systematisch expert onderzoek. Ned Tijdschr Geneeskd. 2012;155(31):A4499. Dutch. PubMed PMID: 22853761.

Posthumus AG, Birnie E, Veen MJ van, Steegers EA, Bonsel GJ. An antenatal prediction model for adverse birth outcomes in an urban population: the contribution of medical and non-medical risks. Midwifery 2016;38:78–86. ▶ https://doi.org/10.1016/j.midw.2015.11.006.

Pozzo ML, Brusati V, Cetin I. Clinical relationship and psychological experience of hospitalization in "high-risk" pregnancy. Eur J Obstet Gynecol Reprod Biol. 2010;149(2):136–42. ▶ https://doi.org/10.1016/j.ejogrb.2009.12.009.

Pronk E. Gegokt en verloren. Medisch Contact 2014. Bron: ▶ https://www.medischcontact.nl/opinie/hoofdredactioneel/hoofdredactioneel/gegokt-en-verloren.htm.

Rose G. Sick individuals and sick populations. Int J Epidemiol. 1985;14(1):32–8.

Roseboom TJ. De eerste 1.000 dagen. Het fundamentele belang van een goed begin vanuit biologisch, medisch en maatschappelijk perspectief. Utrecht; De Tijdstroom; 2018.

Seely EW, Solomon CG. Improving the prediction of preeclampsia. N Engl J Med. 2016 Jan 7;374(1):83–4.

Sigling HO, Duin FL van, Thomassen JFM. Bevalling, een natuurlijk gebeuren? I: Een theoretische beschouwing over de rol van de verloskundige. Medisch Contact 1979;44:1411–4.

Steegers EA. Embryonale gezondheid en preconceptiezorg. Belang voor huidige en toekomstige generaties. Ned Tijdschr Geneeskd. 2014;158:A7373.

Steegers EA, Barker ME, Steegers-Theunissen RP, Williams MA. Societal valorisation of new knowledge to improve perinatal health: Time to Act. Paediatr Perinat Epidemiol. 2016;30(2):201–4. ▶ https://doi.org/10.1111/ppe.12275.

Steegers-Theunissen RP, Steegers EA. Embryonic health: new insights, mHealth and personalised patient care. Reprod Fertil Dev. 2015;27(4):712–5. ▶ https://doi.org/10.1071/RD14386.

Stoll K, Edmonds JK, Hall WA. Fear of childbirth and preference for Cesarean delivery among young American women before childbirth: a survey study. Birth 2015;42(3):270–6. ▶ https://doi.org/10.1111/birt.12178.

Struijs A, Jongsma K. Gezamenlijke besluitvorming door zorgverlener en patiënt – normatieve achtergrond. Raad voor Volksgezondheid en Zorg (RVZ). 2013. Bron: ▶ https://www.ceg.nl/uploads/publicaties/temp_file_Achtergrondstudie_Gezamenlijke_besluitvorming_zorgverlener_patient1.pdf.

Temel S, Voorst SF van, Jong-Potjer LC de, Waelput AJ, Cornel MC, Weerd SR de, Denktaş S, Steegers EA. The Dutch national summit on preconception care: a summary of definitions, evidence and recommendations. J Community Genet. 2015;6(1):107–15.

Tijmstra TJ, Bajema C. 'Je zult die ene maar zijn'; risicobeleving en keuzegedrag rond medische technologie. Ned Tijdschr Geneeskd. 1990;134:1884–5.

Tijssen JGP, Assendelft WJJ. In: Offringa M, Assendelft WJJ, Scholten RJPM, redactie. Inleiding in evidence-based medicine. Klinisch handelen gebaseerd op bewijsmateriaal. 2de, herziene druk. Houten/Antwerpen: Bohn Stafleu Van Loghum; 2003. pag. 184–90.

Timmermans DR. Informatie is meer dan alleen het getal. Ned Tijdschr Geneeskd. 2016;160(0):D825.

Timmermans DR, Ockhuyzen-Vermey CF, Henneman L. Presenting health risk information in different formats: the effect on participants' cognitive and emotional evaluation and decisions. Patient Educ Couns. 2008;73(3):443–7. ▶ https://doi.org/10.1016/j.pec.2008.07.013.

Vandenbroucke JP, Hofman A, redactie. Grondslagen der epidemiologie. 4de druk. Houten: Wetenschappelijke uitgeverij Bunge; 1993.

Veen MJ van, Birnie E, Poeran J, Torij HW, Steegers EA, Bonsel GJ. Feasibility and reliability of a newly developed antenatal risk score card in routine care. Midwifery 2015;31(1):147–54.

Veenendaal MV, Costello PM, Lillycrop KA, Rooij SR de, Post JA van der, Bossuyt PM, Hanson MA, Painter RC, Roseboom TJ. Prenatal famine exposure, health in later life and promoter methylation of four candidate genes. J Dev Orig Health Dis. 2012;3(6):450–7. ▶ https://doi.org/10.1017/S2040174412000396.

Veldhuizen-Eshuis H van, Wieringa J. Advies stroomlijnen van informatie over preconceptiezorg. Rapport 225101001/2009. Bilthoven: RIVM; 2012. Bron: ▶ http://www.rivm.nl/dsresource?objectid=b68bf968-024e-4204-86bc-089f825eb788&type=org&disposition=inline.

Verloskundig Vademecum. Eindrapport van de Commissie Verloskunde van het College voor zorgverzekeringenverloskundig. Diemen: College voor Zorgverzekeringen; 2003. Bron: ▶ https://www.knov.nl/serve/file/knov.nl/knov_downloads/769/file/Verloskundig%20Vademecum%202003.pdf.

Visschers VH, Meertens RM, Passchier WW, Vries NN de. Probability information in risk communication: a review of the research literature. Risk Anal. 2009;29(2):267–87. ▶ https://doi.org/10.1111/j.1539-6924.2008.01137.x.

Visser J. Interview Machteld Huber: 'het vermogen om zelf de regie te voeren.' Medisch Contact 2014;6:246–8.

Vos AA, Voorst SF van, Steegers EA, Denktaş S. Analysis of policy towards improvement of perinatal mortality in the Netherlands (2004–2011). Soc Sci Med. 2016;157:156–64. ▶ https://doi.org/10.1016/j.socscimed.2016.01.032.

Vries NK de. Risico's en risicoperceptie. Ned Tijdschr Tandheelkd. 2002;109:202–6.

Weerd S de, Steegers-Theunissen RP, Boo TM de, Thomas CM, Steegers EA. Maternal periconceptional biochemical and hematological parameters, vitamin profiles and pregnancy outcome. Eur J Clin Nutr. 2003;57(9):1128–34.

Literatuur

Zorgstandaard Integrale Geboortezorg. Versie 1.1. 2016. Bron: ►https://www.zorginzicht.nl/bibliotheek/integrale-geboortezorg%20zorgstandaard/RegisterKwaliteitsstandaardenDocumenten/Zorgstandaard_Integrale_Geboortezorg_versie_1_1.pdf.

Zwart JJ, Jonkers MD, Richters A, Öry F, Bloemenkamp KW, Duvekot JJ, Roosmalen J van. Ethnic disparity in severe acute maternal morbidity: a nationwide cohort study in the Netherlands. Eur J Public Health. 2011;21(2):229–34. ►https://doi.org/10.1093/eurpub/ckq046.

Zwart JJ, Richters JM, Öry F, Vries JI de, Bloemenkamp KW, Roosmalen J van. Severe maternal morbidity during pregnancy, delivery and puerperium in the Netherlands: a nationwide population-based study of 371,000 pregnancies. BJOG 2008;115(7):842–50. ►https://doi.org/10.1111/j.1471-0528.2008.01713.x.

Zwart JJ, Richters JM, Öry F, Vries JI de, Bloemenkamp KW, Roosmalen J van. Ernstige maternale morbiditeit tijdens zwangerschap, bevalling en kraambed in Nederland. Ned Tijdschr Geneeskd. 2009 Apr 11;153(15):691–7.

Deel III
Zorgprofessionals

Hoofdstuk 7 Geboortezorgprofessionals – competenties, bevoegdheden en taken – 209
H.I.J. Wildschut, C.G.J.M. Hilders, N. van der Lee, G.A.M. Vermeulen, C. Dominicus-van Raam en E.C. Hoogendoorn

Hoofdstuk 8 Professionele verantwoordelijkheid – omgang met klachten, incidenten, complicaties en calamiteiten – 245
H.I.J. Wildschut, B.J. Smit, G.M. van Dijk en A. de Jong

Geboortezorgprofessionals – competenties, bevoegdheden en taken

H.I.J. Wildschut, C.G.J.M. Hilders, N. van der Lee, G.A.M. Vermeulen, C. Dominicus-van Raam en E.C. Hoogendoorn

7.1 Inleiding – 211

7.2 Verschillende professionele werelden – 211

7.3 Interprofessionele samenwerking – 212

7.4 Beroepsnormen en beroepsprofielen – 213
7.4.1 Interprofessioneel onderwijs – 215

7.5 Voorbehouden handelingen – 215

7.6 De zorgprofessionals – 216
7.6.1 Verloskundigen – 217
7.6.2 Echoscopisten en counselors – 223
7.6.3 Gynaecologen – 224

7.7 Overige medisch-specialistische disciplines die betrokken zijn bij geboortezorg – 231

7.8 Verpleegkundigen – 232
7.8.1 Inleiding – 232
7.8.2 Obstetrieverpleegkundigen – 232
7.8.3 De intensivecare-neonatologieverpleegkundige – 235
7.8.4 De jeugdverpleegkundige – 235

7.9 Kraamverzorgenden – 236
7.9.1 Beroepsprofiel – 236
7.9.2 Taken en rollen – 237

© Bohn Stafleu van Loghum is een imprint van Springer Media B.V., onderdeel van Springer Nature 2018
H. I. J. Wildschut en I. C. Boesveld (Red.), *Integrale geboortezorg*,
https://doi.org/10.1007/978-90-368-2202-2_7

7.10	Lactatiekundigen – 239
7.11	De huisarts – 240
7.12	Conclusies – 241
7.13	Opdrachten – 241
	Literatuur – 242

7.1 Inleiding

Verloskunde is van oudsher het terrein van de vroedvrouw. De benaming vroedvrouw is ontleend aan het Franse *sage-femme*, wat 'wijze vrouw' betekent. Vroeger riep de vroedvrouw bij uitzondering de hulp in van de chirurgijn voor het verrichten van noodzakelijk geachte handelingen. Met de komst van de universiteiten en het artsengilde werden in de loop der tijd de bevoegdheden van de vroedvrouw steeds verder ingeperkt. De vroedvrouw kon zich hier moeilijk tegen verweren aangezien de universiteiten alleen toegankelijk waren voor mannen. Toch lukte het de beroepsgroep om het werkveld en de verantwoordelijkheden van de vroedvrouw te vergroten (Lee en Scheele 2016).

7.2 Verschillende professionele werelden

In 1865 werd de Wet regelende de uitoefening der geneeskunst ingevoerd. Deze wet autoriseerde de vroedvrouw (later verloskundige) voor het verlenen van verloskundige raad en daad. De arts was geautoriseerd voor alle medische kwesties, inclusief de chirurgie en instrumentele verloskunde. Met deze wet werd de taakverdeling tussen verloskundigen en artsen vastgelegd: verloskundigen werden verantwoordelijk voor de fysiologische zwangerschap en bevalling en de artsen voor de gecompliceerde zwangerschap en bevalling (Pieters et al. 2014; Vos et al. 2016). In de loop der jaren werd, vaak na strijd met gynaecologen, het werkterrein van verloskundigen uitgebreid (Vries 2005; Lee en Scheele 2016). In ziekenhuizen kwamen naast gynaecologen ook klinisch verloskundigen te werken die een ander taakgebied hebben dan de eerstelijnsverloskundigen (KNOV/NVOG 2013). In opdracht van de gynaecoloog begeleidt de klinisch verloskundige ook vrouwen met een verhoogd risico.

De verschuivingen van werkterrein en taakgebieden hebben de laatste jaren grote invloed gehad op de visie van de verschillende beroepsgroepen op de zorg aan de (aanstaande) moeder en haar (ongeboren) kind. Het verschil in werkterrein van de bij de integrale geboortezorg betrokken beroepsgroepen is groot. Aan de ene kant van het spectrum staat de eerstelijnsverloskundige die te maken heeft met gezonde zwangere vrouwen. Mede om deze reden benadrukt zij het fysiologische karakter van zwangerschap. Aan de andere kant van het spectrum staat de in een academisch centrum werkzame gynaecoloog die gesubspecialiseerd is in de perinatologie en die vooral wordt geconfronteerd met complexe gezondheidsproblematiek van de (aanstaande) moeder en haar (ongeboren) kind. Hij of zij doet er alles aan om de voor moeder en kind bedreigende situatie te keren. Dit verschil in werkveld is na de geboorte van het kind ook zichtbaar. Denk hierbij aan de verloskundige, obstetrieverpleegkundige en kraamverzorgende die als één team betrokken zijn bij een normale bevalling en de kraamperiode, terwijl de kinderarts/neonatoloog en de neonatologieverpleegkundige zich als team bezighouden met de opvang en behandeling van de zieke zuigeling, of aan het contrast tussen de taken van de consultatiebureau- of jeugdarts en die van de algemeen kinderarts. Zorgprofessionals hebben allen eigen taakopvattingen en bevoegdheden die voortkomen uit de verschillende, deels overlappende werkterreinen: de eerstelijnsverloskundigenzorg met vrijgevestigde verloskundigen (en huisartsen), de tweedelijnszorg met in het ziekenhuis werkzame klinisch verloskundigen, arts-assistenten en gynaecologen, en de derdelijnszorg met zorgprofessionals die werkzaam zijn in academische en niet-academische perinatologische centra.

7.3 Interprofessionele samenwerking

Het tot stand komen van goede integrale zorg vergt beweging en verandering: beroepsgrenzen en verantwoordelijkheden van de betrokken beroepsgroepen verschuiven continu en het belang van interprofessionele samenwerking wordt zowel door cliënten als beleidsmakers en zorgprofessionals erkend (Rijksoverheid 2009; Frenk et al. 2010; Bhutta et al. 2010; Renfrew et al. 2014; Lint 2014; Shaw et al. 2016; Hanson et al. 2017). Integrale geboortezorg beoogt onderlinge samenwerking tussen de betrokken zorgprofessionals te bevorderen. Dat wordt bereikt door het maken van goede onderlinge werkafspraken over taken, bevoegdheden en verantwoordelijkheden van alle zorgprofessionals die betrokken zijn bij geboortezorg, zonder daarmee afbreuk te doen aan eigen of andermans kunnen (KNMG 2010; Kelly et al. 2015; Vos et al. 2016) (▶box 7.1).

> **Box 7.1 Checklist met de dertien aanbevelingen voor afspraken over interprofessionele samenwerking in de zorg**
> 1. Voor de cliënt is te allen tijde duidelijk wie van de betrokken zorgverleners (1) het aanspreekpunt is voor vragen van de cliënt of diens vertegenwoordiger, (2) de inhoudelijke (eind)verantwoordelijkheid heeft voor de zorgverlening, en (3) belast is met de coördinatie van de zorgverlening aan de cliënt (zorgcoördinator). Het is van belang dat deze drie taken over zo weinig mogelijk zorgverleners worden verdeeld. Zo mogelijk zijn deze taken in één hand.
> 2. Alle bij de samenwerking betrokken zorgverleners beschikken zo nodig over een gezamenlijk en up-to-date zorg- of behandelplan van de cliënt.
> 3. Gegarandeerd wordt dat de rechten van de cliënt, zoals deze voortvloeien uit wetgeving en rechtspraak, op de juiste wijze worden nagekomen. Waar nodig worden afspraken gemaakt om te vergemakkelijken dat de cliënt de hem toekomende rechten kan uitoefenen.
> 4. Een zorgverlener die deelneemt in een samenwerkingstraject vergewist zich ervan dat hij/zij beschikt over relevante gegevens van collega's en informeert collega's over gegevens en bevindingen die zij nodig hebben om verantwoorde zorg te kunnen verlenen.
> 5. Relevante gegevens worden aangetekend in een dossier over de cliënt. Bij voorkeur is dit een geïntegreerd dossier dat door alle bij de samenwerking betrokken zorgverleners kan worden geraadpleegd en aangevuld. Zo niet, dan worden afspraken gemaakt over de wijze waarop samenwerkingspartners relevante informatie uit een dossier kunnen verkrijgen.
> 6. Zorgverleners die deelnemen aan een samenwerkingsverband maken duidelijke afspraken over de verdeling van taken en verantwoordelijkheden met betrekking tot de zorgverlening aan de cliënt.
> 7. Zorgverleners die deelnemen aan een samenwerkingsverband zijn alert op de grenzen van de eigen mogelijkheden en deskundigheid en verwijzen zo nodig tijdig door naar een andere zorgverlener. Zij zijn op de hoogte van de kerncompetenties van de andere betrokken zorgverleners.
> 8. In gevallen waarin tussen zorgverleners een opdrachtrelatie bestaat, geeft de opdrachtgevende zorgverlener voldoende instructies met betrekking tot de zorgverlening aan de cliënt.

9. Overdracht van taken en verantwoordelijkheden vindt expliciet plaats. Bij de inrichting van overdrachtsmomenten is het van belang om zowel rekening te houden met bij overdrachtssituaties in het algemeen veelvoorkomende risico's als met eventuele specifieke kenmerken van de cliëntsituatie.
10. Waar nodig voor een goede zorgverlening wordt in situaties van samenwerking in de zorg voorzien in controlemomenten (overleg, evaluatie).
11. De cliënt of diens vertegenwoordiger wordt intensief betrokken bij de ontwikkeling en uitvoering van het zorg- of behandelplan. De eigen verantwoordelijkheid van de cliënt in relatie tot het zorgproces wordt zo veel mogelijk gestimuleerd. Elke zorgverlener bespreekt met de cliënt ook diens ervaringen met het samenwerkingsverband.
12. Afspraken die door samenwerkingspartners worden gemaakt over de aard en inrichting van de samenwerking en over ieders betrokkenheid, worden schriftelijk vastgelegd.
13. Met betrekking tot incidenten (waaronder begrepen fouten) geldt het volgende: naar de cliënt wordt over incidenten openheid betracht; incidenten worden gemeld op een binnen het samenwerkingsverband afgesproken centraal punt; een aan het samenwerkingsverband deelnemende zorgverlener die in de ogen van een of meer collega's niet voldoet aan de normen voor verantwoorde zorg, wordt door hen daarop aangesproken.

Bron: KNMG (2010)

Deze doelstellingen kunnen worden bereikt door oprechte interesse te tonen in andermans competenties, werkzaamheden en taken, door elkaar te leren kennen, door elkaar te vertrouwen en door van elkaar te leren. De uitdaging is om de doelgroep – de (aanstaande) moeder en haar (eventuele) partner – hiervan optimaal te laten profiteren.

> **Professionaliteit**
> Professionaliteit kenmerkt zich onder meer door vakbekwaamheid, goed kunnen samenwerken en een (doorlopend) lerend vermogen.
> Bron: Boonstra en Klip (in druk), *Competent in de context*.

7.4 Beroepsnormen en beroepsprofielen

Na afronding van de opleiding leggen artsen en verloskundigen de eed van Hippocrates af. Met deze eed verplichten zij zich tot de normatieve voorschriften (1) respect voor autonomie, (2) niet schaden, (3) goed doen en (4) rechtvaardigheid. Deze beroepsnormen sluiten aan bij het beroepsprofiel van gynaecologen en verloskundigen. Beide beroepsprofielen zijn gebaseerd is op de zeven competenties van het Canadian Medical Education Directives for Specialists (CanMEDS)-raamwerk (Aitink et al. 2014) (▶box 7.2). Dit houdt in dat er naast het (para)medisch handelen ook uitdrukkelijk aandacht is voor de ontwikkeling van kennis en vaardigheden in de domeinen communicatie, samenwerking, professionaliteit, organisatie (leiderschap), wetenschap en maatschappelijk handelen. Iedere opleiding heeft per competentie beschreven wat er van de student wordt verwacht in het kader van de uiteindelijke beroepsuitoefening.

Box 7.2 Algemeen overzicht van de zeven competentiegebieden met 28 kerncompetenties, gerangschikt volgens de systematiek van het CanMEDS-raamwerk

1. Medisch handelen
1.1. bezit adequate kennis en vaardigheid naar de stand van het vakgebied
1.2. past het diagnostisch, therapeutisch en preventief arsenaal van het vakgebied goed toe en waar mogelijk evidence-based
1.3. levert effectieve en ethisch verantwoorde patiëntenzorg
1.4. vindt snel de vereiste informatie en past deze goed toe

2. Communicatie
2.1. bouwt effectieve behandelrelaties met patiënten/cliënten op
2.2. luistert goed en verkrijgt doelmatig relevante patiëntinformatie
2.3. bespreekt medische informatie goed met patiënten en familie
2.4. doet adequaat mondeling en schriftelijk verslag over patiëntencasus

3. Samenwerking
3.1. overlegt doelmatig met collegae en andere zorgverleners
3.2. verwijst adequaat door
3.3. levert effectief intercollegiaal consult
3.4. draagt bij aan effectieve interdisciplinaire samenwerking en ketenzorg

4. Kennis en wetenschap
4.1. beschouwt medische informatie kritisch
4.2. bevordert de verbreding van en ontwikkelt de wetenschappelijke vakkennis
4.3. ontwikkelt en onderhoudt een persoonlijk bij- en nascholingsplan
4.4. bevordert de deskundigheid van studenten, agio's, collegae, patiënten en andere betrokkenen bij de gezondheidszorg

5. Maatschappelijk handelen
5.1. kent en herkent de determinanten van ziekte
5.2. bevordert de gezondheid van patiënten en de gemeenschap als geheel
5.3. handelt volgens de relevante wettelijke regelgeving
5.4. treedt adequaat op bij incidenten in de zorg

6. Organisatie
6.1. organiseert het werk naar een balans in patiëntenzorg en persoonlijke ontwikkeling
6.2. werkt effectief en doelmatig binnen een gezondheidszorgorganisatie
6.3. besteedt de beschikbare middelen voor de patiëntenzorg verantwoord
6.4. gebruikt informatietechnologie voor optimale patiëntenzorg en voor bij- en nascholing

7. Professionaliteit
7.1. levert hoogstaande patiëntenzorg op integere, oprechte en betrokken wijze
7.2. vertoont adequaat persoonlijk en interpersoonlijk professioneel gedrag
7.3. kent de grenzen van de eigen competentie en handelt daarbinnen
7.4. oefent de geneeskunde uit naar de gebruikelijke ethische normen van het beroep

Bron: ▶ www.nspoh.nl

7.4.1 Interprofessioneel onderwijs

De beroepsprofielen en beroepsopleidingen van de diverse geboortezorgprofessionals zijn alle ontwikkeld vanuit een monodisciplinair perspectief (Frenk et al. 2010). Dit houdt in dat er omschreven is wat de betreffende zorgverlener moet kennen en kunnen en wat er van hem of haar specifiek wordt verwacht in de uitoefening van het beroep. Met de implementatie van de CanMEDS-competenties is het gelukt om samenwerking met andere zorgverleners als belangrijk onderdeel van de beroepsuitoefening te definiëren. Daarnaast is in de curricula van de beroepsopleidingen erkend dat het belangrijk is om elkaars werkgebied te leren kennen (Frenk et al. 2010). Daarom zijn er diverse stages in de eerste- en tweedelijnsverloskundige zorg opgenomen in de opleidingen tot verloskundige, gynaecoloog en obstetrieverpleegkundige.

Nog relatief nieuw in Nederland, maar wel essentieel voor het verlenen van 'echte' integrale geboortezorg, is het zogenoemde 'interprofessionele onderwijs'. In deze onderwijsvorm leren studenten van diverse disciplines met en van elkaar. De kracht zit hem erin dat studenten tijdens het onderwijs ervaren wat eenieders kennis en kwaliteiten zijn en hoe je al die kennis kunt inzetten voor het verlenen van de beste zorg. Het interprofessioneel onderwijs kent diverse vormen. Zo zijn op veel verloskundeafdelingen in ons land calamiteitentrainingen voor alle zorgverleners die werkzaam zijn op die afdeling, perinatale audits waar eerste- en tweedelijnszorgverleners gezamenlijk casuïstiek bespreken (▶par. 8.6.3), interprofessionele projecten ter verbetering van werkprocessen en zorgverlening (zogenoemde 'verwonder- en verbeterprojecten') en kraamafdelingen waar studenten verpleegkunde, verloskunde en geneeskunde (coassistenten verloskunde en kindergeneeskunde) gezamenlijk de zorg rondom een kraamvrouw en haar kind organiseren.

Het interprofessioneel onderwijs leert de zorgverleners van morgen op een juiste manier integrale zorg te verlenen en – in plaats van monodisciplinair – interprofessioneel te denken en handelen.

7.5 Voorbehouden handelingen

De Wet op de beroepen in de Individuele gezondheidszorg (BIG) verleent rechtstreeks zelfstandige bevoegdheden aan artsen, tandartsen, verloskundigen en sinds kort ook aan verpleegkundig specialisten en physician assistants. Zij mogen op eigen gezag – dus zonder opdracht van een ander – een aantal voorbehouden handelingen verrichten (▶box 7.3).

> **Box 7.3 Overzicht voorbehouden handelingen**
> - heelkundige handelingen;
> - verloskundige handelingen;
> - verrichten van endoscopieën;
> - verrichten van katheterisaties;
> - geven van injecties;
> - verrichten van puncties;
> - brengen onder narcose;
> - verrichten van handelingen met gebruikmaking van radioactieve stoffen of toestellen die ioniserende stralen uitzenden;

- verrichten van electieve cardioversie;
- toepassen van defibrillatie;
- toepassen van elektroconvulsieve therapie;
- steenvergruizing voor medische doeleinden;
- handelingen ten aanzien van menselijke geslachtscellen en embryo's;
- voorschrijven van geneesmiddelen die uitsluitend op recept verkrijgbaar zijn.

Bron: Wet BIG, artikel 36, ▶http://wetten.overheid.nl

De bijbehorende indicatie kunnen de zorgverleners zelf stellen. Uiteraard mogen zij niet de grenzen van hun deskundigheidsterrein zoals in de wet omschreven, overschrijden. Bovendien moeten zij bekwaam zijn om op een verantwoorde wijze zorg te verlenen. Vuistregel is: onbekwaam is onbevoegd (NVOG 2008).

Niet alleen de genoemde beroepsgroepen mogen voorbehouden handelingen uitvoeren. Op grond van artikel 38 van de Wet BIG kunnen ook andere personen werkzaam in de zorgsector voorbehouden handelingen verrichten in opdracht van een daartoe bevoegde zorgprofessional. Van belang is dat de opdrachtgever er redelijkerwijs van uit kan gaan dat degene die de opdracht aanneemt voldoende bekwaam is de handeling al of niet onder toezicht naar behoren te uit te voeren (Ministerie van VWS. Voorbehouden handelingen; ▶www.rijksoverheid.nl). Anders dan de bevoegde opdrachtgever mogen zij niet op eigen gezag de indicatie voor de voorbehouden handeling stellen.

7.6 De zorgprofessionals

In ▶box 7.4 geven we een opsomming van alle zorgprofessionals die met geboortezorg in aanraking kunnen komen. In dit hoofdstuk wordt globaal ingegaan op de beroepsprofielen van zorgprofessionals die *direct* betrokken zijn bij geboortezorg en daar ook specifiek voor worden opgeleid. Ten behoeve van de overzichtelijkheid beschrijven we alleen het beroepsprofiel, de competenties en bevoegdheden van de verloskundige, de echoscopist en counselor, de gynaecoloog, de obstetrieverpleegkundige, de intensivecare-neonatologieverpleegkundige, de jeugdverpleegkundige, de kraamverzorgende, de lactatiekundige en tot slot de huisarts, in verband met zijn generalistische rol in het zorgsysteem. Priklaboranten (Bouman 2014), hielprikscreeners, ondersteunend personeel, waaronder doktersassistenten en baliemedewerkers, zorgprofessionals die in opleiding zijn, sociaalpsychiatrisch verpleegkundigen en maatschappelijk werkers worden buiten beschouwing gelaten. Informatie over hun beroepsprofiel en dergelijke is te vinden in andere literatuur. De rol van doula's is reeds in ▶par. 1.7.4 besproken.

Box 7.4 Zorgprofessionals die bij geboortezorg betrokken (kunnen) zijn (in alfabetische volgorde)
- ambulanceverpleegkundige
- anesthesist
- anesthesiemedewerker
- arts-assistent
- counselor prenatale screening

7.6 · De zorgprofessionals

- coassistent
- diabetesverpleegkundige
- diëtist
- echoscopist
- eerstelijnsverloskundige
- gynaecoloog
- gynaecoloog-perinatoloog
- huisarts
- (intensivecare)neonatologieverpleegkundige
- (intensivecare)kinderverpleegkundige
- internist
- jeugdverpleegkundige
- JGZ-arts
- kinderarts
- kinderarts-neonatoloog
- klinisch verloskundige
- kraamverzorgende
- lactatiekundige
- maatschappelijk werker
- obstetrieverpleegkundige
- OK-assistent(e)
- operatieassistent(e)
- psychiater
- sociaal psychiatrisch verpleegkundige
- SEH-arts
- SEH-verpleegkundige
- verpleegkundig specialist geestelijke volksgezondheid
- verzorgende individuele gezondheidszorg (VIG)

7.6.1 Verloskundigen

Opleiding van verloskundigen

De vierjarige hbo-bacheloropleiding Verloskunde kan gevolgd worden in Amsterdam, Groningen, Maastricht en Rotterdam. Deze opleiding kan alleen voltijds worden gevolgd. Naast de wettelijke toelatingseisen en aanvullende selectie-eisen, is er voor de opleiding Verloskunde een selectieprocedure. Hogeschool Zeeland biedt daarnaast in samenwerking met Hogeschool Antwerpen een speciaal traject Verpleegkunde & Verloskunde. Deze opleiding duurt vijf jaar en na afronding kan men met dit diploma zowel in de verpleegkunde als in de verloskunde terecht.

Masteropleidingen

In 2005 hebben het Erasmus MC en de Hogeschool Rotterdam de hbo-masteropleiding voor klinisch verloskundigen opgezet[1]. Deze erkende tweeënhalf jaar durende opleiding, die uniek is in de wereld, leidt op tot 'master physician assistant klinisch verloskundige (MPA-KV)' (Cellissen et al. 2018). Het doel van de opleiding is de klinisch verloskundige op hbo-niveau vertrouwd te maken met de fysiologische aspecten van zwangerschap, geboorte en kraambed in een klinische setting (Graaf et al. 2017; Cellissen et al. 2018). Zij leveren een bijdrage aan de continuïteit en kwaliteit van zorgverlening door het zelfstandig verrichten van medische taken in relatief vaak voorkomende complexe situaties. Deze taken omvatten het onderzoeken, behandelen en begeleiden van vrouwen met risicozwangerschappen, het geven van onderwijs, het bijdragen aan wetenschappelijk onderzoek en het (mee) organiseren van de medische zorgketen voor cliënten ter bevordering van kwaliteit en continuïteit van zorg (Nederlandse Associatie Physician Assistants (NAPA) 2012) (zie ook ▶par. 7.6.1).

Sinds september 2016 biedt de Academie Verloskunde Amsterdam Groningen (AVAG) in samenwerking met de Amsterdam UMC een éénjarige vervolgopleiding Midwifery Science als onderdeel van de masteropleiding Health Sciences (▶www.verloskunde-academie.nl). Deze master is specifiek gericht op zorginhoudelijk en *public health*-beleid in de geboortezorg, met aandacht voor de huidige speerpunten en veranderingen, en is bedoeld voor verloskundigen die hun verloskundige kennis willen verdiepen op wetenschappelijk niveau. De AVAG biedt de mogelijkheid om binnen het reguliere hbo-onderwijs een éénjarig pre-masterprogramma te volgen dat de student zonder vertraging voorbereidt op een wo-master[2]. Aldus worden toekomstige studenten voorbereid op het werken in een integraal (of *midwife-led continuity care*-zorgmodel (▶par. 4.7) en zijn zij goed toegerust om de vervolgstap naar een wo-master te maken.

Bevoegdheden van verloskundigen

De bevoegdheden van de verloskundige zijn vastgelegd in een algemene maatregel van bestuur (▶http://wetten.overheid.nl) (▶box 7.5).

> **Box 7.5 Bevoegdheden van de verloskundige volgens een algemene maatregel van bestuur**
> Het verrichten van handelingen op het gebied van de verloskunde en andere handelingen, gericht op het bevorderen en bewaken van het normale verloop van de zwangerschap, de bevalling en de kraambedperiode, alsmede op het voorkomen van afwijkingen bij de vrouw of het kind, door het inschatten van het verloskundige risico bij een vrouw gedurende haar

---

1 De beroepsverenigingen KNOV en NVOG hebben gezamenlijk een aanvraag ingediend voor een specialistenregister voor klinisch verloskundigen. Een voorwaarde voor het instellen van dit specialistenregister is dat een geaccrediteerde masteropleiding toegang geeft tot dit register. Volgens de KNOV geeft de bestaande opleiding physician assistant – klinisch verloskundige niet voldoende juridische dekking. De verloskundige voorbehouden handelingen zijn namelijk niet opgenomen in de bevoegdheden van de physician assistant (Cellissen et al. 2014; Ganzevoort en Bakker 2018).

2 Het niveau van de hbo- en wo-masteropleidingen is hetzelfde, maar waar zowel de hbo-master als de wo-master een graad krijgt (master), mag alleen de wo-master een titel voeren (drs., mr., ir.). Het grote verschil tussen beide opleidingen zit in de oriëntatie: een hbo-master is meer gericht op de praktijk dan een wo-master. Een aantal wo-masters, zoals de geneeskundeopleiding, combineert beroepsgerichtheid met wetenschappelijk denken.

zwangerschap, bevalling en kraambedperiode, het vertalen van het verloskundige risico in verloskundig beleid en het op basis daarvan verlenen van raad en bijstand, alsmede het waar nodig consulteren van dan wel verwijzen naar een arts.

Taken en rollen van eerstelijnsverloskundigen

Het beroepsprofiel van de verloskundige beslaat vier taakgebieden, met de daarbij behorende competenties (▶box 7.6).

> **Box 7.6 Beknopte omschrijving van de vier taakgebieden van zelfstandig werkende verloskundigen en de daarbij behorende competentiegerichte rollen en taken**
> *Taakgebied 1 Reproductieve zorg*
> Begeleiding van de vrouw en het (ongeboren) kind in de preconceptie-, prenatale, natale en postnatale periode:
> - als medisch deskundige professioneel handelen volgens beroepsode; risicoselectie verrichten en zorg op maat verlenen;
> - als gezondheidsbevorderaar leefstijlbevordering, voorlichting en preventie; het herkennen en tijdig onderkennen van medische en sociale risicosituaties;
> - als communicator motiveren, verslagleggen, zorgen voor goede overdracht;
> - als coach en counselor ondersteunen, begeleiden, adviseren en nastreven van continuïteit van zorg, rekening houdend met ethische, psychologische, sociale, maatschappelijke, culturele, organisatorische en financiële aspecten.
>
> *Taakgebied 2 Organisatie van de verloskundige zorg*
> In de gehele zorgketen en in de praktijksetting (de eigen/gedeelde praktijk, het geboortecentrum of de klinische setting waar de verloskundige werkzaam is):
> - als communicator bouwen aan een goede relatie met de zwangere vrouw en haar (eventuele) partner met inachtneming van de psychosociale en culturele leefwereld van betrokkenen;
> - als coach en counselor ondersteunen van de zwangere vrouw en haar (eventuele) partner in de transitie naar moeder-/ouderschap; voorlichten over geïnformeerde besluitvorming;
> - stimuleren van zelfredzaamheid;
> - als samenwerkingspartner respectvolle en doelmatige samenwerking tussen de verschillende disciplines realiseren; deelname aan multidisciplinair overleg en goede werkafspraken maken met diverse gezondheidszorginstellingen;
> - als organisator verantwoordelijk zijn voor coördinatie, continuïteit, veiligheid, kwaliteitszorg, deskundigheidsbevordering en bedrijfsvoering; zorgen voor goede documentatie en evaluatie.

Taakgebied 3 Professionalisering van het beroep
Functioneren als professional, werken aan ontwikkeling en verbetering van de geleverde zorg en het verloskundig beroep en bijdragen aan de professionele ontwikkeling van (toekomstige) collega's:
- als professional deskundig handelen, reflecteren en toetsbaar opstellen; verantwoordelijk zijn voor protocollen, kwaliteitsindicatoren en de mede-organisatie van de perinatale audit;
- als innovator initiëren, toepassen en evalueren van nieuwe ideeën voor de verbetering van de kwaliteit van zorg.

Taakgebied 4 Wetenschappelijke basis van het beroep
Kennis onderhouden door continu kritisch leren en nascholing; als academicus een bijdrage leveren aan de doelmatigheid van zorg en de wetenschappelijke onderbouwing van eigen handelen:
- als academicus het wetenschappelijk legitimeren van de beroepsuitoefening; het opzetten en evalueren van eenvoudig wetenschappelijk onderzoek; het implementeren van relevante wetenschappelijke aanbevelingen in de dagelijkse praktijk.

Bron: Aitink et al. (2014)

Daarnaast beschikt elke verloskundige over de noodzakelijke competenties om zich verder toe te leggen op een specifiek deelgebied van de verloskunde (bijvoorbeeld preconceptiezorg of echoscopische onderzoek) en/of zich te ontwikkelen in onderwijs, onderzoek, beleid en organisatie.

Bij de zorgverlening aan (zwangere) vrouwen zijn dikwijls meerdere zorgverleners en disciplines betrokken (▶box 7.4). De verloskundige heeft een zelfstandige behandelrelatie met de (zwangere) vrouw binnen het eigen deskundigheidsgebied. Het gaat daarbij om een integraal proces: van diagnostiek, het opstellen van het behandelplan met de daarbij behorende interventies tot en met het evalueren en afsluiten van de behandeling.

Taken en rollen van tweedelijnsverloskundigen

Tweedelijnsverloskundigen ofwel klinisch verloskundigen[3] verrichten naast reguliere verloskundige werkzaamheden ook werkzaamheden die buiten de genoemde bevoegdheden van de eerstelijnsverloskundige vallen. Voor deze werkzaamheden is een aanvullend beroepsprofiel Klinisch Verloskundige opgesteld door de KNOV en NVOG (2013). Dit beroepsprofiel gaat ervan uit dat iedere verloskundige na afronding van de opleiding zelfstandig verloskundige zorg kan verlenen. Daarnaast beschikt de verloskundige over de noodzakelijke competenties om zich verder toe te leggen op een specifiek deelgebied van de verloskunde (bijvoorbeeld preconceptiezorg of echoscopische onderzoek) en/of zich te ontwikkelen in onderwijs, onderzoek, beleid en organisatie. Dat geldt voor alle verloskundigen.

De klinisch verloskundige brengt in het obstetrisch team specifieke deskundigheid in, waardoor mede door de bewaking van het fysiologisch proces kwalitatief goede verloskundige zorg wordt geleverd aan vrouwen met een verhoogd risico Stuurgroep KNOV-NVOG

---

[3] De beroepstitel klinisch verloskundige is (nog) niet wettelijk erkend of beschermd. Wettelijke registratie van de titel 'klinisch verloskundige (MPA-KV)' in het specialistenregister wordt overwogen (Cellissen et al. 2018).

klinisch verloskundigen (2014). De klinisch verloskundige wordt geacht binnen de klinische setting een zelfstandige rol uit te oefenen, waarbij onderscheid wordt gemaakt in de volgende onderwerpen:

- *Het verlenen van protocollair vastgelegde zorg.* Afhankelijk van haar bekwaamheid is de verloskundige bevoegd vrouwen met een verhoogd risico volgens de lokale protocollaire afspraken zelfstandig te begeleiden (KNOV/NVOG 2014). De verloskundige is tevens bevoegd geneesmiddelen voor te schrijven of toe te dienen als dat tot haar werkterrein behoort. Dezelfde voorwaarde geldt ook voor het gebruik van medische apparatuur, waaronder CTG, plaatsing schedelelektrode, microbloedonderzoek en echoscopie (artikel 31 van de Wet BIG). Per ziekenhuis verschillen de bevoegdheden van klinisch verloskundigen. In sommige ziekenhuizen zijn klinisch verloskundigen bevoegd zelfstandig Augmentin, remifentanil en dergelijke voor te schrijven en/of een vacuümextractie te verrichten, terwijl de zelfstandigheid in andere ziekenhuizen veel beperkter is. Ongeacht de verschillende context heeft de verloskundige haar of zijn eigen professionele verantwoordelijkheid (KNOV/NVOG 2014).
- *Het verlenen van niet- of deels protocollair vastgelegde zorg.* Zorg aan vrouwen met complexe medische problematiek, waarvoor geen algemeen geldende protocollen bestaan, vindt onder supervisie van de gynaecoloog plaats (KNOV/NVOG 2014).
- *Het verlenen van acute zorg.* In afwachting van de komst van de gynaecoloog en/of kinderarts of andere zorgverleners start bij acute verloskundige problemen de klinisch verloskundige, in samenwerking met de (obstetrie)verpleegkundige, de behandeling. De behandeling van dergelijke acute situaties is in een lokaal protocol vastgelegd. De noodzakelijke interventies worden regelmatig getraind. Het verrichten van handelingen in acute verloskundige situaties en het opstarten van parallelle acties die protocollair zijn vastgelegd, moeten regelmatig binnen het interprofessionele team worden getraind (KNOV/NVOG 2014) (◘ fig. 7.1 en 7.2).

Deze trainingen worden dikwijls op locatie gegeven. Ook zijn landelijke trainingen beschikbaar (►box 7.7).

> **Box 7.7 Landelijk cursusaanbod op het terrein van acute verloskunde**
> *MOET-cursus*[1]
> De cursus voorziet in specifieke hands-on training op acuut obstetrisch terrein. De cursus is bestemd voor gynaecologen/perinatologen, anesthesiologen, eerstehulpartsen en assistenten in de tweede helft van hun opleiding tot gynaecoloog of anesthesioloog. Verloskundigen kunnen als auditor aan de cursus deelnemen. De training kent een e-learning module: ►www.moetcursus.nl.
>
> *CAVE!*[2]
> De cursus voorziet ook in training op acuut obstetrisch terrein volgens het MOET-principe en was aanvankelijk gericht op de eerste lijn en de acute verloskunde in de thuissituatie (►https://acuteverloskunde.nl/). Deze training wordt thans ook georganiseerd voor kraamverzorgenden. Beide trainingen kennen e-learning modules.
>
> [1] MOET: Managing Obstetric Emergencies and Trauma.
> [2] CAVE!: Cursus Acute Verloskunde!

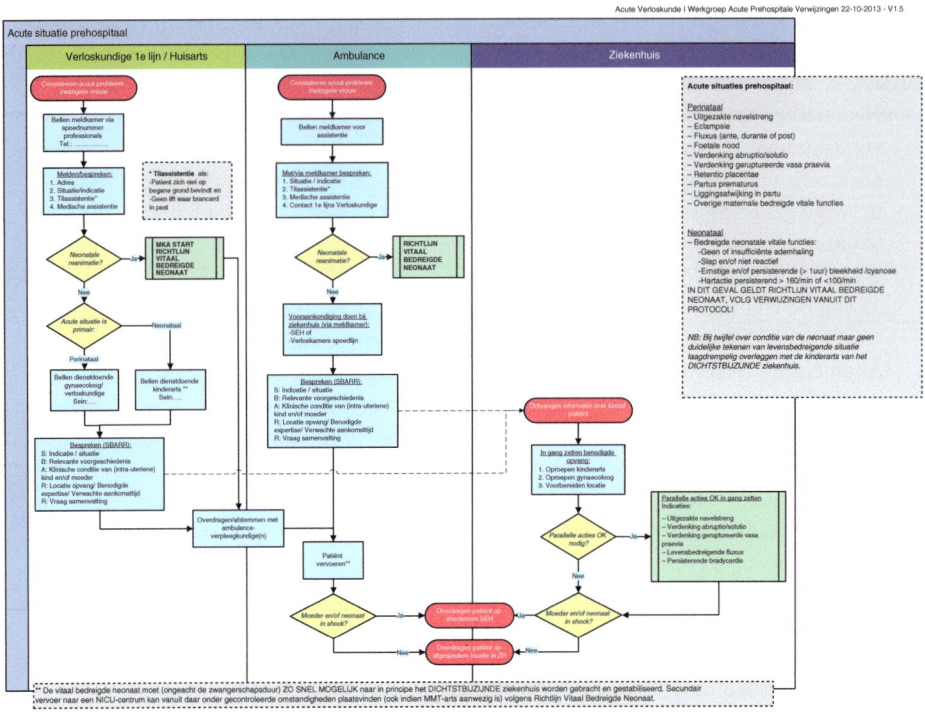

Figuur 7.1 Protocol acute verwijzingen (pdf-file gedownload via het Consortium Noord Holland Noord)

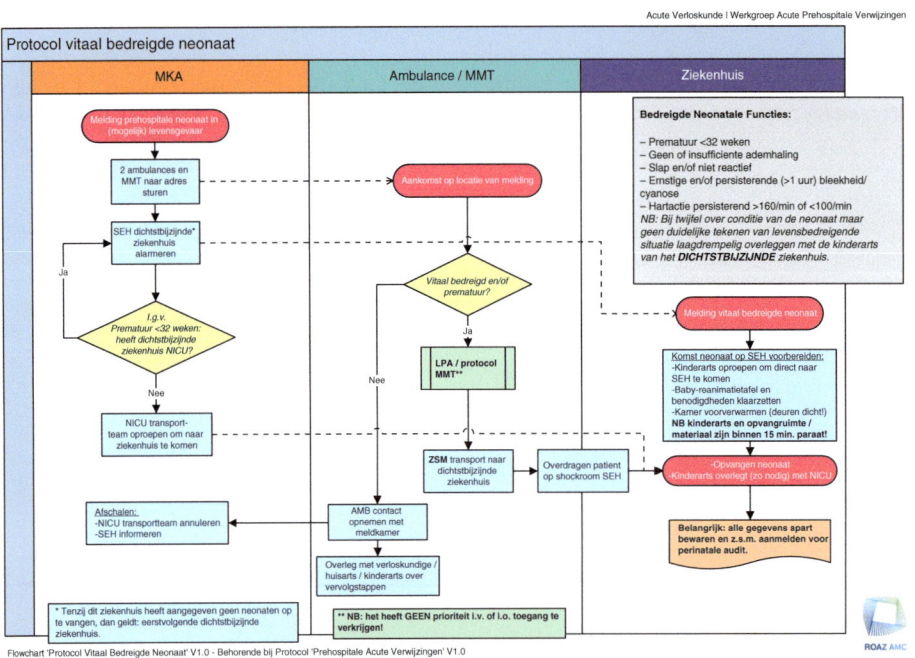

Figuur 7.2 Protocol vitaal bedreigde neonaat (pdf-file gedownload via het Consortium Noord Holland Noord)

Het verdient aanbeveling de taken, bevoegdheden en verantwoordelijkheden van alle verloskundig zorgverleners goed af te bakenen en lokaal vast te leggen (conform de KNOV/NVOG 2014). Dat geldt zowel voor verloskundigen uit de regio als voor klinisch verloskundigen, verpleegkundigen, arts-assistenten, gynaecologen en kraamverzorgenden die al of niet in dienstverband zijn van het ziekenhuis. De klinisch verloskundige moet zich als zelfstandig verloskundig zorgverlener kunnen beroepen op de grenzen van haar bevoegdheden en verantwoordelijkheden (Merwijk et al. 2012). Deze verschillen per ziekenhuis.

Verlengde-armconstructie

De verlengde-armconstructie heeft betrekking op het delegeren van taken van de gynaecoloog naar de eerstelijnsverloskundige (▶box 7.8). De KNOV en de NVOG wijzen de verlengde-armconstructie af omdat de eerstelijnsverloskundige door gebrek aan ervaring onvoldoende bekwaam wordt geacht voor het begeleiden van de bevalling van vrouwen met een medische indicatie (NVOG 2007).

> **Box 7.8 Verlengde-armconstructie**
> De 'verlengde-armconstructie' is de situatie waarbij de eerstelijnsverloskundige in het ziekenhuis de bevalling begeleidt bij een zwangere vrouw met een medische indicatie voor een klinische partus, zoals beschreven in de VIL. De medische indicatie kan reeds in de zwangerschap bekend zijn (sectio caesarea in de anamnese) of tijdens de baring ontstaan (bijvoorbeeld meconiumhoudend vruchtwater, secundaire weeënzwakte, verzoek tot pijnstilling). De verloskundige verwijst de zwangere vrouw naar de tweede lijn en gaat vervolgens zelf door met het verlenen van verloskundige zorg zolang er zicht is op een 'normale' bevalling. Pas als de baring niet vordert, of er zijn aanwijzingen voor foetale nood, draagt zij de zorg over aan de gynaecoloog.
> Indien deze situatie structureel voorkomt, spreekt men van de zogenoemde 'verlengde-armconstructie'. Formeel, dat wil zeggen volgens de Wet BIG, bestaat een verlengde-armconstructie niet meer. Wel wordt in de wet gesproken van een delegatie van taken die voorbehouden (verloskundige) handelingen kunnen zijn (▶par. 7.5).
>
> Bron: NVOG (2007)

7.6.2 Echoscopisten en counselors

In 1998 is door echoscopisten in de verloskunde en gynaecologie de BEN opgericht. De afkorting BEN staat voor Beroepsvereniging Echoscopisten Nederland. Enerzijds is dit een beroepsbelangenvereniging, anderzijds streeft deze beroepsvereniging naar kwaliteitsbevordering op het terrein van de verloskunde en gynaecologie. BEN beschikt over een kwaliteitsregister waarin is te zien voor welke echo's de echoscopist is opgeleid, en of de desbetreffende echoscopist voldoende bij- en nascholingen volgt om gekwalificeerd te blijven (▶www.echoscopisten.nl). De bij BEN aangesloten echoscopisten verrichten uiteenlopende echo's, waaronder basisecho's, termijnecho's, eerste-trimesterscreeningsecho's, 20-wekenecho's, foetale groei- en liggingsecho's en gynaecologische echo's. In Nederland zijn vijf opleidingsinstituten die de opleiding voor structureel echoscopisch onderzoek (SEO) en NT-meting aanbieden aan verloskundigen, MBRT'ers en verpleegkundigen (RIVM Opleidingsinstituten SEO en NT; ▶www.rivm.nl). De duur van de opleiding bedraagt maximaal zes maanden.

Binnen het programma Prenatale screening zijn door het RIVM landelijke kwaliteitseisen voor echoscopisten, echoapparatuur, echocentra en laboratoria vastgesteld (▶www.rivm.nl). Echopisten die participeren in de landelijke prenatale screeningsprogramma's zijn verplicht deel te nemen aan de kwaliteitsaudit. De counselor is verplicht tot het afronden van een door de Regionale Centra erkende counselingscursus die voldoet aan de uitgangspunten, opzet en inhoud, geformuleerd in het document 'Kwaliteitseisen aan de opleiding counseling' (▶www.rivm.nl). De cursus wordt afgerond met een eindtoets die wordt beschouwd als een integraal onderdeel van de opleiding tot counselor. De beroepstitel 'echoscopist' noch de opleiding tot echoscopist is BIG-geregistreerd. Dat geldt ook voor counselors.

7.6.3 Gynaecologen

Opleiding

In Nederland bestaat de medisch-specialistische opleiding uit meerdere stappen. De toekomstige medisch specialist volgt eerst de basisartsopleiding. Deze universitaire studie duurt zes jaar en bestaat uit een driejarig bachelor- en een driejarig masterdeel. Tijdens deze studie doet de student praktijkervaring op via coassistentschappen. Na een succesvolle afronding van de studie geneeskunde is men basisarts en kan de keuze gemaakt worden om zich verder te specialiseren. Tijdens de vervolgopleiding werkt de arts in opleiding tot specialist (aios) in een opleidingsinstelling, zoals een ziekenhuis. Deze vervolgopleidingen duren gemiddeld vier tot zes jaar. Dit hangt af van het specialisme en het tempo waarin de individuele aios zich de benodigde competenties eigen maakt (Federatie Medisch Specialisten; ▶www.demedischspecialist.nl[4]). Na het voltooien van de geneeskundig specialistische vervolgopleiding dient de arts bij de Registratiecommissie Geneeskundig Specialisten (RGS) een aanvraag in tot registratie in het betreffende register van medisch specialisten (KNMG; ▶www.knmg.nl). Als de RGS oordeelt dat de aanvraag aan de vereisten voor registratie voldoet, vindt registratie plaats voor de duur van vijf jaar.

Nadien is herregistratie[5] mogelijk, als aan de eisen van de RGS is voldaan. Elke aios wordt opgeleid aan de hand van de zeven CanMEDS-competenties. Dit betekent dat er naast de competentie medisch handelen aandacht is voor communicatie, samenwerking, kennis en wetenschap, maatschappelijk handelen, organisatie en professionaliteit (▶par. 7.4; ▶box 7.2).

Beroepsprofielen

Na de zesjarige opleiding tot basisarts is er de mogelijkheid tot specialisatie in diverse richtingen, waaronder de verloskunde en gynaecologie. Mede door de grote medisch-technologische ontwikkelingen binnen de kennisdomeinen verloskunde, benigne gynaecologie, urogynaecologie, oncologie en voortplantingsgeneeskunde, is een differentiatie ontstaan in de zesjarige vervolgopleiding tot gynaecoloog. Deze differentiatie maakt deel uit van het huidige competentiegerichte opleidingsplan Bezinning Op de Eindtermen voor Gynaecologen (BOEG). De eerste vier jaar van de specialistische opleiding berusten op het ontwikkelen van kennis en vaardigheden op het terrein van vijftien basisthema's die gebaseerd zijn op de zeven CanMEDS-rollen (▶box 7.2). Nadat in de eerste vier jaar van de opleiding de basis is

---

4   De regelgeving omtrent deze geneeskundige specialistische opleidingen staat op de website van de KNMG (▶www.knmg.nl).
5   De herregistratie-eisen zijn opgesteld door het College Geneeskundige Specialismen (CGS); ▶www.knmg.nl.

gelegd voor de uitoefening van het vak in de volle breedte, wordt daarna gekozen uit een van de zes verdiepingsthema's: (1) perinatologie en verloskundige regie, (2) benigne gynaecologie, (3) urogynaecologie (4) gynaecologische oncologie, (5) voortplantingsgeneeskunde, en (6) combiprofiel. De inhoudelijke verdieping behelst twee jaar.

Taken en rollen gynaecologen

Na de succesvolle voltooiing van de opleiding beheerst elke gynaecoloog de basisthema's verloskunde (▶box 7.9). Voor degenen die tijdens de opleiding kiezen voor de differentiatie 'perinatologie en verloskundige regie' gelden extra bekwaamheidskwalificaties (▶box 7.10). Na afronding van de opleiding kan de gynaecoloog zich, desgewenst, in twee jaar nader subspecialiseren tot gynaecoloog-perinatoloog in een van de negen perinatologische centra in Nederland (NVOG-nota subspecialisatie obstetrische perinatologie (▶http://nvog-documenten.nl)). Voor deze erkende subspecialisatie gelden aparte opleidingseisen.

Box 7.9 Bekwaamheidseisen (verloskundige competenties en bijbehorende rollen) voor de basisopleiding tot gynaecoloog (de gynaecologische competenties zijn hierbij buiten beschouwing gelaten)

competenties	rollen
basisthema: zwangerschapsbegeleiding ongecompliceerd	
medisch handelen: – diagnose en advies – specifieke handvaardigheideisende (be)handeling	– geven van preconceptioneel advies – counseling over prenatale diagnostiek, zwangerschap, pijnstilling durante partu, kraamperiode en borstvoeding – beleid maken bij liggingsafwijkingen, groeiafwijkingen, abnormale hoeveelheid vruchtwater en mogelijk gebroken vliezen – gebruikmaken van CTG-onderzoek en indicatie inleiding stellen – haalbaarheid inleiding beoordelen – met kennis van zaken uitvoeren van basisverloskundig echoscopisch onderzoek (metingen foetus, pulsatility index navelstreng, globale screening foetus met herkenning meest voorkomende afwijkingen), behalve de uitvoering van NT, SEO en geavanceerde screening op congenitale afwijkingen
communicatie	counseling op verloskundig gebied
kennis en wetenschap	– bijstellen verloskundige protocollen – kennis van literatuurbronnen teratologie – gebruik van evidence-based medicine
samenwerking	samenwerken met eerste lijn
organisatie	participeren in verloskundig zorgsysteem
maatschappelijk handelen	– omgaan met Wgbo – in gang zetten kraamzorg – preventie door voorlichting
professionaliteit	– constructief participeren in verloskundige ketenzorg

competenties	rollen
basisthema: zwangerschapsbegeleiding gecompliceerd	
medisch handelen: – diagnose en advies – conservatieve behandeling	diagnostiek en begeleiding van de pathologische zwangerschap, zoals: hyperemesis, (habituele) miskraam, EUG, congenitale afwijkingen, zwangerschapshypertensie en pre-eclampsie, IUVD, bloedverlies, minder leven, buiktrauma, glucosetolerantiestoornis, infectie, pre-existente aandoeningen, cervix insufficiëntie, intrahepatische cholestase, meerlingen, serotiniteit, bekkenklachten, bloedgroepantagonisme, verslavings- en psychiatrische problematiek, tienerzwangerschappen en zwangerschap op gevorderde leeftijd
communicatie	preconceptionele counseling, begeleiding ernstige pathologie
kennis en wetenschap	gebruik evidence-based medicine
samenwerking	participeren (als hoofdbehandelaar) in multidisciplinair behandelingsteam
organisatie	– overplaatsing regelen – deelname aan een multicenteronderzoek organiseren – leiding nemen in acute situaties
maatschappelijk handelen	– wetgeving aangaande perinatale sterfte en (late) zwangerschapsafbreking – werken met organisaties rondom zorg voor ongeboren kind (bij verslaafde/psychiatrische moeder)
professionaliteit	– extra begeleiding waar nodig weten te geven
basisthema: gewone bevalling	
medisch handelen: – diagnose en advies – conservatieve behandeling	begeleiding fysiologische baring inclusief tweedelijns foetale bewaking – omgaan met koorts durante partu, bloedverlies durante partu, fluxus post-partum en meconiumhoudend vruchtwater – indicaties tocolyse, inleiding en kunstverlossing – indicaties consult kinderarts toepassen – begeleiden zwangere vrouw en partner bij overname uit eerste lijn – lichamelijk onderzoek tijdens de baring – begeleiding bevalling, inclusief het uitvoeren van methodieken van foetale bewaking – begeleiding van het nageboortetijdperk – hechten episiotomie en eerste- en tweedegraadsrupturen – eerste opvang pasgeborenen inclusief resuscitatie – reanimatietechniek volwassenen beheersen

7.6 · De zorgprofessionals

competenties	rollen
communicatie	– voorlichting op maat geven aan patiënt (en partner) over diagnose en beloop – met teamleden en patiënten – dienstoverdracht – met verloskundige bij overname patiënt vanuit eerste lijn – terugkoppeling naar verloskundigen en huisartsen
kennis en wetenschap	– onderwijs en begeleiding van coassistenten en studentverloskundigen – gebruik van evidence-based medicine
samenwerking	participeren in multidisciplinair verloskundig team
organisatie	– beheer en timemanagement meerdere verloskamers – regelen antepartum overplaatsing – leidinggeven aan verloskundig team (regie nemen)
maatschappelijk handelen	voorlichting verzorgen voor zwangere vrouwen en hun partners
professionaliteit	– reflecteren op het eigen functioneren en dat van teamleden op de verloskamers tijdens nabespreking – psychische begeleiding op de verloskamers

basisthema: gecompliceerde bevalling

medisch handelen: – diagnose en advies – conservatieve behandeling	– diagnostiek verloskundige complicaties en samenvatten van een complexe casus – bespreken consequenties voor volgende zwangerschap – medicamenteuze behandeling fluxus – begeleiding/uitvoering kunstverlossingen inclusief sc. oplossen van fluxus, schouderdystocie en inversio uteri – herstellen totaal- en cervixrupturen
communicatie	– voorlichting op maat geven aan patiënt en (eventuele) partner over diagnose, beloop en patiëntenorganisaties – inlichten betrokkenen (team, verloskundige, huisarts) – rouw- en slechtnieuwsgesprek
kennis en wetenschap	– gebruik evidence-based medicine – onderwijs geven aan teamleden
samenwerking	– teamwork en gepaste leiding nemen in stressvolle situaties – gebruikmaken van een passende rolverdeling tussen a(n)ios, gynaecoloog en gedifferentieerde gynaecoloog en de andere participanten in het zorgnetwerk
organisatie	– triage en omgaan met de organisatie van eerste, tweede en derde lijn – verloskamermanagement – organisatie nazorgtraject

competenties	rollen
maatschappelijk handelen	
professionaliteit	– begeleiden 'life event' – reflecteren op eigen handelen en beleving van event

basisthema: gecompliceerde hoog-risicobevalling

medisch handelen: – diagnose en advies – conservatieve behandeling	stuit- en meerlingbevalling
communicatie	– overleg supervisor – counseling stuitbevalling en tweelingbevalling
kennis en wetenschap	– gebruik evidence-based medicine – deelname aan consortia
samenwerking	adequaat verdelen taken, leiding nemen
organisatie	– inspelen op de infrastructuur (bijvoorbeeld beschikbaarheid OK en kinderartsen) – frequente organisatieteamtraining in acute situaties
maatschappelijk handelen	
professionaliteit	– overzicht kunnen houden – reflectie op complicaties

basisthema: kraamperiode en kind ongecompliceerd

medisch handelen: – diagnose en advies – conservatieve behandeling	– begeleiding van fysiologisch kraamperiode en na SC en begeleiding gezonde pasgeborene – herkenning van pathologie in kraamperiode en bij de pasgeborene – indicatiestelling klinisch kraamperiode en consult kinderarts – kennis over borstvoeding en medicatie in praktijk brengen – onderzoek pasgeborene
communicatie	– omgaan met emotioneel belastende situatie – voorlichting patiënt en (eventuele) partner – terugkoppeling naar eerstelijnsverloskundige
kennis en wetenschap	– gebruik evidence-based medicine
samenwerking	– behandelplan met cliënt, kraamverzorgende, verpleegkundige en verloskundige bespreken
organisatie	– IC-zorg pasgeborene
maatschappelijk handelen	
professionaliteit	verantwoordelijkheid tonen voor continuïteit van zorg

competenties	rollen
basisthema: kraamperiode en kind gecompliceerd	
medisch handelen: – diagnose en advies – conservatieve behandeling – specifieke handvaardigheid	– begeleiding pathologie in kraamperiode met o.a.: abnormaal bloedverlies, infectie, urineretentie, verdenking trombo-embolische processen, vulvahematoom, hypertensie, pre-eclampsie en HELLP – begeleiding pathologisch beloop pasgeborene en toepassen diagnostiek en indicatie consult kinderarts – behandeling placentaresten, behandeling hematoom en abces
communicatie	– voorlichting patiënt en (eventuele) partner diagnose en beloop – slechtnieuwsgesprek, rouwverwerking en begeleiding – voorlichting geven over patiëntenorganisaties
kennis en wetenschap	gebruik evidence-based medicine
samenwerking	– gebruikmaken van een passende rolverdeling tussen a(n)ios, gynaecoloog en gedifferentieerde gynaecoloog en de andere participanten in het zorgnetwerk
organisatie	– NICU-zorg gepast inzetten – organiseren nazorgtraject
maatschappelijk handelen	procedures aangifte en begraven hanteren
professionaliteit	verantwoordelijkheid tonen voor continuïteit van zorg

Box 7.10 Bekwaamheidseisen (competenties en bijbehorende rollen) voor de differentiatie 'Perinatologie en verloskundige regie' als onderdeel van beroepsopleiding tot gynaecoloog

competenties	rollen
differentiatiethema: preconceptieadvies en zorg	
medisch handelen: – diagnose en advies – conservatieve behandeling – specifieke handvaardigheid eisende (be)handeling	– geeft preconceptieadviezen op basis van de laatste gegevens in de literatuur – is vraagbaak voor de maatschap en bewaakt de kwaliteit van de preconceptionele adviezen in de groep – behandelt waar nodig en al of niet in multidisciplinair verband om de prognose van de toekomstige zwangerschap te verbeteren
communicatie	– counselt adequaat over risico's en kansen en verzorgt documentatie voor de patiënt en voor leden uit het transmurale behandelteam – wijst patiënt op bestaan van patiëntenvereniging

competenties	rollen
kennis en wetenschap	– gebruikt evidence-based medicine in de praktijk – geeft regelmatig onderwijs binnen behandelteam en maatschap – draagt bij aan de ontwikkeling van (lokale) richtlijnen – stelt zich op de hoogte van en bekwaamt zich in nieuwe (behandel)mogelijkheden
samenwerking	– neemt deel aan en verzorgt waar gepast een multidisciplinaire benadering – zorgt voor het gebruik van protocollen en checklists – verzorgt een netwerk rond preconceptionele counseling
organisatie	organiseert patiëntbesprekingen en herkenbare spreekuren voor bijvoorbeeld patiënten met psychiatrische aandoeningen
maatschappelijk handelen	maakt optimaal gebruik van een netwerk van professionals uit de medische sector en uit andere zorgsectoren die betrokken zijn bij preconceptioneel advies en zorg
professionaliteit	– kent de eigen grenzen – legt bekwaamheid vast in het portfolio

differentiatiethema: prenatale screening en diagnostiek

medisch handelen: – diagnose en advies – conservatieve behandeling – specifieke handvaardigheid eisende (be)handeling	– geeft adviezen over prenatale diagnostiek op basis van de laatste gegevens in de literatuur – is vraagbaak voor de maatschap en bewaakt de kwaliteit van de adviezen in de groep – meting nekplooi, SEO, geavanceerd ultrageluid, invasieve prenatale diagnostiek
communicatie	– counselt adequaat over risico's, kansen en afwijkingen – heeft aandacht voor emotionele aspecten van slecht nieuws en verzorgt documentatie voor de patiënt en voor leden uit het transmurale behandelteam
kennis en wetenschap	– gebruikt evidence-based medicine in de praktijk – draagt bij aan de ontwikkeling van (lokale) richtlijnen
samenwerking	– zorgt voor een structureel overleg met de afdeling Klinische genetica – zorgt voor het gebruik van protocollen en checklists – heeft een netwerk voor vragen over complexe casus
organisatie	– heeft een flexibele logistiek georganiseerd
maatschappelijk handelen	– is vraagbaak voor verloskundigen uit de regio – volgt de ontwikkeling van wetgeving rond screening en zwangerschapsafbreking
professionaliteit	– volgt de ethische discussies en toetst ethische vraagstukken in bredere groep

competenties	rollen
differentiatiethema: verloskundige regie	
medisch handelen: – diagnose en advies – conservatieve behandeling – specifieke handvaardigheid eisende (be)handeling	– is vraagbaak voor complexe vraagstukken in de zwangerschap – gebruikt de laatste gegevens over begeleiding van pathologische zwangerschappen en is vraagbaak voor de maatschap en bewaakt de kwaliteit van de zorg in de groep – is in staat een groot arsenaal van verloskundige handelingen te verrichten en organiseert in aanvulling op landelijke cursussen lokale trainingen (of drills) voor het eigen team (inclusief eerste lijn, kinderartsen, OK en IC)
communicatie	– onderhoudt nauwe contacten met leden uit het transmurale behandelteam
kennis en wetenschap	– gebruikt evidence-based medicine in de praktijk – draagt bij aan de ontwikkeling van (lokale) richtlijnen – draagt bij aan scholing van het gehele verloskundige team
samenwerking	– zorgt voor een structureel overleg tussen eerste, tweede en derde lijn – zorgt voor het gebruik van protocollen en checklists – toont inzicht in *crew resource management* en adviseert ter verbetering van teamfunctioneren
organisatie	– toont inzicht in de landelijke organisatie van de verloskundige zorg – zorgt voor een herkenbare casemanager voor de verloskundige cliënt – organiseert de verloskundige zorg als een transmuraal continuüm met een heldere structuur
maatschappelijk handelen	– maakt structureel gebruik van audits – verzorgt transmuraal voorlichting voor de cliënt – creëert een sfeer van respect en openheid tussen diverse professionals in de verloskundige zorg
professionaliteit	– houdt de resultaten van de verloskundige zorg rond het eigen centrum zorgvuldig bij en spiegelt deze aan landelijke en internationale cijfers ten behoeve van een verbetercyclus – reflecteert op eigen handelen en dat van anderen in het verloskundig team

7.7 Overige medisch-specialistische disciplines die betrokken zijn bij geboortezorg

Naast de gynaecoloog zijn de kindergeneeskunde/neonatologie, anesthesiologie, jeugdgezondheidszorg, interne geneeskunde en psychiatrie de belangrijkste medisch-specialistische disciplines die betrokken zijn bij integrale geboortezorg. Voor de beschrijvingen van de deskundigheidsgebieden en eindtermen voor deze medische specialisaties wordt verwezen naar de respectievelijke beroepsverenigingen.

7.8 Verpleegkundigen

7.8.1 Inleiding

Het beroep 'verpleegkundige' is geregistreerd in het BIG-register[6]; de beroepstitel is daarmee wettelijk beschermd. Het verrichten van handelingen op het gebied van observatie, begeleiding, verpleging en verzorging wordt officieel gerekend tot de deskundigheid van de verpleegkundige. Tussen hbo- en mbo-verpleegkundigen is geen wettelijk onderscheid in beroepstitel, werkterrein of bevoegdheden. Dat gaat in de toekomst waarschijnlijk veranderen (Terpstra et al. 2015). De beroepsvereniging voor verpleegkundig specialisten, verpleegkundigen en verzorgenden, de V&VN (Verpleegkundigen & Verzorgenden Nederland) is met ruim 90.000 leden de grootste beroepsvereniging van Nederland. De V&VN beheert het kwaliteitsregister Verpleegkundigen & Verzorgenden. Dit is een online registratiesysteem waarin de verpleegkundige of verzorgende vrijwillig activiteiten vastlegt ten behoeve van deskundigheidsbevordering.

In het kader van dit boek behandelen we alleen de competenties en bevoegdheden van de obstetrieverpleegkundige. Voor de overige verpleegkundige beroepen, inclusief de uitbreidingen naar physician assistants, ambulanceverpleegkundigen enzovoort, verwijzen we naar de sites van de respectievelijke beroepsverenigingen.

7.8.2 Obstetrieverpleegkundigen

Obstetrieverpleegkundigen (synoniemen: verpleegkundigen VOG en O&G-verpleegkundigen[7]) zijn meestal werkzaam in het ziekenhuis. Het beroepsprofiel van de obstetrieverpleegkundige is opgesteld aan de hand van de zeven competenties van het CanMEDS-raamwerk (Kolk et al. 2013) (▶box 7.11).

> **Box 7.11 Bewerkte samenvatting van de zeven competentiegebieden van de obstetrieverpleegkundige volgens het CanMEDS-raamwerk**
>
> *1. Vakinhoudelijke vaardigheden*
> - Kan geïntegreerde zorg verlenen aan vrouw, (on)geboren kind en (eventuele) partner.
> - Maakt als aanvulling op de algemene anamnese gebruik van obstetrische gynaecologische, seksuele en fertiliteitanamneses.
> - Kan klinisch redeneren door middel van het verzamelen van gegevens en deze te interpreteren ten behoeve van de gezondheidstoestand van de (aanstaande) moeder en haar (ongeboren) kind. Dit door middel van het beoordelen van vitale functies, obstetrische parameters, specifieke laboratoriumgegevens, partogram, CTG enzovoort. Op basis van deze gegevens kunnen verpleegkundigen werkdiagnoses stellen en hun interventies aanpassen. Hierdoor zijn zij in staat om proactief te handelen.

---

6   Het BIG-register is een openbare databank waarin acht officieel erkende beroepen zijn geregistreerd (apotheker, arts, fysiotherapeut, gezondheidszorgpsycholoog, psychotherapeut, tandarts, verpleegkundige en verloskundige). BIG-geregistreerde beroepsbeoefenaren vallen onder het tuchtrecht. Op de website van het Verpleegkundig Specialisten Register staat informatie over de registratie en herregistratie van verpleegkundig specialisten op basis van artikel 14 van de Wet BIG (▶ http://vsregister.venvn.nl/).

7   Verpleegkundige VOG en O&G-verpleegkundige staan voor resp.: Verpleegkundige Voortplanting, Obstetrie en Gynaecologie (Kolk et al. 2013) en Obstetrie en Gynaecologie-verpleegkundige (Zorgstandaard 2016).

- Is in staat om te schakelen van een stabiele zorgsituatie naar een hoog complexe zorgsituatie en in beide situaties de juiste interventies uit te voeren, ook als deze een spoedeisend en acuut karakter hebben.
- Kan assisteren bij medische (be)handelingen.
- Heeft vaardigheden waarmee ze pijn, angst, ongemak en het gevoel van machteloosheid van zowel de (zwangere) vrouw als haar (eventuele) partner/naasten kan reduceren en kan rouwprocessen begeleiden.
- Is in staat om ondersteuning of assistentie te bieden bij zowel een fysiologische als een pathologische bevalling.
- Is in staat om begeleiding, ondersteuning te bieden bij borstvoeding, flesvoeding en kolven en betrekt de (eventuele) partner hierbij.
- Is in staat om de gezonde, bedreigde en zieke pasgeborene op te vangen en indien nodig te reanimeren of de arts te ondersteunen bij *advanced paediatric life support*.
- Is in staat om te werken met geavanceerde medisch-technische apparatuur.
- Is in staat de hechtingsrelatie tussen ouders en pasgeborene te bevorderen.
- Kan adequaat reageren op fertiliteitsproblematiek, zwangerschap, bevalling, ouderschap en verlies.
- Is in staat het normale leef- en ontwikkelpatroon van de pasgeborene en het moederouderschap te stimuleren en te ondersteunen.

2. Communicatie
- Is in staat om te kunnen schakelen tussen samenwerkingspartners, onder andere op de verloskamer, kraamafdeling en (aanstaande) ouder(s) en naaste familie.
- Kan anticiperen op de mondigheid van de (aanstaande) ouder(s), en is complementair en waar nodig corrigerend ten aanzien van de kennis van de cliënt en haar omgeving op het gebied van voortplanting, zwangerschap, bevalling en kraambed, en weet op juiste wijze om te gaan met onjuiste informatie.
- Kan tegenstrijdige belangen tussen moeder en kind hanteren en kan met druk vanuit de omgeving van de cliënt omgaan.
- Is in staat om de cliënt en haar naaste omgeving te begeleiden en te ondersteunen na een slechtnieuwsgesprek.
- Is in staat de vrouw en haar (eventuele) partner te begeleiden bij een bestaande kinderwens.
- Is in staat om zelfstandig een verpleegkundig spreekuur te organiseren en uit te voeren.
- Is in staat om de mate van zelfredzaamheid van de (aanstaande) ouder(s) te vergroten.
- Kan omgaan met agressie en hier adequaat op reageren zodat de eigen veiligheid en die van de cliënt niet in gevaar komt.

3. Samenwerking
- Is de spil in de geboortezorgketen en kan de transmurale zorg op effectieve wijze coördineren en continueren.
- Is in staat om knelpunten in de keten te benoemen en deze terug te koppelen naar desbetreffende instanties, afdelingen en/of personen.
- Is in staat triage uit te voeren, prioriteiten te stellen en zorg over te dragen of over te nemen naar/van andere afdelingen of (zorg)instellingen.

- Kan omgaan met capaciteitsproblemen en is in staat om in het kader van gezinsgerichte zorg moeder en kind samen over te plaatsen naar een andere afdeling of (zorg)instelling.
- Is in staat om binnen de multidisciplinaire samenwerking de regie over het zorgproces te voeren.

4. Organisatie
- Kan de zorg rondom cliënten, tussen disciplines en organisaties coördineren en de continuïteit van zorg waarborgen.
- Neemt beslissingen over beleid en middelen ten behoeve van de individuele patiëntenzorg.
- Gaat op verantwoorde wijze met materialen en middelen om.
- Hanteert (gedrags)regels en protocollen die horen bij de functionele verantwoordelijkheid.
- Is vaardig op het gebied van informatie- en communicatietechnologie.
- Levert een bijdrage aan de patiëntveiligheid en het werkklimaat binnen de organisatie.
- Is in staat leiderschap te tonen om een zo hoog mogelijke kwaliteit van zorg te kunnen leveren.

5. Maatschappelijk handelen
- Kan voorlichting geven over uiteenlopende aspecten rondom zwangerschap, geboorte en kraamperiode.
- Is in staat om kindermishandeling te signaleren en hierop actie te ondernemen.
- Kan op adequate wijze omgaan met de invloed van de media, de rol van internet en de mondige en veeleisende cliënt, waarbij het handelen niet wordt beïnvloed.
- Kan hiaten in de keten signaleren, bespreken en deze aanpassen om de continuïteit van de zorgverlening te optimaliseren.

6. Kennis en wetenschap
- Kent de wet- en regelgeving die van toepassing is op de verpleegkundige beroepsuitoefening en de context waarin zij werkzaam is.
- Heeft kennis van monitoring van resultaten van zorg.
- Heeft kennis van actuele richtlijnen.
- Heeft kennis van kwaliteitskaders en professioneel en persoonlijk leiderschap.
- Kent de eigen waarden en normen en die van de beroepsgroep (beroepscode).
- Kent de grenzen van het persoonlijke en professionele handelen (persoonlijke en beroepsmatige verantwoordelijkheid).

7. Professionaliteit
- Levert een bijdrage aan het terugbrengen van het aantal gevallen van perinatale sterfte door mee te werken aan onderzoeken die hiervoor worden uitgevoerd en door mee te doen aan perinatale audits.
- Kan omgaan met ethische vragen die horen bij fertiliteitsproblematiek, zwangerschapsafbreking, behandeling van te vroeg geborenen en pasgeborenen met congenitale en/of chromosomale afwijkingen.
- Houdt ontwikkelingen bij op het VOG gebied door scholing en vakliteratuur.

Taken en rollen

De obstetrieverpleegkundige draagt zorg voor vrouwen met een normale en pathologische zwangerschap, baring en kraamperiode, voor (toekomstig) zwangere vrouwen met gezondheidsproblemen, voor gezonde pasgeborenen en voor pasgeborenen met gezondheidsproblemen (College Zorg Opleidingen 2016a, b).

Zij signaleert bij de (aanstaande) moeder en haar (ongeboren) kind gezondheidsbedreigende symptomen op fysiek, psychisch en sociaal terrein en neemt op basis hiervan adequate maatregelen om eventuele gezondheidsschade te beperken of te voorkomen. Zij is in staat om te schakelen van een stabiele zorgsituatie naar een acute en spoedeisende zorgsituatie en weet in beide situaties adequaat te handelen. Zij is in staat om de gezonde, bedreigde en zieke pasgeborene op te vangen en indien nodig te reanimeren of de verloskundige of arts te assisteren bij *advanced paediatric life support*.

Zij organiseert en coördineert de zorg rond moeder en kind en voert waar nodig overleg met andere betrokken zorgprofessionals. Zij houdt op een deskundige wijze een verpleegkundig spreekuur en geeft op een verantwoorde manier invulling aan thuismonitoring.

Zij geeft hun voorlichting over zwangerschap, baring en verantwoord ouderschap en bevordert hun zelfredzaamheid. Zij kan tegenstrijdige belangen tussen de (aanstaande) moeder en haar (ongeboren kind hanteren en kan met druk vanuit de omgeving omgaan. Zij geeft, waar nodig, psychosociale steun en begeleiding aan de (zwangere) vrouw, haar (eventuele) partner en/of naast familie.

De obstetrieverpleegkundige werkt nauw samen met de verschillende professionals die betrokken zijn bij de ketenzorg (College Zorg Opleidingen 2016a, b). Zij gaat adequaat om met veiligheidsincidenten in de zorgverlening (▶par. 8.5.1).

7.8.3 De intensivecare-neonatologieverpleegkundige

De intensivecare-neonatologieverpleegkundige heeft de zorg voor één of meer pre- en/of dysmature pasgeborenen met een dreigende of aanwezige stoornis van één of meer vitale functies. In sommige instellingen voeren neonatologie- of kinderverpleegkundigen deze taken uit.

De intensivecare-neonatologieverpleegkundige voert op een verantwoorde wijze bewaking van de pasgeborene uit en verleent, waar nodig, adequate zorg aan pasgeborenen met bedreigde vitale functies. Zij bevordert de hechtingsrelatie tussen ouders/gezin en de pasgeborene door middel van ouderparticipatie in de zorg. Zij stimuleert moeders tot het geven van borstvoeding. Zij geeft preventief voorlichting over infectiegevaar en daaruit voortvloeiende complicaties bij pasgeborenen die zijn opgenomen in de neonatale intensive care unit (NICU). De intensivecare-neonatologieverpleegkundige bereidt de pasgeborene en de ouders/verzorgers en/of naasten voor op een eventueel intern en extern transport (College Zorg Opleidingen 2016b).

7.8.4 De jeugdverpleegkundige

De jeugdverpleegkundige maakt deel uit van het JGZ-team. Behalve de jeugdverpleegkundige bestaat dit team meestal uit jeugdartsen, sociaal werkers maatschappelijke ondersteuning, (ortho)pedagogen, logopedisten en anderen. De jeugdverpleegkundige heeft een afgeronde hbo-bacheloropleiding verpleegkunde, richting maatschappelijke gezondheidszorg met de minor de kraam-, kind- en jeugdzorg. Er wordt een onderscheid gemaakt tussen jeugdverpleegkundigen met aandachtsgebied kinderen in de leeftijdsgroep van 0–4 jaar (jeugdverpleegkundige 0–4) en jeugdverpleegkundigen met aandachtsgebied kinderen in de leeftijd van 4–18 jaar (jeugdverpleegkundige 4–18):

- De jeugdverpleegkundige 0–4 werkt op het consultatiebureau, dat vaak onderdeel is van een Centrum voor Jeugd en Gezin (CJG). In de eerste vier levensjaren ligt het accent voornamelijk op de lichamelijke (groei, motoriek), psychische (angst, hechting) en cognitieve ontwikkeling (logisch denken, taalontwikkeling), en op mogelijke risico's. Er zijn ongeveer vijftien contactmomenten in deze leeftijdscategorie. Wegen, meten, gehoor- en ogentest zijn vaste onderzoeksmomenten. Voorts legt de jeugdverpleegkundige huisbezoeken af (▶par. 12.4.2) Het (anticiperend) voorlichten van ouders(s) over de ontwikkeling(sfase) van het kind om eventuele opvoedingsproblemen te voorkomen, kan tijdens alle contactmomenten plaatsvinden (NCJ 2013).
- De jeugdverpleegkundige 4–18 werkt bij de GGD, op scholen en ook in een Centrum voor Jeugd en Gezin. Deze categorie jeugdverpleegkundigen heeft een belangrijke taak in opvoedingsondersteuning en psychosociale begeleiding van ouders. Gesprekken voeren met de ouder(s) over de dagelijkse verzorging, opvoeding en ontwikkeling van kinderen, het systematisch signaleren van de balans tussen draagkracht en draaglast en het aansluitend ondersteunen van ouders hoort bij het takenpakket van jeugdverpleegkundigen in de JGZ (NCJ 2013). Daarnaast doen zij preventieve gezondheidsonderzoeken op het gebied van opgroeien en de opvoedingssituatie, verzorgen zij opvoedcursussen, houden zij opvoedspreekuren en voeren zij groepsgerichte activiteiten uit ter vergroting van het sociale netwerk van gezinnen (NCJ 2013).

7.9 Kraamverzorgenden

7.9.1 Beroepsprofiel

Het deskundigheidsprofiel bestaat uit een beschrijving van het werkterrein en de daarbij behorende vakbekwaamheden of competenties waarover de kraamverzorgende dient te beschikken om autonoom werkzaam te kunnen zijn in haar vak (▶box 7.12) (Deen 2016).

> **Box 7.12 Beschrijving van het deskundigheidsprofiel van de (kraam)verzorgende**
> *Taken en bevoegdheden van de (kraam)verzorgende[1]*
> a. Ondersteunen van het zelfmanagement van cliënten, hun naasten en hun sociale netwerk, met als doel het behouden of verbeteren van het functioneren in relatie tot kwaliteit van leven, gezondheid en ziekte. Gericht op de zes dimensies van gezondheid: lichamelijke functies, mentale functies en beleving, de spirituele/existentiële dimensie, kwaliteit van leven, sociaal-maatschappelijke participatie en dagelijks functioneren.
> b. Verlenen van verzorging en psychosociale begeleiding, in laagcomplexe zorgsituaties, volgens protocollen en richtlijnen, met het accent op het uitvoeren van en/of ondersteunen bij algemene dagelijkse levensverrichtingen (ADL).
> c. (Mede)opstellen, uitvoeren, evalueren en bijstellen van het individueel geboortezorgplan (▶par. 1.5.6) en het verrichten van cliëntgebonden (regie)taken, in samenwerking met cliënte, haar naasten en haar sociale netwerk en met collega-zorgverleners.

d. Observeren van de cliënt gericht op tijdig signaleren van veranderingen in haar gezondheidstoestand en daarop passende actie ondernemen, volgens protocollen. Signaleren van verandering in de leefsituatie van de cliënt, haar naasten en/of haar sociale netwerk.
e. Bieden van zorggerelateerde preventie door middel van vroegsignalering, voorlichting, instructie en uitleg, mede gericht op het zelfmanagement van de cliënt en het versterken van het sociale netwerk van de cliënt.
f. Verrichten van een beperkt aantal voorbehouden handelingen in laagcomplexe zorgsituaties, in opdracht van een daartoe bevoegde beroepsbeoefenaar, waarbij toezicht en tussenkomst door opdrachtgever voldoende zijn verzekerd en indien de verzorgende aantoonbaar bekwaam is.

[1] Opleidingsniveau MBO-3.

Bron: Deen (2016)

Het eerste onderdeel van het deskundigheidsgebied van de (kraam)verzorgende is identiek aan het eerste onderdeel van de deskundigheidsgebieden voor de hbo-verpleegkundige en mbo-verpleegkundige. Dit laat zien dat in de drie beroepen gewerkt wordt vanuit hetzelfde referentiekader. De bevoegdheden van de drie beroepsgroepen verschillen.

7.9.2 Taken en rollen

De kraamverzorgende beschikt over beroepsspecifieke kennis en vaardigheden om in laag- tot middencomplexe situaties passende zorg en ondersteuning te bieden aan zwangere vrouwen, barende vrouwen, kraamvrouwen en pasgeborenen thuis, in het geboortecentrum of ziekenhuis (Deen 2016; NZa 2018). De vereiste bekwaamheden van kraamverzorgenden voor de uitoefening van hun beroep zijn vastgesteld aan de hand van de vijf competentiegebieden die afgeleid zijn van de systematiek van het CanMEDS-raamwerk (▶ par. 7.4).

> **Box 7.13 De kerntaken van kraamverzorgende**
> *1. Vakkundig handelen*
> — Bieden zorg en ondersteuning op basis van het geboortezorgplan.
> — Voeren verpleegtechnische handelingen uit.
> — Verlenen tijdige ondersteuning[1] en assistentie bij de bevalling.
> — Bieden zorg aan moeder en kind.
> — Reageren op onvoorziene en crisissituaties
> — Onderkennen de gezondheidstoestand op somatisch en psychosociaal terrein.
> — Stellen het geboortezorgplan samen met de ouder(s) op.
> — Bieden persoonlijke verzorging.
> — Geven ondersteuning bij het voeren van de regie bij activiteiten van het dagelijks leven (ADL).

> 2. *Communicatie*
> - Geven informatie en voorlichting gericht op het omgaan met de nieuwe gezinssituatie.
> - Begeleiden de (aanstaande) moeder.
> - Geven voorlichting, advies en instructie.
>
> 3. *Samenwerking*
> - Stemmen zorgverlening af met alle betrokkenen.
> - Werken samen met andere beroepsgroepen in de zorg.
>
> 4. *Organisatie*
> - Bevorderen kwaliteitszorg.
> - Begeleiden nieuwe collega's en/of stagiair(e)s.
>
> 5. *Professionaliteit*
> - Evalueren zorgverlening.
> - Werken aan kwaliteit en deskundigheid.
>
> [1] Tijdig houdt in dat de kraamverzorgende minstens twee uur voor de bevalling aanwezig is voor emotionele en praktische ondersteuning van de barende vrouw.
>
> Bron: Deen (2016)

De belangrijkste afgeleide doelstellingen van de kraamverzorging zijn vroege signalering en preventie van problemen bij de moeder en/of haar kind, om hun een zo goed mogelijke start te kunnen geven. Als hulpmiddel voor een objectieve observatie wordt de vroegsignaleringslijst van TNO gebruikt (2011). Uiterlijk in de zevende maand van de zwangerschap bezoekt de kraamverzorgende de aanstaande ouder(s) thuis of heeft een telefonische afspraak met hen (Landelijk Indicatie Protocol Kraamzorg 2008). Deze afspraak kan op verzoek van de verloskundige, huisarts of jeugdverpleegkundige (JGZ) ook eerder plaatsvinden. Tijdens het huisbezoek wordt in een gesprek met de aanstaande ouder(s) de indicatie voor de aard en de omvang van de kraamzorg gesteld. De gestelde indicatie met de bijbehorende argumentatie wordt vastgelegd in het kraamzorgdossier.

De kraamverzorgende biedt onder de regie en verantwoordelijkheid van de verloskundig zorgverlener zorg en ondersteuning tijdens de bevalling. Zij helpt de kraamvrouw bij de verzorging van haar kind, met speciale aandacht voor (borst)voeding.

De beroepstitel van verzorgenden in onder andere de kraamzorg, thuiszorg, wijkzorg of de verpleegzorg, is niet wettelijk beschermd. De opleiding Verzorgende Individuele Gezondheidszorg (VIG) is daarentegen wel wettelijk beschermd. In het Kwaliteitsregister van verzorgenden (V&V) (▶ https://kwaliteitsregister.venvn.nl) kunnen verzorgenden met een IG-diploma zich vrijwillig laten registreren (Dijk 2015). In dit register kunnen zij hun deskundigheid aan de hand van geaccrediteerde nascholingsactiviteiten bijhouden.

7.10 Lactatiekundigen

De lactatiekundige is, door haar certificatie en expertise, de aangewezen professional om goede zorg rond borstvoeding en lactatie te geven, in het bijzonder in problematische situaties (▶box 7.14). In 2015 is het beroepsprofiel 'Lactatiekundige IBCLC' vastgesteld (Dam et al. 2015). Dit profiel is ook gebaseerd op de zeven competenties volgens de systematiek van het CanMEDS-raamwerk (▶par. 7.4). Lactatiekundigen zijn niet BIG-geregistreerd; hun beroepsopleiding is ook niet wettelijk beschermd. Dit betekent dat voorbehouden handelingen in beginsel niet binnen het werkterrein van de lactatiekundige vallen. Een praktisch uitvloeisel hiervan is dat de medische eindverantwoordelijkheid in de dagelijkse praktijk bij de verloskundige, huisarts, gynaecoloog of kinderarts ligt (Dam et al. 2015). De lactatiekundige draagt bij aan de promotie van het Baby Friendly Hospital Initiative (Dam et al. 2015) (▶par. 3.3.2). Dat wordt onder meer bereikt door het mede ontwikkelen van borstvoedingsvriendelijk beleid in een organisatie (intra- en extramuraal), het zorgen voor het toepasbaar maken en uitvoeren van dit beleid in de werksetting, het adviseren van het management van een instelling over het kwaliteitsbeleid rondom borstvoeding en het bewaken van de inachtneming van de WHO-code binnen de zorgorganisatie (▶box 7.15) (Dam et al. 2015).

Box 7.14 Beknopte samenvatting van de vakinhoudelijke activiteiten van de lactatiekundige

- het verwerven van kennis over borstvoeding en de effecten van borstvoeding op de gezondheid en ontwikkeling van het kind en de moeder;
- het verwerven van kennis over de rol van borstvoeding ten aanzien van de sociale en emotionele ontwikkeling van het kind en de moeder-kindbinding;
- het verwerven van kennis en het leren van praktische vaardigheden om moeders te ondersteunen bij het geven van borstvoeding en hun te leren wanneer en welke hulpmiddelen bij borstvoeding te gebruiken en op welke wijze;
- het voorkomen, herkennen en het oplossen van problemen die kunnen optreden bij het geven van borstvoeding;
- het begeleiden van moeder/partner en kind in bijzondere en complexe situaties;
- het ondernemen van actie als de samenwerking tussen betrokken zorgprofessionals in relatie tot borstvoeding stagneert en deze bij te sturen;
- het doorverwijzen en zorgen voor een adequate overdracht wanneer de vraag van moeder en kind de eigen vakdeskundigheid overstijgt;
- het bewaken van de continuïteit en kwaliteit van de organisatie rondom borstvoeding in de gegeven situatie.

Bron: van Dam et al. (2015)

Box 7.15 WHO-code moedermelkproducten

De WHO-code is een internationale gedragscode voor het op de markt brengen van moedermelkvervangende producten. Deze code legt reclame voor kunstmatige babyvoeding, flessen en spenen aan banden.

Bron: ▶http://stichtingbabyvoeding.nl

7.11 De huisarts

Tot slot, de huisarts. De huisarts is als vakinhoudelijk generalist een cruciale schakel in de integrale geboortezorg. Als vertrouwenspersoon speelt de huisarts dikwijls een belangrijke rol in de gezondheid en het welzijn van het gezin. De competenties in het 'Competentieprofiel van de huisarts' zijn vastgesteld op basis van de zeven competentiegebieden van het CanMEDS-model (Landelijke Huisartsen Vereniging 2016). ▶Box 7.16 geeft een beknopte samenvatting van deze competenties.

> Box 7.16 Beknopte samenvatting van de zeven competentiegebieden van de huisarts volgens het CanMEDS-raamwerk
>
> *1. Medisch handelen*
> Het medisch handelen van de huisarts is gefundeerd op de huisartsgeneeskundige kernwaarden en omvat alle medische activiteiten die hij of zij ontplooit naar aanleiding van klachten, problemen en vragen over ziekte en gezondheid. Huisartsenzorg is generalistische, persoonsgerichte en continue zorgverlening.
>
> *2. Communicatie*
> De kern bestaat hier uit het initiëren en onderhouden van een constructieve dialoog en werkrelatie met de cliënt en het zorgdragen voor een medisch verantwoorde gezamenlijke besluitvorming.
>
> *3. Samenwerking*
> De huisarts vervult, waar nodig, een coördinerende, bewakende en bevorderende rol in het bieden van samenhangende en op het individu afgestemde zorg. De huisarts draagt informatie over cliënten zorgvuldig over en neemt verantwoordelijkheid voor de continuïteit van de zorg.
>
> *4. Organisatie*
> De kwaliteit van de huisartsenvoorziening wordt continu gevolgd aan de hand van relevante indicatoren. De huisarts gebruikt informatietechnologie voor optimale cliëntenzorg en houdt voor elke cliënt een elektronisch medisch dossier bij.
>
> *5. Maatschappelijk handelen*
> De kern is het verlenen van doelmatige, voor iedereen toegankelijke zorg en het afwegen van de belangen van de cliënt tegen de belangen van andere hulpvragers en de maatschappij. De huisarts bevordert de gezondheid van individuele cliënten, neemt passende correctieve en/of preventieve maatregelen bij incidenten in de cliëntenzorg en informeert de cliënt over de geldende klachtprocedures. De huisarts kiest voor de minst kostbare behandeloptie bij gelijkwaardigheid van alternatieven en voorkomt onnodige doorverwijzingen.
>
> *6. Kennis en wetenschap*
> De huisarts neemt verantwoordelijkheid voor en draagt bij aan de ontwikkeling van het vakgebied door participatie in onderzoek, onderwijs en innovatie. De principes van evidence-based medicine (EBM) vormen hierbij de kern.

> *7. Professionaliteit*
> De kern hierbij is het ontwikkelen van een professionele identiteit. Reflectie op de eigen competenties is een essentiële vaardigheid. De huisarts maakt eigen persoonlijk en professioneel handelen bespreekbaar en stelt verbeterpunten vast op basis van de verkregen feedback. De huisarts stelt door middel van reflectie periodiek de persoonlijke leerbehoefte vast, neemt deel aan deskundigheidsbevordering en evalueert het effect.

Na de basisarts-opleiding van zes jaar duurt de huisartsopleiding drie jaar. Het landelijk opleidingsplan voor de opleiding tot huisarts is in 2016 geactualiseerd (Post et al. 2016).

7.12 Conclusies

- Beroepsprofielen van artsen, medisch specialisten, verloskundigen, verpleegkundigen en (kraam)verzorgenden zijn alle gebaseerd op de zeven competenties van het CanMEDS-raamwerk, waarin samenwerking met andere zorgprofessionals een belangrijk plaats inneemt.
- Het kennen van elkaars beroepsprofiel heeft een gunstig effect op onderling vertrouwen en samenwerking.
- Hoewel de beroepsopleidingen voornamelijk monodisciplinair zijn ingericht, wordt op steeds meer plaatsen ook interprofessioneel onderwijs gegeven.
- Het is van belang dat elk zorgverlener de (zwangere) vrouw en haar (eventuele) partner op de hoogte brengt van zijn of haar specifieke rol in de te verlenen zorg.
- De algemeen gynaecoloog als generalist maakt plaats voor de gynaecoloog met een specifiek aandachtsgebied.
- Het verdient aanbeveling de taken en bevoegdheden van alle verloskundig zorgverleners goed af te bakenen en lokaal vast te leggen.
- (Obstetrie)verpleegkundigen en (kraam)verzorgenden mogen onder voorwaarden voorbehouden handelingen verrichten in opdracht van een daartoe bevoegde zorgprofessional.
- De klinisch verloskundige moet zich als zelfstandig verloskundig zorgverlener kunnen beroepen op de grenzen van haar bevoegdheden.
- De huisarts is een cruciale schakel in de integrale geboortezorg.

7.13 Opdrachten

Opdrachten
1. Beschrijf uw professionele competenties en rollen in uw huidige werkkring.
2. Beschrijf de competenties van de rechtstreeks betrokken verloskundig zorgverleners in de geboortezorg met betrekking tot kwaliteit van zorg.
3. Geef aan in hoeverre uw professionele werkterrein een overlap vertoont met andere werkterreinen.
4. Benoem factoren die samenwerking met andere disciplines versterken.
5. Benoem factoren die samenwerking met andere discipline bemoeilijken.
6. Vraag aan een collega welke professionele competenties hij of zij denkt te hebben en in hoeverre deze gebruikt worden in de dagelijkse praktijk.

Literatuur

Aitink M, Goodarzi B, Martijn L. Beroepsprofiel verloskundigen. Utrecht: Koninklijke Nederlandse Organisatie voor Verloskundigen (KVOV); 2014.

Bhutta ZA, Chen L, Cohen J, Crisp N, Evans T, Fineberg H, Frenk J, Garcia P, Horton R, Ke Y, Kelley P, Kistnasamy B, Meleis A, Naylor D, Pablos-Mendez A, Reddy S, Scrimshaw S, Sepulveda J, Serwadda D, Zurayk H. Education of health professionals for the 21st century: a global independent Commission. Lancet 2010 Apr 3;375(9721):1137–8. ▶ https://doi.org/10.1016/S0140-6736(10)60450-3.

Bouman A. De prikzuster. Ned Tijdschr Geneeskd. 2014;158:B1028.

Cellissen E, Engeltjes B, Rijke RPC. Klinisch verloskundige werkt zonder wettelijke dekking. Medisch Contact 2014;69:2532–3.

Cellissen E, Engeltjes B, Rijke RPC, Steegers EAP, Scheele F. De physician assistant klinisch verloskundige in Nederland. NTOG 2018;131:204–8.

College Zorg Opleidingen (CZO). Opleidingseisen van de opleiding tot obstetrieverpleegkundige. Deskundigheidsgebied en eindtermen. Versie 1.1. 2016a. Bron: ▶ https://www.czo.nl/content/obstetrieverpleegkundige-0.

College Zorg Opleidingen (CZO). Opleidingseisen van de opleiding tot intensivecare-neonatologieverpleegkundige Deskundigheidsgebied en eindtermen. Versie 1.1. 2016b. Bron: ▶ https://www.czo.nl/sites/default/files/opleidingseisen_intensivecare-neonatologieverpleegkundige_versie_1.1._1_september_2016_wzg_21-8-2017.pdf.

Dam C van, Kluft M, Liefhebber S. Beroepsprofiel lactatiekundigen IBCLC (International Board Certified Lactational Consultant). In: Band C, Graaf K de, Mulder W, Lonkhuijsen M van, Schippers M, redactie. 2015. Bron: ▶ https://www.nvlborstvoeding.nl/wp-content/uploads/2015/09/Beroepsprofiel-Lactatiekundige-2015.pdf.

Deen E. Beroepscompetentieprofiel Kraamverzorgende. Den Haag: Stichting Arbeidsmarkt- en Opleidingsbeleid Verpleeg- Verzorgingshuizen en Thuiszorg (A+O VVT); 2016.

Dijk A van. Wie is dé kraamverzorgende? V&VN Mag. 2015;9–11.

Frenk J, Chen L, Bhutta ZA, Cohen J, Crisp N, Evans T, Fineberg H, Garcia P, Ke Y, Kelley P, Kistnasamy B, Meleis A, Naylor D, Pablos-Mendez A, Reddy S, Scrimshaw S, Sepulveda J, Serwadda D, Zurayk H. Health professionals for a new century: transforming education to strengthen health systems in an interdependent world. Lancet 2010 Dec 4;376(9756):1923–58. ▶ https://doi.org/10.1016/S0140-6736(10)61854-5.

Ganzevoort W, Bakker J. Is de juridische inkadering beter? NTOG 2018;131:209.

Graaf JP de, Merkus HMWM, Bonsel GJ, Steegers EAP. Nederlandse geboortezorg in historisch perspectief. Wonderbaby en zorgenkind. Rotterdam: Erasmus MC; 2017.

Hanson M, Barker M, Dodd JM, Kumanyika S, Norris S, Steegers E, Stephenson J, Thangaratinam S, Yang H. Interventions to prevent maternal obesity before conception, during pregnancy, and post partum. Lancet Diabetes Endocrinol. 2017;5(1):65–76. ▶ https://doi.org/10.1016/S2213-8587(16)30108-5.

Kelly MP, Heath I, Howick J, Greenhalgh T. The importance of values in evidence-based medicine. BMC Med Ethics 2015 Oct 12;16(1):69. ▶ https://doi.org/10.1186/s12910-015-0063-3.

KNMG. Handreiking Verantwoordelijkheidsverdeling bij samenwerking in de zorg. 2010. Bron: ▶ https://www.knmg.nl/advies-richtlijnen/knmg-publicaties/knmg-publicaties/knmg-publicaties/knmg-publicaties/verantwoordelijkheidsverdeling.htm.

KNMG. Reactie KNMG op wetsvoorstel toekennen van definitief zelfstandige bevoegdheid van physician assistants en verpleegkundig specialisten om bepaalde (medische) voorbehouden handelingen te verrichten (ref DvM/17-1460). Bron: ▶ https://www.knmg.nl/advies-richtlijnen/dossiers/taakherschikking.htm.

KNOV/NVOG. Beroepsprofiel klinisch verloskundigen. 2013. Bron: ▶ https://www.knov.nl/fms/file/knov.nl/knov_downloads/2112/file/Beroepsprofiel_KLINISCH_VK_02_02_2015.pdf.

KNOV/NVOG. Leidraad voor protocol klinisch verloskundige. 2014. Bron: ▶ http://nvog-documenten.nl/uploaded/docs/Leidraad%20voor%20protocol%20positie%20klinisch%20verloskundigen%2022-5-2014.pdf.

Kolk N, Oort B van, V&VN- projectgroep Expertisegebieden. Expertisegebieden verloskundige Voortplanting, Obstetrie & Gynaecologie. 2013. Bron: ▶ http://vog.venvn.nl/LinkClick.aspx?fileticket=XgGA_edf-tU%3d&portalid=22.

Landelijk Indicatie Protocol Kraamzorg. Instrument voor toekenning van kraamzorg: partusassistentie en kraamzorg gedurende de kraamperiode. 2008. Bron: ▶ http://www.knov.nl/fms/file/knov.nl/knov_downloads/712/file/Landelijk%20Indicatie%20Protocol%20Kraamzorg.pdf?download_category=overig.

Landelijke Huisartsen Vereniging (LHV). Competentieprofiel van het huisarts. 2016. Bron: ▶ https://www.lhv.nl/zoeken/competentieprofiel.

Lint M de. Zorgstelsel op koers of op drift? Acht jaar RVS adviezen voor het nieuwe zorgstelsel. Den Haag: Raad voor Volksgezondheid en Samenleving; 2014. Bron: ▶ https://www.raadrvs.nl/uploads/docs/Zorgstelsel_op_koers_of_op_drift_-_8_jaar_RVZ_adviezen.pdf.

Lee N van der, Scheele F. Integrale verloskunde gehinderd door het verleden? Verloskundigen en gynaecologen door de eeuwen heen. Ned Tijdschr Geneeskd. 2016;160(0):D621.

Merwijk S van, Lambregts J, Grotendorst A; Projectgroep V&V 2010. Beroepsprofiel verpleegkundig specialist. Deel 4. 2012. Bron: ▶ http://www.invoorzorg.nl/docs/ivz/informatiecentrum/professionals/23203%20Beroepsprofiel%20verpleegkundig%20specialist.pdf.

NCJ. Richtlijn opvoedondersteuning. 2013. Bron: ▶ https://www.ncj.nl/richtlijnen/alle-richtlijnen/richtlijn/?richtlijn=9&rlpag=674.

Nederlandse Associatie Physician Assistants (NAPA). Beroepsprofiel Physician Assistant. 2012. Bron: ▶ https://www.napa.nl/wp-content/uploads/2014/06/beroepsprofiel2012-vs-1.0-1.pdf.

Nederlandse Zorgautoriteit (NZa). Kraamzorg – BR/CU-7149. 2018. Bron: ▶ https://puc.overheid.nl/nza/doc/PUC_21455_22/1/.

NVOG. Standpunt verlengde armconstructie. 2007. Bron: ▶ http://nvog-documenten.nl/index.php?pagina=/richtlijn/pagina.php&fSelectNTG_110=111&fSelectedSub=110.

NVOG. Nota klinische Verloskundigen. 2008. Bron: ▶ http://nvog-documenten.nl/index.php?pagina=/richtlijn/pagina.php&fSelectTG_62=75&fSelectedSub=62&fSelectedParent=75.

NVOG. Boeg. Landelijk opleidingsplan voor de opleiding Obstetrie en Gynaecologie. Bron: ▶ http://www.nvog.nl/Sites/Files/0000002980_BOEG%20opleidingsplan%20Obstetrie%20en%20Gynaecologie%201-12.pdf.

Pieters AJHM, Kim E, Oorschot KE van, Akkermans HA, Brailsford SC. Care and cure: compete or collaborate? improving inter-organizational designs in healthcare. A case study in Dutch perinatal care. Tilburg: Prisma Print; 2014. Bron: ▶ https://www.researchgate.net/publication/276894326_Care_Cure_Combine_or_Collaborate_Evaluating_Inter-Organizational_Designs_in_Healthcare.

Post K van der, Reinders M, Vijver P van de, Nijveldt M. Landelijk opleidingsplan voor de opleiding tot huisarts. 2016. Bron: ▶ https://www.huisartsopleiding.nl/images/opleiding/LOP_huisartsgeneeskunde_instemming_CGS_19112016_inclusief_5_bijlagen.pdf.

Renfrew MJ, McFadden A, Bastos MH, Campbell J, Channon AA, Cheung NF, Silva DR, Downe S, Kennedy HP, Malata A, McCormick F, Wick L, Declercq E. Midwifery and quality care: findings from a new evidence-informed framework for maternal and newborn care. Lancet 2014 Sep 20;384(9948):1129–45. ▶ https://doi.org/10.1016/S0140-6736(14)60789-3. Epub 2014 Jun 22. Review. Erratum in: Lancet 2014 Sep 20;384(9948):1098.

Rijksoverheid. Een goed begin. Veilige zorg rond zwangerschap en geboorte. Advies Stuurgroep Zwangerschap en Geboorte (olv prof. J van de Velden). Den Haag: Gezondheidsraad; 2009. ▶ https://www.rijksoverheid.nl/documenten/kamerstukken/2009/12/30/een-goed-begin-veilige-zorg-rond-zwangerschap-en-geboorte.

Shaw D, Guise JM, Shah N, Gemzell-Danielsson K, Joseph KS, Levy B, Wong F, Woodd S, Main EK. Drivers of maternity care in high-income countries: can health systems support woman-centred care? Lancet 2016 Nov 5;388(10057):2282–95. ▶ https://doi.org/10.1016/S0140-6736(16)31527-6. Epub 2016 Sep 16. Review. Erratum in: Lancet 2016 Nov 5;388(10057):2238.

Stuurgroep KNOV-NVOG klinisch verloskundigen. Positionering klinisch verloskundigen. 2013; update 2014. Bron: ▶ https://www.knov.nl/werk-en-organisatie/tekstpagina/479-3/positionering-klinisch-verloskundigen/hoofdstuk/269/positionering-klinisch-verloskundigen/.

Terpstra D, et al. Toekomstbestendige beroepen in de verpleging en verzorging, Rapport stuurgroep over de beroepsprofielen en de overgangsregeling. 2015. Bron: ▶ http://www.nfu.nl/img/pdf/Rapport_toekomstbestendige-beroepen-in-de-verpleging-en-verzorging.pdf.

TNO. Checklist Vroegsignalering in de kraamtijd. 2011. Bron: ▶ https://www.tno.nl/media/1018/tno-gl-h-11-05-13checklist_a41.pdf.

Vos AA, Voorst SF van, Steegers EA, Denktaş S. Analysis of policy towards improvement of perinatal mortality in the Netherlands (2004–2011). Soc Sci Med. 2016;157:156–64. ▶ https://doi.org/10.1016/j.socscimed.2016.01.032.

Vries R de. A pleasing birth. Amsterdam: Amsterdam University Press; 2005. ISBN 9789053567418.

Zorgstandaard Integrale Geboortezorg versie 1.1. 2016. Bron: ▶ https://www.zorginzicht.nl/bibliotheek/integrale-geboortezorg-zorgstandaard/Paginas/Home.aspx.

Professionele verantwoordelijkheid – omgang met klachten, incidenten, complicaties en calamiteiten

H.I.J. Wildschut, B.J. Smit, G.M. van Dijk en A. de Jong

8.1 Inleiding – 247

8.2 Waar kan de (zwangere) vrouw terecht als in haar ogen de verleende zorg niet deugt? – 248
8.2.1 Integrale geboortezorg en professionele verantwoordelijkheden – 250
8.2.2 Verantwoordelijkheden van het interprofessioneel geboortezorgteam – 251
8.2.3 Het eerste consult tijdens de zwangerschap – 252
8.2.4 Prenataal huisbezoek (28–36 weken) – 254
8.2.5 Geboortezorg in het ziekenhuis tijdens opname, klinische bevalling en kraambedperiode – 254

8.3 Hoe te handelen bij klachten en geschillen? – 255
8.3.1 Wettelijke klachten- en geschillenregeling – 255
8.3.2 Landelijk Meldpunt Zorg – 257
8.3.3 Aandachtspunten voor de huidige wettelijke klachten- en geschillenregeling – 257

8.4 Hoe te handelen bij incidenten en calamiteiten? – 257
8.4.1 Incidenten – 257
8.4.2 Algemene informatie voor cliënten – 257
8.4.3 Algemene informatie voor zorgprofessionals – 258

De originele versie van dit hoofdstuk is gereviseerd: een erratum bij deze publicatie is hier te vinden
▶ https://doi.org/10.1007/978-90-368-2202-2_13.

© Bohn Stafleu van Loghum is een imprint van Springer Media B.V., onderdeel van Springer Nature 2018
H. I. J. Wildschut en I. C. Boesveld (Red.), *Integrale geboortezorg*,
https://doi.org/10.1007/978-90-368-2202-2_8

8.5	Veiligheidscultuur – 261	
8.5.1	Verantwoordelijkheid, vertrouwelijkheid en openbaarheid – 261	
8.5.2	Ontbreken van een veiligheidscultuur – 261	
8.5.3	Angst voor consequenties – 263	
8.5.4	Praktische consequenties – 263	
8.5.5	Calamiteiten – 265	
8.6	Rekenschap afleggen over de geleverde zorg – reflectie op eigen handelen – 266	
8.6.1	Inleiding – 266	
8.6.2	Maternale sterfte – 266	
8.6.3	Sterftebesprekingen – 267	
8.6.4	Visitatie – 272	
8.6.5	Moreel beraad – 273	
8.7	Weerslag van een ingrijpend incident op de zorgverleners – 274	
8.8	Conclusies – 275	
8.9	Opdrachten – 277	
	Literatuur – 277	

> **Gezond kind geboren en toch niet tevreden**
>
> In 2016 dient een tuchtzaak (nummer 2015.320) van een vrouw (klaagster) tegen een jonge arts (verweerster), die in 2012 haar bevalling in het ziekenhuis begeleidt (Broersen en Hendriks 2016). Klaagster is ontstemd over het niet-naleven van haar geboorteplan. Hierin staat dat zij een 'natuurlijke' bevalling wil. Verder geeft ze in het geboorteplan aan niet liggend te willen bevallen, maar liefst op haar hurken of op een baarkruk, in een rustige omgeving.
>
> Het loopt anders dan verwacht. Wegens serotiniteit (zwangerschapsduur is meer dan 42 weken) wordt een inleiding gepland, waartegen klaagster aanvankelijk bezwaar had. De nacht vóór de geplande inleiding beginnen de weeën. Al snel krijgt zij volledige ontsluiting en op het moment dat het hoofdje geboren is moet klaagster opeens, zonder duidelijke uitleg of toelichting, op haar rug liggen. De baring wordt vervolgens door verweerster actief geleid. Klaagster bevalt zonder complicaties van een gezond kind. Klaagster vindt dat met de rugligging haar de kans op een 'natuurlijke' bevalling is ontnomen: haar wensen zijn ondergeschikt gemaakt aan protocollen die zij niet kende.
>
> Het Centraal Tuchtcollege wijst de klacht af met het argument dat afgeweken kan worden van het geboorteplan als daarvoor een medische noodzaak is. Klaagster is – achteraf bezien – onvoldoende doordrongen van de verschillende scenario's tijdens de bevalling.

8.1 Inleiding

Deze casus laat zien dat zwangere vrouwen gebruikmaken van het klachtrecht, ook al is er geen sprake van aantoonbare gezondheidsschade voor moeder of kind. De aanleiding voor deze tuchtzaak is het niet-nakomen van de afspraken in het geboorteplan. Het geboortezorgplan (▶ par. 1.5.6) is een belangrijk element van integrale geboortezorg (Zorgstandaard Integrale Geboortezorg 2016). De jonge arts wordt ter verantwoording geroepen voor het niet-nakomen van afspraken. Deze afspraken zijn echter niet bindend, luidt het oordeel van het Centraal Tuchtcollege. Van eerder gemaakte afspraken in het geboorteplan moet in medische noodgevallen kunnen worden afgeweken. Het is daarbij van belang dat dit met de zwangere vrouw en haar (eventuele) partner voorafgaand aan de bevalling wordt besproken. Dat is kennelijk niet gebeurd.

Goede communicatie veronderstelt wederzijdse betrokkenheid. Een gesignaleerd gebrek aan communicatie is dan ook geen verwijt aan de ene of de andere partij (◘fig. 8.1). Wederzijdse betrokkenheid impliceert persoonlijke aandacht, het tijdig uitwisselen van relevante informatie, bereidheid tot luisteren naar elkaar en ruimte geven aan emoties en gevoelens.

Waarom heeft het in deze casus zover moeten komen? De weg naar de tuchtrechter is in dit soort gevallen onnodig, langdurig en frustrerend voor zowel klaagster als verweerster. Het kind is vier jaar oud als het Centraal Tuchtcollege uitspraak doet. Met de uitspraak in deze tuchtzaak wordt het onderling vertrouwen niet herwonnen. Beide partijen zijn ongetwijfeld verbitterd; klaagster omdat haar klacht niet is gehonoreerd en verweerster omdat de tuchtzaak zo veel tijd en negatieve energie heeft gekost.

Hoe is dit te voorkomen? Voor deze casus is dat niet te achterhalen, maar in het algemeen geldt dat als de cliënt ontevreden is, de zorgverlener het initiatief moet nemen voor een gesprek, hoe lastig dat ook is. Belangrijk is dan niet direct in de verdediging te gaan of in discussie te gaan over de inhoud van de klacht. Het advies luidt: kalm blijven en op een empathische wijze de emoties benoemen. Een goed gesprek met betrokkenen, eventueel pas nadat de

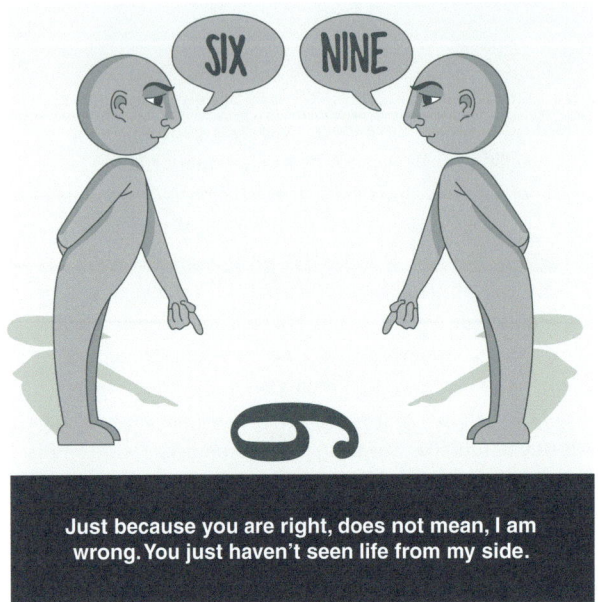

Figuur 8.1 Het is maar vanaf welke kant je het probleem bekijkt

lucht enigszins geklaard is, vormt de ruggengraat voor herstel van een eventuele vertrouwensbreuk. Een dergelijk gesprek behelst erkenning van de klacht, het benoemen van eventuele fouten, en de garantie geven dat de klacht serieus wordt genomen en wordt uitgezocht.

Het kan gebeuren dat het gesprek om allerlei redenen niet wil lukken. De zorgverlener kan de zwangere vrouw en haar (eventuele) partner dan wijzen op de geëigende klachtenprocedure. In de informatiefolder hierover staat dat de zorggebruiker met haar klacht terechtkan bij de onafhankelijke klachtenfunctionaris, ook wel klachtenbemiddelaar, vertrouwenspersoon of medewerker klachtenopvang genoemd.

8.2 Waar kan de (zwangere) vrouw terecht als in haar ogen de verleende zorg niet deugt?

> Meeleven is niet hetzelfde als een fout erkennen.
> Hilde van der Meer, beleidsadviseur gezondheidsrecht KNMG (▶ www.knmg.nl).

Is bij een klacht de regionale geboortezorgorganisatie of de individuele zorgverlener hiervoor verantwoordelijk en eventueel aansprakelijk?[1]

Het komt in de geboortezorg steeds vaker voor dat bij de zorgverlening aan cliënten meerdere zorgverleners zijn betrokken (▶ par. 7.6). Een goede samenwerking tussen deze zorgverleners, met speciale aandacht voor continuïteit van zorg op het gebied van beleid, informatievoorziening en persoonlijke aandacht, is daarbij van groot belang. Samenwerking roept ook nieuwe vragen en problemen op. Zo zal er een duidelijke taak- en

---

1 Aansprakelijkheid heeft betrekking op de situatie waarin op basis van juridische gronden materiële of immateriële schade verhaald kan worden op de veroorzaker van de schade.

verantwoordelijkheidsverdeling moeten zijn, en is het noodzakelijk dat de betreffende zorgverleners met elkaar communiceren en hun werkzaamheden en informatie onderling afstemmen. Dat zijn belangrijke voorwaarden voor het bieden van verantwoorde zorg. De Koninklijke Nederlandse Maatschappij tot bevordering der Geneeskunst (KNMG) heeft in 2010 hierover, samen met verschillende beroepsverenigingen, een checklist met dertien aanbevelingen gepubliceerd; wij noemen er hier vier van (▶box 8.1).

> **Box 8.1 Checklist met dertien aanbevelingen voor afspraken over verantwoordelijkheidsverdeling bij de samenwerking in zorg**
> 1. Voor de cliënt is te allen tijde duidelijk wie van de betrokken zorgverleners:
>   – het aanspreekpunt is voor vragen van de cliënt of diens vertegenwoordiger;
>   – de inhoudelijke (eind)verantwoordelijkheid heeft voor de zorgverlening aan de cliënt;
>   – belast is met de coördinatie van de zorgverlening aan de cliënt (zorgcoördinator). Het is van belang dat deze drie taken over zo weinig mogelijk zorgverleners worden verdeeld. Zo mogelijk zijn deze taken in één hand.
> 2. Alle bij de samenwerking betrokken zorgverleners beschikken zo nodig over een gezamenlijk en up-to-date zorg- of behandelplan betreffende de cliënt.
> 3. Gegarandeerd wordt dat de rechten van de cliënt, zoals deze voortvloeien uit wetgeving en rechtspraak, op de juiste wijze worden nagekomen. Waar nodig worden afspraken gemaakt om te vergemakkelijken dat de cliënt de hem/haar toekomende rechten kan uitoefenen.
> 4. Een zorgverlener die deelneemt in een samenwerkingstraject vergewist zich ervan dat hij/zij beschikt over relevante gegevens van collega's en informeert collega's over gegevens en bevindingen die zij nodig hebben om verantwoorde zorg te kunnen verlenen.
> 5. Relevante gegevens worden aangetekend in een dossier over de cliënt. Bij voorkeur is dit een geïntegreerd dossier, dat door alle bij de samenwerking betrokken zorgverleners kan worden geraadpleegd en aangevuld. Zo niet, dan worden afspraken gemaakt over de wijze waarop samenwerkingspartners relevante informatie uit een dossier kunnen verkrijgen.
> 6. Zorgverleners die deelnemen aan een samenwerkingsverband maken duidelijke afspraken over de verdeling van taken en verantwoordelijkheden met betrekking tot de zorgverlening aan de cliënt.
> 7. Zorgverleners die deelnemen aan een samenwerkingsverband zijn alert op de grenzen van de eigen mogelijkheden en deskundigheid en verwijzen zo nodig tijdig door naar een andere zorgverlener. Zij zijn op de hoogte van de kerncompetenties van de andere betrokken zorgverleners.
> 8. In gevallen waarin tussen zorgverleners een opdrachtrelatie bestaat, geeft de opdrachtgevende zorgverlener voldoende instructies met betrekking tot de zorgverlening aan de cliënt.
> 9. Overdracht van taken en verantwoordelijkheden vindt expliciet plaats. Bij de inrichting van overdrachtsmomenten is het van belang om rekening te houden met zowel bij overdrachtssituaties in het algemeen veelvoorkomende risico's als met eventuele specifieke kenmerken van de cliëntsituatie.
> 10. Waar nodig voor een goede zorgverlening wordt in situaties van samenwerking in de zorg voorzien in controlemomenten (overleg, evaluatie).

11. De cliënt of diens vertegenwoordiger wordt intensief betrokken bij de ontwikkeling en uitvoering van het zorg- of behandelplan. De eigen verantwoordelijkheid van de cliënt in relatie tot het zorgproces wordt zo veel mogelijk gestimuleerd. Elke zorgverlener bespreekt met de cliënt ook diens ervaringen met het samenwerkingsverband.
12. Afspraken die door samenwerkingspartners worden gemaakt over de aard en inrichting van de samenwerking en over ieders betrokkenheid worden schriftelijk vastgelegd.
13. Met betrekking tot incidenten (waaronder begrepen fouten) geldt het volgende: naar de cliënt wordt over incidenten openheid betracht; incidenten worden gemeld op een binnen het samenwerkingsverband afgesproken centraal punt; een aan het samenwerkingsverband deelnemende zorgverlener die in de ogen van een of meer collega's niet voldoet aan de normen voor verantwoorde zorg, wordt door hen daarop aangesproken.

Bron: KNMG (2010)

8.2.1 Integrale geboortezorg en professionele verantwoordelijkheden

De integrale geboortezorgorganisatie (IGO), die meestal voortkomt uit een verloskundig samenwerkingsverband (VSV), is een regionaal besluitvormend netwerk waarin organisaties van verloskundig zorgverleners, kraamzorgorganisaties en eventuele andere regionale zorgprofessionals samenwerken. Zij zijn gezamenlijk verantwoordelijk voor het kwaliteitsbeleid rondom zwangerschap, geboorte en de periode erna. In de Zorgstandaard Integrale Geboortezorg (2016) zijn beleidsonderwerpen genoemd waarvoor de regionale geboortezorgorganisatie verantwoordelijk wordt gehouden (▶box 8.2).

Box 8.2 Organisatorische beleidsonderwerpen waarvoor de regionale geboortezorgorganisatie verantwoordelijk is
- een regionale adviesraad van zwangere vrouwen/(jonge) ouders;
- een regionaal beleid rondom risico-inschatting – medisch en psychosociaal;
- een regionaal beleid met betrekking tot omgang met klachten;
- een regionaal beleid met betrekking tot omgang met incidenten, complicaties en calamiteiten;
- een regionaal beleid met betrekking tot pijnbestrijding;
- een regionaal beleid met betrekking tot kwetsbare zwangere vrouwen;
- minstens eenmaal per maand multidisciplinair overleg (MDO);
- deelname aan de perinatale audit;
- het opleveren van een gezamenlijk kwaliteitsjaarverslag;
- een ten minste jaarlijkse bespreking tussen de deelnemende partijen in het regionaal geboortezorgteam over de jaarcijfers van de kwaliteit van geboortezorg en de daaruit voortvloeiende beleidsplannen;
- het bespreken van het kwaliteitsjaarverslag en de voorgenomen beleidsplannen met de regionale adviesraad van zwangere vrouwen/(jonge) ouders.

Bron: Zorgstandaard Integrale Geboortezorg (2016)

8.2.2 Verantwoordelijkheden van het interprofessioneel geboortezorgteam

Het interprofessioneel geboortezorgteam maakt deel uit van de geboortezorgorganisatie en is op regionaal niveau als team verantwoordelijk voor de uitvoering van het beleid met betrekking tot de zorg rond preconceptie, zwangerschap, geboorte en postnatale periode (Zorgstandaard Integrale Geboortezorg 2016). Binnen de samenwerking in een interprofessioneel geboortezorgteam worden twee vormen van professionele verantwoordelijkheid onderscheiden: de 'algemene verantwoordelijkheid' en de 'handelingsverantwoordelijkheid' (Rijken 2016).

Algemene verantwoordelijkheid

Het interprofessioneel geboortezorgteam is gezamenlijk verantwoordelijk voor afspraken over kwaliteit, registratie, verantwoording en transparantie (Zorgstandaard Integrale Geboortezorg 2016). Een en ander vereist een goede geboortezorgorganisatie, goede onderlinge afstemming met heldere afspraken, regie en duidelijkheid over verantwoordelijkheden van de betrokken zorgverleners op lokaal en regionaal niveau, waaronder ambulancezorg. Daarbij gaat het niet alleen om afstemming binnen en tussen de verschillende echelons of teams, maar ook om afstemming binnen, bijvoorbeeld, een ziekenhuis en de verschillende professionals die betrokken zijn bij het verlenen van (acute) zorg rond zwangerschap en geboorte. Als de geboortezorgorganisatie als zodanig gebreken vertoont, kan op grond van de 'algemene verantwoordelijkheid' de organisatie daarop worden aangesproken. Dit kan alleen wanneer de IGO een rechtspersoon is; veel VSV's zijn dat niet.

Handelingsverantwoordelijkheid

Als de kwaliteit van individuele zorg aan de (zwangere) vrouw niet adequaat is, ten gevolge van, bijvoorbeeld, het verkeerd uitvoeren (of het nalaten) van een (be)handeling, kan in het kader van 'handelingsverantwoordelijkheid' de betrokken zorgprofessional daarop worden aangesproken. Bij de zorg voor individuele (zwangere) vrouwen is namelijk de zorgprofessional op grond van de Wgbo verantwoordelijk en aansprakelijk voor het eigen handelen. Deze wettelijke bepaling geldt tot op zekere hoogte niet voor situaties waarin zorgprofessionals onder verantwoordelijkheid van een andere zorgprofessional functioneren. Dit betreft, bijvoorbeeld, situaties waarin met (klinisch) verloskundigen formeel is afgesproken dat zij onder de eindverantwoordelijkheid van de gynaecoloog werken. Bij het toekennen van de werkzaamheden wordt rekening gehouden met de zelfstandige bevoegdheid van de (klinisch) verloskundige, afhankelijk van haar bekwaamheid, en met de daarbij horende verantwoordelijkheid. De (klinisch) verloskundige die in opdracht of onder supervisie van de gynaecoloog geautoriseerde werkzaamheden verricht, behoudt haar eigen professionele verantwoordelijkheid (KNOV/NVOG 2014). De vakgroep, maatschap of afdeling Verloskunde is verantwoordelijk voor het medisch beleid, de organisatiestructuur en het protocollair vastleggen van afspraken (KNOV/NVOG 2014).

Plichten van patiënt/cliënt bij medische behandeling

De patiënt/cliënt heeft de wettelijke plicht (Wgbo art. 452 BW) de zorgprofessional zo goed mogelijk te infomeren en de medewerking te verlenen die redelijkerwijs nodig is voor goede zorgverlening (Rijksoverheid; ▶ www.rijksoverheid.nl). Het recht op zelfbeschikking en het recht op lichamelijke integriteit van de vrouw staan een behandeling in het belang van het kind soms in de weg (Anonymous 2015; Blondeau et al. 2015; Duijst et al. 2015; Groot et al. 2015; Hollander et al. 2017). Dat geldt in het bijzonder als de zwangere vrouw zich verzet tegen een behandeling die mogelijk levensreddend is voor het (ongeboren) kind (▶ par. 1.6.6). Als zij wilsbekwaam is, biedt de Wgbo geen ruimte voor een behandeling onder dwang. Dat ligt anders bij vrouwen die wilsonbekwaam zijn, bijvoorbeeld als gevolg van een psychiatrische aandoening. In die situatie biedt de Wgbo beperkte ruimte voor gedwongen behandeling, maar alleen als een vertegenwoordiger met de behandeling instemt en die behandeling erop gericht is om 'ernstig nadeel' voor de vrouw zelf te voorkomen. Daaronder zou ook het verlies van een kind gerekend kunnen worden, als de noodzakelijk geachte behandeling niet wordt uitgevoerd (Anonymous 2015). Bij psychiatrische patiënten die gedwongen zijn opgenomen in het kader van de Wet bijzondere opnemingen in psychiatrische ziekenhuizen (Bopz), is dwangbehandeling mogelijk (▶ par. 2.5.1).

8.2.3 Het eerste consult tijdens de zwangerschap

Het eerste consult (de intake) van de zwangere vrouw met een verloskundig zorgverlener vindt bij voorkeur plaats vóór een zwangerschapsduur van negen weken. Het eerste consult heeft als doel de omstandigheden die van invloed zijn op de keuze en aard van noodzakelijk geachte zorg voor de zwangere vrouw vast te stellen.

Nieuwe privacyregeling

Zorgprofessionals en zorginstellingeninstellingen zijn verplicht zorg te dragen voor een goede verslaglegging van alle noodzakelijke medische gegevens, waaronder bijvoorbeeld beeldopnamen (Ploem en Voskes 2016). Verslaglegging moet voldoen aan de vigerende privacyregelingen die wettelijk zijn vastgelegd (Kneepens en Maasen 2018; KNMG 2018; Schermer et al. 2018) (▶ box 8.3).

> **Box 8.3 Wettelijke privacyrechten die zijn vastgelegd in de Algemene verordening gegevensbescherming**
>
> *Privacywetgeving*
> Per 25 mei 2018 is de Algemene verordening gegevensbescherming (AVG) (Engels: General Data Protection Regulation, GDPR) van kracht (KNMG 2018). Dat betekent dat er vanaf die datum dezelfde privacywetgeving geldt in de gehele Europese Unie (Kneepens en Maasen 2018). In Nederland houdt de Autoriteit Persoonsgegevens toezicht op de naleving van deze wet. Onder de AVG krijgen mensen van wie persoonsgegevens worden verwerkt meer en verbeterde privacyrechten. Denk daarbij aan bestaande rechten, zoals het recht op inzage en het recht op rectificatie, aanvulling of verwijdering. Maar ook nieuwe rechten, zoals het recht op overdracht van gegevens (dataportabiliteit). Bij dit recht moet de zorgverlener ervoor zorgen dat betrokkenen hun gegevens makkelijk kunnen krijgen en vervolgens (desgewenst) kunnen doorgeven aan een andere organisatie.

> Voor alle zorginstellingen is de aanstelling van een functionaris voor gegevensbescherming verplicht. Deze heeft een controlerende taak en houdt contact met de raad van toezicht voor het geval zich problemen voordoen. Solo- en/of groepspraktijken van huisartsen of verloskundigen die niet op grootschalige wijze met bijzondere persoonsgegevens werken, hoeven geen functionaris voor gegevensbescherming aan te stellen.[2]
>
> Bron: Kneepens en Maasen (2018), KNMG (2018), Schermer et al. (2018)

Zorgverleners moeten vooraf aantoonbaar maken dat privacy en veiligheid van persoonsgegevens zijn gegarandeerd (Kneepens en Maasen 2018). Aan de hand van een privacyverklaring informeren zij cliënten over hun rechten, het doel van de verwerking van gegevens, aan wie gegevens worden verstrekt en hoe lang ze worden bewaard. De privacyverklaring is zowel op papier als online beschikbaar (KNOV privacyverklaring; ▶www.knov.nl). Tijdens het eerste consult wordt de zwangere vrouw toestemming gevraagd of andere zorgverleners die haar behandelen haar gegevens kunnen raadplegen (KNMG 2017). De AVG eist dat toestemming voor het delen van gegevens 'geïnformeerd' en 'specifiek' is (Schermer et al. 2018). De zorgverlener moet kunnen aantonen op basis van welke informatie toestemming van de cliënt is verkregen. Alleen de toestemming zelf vastleggen in het dossier, is onvoldoende (Schermer et al. 2018).

Voor de digitale vastlegging en opslag van gegevens is ook toestemming van de cliënt vereist (Zorgstandaard Integrale Geboortezorg 2016; KNMG 2017). Hiervan wordt een aantekening gemaakt in het dossier (Zorgstandaard Integrale Geboortezorg 2016).

De coördinerend zorgverlener

In het interprofessionele geboortezorgteam wordt na afstemming met de zwangere vrouw bepaald wie de coördinerend zorgverlener is. In de meeste gevallen vervult de verloskundige die de intake heeft gedaan, automatisch de rol van coördinerend zorgverlener, maar het kan ook de verloskundig actieve huisarts, de klinisch verloskundige, de physician assistant, de klinisch verloskundige of de gynaecoloog zijn. Het moet voor de (aanstaande) moeder altijd volstrekt duidelijk zijn wie op welk moment haar zorgverlener is en op welke wijze zij deze kan aanspreken tijdens het gehele verloop van de zwangerschap, de bevalling en kraamperiode (Zorgstandaard Integrale Geboortezorg 2016). De zwangere vrouw en haar (eventuele) partner stellen in samenspraak met de coördinerend zorgverlener een individueel geboortezorgplan op (▶par. 1.5.6).

Het interprofessionele geboortezorgteam

De samenstelling en de taakinvulling van het interprofessionele geboortezorgteam hangen af van regionale afspraken. Voor de bespreking van de relevante gegevens van de zwangere vrouw in het geboortezorgteam is de toestemming van de betrokkene nodig (Zorgstandaard Integrale Geboortezorg 2016).

Als in de VSV-regio de afspraak is dat iedere 'nieuwe' zwangere vrouw wordt besproken in een gezamenlijke bespreking en dat daarin het beleid voor begeleiding (individueel geboortezorgplan) wordt vastgelegd, zijn de deelnemende zorgprofessionals in beginsel

---

[2] Eerstelijnspraktijken en andere instellingen voor medisch-specialistische zorg met minder dan 10.000 patiënten/cliënten hoeven geen functionaris gegevensbescherming aan te stellen. Het gaat daarbij om 10.000 op naam van één praktijk(houder) ingeschreven patiënten/cliënten die in één informatiesysteem (HIS) staan (Kleijne 2018).

gebonden aan dit beleid. Als het nodig is, kan de zorgprofessional hiervan beargumenteerd afwijken. Dit moet met de zwangere vrouw en haar (eventuele) partner worden besproken. Hiervan dient in het dossier een aantekening met opgave van reden te worden gemaakt.

Volgens de Zorgstandaard Integrale Geboortezorg (2016) moeten de verschillende zorgverleners die bij de zorg voor de (aanstaande) moeder en haar (ongeboren) kind betrokken zijn, zo veel als mogelijk met naam en toenaam, in het geboortezorgplan worden genoemd. Ook de verdeling van de verantwoordelijkheden van de betrokken zorgverleners moet in dit plan worden beschreven en genoteerd. Hiermee worden de grenzen van verantwoordelijkheden en eventuele aansprakelijkheid vastgelegd.

De uitvoerende verloskundig zorgverlener is verantwoordelijk voor het vakinhoudelijke beleid. Het is onwaarschijnlijk dat de samenwerking tussen zorgprofessionals in het kader van integrale geboortezorg leidt tot een collectieve aansprakelijkheid voor de begeleiding van individuele zwangere vrouwen (Rijken 2016).

Zorgprofessionals zijn wettelijk verplicht de kwaliteit van de verleende zorg op systematische wijze te registreren en te toetsen en, waar nodig, de zorgverlening te verbeteren. Als zorgprofessionals solistisch werken rust deze verplichting op hen persoonlijk. Als zij samenwerken in een zorginstelling rust deze verplichting op de instelling, zijnde het ziekenhuis, geboortecentrum of de geboortezorgorganisatie. Binnen de zorginstelling is het bestuur verantwoordelijk voor de naleving van deze verplichting (Rijken 2016).

8.2.4 Prenataal huisbezoek (28–36 weken)

De coördinerend zorgverlener is verantwoordelijk voor de uitvoering van het prenatale huisbezoek. De (verloskundig) coördinerend zorgverlener kan rond de 34e week van de zwangerschap dit bezoek zelf afleggen of zorgt ervoor dat een andere (verloskundig) zorgverlener het huisbezoek doet. Doel van het huisbezoek door een verloskundig zorgverlener is de mogelijkheid om de zwangere vrouw en haar (eventuele) partner goed voor te bereiden op de bevalling. Het geeft de verloskundig zorgverlener een goed beeld van de zwangere vrouw en haar thuissituatie (Zorgstandaard Integrale Geboortezorg 2016). Waar nodig, kan de zwangere vrouw worden verwezen naar de JGZ of het sociale wijkteam van de gemeente (▶par. 2.5.2). Hiervoor is haar toestemming vereist.

Uiterlijk in de zevende maand van de zwangerschap bezoekt de kraamverzorgende de aanstaande ouder(s) thuis of heeft in die periode een telefonische afspraak met hen om een passend kraampakket vast te stellen (▶par. 10.3.3) (Landelijk Indicatie Protocol Kraamzorg 2008). De kraamzorginstelling is verantwoordelijk voor deze (telefonische) afspraak.

8.2.5 Geboortezorg in het ziekenhuis tijdens opname, klinische bevalling en kraambedperiode

Als tijdens de dagelijkse bespreking in het ziekenhuis de zwangere vrouw door het medisch-specialistische (of interprofessionele) team wordt besproken en op grond van de principes van gezamenlijke besluitvorming het verloskundig beleid wordt bepaald, dan zijn de aanwezige zorgprofessionals collectief verantwoordelijk voor het vastgestelde beleid (Rijken 2016). De uitvoerend zorgverlener is niet verplicht dit beleid op te volgen. Als het nodig is, kan de uitvoerend zorgverlener op grond van goed hulpverlenerschap (▶par. 1.6.5) afwijken van het afgesproken beleid. De zorgverlener heeft daarin een eigen verantwoordelijkheid.

Als de verloskundig zorgverlener het afgesproken beleid uitvoert, is iedere gynaecoloog die bij de ochtendbespreking aanwezig was, in beginsel aansprakelijk voor de behandeling van de zwangere vrouw (Rijken 2016). In ziekenhuizen is de gynaecoloog verantwoordelijk voor de inhoudelijke protocollen, de multidisciplinaire overlegstructuur en de organisatie van zorg (KNOV/NVOG 2014).

Klinische verloskundigen, arts-assistenten en gynaecologen

Klinisch verloskundigen werken binnen een ziekenhuisorganisatie in een team van verloskundig zorgverleners, waaronder gynaecologen en – afhankelijk van de locatie – arts-assistenten en coassistenten. In dit team werken zij samen met verpleegkundigen, obstetrieverpleegkundigen, kraamverzorgenden en kinderartsen. Verloskundigen – en dus ook klinisch werkzame verloskundigen – zijn volgens de Wet BIG bevoegd om een aantal voorbehouden handelingen te verrichten (▶ par. 7.5). Een wettelijke regeling van de rechtspositie van verloskundigen die in de kliniek werken ontbreekt echter (Buisman 2015). De positie, rol, taken en deskundigheid van de klinisch verloskundige hangen dan ook volledig af van lokale invulling en afspraken. Het is daarom van belang dat er heldere afspraken over taken en verantwoordelijkheden van klinisch werkzame verloskundigen protocollair zijn vastgelegd (NVOG/KNOV-rapport 2010; KNOV/NVOG 2014). Dit lokale protocol geeft duidelijkheid over de bevoegdheden en verantwoordelijkheden van de klinisch verloskundigen, waaronder de indicatie voor overleg met de verantwoordelijke gynaecoloog en/of arts-assistent. De verloskundige draagt bij gezonde vrouwen met een ongecompliceerde zwangerschap en bevalling de medische verantwoordelijkheid voor de kraamperiode in het ziekenhuis.

Obstetrieverpleegkundigen en kraamverzorgenden

Afhankelijk van regionale afspraken en locatie tijdens de bevalling worden, onder regie en verantwoordelijkheid van de verloskundig zorgverlener, een kraamverzorgende en één of meer (obstetrie)verpleegkundigen ingezet om verzorgende taken uit te voeren en eventueel aanvullende begeleiding van de zwangere vrouw en haar (eventuele) partner te geven. De kraamverzorgende werkt in dienst van een kraamzorgorganisatie of als zelfstandige. De kraamverzorgende handelt bij het uitvoeren van de zorg en ondersteuning binnen de landelijke richtlijnen/voorschriften en protocollen van kraamzorgorganisaties (Landelijk Indicatie Protocol Kraamzorg 2008). Verpleegkundigen en kraamverzorgenden hebben in de uitoefening van hun beroep hun eigen professionele verantwoordelijkheid, zowel in de zin van verantwoordelijkheid nemen en dragen, als in de zin van verantwoording afleggen (Merwijk et al. 2012). Kraamverzorgenden zijn verantwoordelijk voor het op peil houden van hun eigen deskundigheid, bevoegdheid en bekwaamheid.

8.3 Hoe te handelen bij klachten en geschillen?

8.3.1 Wettelijke klachten- en geschillenregeling

De Wet kwaliteit, klachten en geschillen zorg (Wkkgz) is vanaf 1 januari 2017 van toepassing (▶ www.rijksoverheid.nl). De ingangsdatum van deze wet viel min of meer samen met de introductie van integrale geboortezorg. Deze wet heeft betrekking op alle zorgverleners.[3]

---

3   Leerlingen en stagiair(e)s, waaronder coassistenten, zijn geen zorgverlener op grond van de Wkkgz, tenzij zij voor hun werk worden betaald.

De Wkkgz ziet onder meer toe op klachten die te maken hebben met beslissingen en bejegening van een zorgverlener in het kader van de uitoefening van zijn of haar beroep. Dit betreft bijvoorbeeld klachten die gaan over de communicatie gedurende de zorgverlening, de kwaliteit van de geleverde zorg of over iets wat een zorgverlener juist nalaat te doen. De overheid wil dat iedereen goede zorg krijgt. Om die reden heeft de overheid wettelijk vastgelegd wat goede zorg precies inhoudt en wat er moet gebeuren als mensen een klacht hebben over de zorg.

De wet regelt vier onderwerpen: (1) een goede en tijdige aanpak van klachten, (2) het veilig melden van zorgincidenten door medewerkers, (3) een sterkere positie van de cliënt, en (4) de meldplicht van zorgverleners. In het kader van Wkkgz moeten zorginstellingen een schriftelijke klachtenregeling hebben, waarin zorggebruikers worden geïnformeerd over de klachtenprocedure. Dit geldt voor alle zorginstellingen, of ze nu groot of klein zijn. Van een groot ziekenhuis tot een praktijk met meerdere vrijgevestigde beroepsbeoefenaren, tot solistisch werkende zorgverleners (KNOV 2013/2017; Ministerie van Volksgezondheid, Welzijn en Sport 2016).

Ook het voorzien in een klachtenfunctionaris is sinds de invoering van de Wkkgz verplicht voor zorgverleners. Met een klacht of een uiting van onvrede over de verleende zorg kan de klager terecht bij een klachtenfunctionaris. De klachtenfunctionaris is belast met de onpartijdige opvang, bemiddeling en afhandeling van klachten. De klachtenfunctionaris biedt een luisterend oor, geeft advies en stuurt, waar mogelijk, aan op een gesprek tussen de klager en de betrokken zorgverlener, bij voorkeur in bijzijn van deze functionaris. De klachtenfunctionaris kan *in overleg met klager* de klacht in behandeling nemen.

Na het schriftelijk indienen van de formele klacht dient de betrokken zorgverlener binnen zes weken schriftelijk te reageren. Deze termijn kan met vier weken worden verlengd als dat voor de zorgvuldige afhandeling van de klacht nodig is en dit gemotiveerd aan de klager is meegedeeld (Hendriks 2015). Lukt de bemiddeling door de klachtenfunctionaris niet en is de klager ook niet tevreden over de reactie van de zorgaanbieder (het 'oordeel'), dan is sprake van een geschil. De klager kan terecht bij de wettelijk erkende onafhankelijke geschilleninstantie waaraan de zorgaanbieder zich verplicht heeft verbonden als de klacht bij de zorgprofessional is ingediend en de termijn van zes (of tien) weken is verstreken. Eventueel mede op grond van een hoorzitting, waarvoor de klager, de verweerder en een eventuele expert kunnen worden uitgenodigd, doet de geschillencommissie binnen zes maanden nadat het geschil is voorgelegd uitspraak over de gegrondheid van de klacht. Deze uitspraak wordt openbaar gemaakt. De uitspraak is geanonimiseerd. Dat betekent dat deze niet is te herleiden tot de klager of de verweerder. Wel is de klacht herleidbaar tot de (zorg)instelling. De geschilleninstantie heeft de bevoegdheid om in voorkomende gevallen een vergoeding voor geleden schade toe te kennen tot een maximum bedrag van € 25.000. De Inspectie Gezondheidszorg en Jeugd (IGJ) houdt toezicht op de naleving van de Wkkgz.

De klager kan zijn of haar klacht ook voorleggen aan de tuchtrechter. Het wettelijk tuchtrecht is van toepassing op alle BIG-geregistreerde zorgprofessionals, waaronder artsen, verloskundigen en verpleegkundigen. In uitzonderlijke gevallen wordt de klacht voorgelegd aan de civiele rechter. Dit is aan de orde wanneer gedacht wordt dat de schade hoger kan uitpakken dan € 25.000. Ook kan de klacht worden voorgelegd aan de strafrechter.

8.3.2 Landelijk Meldpunt Zorg

Op advies van de minister van VWS is in 2014 het Landelijk Meldpunt Zorg van start gegaan. Dit meldpunt geeft zorggebruikers online algemene informatie en advies over afhandeling van klachten over kwaliteit van zorg (▶www.landelijkmeldpuntzorg.nl). Het Landelijk Meldpunt Zorg is onderdeel van de IGJ. Het meldpunt is niet bedoeld voor het afhandelen van individuele klachten van zorggebruikers.

8.3.3 Aandachtspunten voor de huidige wettelijke klachten- en geschillenregeling

Zeker voor kleinere instellingen en voor solistisch werkende zorgprofessionals vormt de Wkkgz een organisatorische belasting. Waar een grote zorginstelling een eigen klachtenfunctionaris kan aanstellen en financieren, zullen de kleinere instellingen en zelfstandig werkende zorgprofessionals een externe klachtenfunctionaris moeten vinden of zij moeten zich aansluiten bij de regelingen en voorzieningen van een externe opdrachtgever, zoals de geboortezorgorganisatie in de VSV-regio. In het laatste geval is een schriftelijke overeenkomst tussen de opdrachtgever (geboortezorgorganisatie) en de opdrachtnemer (solistisch werkende zorgverlener of waarnemer) altijd nodig voor bindende kwaliteitsafspraken.

De KNOV heeft voor haar leden een collectief abonnement bij een bureau afgesloten. De leden kunnen daarmee desgewenst gebruikmaken van de klachtenfunctionaris van dit bureau (▶www.cbkz.nl).

8.4 Hoe te handelen bij incidenten en calamiteiten?

8.4.1 Incidenten

Gelukkig gaat het in de geboortezorg vrijwel altijd goed en dat geeft voldoening voor alle betrokkenen. Toch zijn er momenten dat het niet goed gaat of, waar achteraf bezien, het beter kon. Niemand is onfeilbaar. Gebrek aan kennis en vaardigheden, slordigheid door vermoeidheid of drukte, gebrekkige praktijkorganisatie en haperende communicatie zijn vaak oorzaken van het tekortschieten van de kwaliteit van zorg. De meeste incidenten en eventuele fouten hebben echter niet zozeer te maken met menselijk handelen; ze zijn vooral toe te schrijven aan organisatorische en systeemproblemen (Leistikow 2014; NVOG Draaiboek Veilig Incident Melden) (◻fig. 8.2). Vaak is er sprake van een keten van tekortkomingen, waarbij een aantal kleine onvolkomenheden grote consequenties kan hebben.

8.4.2 Algemene informatie voor cliënten

De zorgverlener informeert zwangere vrouwen in algemene zin over het doel en de opzet van de procedure die de verloskundige (groeps)praktijk, het geboortecentrum, het ziekenhuis of de geboortezorgorganisatie hanteert voor het melden en analyseren van incidenten. Deze informatie kan bijvoorbeeld in een patiëntenfolder of op de website worden opgenomen (KNMG 2016).

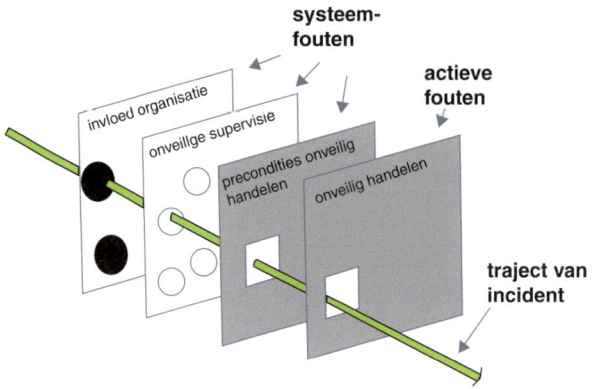

◘ **Figuur 8.2** Zwitserse kaas-model voor risicomanagement

8.4.3 Algemene informatie voor zorgprofessionals

Veilig Incident Melden (VIM)

De Veilig Incident Melden (VIM)-procedure is van toepassing op alle zorgprofessionals, zowel voor solistisch werkende professionals als voor degenen die in ziekenhuizen of geboortecentra werken (Ministerie van Volksgezondheid, Welzijn en Sport 2016; KNOV 2013/2017). Naast kennis, deskundigheid en medemenselijkheid is het afleggen van rekenschap over het eigen functioneren een belangrijke eigenschap van de professionaliteit van de zorgverlener (Lombarts 2016). Openheid over incidenten en/of ongewenste gebeurtenissen en de mogelijkheid daarvan te leren behoren daarbij. VIM is voor alle zorgaanbieders een wettelijk verplichte procedure voor het omgaan met bijna-incidenten, tekortkomingen in de kwaliteit van zorg, incidenten en calamiteiten (►box 8.4).

> **Box 8.4 Begrippenkaders die betrekking hebben op verschillende aspecten van patiëntveiligheid**
>
> *Bijna-incident*
> Een onbedoelde gebeurtenis die (a) voor de patiënt/cliënt geen nadelen oplevert omdat de gevolgen ervan op tijd zijn onderkend en gecorrigeerd of (b) waarvan de gevolgen niet van invloed zijn op het fysiek, psychisch of sociaal functioneren van de betrokkene.
>
> *Tekortkoming*
> Het niet-uitvoeren van een geplande actie (tekortkoming in de uitvoering) of het toepassen van een verkeerd plan om het doel te bereiken (tekortkoming in de handeling).
>
> *Incident*
> Een onbedoelde gebeurtenis tijdens het zorgproces die tot schade aan de patiënt/cliënt heeft geleid, had kunnen leiden of (nog) kan leiden.

> *Complicatie*
> Een onbedoelde en ongewenste gebeurtenis of toestand tijdens of volgend op medisch-specialistisch handelen, die voor de patiënt/cliënt zodanig nadelig is dat aanpassing van het medisch handelen noodzakelijk is dan wel dat er sprake is van onherstelbare schade.
>
> *Calamiteit*
> Heeft een incident de dood of een ernstige schade van de patiënt/cliënt tot gevolg, dan noemen we het incident een calamiteit. Deze moet altijd aan de inspectie (IGJ) worden gemeld.
>
> *Schade*
> Een nadeel voor de patiënt/cliënt dat door zijn ernst leidt tot verlenging of verzwaring van de behandeling, tijdelijk of blijvend lichamelijk, psychisch en/of sociaal functieverlies, of tot overlijden.
>
> *Vermijdbaar*
> Een incident, complicatie of *adverse event* is in retrospectie vermijdbaar als na systematische analyse van de gebeurtenis(sen) blijkt dat bepaalde maatregelen het incident, de complicatie of de adverse event hadden kunnen voorkomen.
>
> *Verwijtbaar*
> Een incident, complicatie of adverse event/calamiteit is in retrospectie verwijtbaar als na systematische analyse van de gebeurtenis(sen) blijkt dat de zorgverlener is tekortgeschoten en/of onzorgvuldig is geweest in vergelijking met wat van een gemiddeld ervaren en bekwame beroepsgenoot in gelijke omstandigheden had mogen worden verwacht.
>
> Bron: Legemaate et al. (2006), Ministerie van Volksgezondheid, Welzijn en Sport (2016)

Ongewenste en niet-beoogde gebeurtenissen in het zorgproces (▶box 8.4) hebben lang niet altijd consequenties voor patiënten/cliënten. Vergissingen worden vaak tijdig opgemerkt waardoor maatregelen kunnen worden genomen voordat de gevolgen de cliënt bereiken. Bij het melden van incidenten gaat het niet zozeer om een schuldige aan te wijzen, maar om het opsporen van organisatie- en/of systeemfouten. Met VIM worden zorgverleners (in ziekenhuizen) gestimuleerd om alle onvoorziene en mogelijk schadelijke gebeurtenissen (op afdelingsniveau) te melden en te bespreken, zonder te hoeven vrezen voor disciplinaire maatregelen of juridische actie.

Doelstelling en procedure

In de gezondheidszorg is de belangstelling voor het melden en analyseren van incidenten sterk gegroeid. Dit heeft te maken met de intensivering van het beleid op het gebied van patiëntveiligheid. Het melden van incidenten is niet nieuw. Sinds decennia bestaan in ziekenhuizen FONA- en MIP-commissies die op instellingsniveau incidenten verzamelen en analyseren (Legemaate et al. 2006). Patiëntveiligheid wordt omschreven als het (nagenoeg)

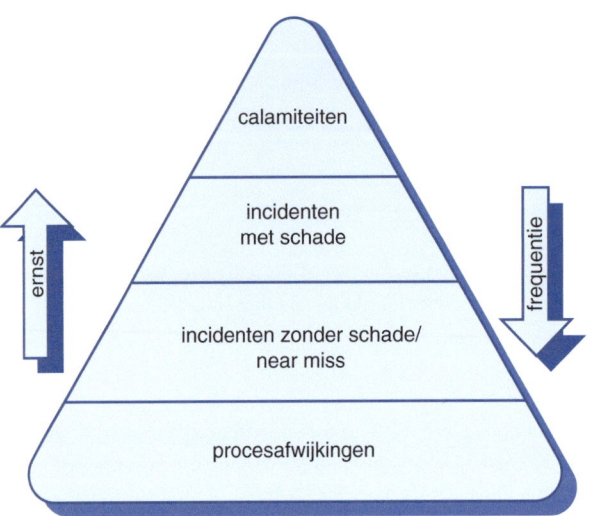

 Figuur 8.3   Schematische weergave van de frequentie en ernst van onbedoelde gebeurtenissen

ontbreken van (de kans op) aan de patiënt/cliënt toegebrachte schade (lichamelijk/psychisch) die is ontstaan door het niet volgens de professionele standaard handelen van zorgverleners en/of door een tekortkoming in het zorgsysteem (Leistikow 2014). Voor het verbeteren van de patiëntveiligheid is het belangrijk dat de zwakke schakels van het zorgsysteem worden geïdentificeerd. Dat systeem bestaat uit structuren, processen, procedures, werkwijzen en personen (fig. 8.2). Er wordt in brede kring gepleit de omschrijving van de te melden gebeurtenissen zo ruim mogelijk te maken ('alles wat niet de bedoeling is'). In dit kader wordt het begrip 'incident' geduid als het koepelbegrip voor alle onbedoelde en ongewenste gebeurtenissen in de zorgverlening (Legemaate et al. 2006; Driel 2011; Legemaate en Weidema 2016) (▶box 8.4). Hieronder vallen procesafwijkingen bijna-incidenten, fouten, complicaties en calamiteiten die relatief zeldzaam zijn doch zeer ernstige consequenties hebben (fig. 8.3).

De essentie van de verplichte melding is dat de onbedoelde en ongewenste gebeurtenis wordt onderzocht om verbeteringen aan te kunnen brengen en om herhaling te voorkomen. De VIM-procedure is bedoeld om inzicht te krijgen in de achtergrond en oorzaak of oorzaken van het incident (NVOG-draaiboek Veilig Incident Melden). De melding van een (bijna-)incident wordt besproken in de VIM-commissie. De VIM-commissie onderzoekt de oorzaak van een bepaald (bijna-)incident en onderzoekt op welke wijze dit in de toekomst voorkomen kan worden. De VIM-commissie houdt zich niet bezig met de klachtenafhandeling. Terugkoppeling van de bevindingen verhoogt het veiligheidsklimaat binnen het geboortezorgteam. Het doen van een VIM-melding ontslaat de melder en/of zijn/haar leidinggevende niet van de verantwoordelijkheid voor het ondernemen van verbeteracties.

Het onderscheid tussen de begrippen 'ernstig incident' en calamiteit is zowel uit medisch als uit juridisch oogpunt kunstmatig.

Een calamiteit moet door de raad van bestuur of de directie, van de zorginstelling worden gemeld bij de inspectie (IGJ) (KNOV 2013/2017; Ministerie van Volksgezondheid, Welzijn en Sport 2016; NVOG-draaiboek Veilig Incident Melden) (▶par. 8.5.5).

8.5 Veiligheidscultuur

Iedereen in een (geboorte)zorgorganisatie, verloskundig samenwerkingsverband of solopraktijk moet zich veilig voelen om incidenten te melden (Ministerie van Volksgezondheid, Welzijn en Sport 2016). Ziekenhuizen beschikken over een veiligheidsmanagementsysteem, met een regeling voor het melden en analyseren van incidenten. Voor de kleinere zorgaanbieders kan met behulp van de SCOPE-vragenlijst de veiligheidscultuur in kaart worden gebracht (▶http://docplayer.nl). Het gebruik van SCOPE is geschikt als algemene voorbereiding op de introductie van de VIM-methodiek binnen een geboortezorgorganisatie of verloskundig samenwerkingsverband (Ministerie van Volksgezondheid, Welzijn en Sport 2016).

8.5.1 Verantwoordelijkheid, vertrouwelijkheid en openbaarheid

De zorgprofessional is verantwoordelijk voor het signaleren en melden van incidenten. Het management van de geboortezorgzorginstelling of het verloskundig samenwerkingsverband creëert draagvlak voor het melden van incidenten; het bestuur van de (geboorte)zorginstelling is verantwoordelijk voor het veiligheidsbeleid. De melding gebeurt vertrouwelijk. Uitgangspunt van het Veilig Incident Melden is dat de melder niet bevreesd hoeft te zijn voor sancties. De gedachte achter het systeem is dat daardoor de bereidheid om incidenten en tekortkomingen te melden toeneemt, waardoor gegevens beschikbaar komen die in belangrijke mate kunnen bijdragen aan de verbetering van de kwaliteit van zorg en patiëntveiligheid (Legemaate et al. 2006).

De leden van de VIM-commissie hebben een geheimhoudingsplicht. Zodra dat mogelijk is, worden de in de melding opgenomen persoonsgegevens verwijderd, zodat een melding niet meer tot de patiënt/cliënt herleidbaar is.

De gegevens in het VIM-registratiesysteem – bijvoorbeeld over de diepere oorzaken van een (bijna-)incident – zijn niet openbaar. Ook voor patiënten/cliënten geldt dat zij geen inzage kunnen krijgen in gegevens uit de VIM-registratie. De zorgverlener heeft de wettelijke plicht de patiënt/cliënt over het incident te informeren als deze gebeurtenis (mogelijke) gevolgen heeft voor de gezondheid van de betrokkene. Het advies luidt: ga in gesprek met de patiënt/cliënt (en naaste familie), hoe moeilijk dat ook is (◘fig. 8.4). In dit gesprek wordt informatie verstrekt over aard en toedracht van het incident en over de te nemen maatregelen.

De gegevens in het VIM-systeem mogen niet worden opgevraagd door de IGJ of gebruikt in civiele, strafrechtelijke of tuchtrechtelijke procedures. Slechts in uitzonderlijke gevallen mag het OM gegevens uit het VIM-systeem opvragen (Hendriks 2015).

8.5.2 Ontbreken van een veiligheidscultuur

Een belangrijk knelpunt is het ontbreken van een veiligheidscultuur in zorgstellingen. Tegenwoordig neemt onder zorgverleners en zorginstellingen het besef toe dat de kwaliteit van de zorg veel te winnen heeft met een zo open en volledig mogelijke melding en bespreking van (bijna-)incidenten, complicaties, calamiteiten en tekortkomingen in de kwaliteit van zorg. Een 'veiligheidscultuur' wordt getypeerd als een optelsom van de volgende elementen (Legemaate et al. 2006):
- algemene erkenning van het risicovolle karakter van het eigen handelen;
- het creëren van een omgeving waarin *blame free* kan worden gemeld;

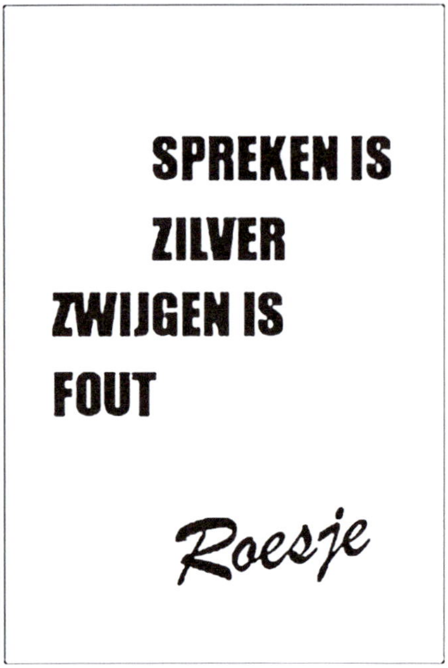

SPREKEN IS ZILVER ZWIJGEN IS FOUT

Roesje

■ **Figuur 8.4** Spreken is zilver, zwijgen is fout. Bron: KNMG (2016)

- interprofessionele samenwerking bij het zoeken naar oplossingen voor problemen;
- steun van het management (moreel en materieel) bij het opsporen en wegnemen van veiligheidsproblemen.

In de literatuur worden voor het moeizaam ontstaan van een veiligheidscultuur in de zorg verschillende redenen genoemd (Legemaate et al. 2006). Van (vooral) artsen die zijn opgeleid in een sfeer van eigen verantwoordelijkheid en onfeilbaarheid wordt verwacht dat zij geen fouten maken. Dat leidt tot een sfeer waarin openheid en het gezamenlijk bespreken en analyseren van tekortkomingen wordt ontmoedigd. Hetzelfde mechanisme leidt ertoe dat het niet de gewoonte is om *stressor effects* (waaronder vermoeidheid, persoonlijke problemen en dergelijke) te onderkennen en bespreekbaar te maken. Zorgverleners hebben dan de neiging te lang met dat soort problemen door te lopen. De kans op door hen veroorzaakte of geïnduceerde incidenten en fouten neemt daardoor toe. Daar komt bij dat binnen de medische beroepscultuur een neiging tot *naming, blaming and shaming* bestaat. Dat wordt gezien als een belemmering voor de totstandkoming van een op openheid en transparantie gerichte veiligheidscultuur (Legemaate et al. 2006).

> Alles wat je overkomt, heeft het vermogen je te verdiepen.
> J. O'Donohue

8.5.3 Angst voor consequenties

Als wordt gesproken over de veiligheid van de melder, is het van belang onderscheid te maken tussen de veiligheid binnen het eigen werkverband of de eigen zorginstelling (interne veiligheid) en de bescherming tegen juridische procedures (externe veiligheid). De raad van bestuur van een zorginstelling verbindt voor de betrokkene geen consequenties aan het melden, met uitzondering van incidenten waarbij sprake is van opzettelijk wangedrag of grove nalatigheid. Dat geldt ook voor calamiteiten waarvoor een aparte procedure geldt (zie eerder). De bescherming van de melder is dus nooit absoluut. In dit kader heeft het begrip 'veiligheidscultuur' een dubbele betekenis: het gaat om het verbeteren van de veiligheid van de zorg voor de patiënt/cliënt, maar op een wijze die ook (in voldoende mate) de veiligheid van de zorgverlener garandeert (Legemaate et al. 2006).

8.5.4 Praktische consequenties

Zodra een tekortkoming in de kwaliteit van zorg wordt ontdekt, is het van belang daarvan een melding te doen via de zogenoemde VIM-procedure. De meldingsprocedure geschiedt via een formulier of geautomatiseerd meldsysteem.[4]

De melder zelf hoeft niet direct bij het incident te zijn betrokken. Wanneer een incident merkbare gevolgen heeft of kan hebben, moet dit zo snel mogelijk aan de patiënt/cliënt (of diens vertegenwoordiger) medegedeeld worden. In het medisch en/of verloskundig dossier moet een aantekening worden gemaakt van de aard, de toedracht en de (mogelijke) gevolgen van het incident (KNMG 2016; Ministerie van Volksgezondheid, Welzijn en Sport 2016; KNOV 2013/2017). Bovendien moeten het tijdstip waarop het incident heeft plaatsgevonden en de namen van de betrokkenen bij het incident op grond van art. 10 lid 3 Wkkgz in het dossier worden genoteerd. Bij een melding van een incident worden bij voorkeur geen gegevens gebruikt die tot de patiënt/cliënt herleidbaar zijn (KNMG 2018).

Alleen incidenten die *geen* merkbare gevolgen (kunnen) hebben voor de patiënt/cliënt hoeven niet gemeld te worden aan de betrokkene (en naaste familie). Desondanks wordt het openlijk bespreken van alle incidenten aangemoedigd. Polisvoorwaarden van de aansprakelijkheidsverzekering staan een gesprek niet in de weg, zolang de zorgprofessional bij de feiten blijft (KNMG 2016). Informatie aan de patiënt/cliënt (en naaste familie) impliceert eerlijkheid – eventuele fouten toegeven, compassie – zorg en betrokkenheid tonen met degene die door het incident of de fout schade lijdt, het maken van verontschuldigingen en de bereidheid tot leren – gerichtheid op analyse van de gebeurtenis, gevolgd door adequate actie om eventuele herhaling in de toekomst te voorkomen.

Voorbereiding van het gesprek

De KNMG heeft een lijst met *do's and don'ts* opgesteld voor het voorgenomen gesprek met de patiënt/cliënt (en naaste familie) nadat een incident is voorgevallen (▶box 8.5).

---

4 VIM-digitaal is het digitale loket voor het melden van zorgincidenten (▶ www.vim-digitaal.nl/). VIM-digitaal beschikt over gestandaardiseerde meldformulieren voor huisartsenzorg, fysiotherapie, verloskunde, diëtiek, verpleging en verzorging. Dit landelijk meldpunt wordt beheerd door de Stichting Portaal voor Patiëntveiligheid/CMR.

> **Box 8.5 Adviezen voor het voorgenomen gesprek nadat zich een incident heeft voorgedaan**
>
> *Do's:*
> - Bereid het gesprek met de cliënt of diens familie goed voor.
> - Analyseer wat er is gebeurd, wanneer en wat de gevolgen zijn voor de cliënt.
> - Stel (direct betrokken) collega's op de hoogte van het incident.
> - Vraag eventueel een collega of de klachtenfunctionaris bij het gesprek aanwezig te zijn.
> - Overleg met collega's wie eventueel de behandelrelatie overneemt (indien de cliënt dat wenst).
> - Plan voldoende tijd in voor het gesprek.
> - Check het communicatieprotocol van uw instelling (indien aanwezig).
> - Oefen het gesprek (met collega/klachtenfunctionaris/peer-supporter).
>
> *Don'ts:*
> - Het gesprek te lang uitstellen of niet aangaan.
> - Vragen om sympathie ('het is ook erg voor mij …').
> - In de verdediging schieten (bijvoorbeeld: 'we hebben het protocol gevolgd').
> - Onderdanig gedrag laten zien.
> - Zeggen: 'geen probleem, we zijn verzekerd'.
>
> Bron: KNMG (2016)

Het gesprek zelf

Geadviseerd wordt om in een rustige ruimte met de cliënt en (eventuele) naaste familie te praten, waarbij de eventuele mobiele telefoon is uitgeschakeld en een oproepsein aan een collega is overhandigd. De 'wat-, wanneer-, wie-, waarom- en hoevragen' kunnen als leidraad voor het gesprek over het incident dienen (Legemaate et al. 2006) (▶box 8.6). Toets daarbij telkens of de betrokkene(n) de redenering kan volgen, de informatie begrepen heeft en welke gevoelens de informatie oproept.

> **Box 8.6 De 'wat-, wanneer-, wie-, waarom- en hoevragen'**
> - Wat is er precies misgegaan?
> - Wanneer heeft het incident plaats gehad?
> - Wie waren erbij betrokken?
> - Waarom/Hoe heeft het kunnen gebeuren?
>
> Bron: Legemaate et al. (2006)

Erken en benoem emoties en las waar nodig stiltes in. Laat de patiënt/cliënt zijn of haar verhaal doen en geef, desgevraagd, nadere toelichting (Keirse 2011; KNMG 2016).

Ten slotte, zorg voor een goed vervolg van het gesprek. Wees oprecht betrokken en toon interesse in het welzijn en de gezondheid van de cliënt en bied, waar nodig, steun aan. Zodra de toedracht van het incident bekend is, wordt de patiënt/cliënt daar desgewenst over geïnformeerd (KNMG 2016). Deel mee welke maatregelen zijn getroffen om een soortgelijk incident te voorkomen. Als de cliënt naar aanleiding van het incident een klacht of claim wil indienen, informeert de zorgverlener hem of haar zowel mondeling als schriftelijk over de verschillende mogelijkheden daartoe en over de daarvoor geldende criteria en procedures (KNMG 2016).

8.5.5 Calamiteiten

In een (geboorte)zorginstelling heeft de raad van bestuur de eindverantwoordelijkheid voor de kwaliteit van zorg en de patiëntveiligheid. Onder de raad van bestuur wordt in deze context ieder leidinggevend orgaan gerekend dat bedrijfsmatig zorg verleent en dat bevoegd is de zorginstelling te vertegenwoordigen. Een calamiteit wordt gemeld aan de raad van bestuur van de betrokken zorginstelling (Ministerie van Volksgezondheid, Welzijn en Sport 2016). Voor het melden van calamiteiten heeft de IGJ voor zorgprofessionals een online brochure ontwikkeld (►www.igj.nl). Per 1 januari 2018 worden alle calamiteiten die ziekenhuizen melden door de IGJ openbaar gemaakt. Bij de introductie van de wet hierover stelde Edith Schippers, voormalig minister van VWS, dat '(…) met de openbaarmaking van inspectiegegevens de motivatie tot verbetering bij bedrijven, beroepsbeoefenaren en instellingen wordt bevorderd' (Rijksoverheid 2016). Binnen drie dagen na deze melding moet de raad van bestuur de IGJ informeren (IGJ 2014; KNOV 2013/2017; Ministerie van Volksgezondheid, Welzijn en Sport 2016; NVOG-draaiboek Veilig Incident Melden). Na ontvangst van de melding zal de IGJ in eerste instantie de raad van bestuur vragen zelf het gemelde incident nader te onderzoeken. Afhankelijk van de aard van de melding of bij de IGJ bekende informatie over de zorgaanbieder, kan de IGJ zelf ook direct tot onderzoek overgaan. In anticipatie hierop geeft de raad van bestuur direct na de melding een commissie de opdracht voor een interne incidentenanalyse met behulp van de PRISMA- of SIRE-onderzoeksmethodiek (Leistikow et al. 2016; NVOG-draaiboek Veilig Incident Melden) (►box 8.7). Het rapport met de bevindingen van deze analyse wordt door de raad van bestuur in geval van een calamiteit naar de IGJ verzonden. Binnen ongeveer een maand na ontvangst geeft de IGJ terugkoppeling aan de zorginstelling. De raad van bestuur informeert de betrokkenen hierover en bespreekt de verbetermaatregelen.

> **Box 8.7 PRISMA- en SIRE-onderzoeksmethodiek**
> *PRISMA (Prevention and Recovery Information System for Monitoring and Analysis)*
> Met de onderzoeksmethode PRISMA wordt de incidentanalyse systematisch uitgevoerd. Door gebruik te maken van een oorzakenboom worden de faalfactoren verzameld en de basisoorzaken helder. Daarbij wordt verder gezocht dan alleen menselijk handelen; processen, het gebruik van apparatuur en systemen worden eveneens grondig geanalyseerd. Het is de objectieve systeembenadering die zorgt dat falen in het totale proces aan het licht komt; er is geen sprake van achteraf schuldigen aanwijzen.
> De PRISMA-methodiek is vooral geschikt voor de analyse van grote aantallen incidenten waarover informatie beschikbaar is. In een databestand worden de basisoorzaken ingedeeld op grond van menselijke, organisatorische, technische en patiëntgerelateerde factoren. Met dit inzicht kunnen verbeteracties worden voorgesteld die structurele verbeteringen realiseren om herhaling te voorkomen.
> In tegenstelling tot de SIRE-methodiek gaat het met de PRISMA-methode niet om het nemen van ad-hocmaatregelen op basis van één enkel ernstig incident of één calamiteit.

> *SIRE (Systematische Incident Reconstructie Evaluatie)*
> SIRE is evenals PRISMA een methode om ernstige incidenten en calamiteiten diepgaand te analyseren. SIRE is de Nederlandse term voor *Root Cause Analysis* (RCA). Dit is een overkoepelende term voor incidentanalyse, waarbij systeemdenken, *human factor enginering* en cognitieve psychologie zijn verwerkt.
> SIRE heeft als doel het opnieuw optreden van een vergelijkbaar incident of een vergelijkbare calamiteit te voorkomen en verloopt in een aantal stappen. De vragen 'wat?', 'hoe?' en 'waarom?' staan daarbij centraal. De schuldvraag doet niet ter zake. De multidisciplinaire SIRE-methodiek leent zich uitstekend voor onderzoek naar de menselijke, organisatorische en systeemfactoren die ten grondslag liggen aan ernstige incidenten of calamiteiten.
>
> Bron: Leistikow et al. (2016), NVOG-draaiboek Veilig Incident Melden

8.6 Rekenschap afleggen over de geleverde zorg – reflectie op eigen handelen

8.6.1 Inleiding

Het rapporteren van ernstige complicaties, zoals maternale en perinatale sterfte en morbiditeit, is een belangrijk onderdeel van de kwaliteit van zorg. Van fouten kan men immers leren, luidt het adagium. 'Fout gegaan' kan synoniem zijn voor 'fout gedaan'. In de geboortezorg zijn voor zorgprofessionals verschillende gelegenheden, waaronder sterfte- en morbiditeitsbesprekingen en audits, om rekenschap af te leggen over de geleverde zorg, met als doel om deze waar nodig te verbeteren.

8.6.2 Maternale sterfte

Maternale sterfte is een dramatische gebeurtenis die in Nederland gelukkig zelden voorkomt. Onderscheid wordt gemaakt tussen directe en indirecte maternale sterfte tijdens zwangerschap, bevalling, kraamperiode of binnen één jaar na de bevalling. Directe maternale sterfte kan het gevolg zijn van obstetrische complicaties die worden toegeschreven aan (de behandeling van) zwangerschapgerelateerde aandoeningen, zoals (pre-)eclampsie, ernstig bloedverlies tijdens of na de bevalling, embolie, sepsis, buitenbaarmoederlijke zwangerschap, abortus of keizersnede (Say et al. 2014; Schaap et al. 2017). Indirecte maternale sterfte is het gevolg van een reeds bestaande ziekte of een ziekte die manifest werd tijdens de zwangerschap, die niet veroorzaakt wordt door genoemde obstetrische complicaties maar mogelijk wel verband houdt met de zwangerschap (Schuitemaker et al. 2012). Voorbeelden van indirecte maternale sterfte zijn reeds bestaande cardiale, immunologische en psychische aandoeningen (Say et al. 2014). 'Toevallige' sterfte (Engels: *incidental death*) tijdens de zwangerschap – bijvoorbeeld ten gevolge van een verkeersongeluk, doodslag of (zelf)moord – wordt officieel niet tot maternale sterfte gerekend (Kassebaum et al. 2014).

Melding maternale sterfte

Maternale sterfte tijdens de zwangerschap of binnen één jaar na de bevalling wordt op vrijwillige basis gemeld aan de Auditcommissie Maternale Sterfte en Morbiditeit (AMSM) van de NVOG. De AMSM classificeert elke casus op basis van vertrouwelijk onderzoek (Engels: *confidential inquiry*), analyseert achtergronden en doet aanbevelingen ter preventie van maternale sterfte en ernstige morbiditeit (Schuitemaker et al. 2012; Akker et al. 2017; Schaap et al. 2017). De AMSM streeft naar een driejaarlijkse publicatie van geanonimiseerde gegevens en achtergronden van moedersterfte in Nederland. In de periode van 2013 tot en met 2015 zijn 43 vrouwen overleden; hiervan werd de doodsoorzaak bij negentien vrouwen geclassificeerd als 'directe sterfte', bij zeventien vrouwen als 'indirecte sterfte', bij zeven vrouwen als 'toevallige sterfte'. Bij tien vrouwen werd de sterfte geclassificeerd als 'late sterfte' (sterfte tussen de zesde week en het eerste jaar na de bevalling (Schutte, ongepubliceerd data AMS/Nethoss).

Maternale morbiditeitsbesprekingen

In aanvulling op de VIM-procedure worden maternale complicaties in ziekenhuizen geregistreerd en onderling besproken. Hierbij gaat het om het registreren en bespreken van aard en context van de onbedoelde en ongewenste gebeurtenis, bijvoorbeeld het optreden van een infectie of nabloeding. Met de complicatieregistratie wordt primair beoogd betrouwbare informatie te verzamelen over de frequentie van complicaties (Legemaate et al. 2006). De complicatieregistratie heeft vooral een preventieve doelstelling: ze is erop gericht om factoren te vinden die aangrijpingspunten vormen voor het voorkomen van complicaties. De reikwijdte van de complicatieregistratie wordt primair bepaald door de definitie van het begrip complicatie. Om eenduidigheid te bevorderen en onverklaarde variatie zo veel mogelijk te beperken, is gekozen voor één, landelijk te gebruiken definitie (▶box 8.4). Lichte aandoeningen of bijwerkingen die geen aantoonbaar nadeel opleveren, worden niet geregistreerd. Lokale complicatieregistraties zijn niet openbaar. Hetzelfde geldt voor de landelijke databases die door de wetenschappelijke verenigingen worden beheerd en gebruikt om deelnemende maatschappen en vakgroepen van spiegelinformatie te voorzien. Deze worden op verschillende niveaus geanonimiseerd zodat ze niet herleidbaar zijn naar patiënt/cliënt, specialist of ziekenhuis (Legemaate et al. 2006).

8.6.3 Sterftebesprekingen

Inleiding

De maternale sterftebespreking en perinatale audits zijn beproefde methoden om de kwaliteit van zorg te verbeteren (Schuitemaker et al. 1998; Vredevoogd et al. 2001; Amelink-Verburg et al. 2003; Bacci et al. 2007; Schutte et al. 2008; Merkus 2008; Say et al. 2009; Dillen et al. 2010, 2011; Ivers et al. 2012; Eskes et al. 2014; Knight et al. 2014; Kerber et al. 2015; Akker et al. 2017). Door middel van audits kunnen regionale of landelijke verschillen in vermijdbare sterfte en/of morbiditeit worden verklaard en kunnen aan de hand daarvan maatregelen worden genomen om de kwaliteit van zorg te verbeteren. Voor de optimale audit is een compleet patiëntendossier essentieel, al dan niet toegelicht door de direct betrokken hulpverleners. Een incompleet patiëntendossier kan als een substandaardfactor worden beschouwd (▶box 8.11).

Perinatale audit

Een perinatale audit is een op gestructureerde wijze uitgevoerde kritische analyse van de kwaliteit van de perinatale zorgverlening, inclusief de gebruikte procedures voor diagnose en behandeling en het gebruik van voorzieningen, en de resulterende uitkomst en kwaliteit van leven van vrouwen en hun kinderen.

Aanvankelijk is de perinatale audit opgezet als een audit naar à terme perinatale sterfte. Tegenwoordig worden ook regionale perinatale auditbesprekingen gehouden over vier andere thema's, waaronder preterme perinatale sterfte (sterfte tijdens de bevalling of tijdens de eerste 28 dagen na de bevalling van kinderen die zijn geboren bij een zwangerschapsduur van 32 tot 36 weken), ernstige maternale morbiditeit (uterusruptuur) en perinatale morbiditeit (hyperbilirubinemie en à terme perinatale asfyxie) (Bremmer en Dillen 2017; Dijk et al. 2016) (zie ook ►par. 12.3.5).

Deelname van zorgverleners aan de perinatale audit is verplicht (Zorgstandaard Integrale Geboortezorg 2016). Het doel van de perinatale audit is verbetering van de kwaliteit van geboortezorg (Perined; ►www.perined.nl). Dit doel wordt bereikt door:
— reflectie op eigen handelen;
— gestructureerde en kritische analyse van de verleende zorg;
— inzicht in de kwaliteit van de zorg;
— aanbevelingen voor verbeteracties;
— evaluatie van eerder ingezet beleid;
— bijdrage aan een beter beeld van trends;
— informatie voor (nader) onderzoek en bijdragen aan internationale vergelijkingen.

De groep deelnemers aan de perinatale audit bestaat uit eerstelijnsverloskundigen, klinisch verloskundigen, obstetrieverpleegkundigen, gynaecologen, kinderartsen/neonatologen, neonatologie-verpleegkundigen, een patholoog met specifieke deskundigheid op het terrein van kinderpathologie (Korteweg en Nikkels 2014), een geneticus en, waar nodig, een anesthesist, microbioloog, ambulanceverpleegkundigen en de huisarts. De bespreking wordt geleid door een onafhankelijke voorzitter. Een implementatiemedewerker maakt het chronologisch verslag, waarin basisgegevens van de zwangere vrouw, relevante laboratoriumuitslagen, het eventuele obductieverslag en/of het rapport met de histologische bevindingen van de placenta zijn opgenomen, tezamen met eventueel beschikbare echoverslagen en CTG-bevindingen. In een aantal regio's leveren de cliënt en haar (eventuele) partner een schriftelijke bijdrage aan de audit, waarin zij schrijven hoe zij de perinatale zorg hebben ervaren. Incidenteel worden zij uitgenodigd voor het bijwonen van het deel van de auditbijeenkomst waarin hun casus wordt besproken.

Bij de auditbespreking wordt eerst ingegaan op de verbeteracties die tijdens de vorige bijeenkomst zijn afgesproken. Verder wordt tijdens iedere bespreking het belang van de vijf huisregels benadrukt (►box 8.8).

> **Box 8.8 De vijf huisregels van de perinatale audit**
> 1. Alles wat hier besproken wordt is vertrouwelijk en blijft binnen deze muren. Door de presentielijst te tekenen verbindt u zich moreel aan deze afspraak en gaat u hiermee akkoord.
> 2. Iedereen is expert in haar of zijn eigen vak.
> 3. De zorg wordt getoetst aan de zorg zoals die had moeten zijn, niet aan eigen oordelen. Vraag daarom aan elkaar waar het voorgeschreven beleid te vinden is, dat wil zeggen: in welke kwaliteitsstandaard, richtlijn of protocol.

4. Blijf niet te lang stilstaan bij de vraag of iets een substandaardfactor is. Parkeer het punt eventueel als aandachtspunt voor later.
5. Lever de uitgereikte chronologische verslagen aan het einde van de bijeenkomst in voor vernietiging in.

Bron: Perined; ▶www.perined.nl

Vervolgens krijgen alle deelnemers aan de perinatale audit het chronologische verslag van de zwangerschap en bevalling uitgereikt, met daarin de beschikbare informatie die relevant is voor de kritische beoordeling van de casus. Aan de hand hiervan wordt de casus besproken volgens de '6-Wat-vragen-systematiek' (▶box 8.9).

Box 8.9 De 6 Wat-vragen
1. Wat is er gebeurd?
2. Wat waren de omstandigheden waaronder het gebeurde?
3. Wat maakte dat het gebeurde?
4. Wat is de relatie tussen het gebeurde en de sterfte?
5. Wat zijn de conclusies die getrokken kunnen worden?
6. Wat moet gedaan worden om het gebeurde te voorkomen?

De voorzitter van de audit ziet erop toe dat de bespreking ordelijk verloopt en niet ontaardt in bijvoorbeeld onderlinge verwijten. Deelnemers uit de verschillende beroepsgroepen kunnen elkaar bevragen over de casus, maar de voorzitter ziet erop toe dat zij niet over elkaar oordelen. Reflectie op eigen handelen staat centraal. Tijdens de perinatale audit wordt specifieke aandacht gegeven aan de identificatie en bespreking van één of meer substandaardfactoren (Wolleswinkel-van den Bosch et al. 2002; Merkus 2008; Alderliesten et al. 2008; Diem et al. 2011, 2015). Nadat de casus volgens de 6-Wat-vragensystematiek is besproken, wordt samen met de patholoog gediscussieerd over de eventuele doodsoorzaak (Korteweg en Nikkels 2014) en mogelijke verbeteracties (◘fig. 8.5).

Implementatieplan
De stap van het signaleren van een verbeterpunt naar een feitelijke verbeteractie lijkt simpel, maar blijkt in de praktijk lastig. Vaak blijkt dat de verbeterpunten nog niet erg concreet en 'SMART' geformuleerd zijn (▶box 8.10) zijn.

Box 8.10 SMART formuleren
S: Specifiek
M: Meetbaar
A: Acceptabel
R: Realistisch
T: Tijdgebonden

Om een goede richting te geven aan het implementatieproces is het essentieel om nauwkeurig te bepalen wat het verbeterpunt precies is en wat er bereikt moet worden (Drost et al. 2014a, b). In het consortium Zwangerschap en Geboorte Nederland is aan de hand van het

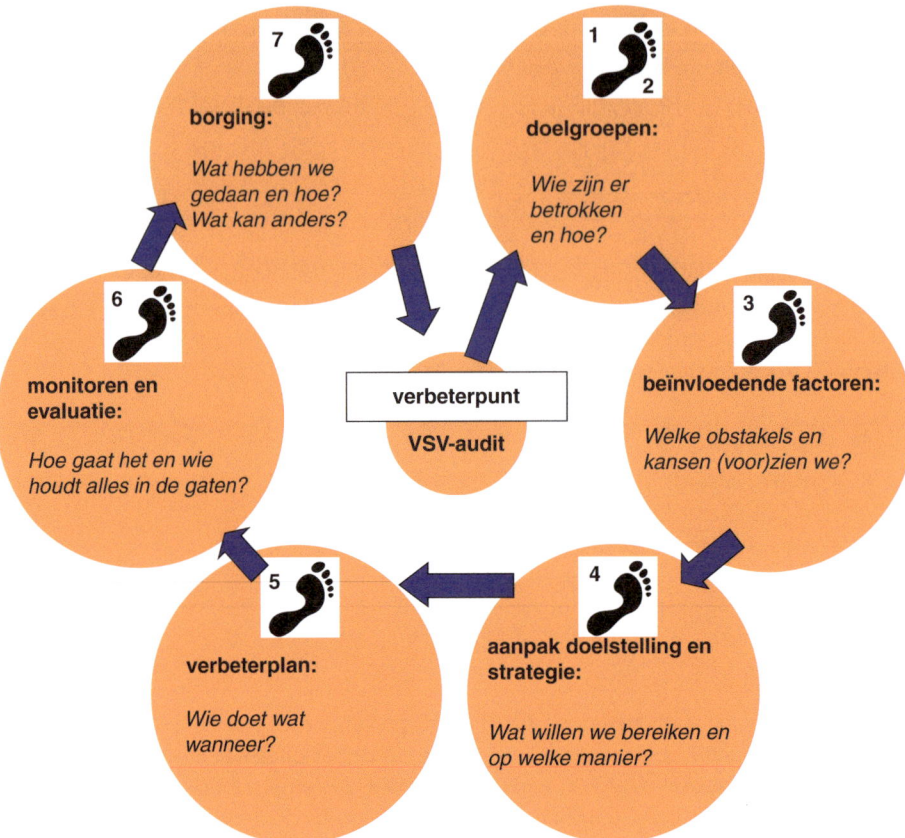

☐ **Figuur 8.5** Implementatiestappenplan van het gesignaleerde verbeterpunt uit de perinatale audit.
Bron: Drost et al. (2014a, b)

ACTion-project daarmee ervaring opgedaan (ZonMW projectnummer: 209020005). Het ACTion-project bestond uit een praktische basistraining van drie middagen met follow-up-bijeenkomsten waarin de opgedane implementatiekennis en -vaardigheden werden geëvalueerd (Drost et al. 2014a, b).

De ACTion-methodiek helpt zorgverleners om verbeterpunten uit de perinatale audit te implementeren (Mañe et al. 2015; Jager-Egmond et al. 2016). De methodiek werkt als volgt: eerst wordt het implementatiestappenplan door een afgevaardigde van het VSV uitgewerkt (☐fig. 8.5). Het stappenplan dwingt de groep eerst te analyseren wie er precies bij het verbeterpunt betrokken zijn en welke belangen en motivatie zij hebben om aan het verbeterpunt mee te werken (stappen 1 en 2). Daarnaast wordt gekeken naar potentiële belemmerende en bevorderende factoren die van invloed kunnen zijn op het implementatieproces (stap 3). Vervolgens wordt een plan van aanpak opgesteld dat is gericht op de bevorderende en belemmerende factoren (stap 4). Aan de hand van de subdoelen is een tijdspad uitgezet en een taakverdeling gemaakt. In de opvolgende bijeenkomsten wordt steeds bekeken of de planning volgens schema verliep (stap 5). De cyclus van implementeren is pas afgerond als er ook gemonitord en geëvalueerd is (stappen 6 en 7). Door gezamenlijk het stappenplan te doorlopen krijgen zorgverleners inzicht in elkaars werkwijze en worden kansen benut en bedreigingen gezamenlijk opgelost. Daarnaast worden zorgverleners zich bewust van het belang van monitoring en evaluatie om continue verbetering van de kwaliteit van de zorg te bereiken (Mañe et al. 2015; Jager-Egmond et al. 2016).

Voorwaarden voor een succesvolle implementatie zijn (1) een proactieve kartrekker die door de groep gedragen wordt, (2) een organisatie die openstaat voor veranderingen, (3) ruimte en geld voor logistieke ondersteuning en horeca, (4) externe hulp, en (5) monitoring van voortgang en het vieren van succes! Dat laatste stimuleert de participatie aan de verbeteracties (schriftelijke mededeling professor J.J. Erwich).

Aan de hand van een praktijkvoorbeeld wordt de werkwijze van de perinatale audit toegelicht. De deelnemers krijgen tijdens de bijeenkomst schriftelijke informatie over de zwangerschap en bevalling van mevrouw B. uitgereikt.

Casus

Mevrouw B., 27 jaar oud, is voor het eerst zwanger. Zij is ogenschijnlijk gezond en onder controle van de eerstelijnsverloskundige. Na een ongecompliceerde zwangerschap krijgt zij bij 40 weken weeën. Bij 7 cm ontsluiting breken spontaan de vliezen. Het vruchtwater is meconiumhoudend. De verloskundige wil haar naar het ziekenhuis verwijzen voor verdere begeleiding van de baring, maar mevrouw B. verzet zich daartegen. Zij geeft aan dat ze sinds het overlijden van haar moeder vorig jaar panisch is voor ziekenhuizen. Naar aanleiding hiervan besluit de verloskundige haar niet door te verwijzen en de bevalling thuis af te wachten. Na anderhalf uur persen wordt een levenloos meisje geboren van 2450 gram. De ouders geven geen toestemming voor obductie.

Naar aanleiding van de informatie in het chronologische verslag wordt deze casus besproken volgens de 6-Wat-vragen-systematiek. Hieronder volgt een korte verslagweergave van de uitkomsten van deze bespreking:
- Wat is er gebeurd?

Mevrouw B. is tijdens de baring niet doorverwezen ondanks dat er meconiumhoudend vruchtwater is geconstateerd.
- Wat waren de omstandigheden waaronder het gebeurde?

Het is zaterdagnacht. Mevrouw B. heeft flinke weeën. Er wordt bij 7 cm ontsluiting meconiumhoudend vruchtwater geconstateerd. Mevrouw B. wil absoluut niet naar het ziekenhuis. Zij wordt hierin gesteund door haar partner. De betrokken verloskundige is onlangs afgestudeerd. Zij doet dienst in een grote verloskundigenpraktijk. Diezelfde nacht zijn er nog twee vrouwen uit de praktijk bij wie de weeën zijn begonnen.
- Wat maakte dat het gebeurde?

Hierbij worden factoren geanalyseerd die mogelijk zijn gerelateerd aan het optreden van substandaardfactoren (SSF) (▶box 8.11).

Box 8.11 Substandaardfactoren
Substandaardfactoren (SSF) verwijzen naar aspecten in de zorgverlening die in ongunstige zin afwijken van de gangbare of gebruikelijke zorg zoals die is vastgelegd in richtlijnen, standaarden, protocollen en/of afspraken tussen de betrokken beroepsgroepen.

Kenmerk van de zwangere vrouw: zij heeft een door haar partner ondersteunde aversie tegen het ziekenhuis. De oorzaak van die aversie was onbekend bij de verloskundige en kon op dat moment ook niet besproken worden.

Taakopvatting zorgverlener: de relatief onervaren verloskundige wordt geconfronteerd met een moeilijke situatie bij een zwangere vrouw maar kan haar aandacht hier niet volledig op richten omdat er nog twee andere vrouwen in partu zijn, waarvoor zij ook verantwoordelijk is.

Team: de verloskundige denkt dat als zij dienst heeft zij zelf haar problemen moet oplossen; daardoor vroeg zij geen hulp.

Management en organisatie: de verloskundige was onbekend met de afspraken over het inschakelen van de achterwacht.
- Wat is de relatie tussen het gebeurde en de sterfte?

Hiervoor zijn de volgende antwoordcategorieën mogelijk: niet te beoordelen, geen, onwaarschijnlijk, mogelijk, waarschijnlijk of zeer waarschijnlijk. De deelnemers aan de bespreking komen tot de conclusie dat de relatie tussen het gebeurde en de sterfte in dit geval niet te beoordelen is.
- Wat zijn de conclusies die getrokken kunnen worden?

Door de antwoorden op de eerste vier Wat-vragen te combineren kan een analyse gemaakt worden waar en op welke niveaus het niet goed ging. De substandaardfactoren (SSF) zijn:
- De zwangere vrouw: de anamnese van en/of de voorlichting aan haar is onvoldoende geweest.
- Taakstelling zorgverlener: mogelijk te onervaren om een verloskundigenpraktijk van deze omvang in haar eentje waar te nemen.
- Team: er is een vermeende of reële praktijkcultuur van 'als iemand dienst heeft moet die de problemen oplossen'.
- Management en organisatie: er zijn geen duidelijke afspraken over het inschakelen van de achterwacht of overleg bij moeilijke situaties.
- Wat moet gedaan worden om het gebeurde te voorkomen?

Naar aanleiding van stap 5 worden acties ondernomen die erop gericht zijn te voorkomen dat een SSF zich opnieuw manifesteert. Tijdens de bespreking werden de volgende actiepunten afgesproken:
1. Onderzoek of en hoe eerstelijnsverloskundigen een (eventuele) verwijzing naar de tweede lijn bespreken met hun zwangere cliënten. Maak interprofessionele afspraken hierover en leg deze afspraken vast.
2. Onderzoek of, en zo ja, hoe een relatief onervaren verloskundige gecoacht kan worden en leg dit vast.
3. Maak afspraken over overleg met en het inschakelen van de achterwacht in de diensten expliciet en breng veranderingen aan in de organisatie van de diensten.

8.6.4 Visitatie

Visitatie is een beproefde vorm van intercollegiale kwaliteitstoetsing van praktijken en/of maatschappen van medisch specialisten. Visitaties worden door de wetenschappelijke verenigingen georganiseerd en vinden plaats op basis van het principe van 'peer-review': inhoudelijk-deskundige beroepsgenoten bezoeken en beoordelen elkaar. Beoordeling vindt plaats op basis van kwaliteitsnormen die steeds worden geactualiseerd. Onderscheid wordt gemaakt in de visitatie in opleidingsklinieken voor het verkrijgen of behouden van de opleidingsbevoegdheid en zogenoemde 'kwaliteitsvisitaties' in niet-opleidingsklinieken die bedoeld zijn voor de beoordeling van de structuur en organisatie van de medisch-specialistische beroepspraktijk en het stimuleren van verbeteringen daarin.

Een visitatiecommissie bestaat uit twee tot drie ad hoc bijeengeroepen praktiserende medisch specialisten uit een andere regio, zonder beroepsmatige relatie met de te visiteren maatschap of vakgroep. Aan de hand van gesprekken met vertegenwoordigers van de verschillende zorgdisciplines die direct en indirect betrokken zijn bij de praktijk of maatschap van specialisten, wordt een conceptvisitatierapport opgesteld. Belangrijke aandachtspunten van kwaliteitsvisitaties zijn: (1) het teamklimaat binnen de praktijk en/of maatschap van medisch specialisten, (2) de contacten van de specialistengroep met de andere zorgdisciplines in het ziekenhuis, waaronder klinisch verloskundigen, verpleegkundigen, anesthesisten en kinderartsen, (3) de werkverhouding met de samenwerkende zorgdisciplines in de regio, waaronder huisartsen en eerstelijnsverloskundigen, en (4) de bejegening van patiënten/ cliënten. Het visitatierapport heeft een adviserend karakter en is in beginsel niet openbaar (Legemaate et al. 2006). De visitatie wordt beschouwd als een geïnstitutionaliseerd instrument om gezamenlijk te leren (Legemaate en Weidema 2016). Momenteel zijn er (nog) geen plannen voor visitaties van regionale geboortezorgorganisaties.

8.6.5 Moreel beraad

Een andere, krachtige, techniek om te komen tot het vormen van een nieuw waardesysteem van het VSV is het voeren van een moreel beraad. De verschillende teams waaruit een VSV is ontstaan hebben soms op het oog tegenstrijdige belangen, ook waar het gaat om zorg waarbij sociale wijkteams zijn betrokken (Centrum voor Ethiek en Gezondheid 2016). Deze belangen kunnen doorwerken in zorgpaden, werkafspraken en onderlinge relaties. Moreel beraad is een gestructureerde methode waarbij, gekoppeld aan een specifiek probleem, dilemma's onderzocht worden aan de hand van waarden van alle belanghebbenden. In ▶box 8.12 staat een kort voorbeeld van een moreel beraad.

> **Box 8.12 Voorbeeld van een dilemma dat werd besproken in een moreel beraad**
> Een 32-jarige vrouw, primigravida, wordt in de tweede helft van haar zwangerschap vanuit de eerste lijn doorverwezen omdat zij per se wil bevallen door middel van een keizersnede. Er is geen medische reden voor het verrichten van een keizersnede. Zij is altijd goed gezond geweest en ook in haar familie komen geen bijzonderheden voor; zij heeft geen verleden van ernstig traumatische ervaringen. De gynaecoloog geeft aan dat hij haar verzoek wil bespreken met het behandelteam. Zij gaat daarmee akkoord. Het behandelteam vindt het een lastig en weinig invoelbaar verzoek. Om meer te leren van elkaar en om de vraag van de zwangere vrouw te kunnen beantwoorden, wordt onder leiding van een onafhankelijke voorzitter een moreel beraad georganiseerd.
> 1. Dilemma: moeten wij een primaire sectio doen, of niet?
> Allereerst worden de bijgaande emoties van het team besproken: ongeloof, boosheid, begrip enzovoort. Hierna worden de behandelopties besproken: wel doen, niet doen, wel doen als psychologische counseling aangeeft dat het een overdacht besluit is, niet doen en verwijzen naar elders enzovoort.

2. Analyse van feiten, betrokkenen en waarden
In dit geval: de gynaecoloog, verloskundigen, verpleegkundigen, aanstaande ouders, het ongeboren kind, de gemeenschap. Wiens stem moet worden gehoord? Welke waarden zijn aan de orde? Benoem deze voor elke betrokkene. In dit geval bleken de belangrijkste: autonomie, gezondheid, vertrouwen, zelfbeschikking.

3. Afweging van alle behandelopties tegen de waarden van de betrokkenen
In dit geval pasten alle waarden het best bij 'niet doen en verwijzing naar elders waar men geen probleem heeft met het verrichten van een keizersnede op verzoek'. Met deze optie is recht gedaan aan de waarden van alle betrokkenen. Aan de professionals in deze organisatie werd recht gedaan aan hun autonomie geen handelingen te doen waar zij niet achter staan, waar de gezondheid in brede zin mogelijk geschaad wordt; zij kunnen een vertrouwensrelatie met de zwangere vrouw houden. Aan de zwangere vrouw werd recht gedaan aan haar autonomie, zelfbeschikking, vertrouwen en gezondheid.

4. Implementatie
Het besluit werd met de aanstaande ouders besproken. Met hun instemming werd contact opgenomen met een gynaecoloog elders. De zwangere vrouw kreeg daarop een afspraak.

De kracht van een moreel beraad zit niet alleen in het oplossen van het dilemma, maar ook in de gestructureerde stappen om in gesprek met elkaar te gaan (Vathorst 2014). Het gesprek gaat over de waarden (en associaties daarbij) van alle betrokkenen. Ook gaat het gesprek over het juiste te doen in de gegeven situatie. Het moreel beraad is nooit theoretisch, maar heeft als eindpunt een concrete uitkomst. Juist door met elkaar de dilemma's te durven onderzoeken, komt er meer ruimte voor begrip van elkaars posities. Moreel beraad brengt verdieping. Er ontstaat een door iedereen gedragen oplossing in een door iedereen gedragen richting. Moreel beraad draagt niet alleen bij aan een betere oplossing of richting, het draagt ook bij aan (h)erkenning van de verschillende waarden van alle betrokkenen en leidt op termijn tot een betere gezamenlijke zorg (Meulen et al. 2016). In het begin zal een moreel beraad onder leiding van een professionele (proces)begeleider gevoerd moeten worden, maar na verloop van tijd kan een moreel beraad zelfstandig worden uitgevoerd (Dartel en Molewijk 2013). Inmiddels zijn er initiatieven ontwikkeld om patiënten/cliënten en hun familie te betrekken bij het moreel beraad (Legemaate en Weidema 2016).

8.7 Weerslag van een ingrijpend incident op de zorgverleners

Recent onderzoek onder ruim vijfduizend artsen en andere zorgverleners uit negentien ziekenhuizen laat zien dat een ingrijpend incident niet alleen zijn weerslag heeft op de betrokken patiënt/cliënt maar ook op zorgverleners (Vanhaecht et al. 2017) (▶box 8.12). Zij worden in dit kader *second victims* genoemd (McCay en Wu 2012; Seys et al. 2013; Cabilan en Kynoch 2017; Vanhaecht et al. 2017).

De impact van een veiligheidsincident op zorgverleners is een onderschat probleem. Bij ingrijpende incidenten voelt één van de drie zorgverleners de behoefte om het werk tijdelijk neer te leggen (Vanhaecht et al. 2017). Onder de betrokken zorgverleners is het risico op burn-out, meer medicatiegebruik en een disbalans tussen privé en werk verhoogd (Gerven et al. 2016a, b). Symptomen als twijfel, angst en verlies van vertrouwen in het eigen functioneren kunnen een extra risico zijn om opnieuw bij een incident betrokken te raken (Vanhaecht et al. 2017). Uit Italiaans onderzoek bleek dat dit alles kan leiden tot meer 'defensieve geneeskunde' (Panella et al. 2016).

In de nasleep van een incident/calamiteit is, naast zorgvuldige opvang en begeleiding van de patiënt/cliënt en naaste familie, ook sociaal-emotionele ondersteuning van de betrokken zorgverlener(s) van belang (Vanhaecht et al. 2017). Vooral van ervaren vakgenoten of collega's wordt sociaal-emotionele ondersteuning op prijs gesteld (Engels: *peer support*). In 2010 heeft de KNOV de *Handreiking opvang traumatische gebeurtenis* opgesteld (KNOV 2010). Het doel hiervan is verloskundigen attenderen op het belang van een goede afspraak of regeling voor de opvang van collega's of medewerkers die een ingrijpende/traumatische gebeurtenis hebben meegemaakt. De NVOG heeft in 2015 de Commissie Collegiale Ondersteuning (CCO) opgericht. Aanleiding voor de oprichting van de CCO waren de resultaten van een enquête onder alle leden en aspirant-leden van de NVOG (Baas et al. 2016, 2018). Daaruit kwam naar voren dat onder degenen die een traumatische ervaring meemaakten duidelijk behoefte was aan een klankbord en contact met collega's. De CCO en een aantal grote zorginstellingen bieden *peer support* na het meemaken van een emotioneel-belastende gebeurtenis (Pampus en Stramrood 2016). Daarnaast geeft deze commissie ondersteuning en informatie bij tucht- en rechtszaken (▶www.nvog.nl).

Deelname aan specifieke trainingen, zoals coaching en intervisie, biedt veel zorgverleners ook de mogelijkheid tot zelfonderzoek en reflectie (Lombarts 2016) (zie ook ▶par. 8.6).

8.8 Conclusies

- Het besluit wie als coördinerend zorgverlener fungeert, vereist instemming van de zwangere vrouw.
- De wens om gehoord te worden, ligt vaak ten grondslag aan een klacht. Open communicatie en een eerlijke uitleg van de zorgprofessional kunnen dan voldoende zijn.
- In samenspraak met de zwangere vrouw wordt door het interprofessioneel geboortezorgteam een coördinerend zorgverlener benoemd.
- Tijdens het eerste consult doet de verloskundig zorgverlener er goed aan de zwangere vrouw uit te leggen dat bespreking in het geboortezorgteam ten goede komt aan de kwaliteit van verleende zorg.
- Voor een goede samenwerking tussen zorgverleners is het van groot belang dat er duidelijke afspraken zijn over taak- en verantwoordelijkheidsverdeling.
- Binnen de samenwerking in een interprofessioneel geboortezorgteam worden twee vormen van professionele verantwoordelijkheid onderscheiden: de 'algemene verantwoordelijkheid' en de 'handelingsverantwoordelijkheid'. Als de geboortezorgorganisatie als zodanig gebreken vertoont, kan op grond van de 'algemene verantwoordelijkheid' de organisatie als rechtspersoon daarop worden aangesproken. Als de kwaliteit van individuele zorg aan de zwangere vrouw niet adequaat is, ten gevolge van het verkeerd uitvoeren (of het nalaten) van een behandeling, kan in het kader van 'handelingsverantwoordelijkheid' de betrokken zorgprofessional daarop worden aangesproken.
- Niet alle geboortezorgorganisaties (VSV's) zijn een rechtspersoon.
- Wanneer de zwangere vrouw wordt verwezen naar en/of overgedragen aan een zorgverlener in een andere setting, of vice versa, vergt dit de toestemming van de zwangere vrouw.

- Toestemming voor het verstrekken van relevante gegevens aan andere zorgverleners wordt verondersteld als de (aanstaande) moeder met de doorverwijzing en/of overdracht instemt.
- Als het in de VSV-regio de afspraak is dat iedere 'nieuwe' zwangere vrouw wordt besproken in een gezamenlijke bespreking en dat daarin het beleid voor begeleiding (individueel geboortezorgplan) wordt vastgelegd, zijn de deelnemende zorgprofessionals in beginsel gebonden aan dit beleid.
- Zorgprofessionals zijn wettelijk verplicht de kwaliteit van de verleende zorg op systematische wijze te registreren en te toetsen, en – waar nodig – de zorgverlening te verbeteren.
- Het is onwaarschijnlijk dat een zorgverlener die samenwerkt in het kader van integrale geboortezorg aansprakelijk kan worden gesteld voor het handelen van andere zorgprofessionals.
- Er rust op alle zorgverleners een wettelijke plicht voor het melden van incidenten en calamiteiten.
- Hoewel niet alle incidenten hoeven te worden gemeld aan de patiënt/cliënt, wordt het openlijk bespreken ervan wel aangemoedigd.
- Een aan het samenwerkingsverband deelnemende zorgverlener die in de ogen van één of meer collega's niet voldoet aan de normen voor verantwoorde zorg, wordt door hen daarop aangesproken.
- Bij het melden van zaken die anders zijn gegaan dan verwacht en gehoopt, gaat het niet om het aanwijzen van schuldigen, maar om het opsporen van organisatie- en/of systeemfouten.
- De VIM-procedure is niet bedoeld voor de afhandeling van klachten van zorggebruikers, maar voor verbetering van de zorg.
- In een geboortezorgorganisatie of verloskundig samenwerkingsverband moet iedereen zich veilig voelen om incidenten te melden.
- Het creëren van een veiligheidscultuur begint bij de zorgverlener zelf. De raad van bestuur van een geboortezorgorganisatie of het verloskundig samenwerkingsverband kan dit ondersteunen.
- Zorg ervoor dat iedereen in de geboortezorgorganisatie of het verloskundig samenwerkingsverband op de hoogte is van de afspraken over VIM.
- Geef duidelijk aan bij wie incidenten gemeld kunnen worden. Solistisch werkende zorgverleners registreren die zelf (Ministerie van Volksgezondheid, Welzijn en Sport 2016).
- Bespreek binnen de geboortezorgorganisatie, het verloskundig samenwerkingsverband, of de kring van beroepsgenoten de binnengekomen VIM-meldingen. Door periodiek de meldingen binnen het team te bespreken, wordt het team betrokken bij het verbeteren van de zorgprocessen waardoor de kans op herhaling van incidenten afneemt.
- Ook solistisch werkende zorgverleners doen er verstandig aan de incidenten periodiek te bespreken met beroepsgenoten, bijvoorbeeld via hun beroepsorganisatie of een intervisiegroep (Ministerie van Volksgezondheid, Welzijn en Sport 2016).
- Terugkoppeling van de bevindingen van het VIM-overleg verhoogt het veiligheidsklimaat binnen de geboortezorgorganisatie of het verloskundig samenwerkingsverband.
- Houd bij de bespreking van incidenten rekening met de privacy van de patiënt/cliënt door gegevens te anonimiseren.
- De visitatie wordt beschouwd als een geïnstitutionaliseerd instrument om gezamenlijk te leren.
- Het doel van de perinatale audit is verbetering van de kwaliteit van geboortezorg.

- Nodig de patholoog uit voor auditbijeenkomsten zodat van zijn of haar deskundigheid optimaal gebruik kan worden gemaakt.
- Voer de voorgenomen maatregelen ter verbetering uit. Check na verloop van tijd of de maatregelen effect hebben en leg dit vast.
- In de nasleep van een incident/calamiteit is, naast zorgvuldige opvang en begeleiding van de patiënt/cliënt en naaste familie, ook sociaal-emotionele ondersteuning van de betrokken zorgverlener(s) van belang.

8.9 Opdrachten

Opdrachten
- Is er in uw praktijk een klachtenregeling? Zo ja, beschrijf de klachtenroute in uw praktijk. Zo niet, hoe zorgt u ervoor dat deze wordt opgesteld?
- Kunt u een voorbeeld geven van een tekortkoming in de kwaliteit van zorgverlening waarbij u (in)direct betrokken was?
- Kunt u beschrijven hoe met deze tekortkoming is omgegaan?
- Wat zijn uw ervaringen met de perinatale audit?
- Kunt u een dilemma noemen dat geschikt is voor het houden van een moreel beraad?

Literatuur

Akker T van den, Bloemenkamp KWM, Roosmalen J van, Knight M; Netherlands Audit Committee Maternal Mortality and Morbidity; UK Confidential Enquiry into Maternal Deaths. Classification of maternal deaths: where does the chain of events start? Lancet 2017 Sep 2;390(10098):922–3. ▶ https://doi.org/10.1016/S0140-6736(17)31633-1.

Alderliesten ME, Stronks K, Bonsel GJ, Smit BJ, Campen MM van, Lith JM van, Bleker OP. Design and evaluation of a regional perinatal audit. Eur J Obstet Gynecol Reprod Biol. 2008;137(2):141–5. ▶ https://doi.org/10.1016/j.ejogrb.2007.06.002.pubmed. PMID: 18375264.

Amelink-Verburg MP, Roosmalen J van, Roelofsen JM, Wolleswinkel-van den Bosch JH, Verloove-Vanhorick SP. Evaluatie en validatie van perinatale-sterfte-audit door terugkoppeling naar zorgverleners. Ned Tijdschr Geneeskd. 2003 Nov 22;147(47):2333–7.

Anonymous. Praktijkperikel; Mag een arts gedwongen sectio uitvoeren in het belang van het kind? Medisch Contact 2015, p. 1484 (auteur niet vermeld). Bron: ▶ https://www.medischcontact.nl/nieuws/laatste-nieuws/artikel/mag-een-arts-gedwongen-sectio-uitvoeren-in-het-belang-van-het-kind-1.htm.

Baas MAM, Scheepstra KWF, Stramrood CAI, Evers R, Dijksman LM, Pampus MG van. Work-related adverse events leaving their mark: a cross-sectional study among Dutch gynecologists. BMC Psychiatry 2018 Mar 22;18(1):73. ▶ https://doi.org/10.1186/s12888-018-1659-1.

Baas M, Scheepstra K, Stramrood C, Pampus M van. Gynaecologen helpen elkaar na trauma. Medisch Contact 12 okt 2016. Bron: ▶ https://www.medischcontact.nl/nieuws/laatste-nieuws/artikel/gynaecologen-helpen-elkaar-na-trauma.htm.

Bacci A, Lewis G, Baltag V, Betrán AP. The introduction of confidential enquiries into maternal deaths and near-miss case reviews in the WHO European Region. Reprod Health Matters. 2007;15(30):145–52.

Blondeau MJ, Koorengevel KM, Schneider AJ, Knijff-van Dortmont AL van der, Dondorp WJ. Een sectio caesarea tegen haar wil? Ned Tijdschr Geneeskd. 2015;159:A8183.

Bremmer W, Dillen J van. Nieuwe thema's perinatale audit. Tijdschrift Verloskunde. 2017;02.

Broersen S, Hendriks A. Boos over afwijken bevalplan. Medisch Contact 2016;44:42–5. Bron: ▶ https://www.medischcontact.nl/kennis/tuchtrecht/tuchtzaak/boos-over-afwijken-van-bevalplan.htm.

Buisman PE. Bevoegdheden van klinisch verloskundigen. Medisch Contact 2015. Bron: ▶ https://www.medischcontact.nl/opinie/reacties/ingezonden-reactie/bevoegdheden-van-klinisch-verloskundigen.htm.

Cabilan CJ, Kynoch K. Experiences of and support for nurses as second victims of adverse nursing errors: a qualitative systematic review. JBI Database Syst Rev Implement Rep. 2017;15(9):2333–64. ▶ https://doi.org/10.11124/JBISRIR-2016-003254.

Centrum voor Ethiek en Gezondheid (CEG). Samen zorgen in de wijk. Signalering Ethiek en Gezondheid 2016/2. Den Haag: Centrum voor Ethiek en Gezondheid; 2016. Bron: ▶ https://ceg.nl/uploads/publicaties/Samen_zorgen.pdf.

Dartel H van, Molewijk B. In gesprek blijven over goede zorg. Overlegmethoden voor moreel beraad. Amsterdam: Boon uitgevers; 2013. ISBN 9789461055101.

Diem MT van, Bergman KA, Bouman K, Egmond N van, Stant DA, Timmer A, Ulkeman LH, Veen WB, Erwich JJ. Perinatale audit Noord-Nederland: de eerste 2 jaar. Ned Tijdschr Geneeskd. 2011;155(18):A2892. Dutch. PubMed PMID: 21557826.

Diem MT van, Timmer A, Gordijn SJ, Bergman KA, Korteweg FJ, Ravise J, Vreugdenhil E, Erwich JJ. Classification of substandard factors in perinatal care: development and multidisciplinary inter-rater agreement of the Groningen-system. BMC Pregnancy Childbirth. 2015 Sep 11;15:215. ▶ https://doi.org/10.1186/s12884-015-0638-5. PubMed PMID: 26361757.

Dijk AE van, Knapen MFCM, Waelput AJ, Brouwers HAA, Slobben-Mager K, Alderliesten ME, Hukkelhoven CW. Bremmer-Bolhuis TL. Een nieuw thema: perinatale audit van de à terme asfyxie in 2013 en 2014. Perinatale Audit Nederland (PAN). Utrecht: Stichting Perined; 2016. (▶ https://assets.perined.nl/docs/fb3894af-b70f-4946-80ef-661ada03b979.pdf).

Dillen J van, Mesman JA, Zwart JJ, Bloemenkamp KW, Roosmalen J van. Introducing maternal morbidity audit in the Netherlands. BJOG 2010;117(4):416–21. ▶ https://doi.org/10.1111/j.1471-0528.2009.02480.x.

Dillen J van, Mesman JA, Zwart JJ, Bloemenkamp KW, Roosmalen J van. Audit ernstige maternale morbiditeit in Nederland. Ned Tijdschr Geneeskd. 2011;155:A2541.

Driel W van. Omgaan met incidenten. Tijdschrift Verloskunde. 2011;9–10.

Drost A, Welker G, Erwich JJ. ACTion in actie! NTOG. 2014a;127:480–3.

Drost A, Welker G, Erwich JJ. Wat komt er ná de PAN? ACTion in actie! Tijdschrift Verloskunde. 2014b;6:16–9.

Duijst W, Hollander MH, Miranda E de, Holten L, Graaf IM de, Dillen J van, Kingma E. Reactie: actio caesarea – een gevaarlijke oplossing voor een niet-bestaand probleem. NJB 19 nov 2015. Bron: ▶ http://njb.nl/blog/reactie-actio-caesarea-een-gevaarlijke-oplossing.18542.lynkx.

Eskes M, Waelput AJ, Erwich JJ, Brouwers HA, Ravelli AC, Achterberg PW, Merkus HJ, Bruinse HW. Term perinatal mortality audit in the Netherlands 2010–2012: a population-based cohort study. BMJ Open 2014 Oct 14;4(10):e005652. ▶ https://doi.org/10.1136/bmjopen-2014-005652.

Gerven E van, Bruyneel L, Panella M, Euwema M, Sermeus W, Vanhaecht K. Psychological impact and recovery after involvement in a patient safety incident: a repeated measures analysis. BMJ open. 2016a;6:e011403.

Gerven E van, Vander Elst T, Vandenbroeck S, Dierickx S, Euwema M, Sermeus W, Witte H de, Godderis L, Vanhaecht K. Increased risk of burnout for physicians and nurses involved in a patient safety incident. Medical care. 2016b;54:937–43.

Groot K de, Vlaardingerbroek P, Schneider T. Naschrift 'Actio Caesarea'. NJB 20 Nov 2015. Bron: ▶ http://www.njb.nl/blog/naschrift-actio-caesarea-tevens-aankondiging.18544.lynkx.

Hendriks AC. En toen was er de Wkkgz. Nieuwe wet met vergaande gevolgen voor artsen. Ned Tijdschr Geneeskd. 2015;159:A9799.

Hollander MH, Dillen J van, Lagro-Jansen ALM, Leeuwen E van, Duijst WLJM, Vandenbussche FPHA. Moeder-kindconflict of arts-patiëntconflict? Als vrouwen aanbevolen verloskundige zorg afwijzen. NTOG 2017;130:84–7.

Inspectie Gezondheidszorg en Jeugd (IGJ). Mogelijkheden voor verbetering geboortezorg nog onvolledig benut. Samenvattend eindrapport van het inspectieonderzoek naar de invoering van het Advies van de Stuurgroep Zwangerschap en Geboorte. 2014.

Ivers N, Jamtvedt G, Flottorp S, Young JM, Odgaard-Jensen J, French SD, O'Brien MA, Johansen M, Grimshaw J, Oxman AD. Audit and feedback: effects on professional practice and healthcare outcomes. Cochrane Database Syst Rev. 2012 Jun 13;(6):CD000259. ▶ https://doi.org/10.1002/14651858.CD000259.

Jager-Egmond M van, Drost AP, Jansen G, Bouma T. ACTion in actie. VSV Heerenveen past protocol continue baringsbegeleiding aan. Tijdschrift Verloskunde. 2016;206(1):6–9.

Kassebaum NJ, Bertozzi-Villa A, Coggeshall MS, Shackelford KA, Steiner C, Heuton KR, et al. Global, regional, and national levels and causes of maternal mortality during 1990–2013: a systematic analysis for the Global Burden of Disease Study 2013. Lancet 2014 Sep 13;384(9947):980–1004. ▶ https://doi.org/10.1016/S0140-6736(14)60696-6.

Keirse E. Psychologische reflexie. In: Wildschut HIJ, Goudoever JB van, Hollander NS den, Keirse E, Wert G de, redactie. Foetale en neonatale afwijkingen op aangeboren afwijkingen. Leidraad voor besluitvorming. Amsterdam: Reed Business; 2011. pag. 387–403.

Kerber KJ, Mathai M, Lewis G, Flenady V, Erwich JJ, Segun T, Aliganyira P, Abdelmegeid A, Allanson E, Roos N, Rhoda N, Lawn JE, Pattinson R. Counting every stillbirth and neonatal death through mortality audit to improve quality of care for every pregnant woman and her baby. BMC Pregnancy Childbirth. 2015;15(Suppl 2):S9. ► https://doi.org/10.1186/1471-2393-15-S2-S9.

Kleijne I. Grens privacyfunctionaris bij 10.000 patiënten. Medisch Contact 2018. Bron: ► https://www.medischcontact.nl/nieuws/laatste-nieuws/artikel/grens-privacyfunctionaris-bij-10.000-patienten.htm.

Kneepens E, Maasen H. Nieuwe privacywetgeving: wat gaan we ervan merken? Vijf vragen over de AVG. Medisch Contact 25 april 2018. Bron: ► https://www.medischcontact.nl/nieuws/laatste-nieuws/artikel/nieuwe-privacywetgeving-wat-gaan-we-ervan-merken.htm.

Knight M, Lewis G, Acosta CD, Kurinczuk JJ. Maternal near-miss case reviews: the UK approach. BJOG 2014;121(Suppl 4):112–6. ► https://doi.org/10.1111/1471-0528.12802.

KNMG. Handreiking verantwoordelijkheidsverdeling bij samenwerking in de zorg. Checklist met 13 concrete aandachtspunten bij afspraken over verantwoordelijkheden. 2010. Bron: ► https://www.knmg.nl/advies-richtlijnen/dossiers/verantwoordelijkheidsverdeling.htm.

KNMG. Openheid na incidenten. KNMG-richtlijn. 2016. Bron: ► https://www.knmg.nl/advies-richtlijnen/dossiers/openheid-na-incidenten.htm.

KNMG. Elektronische gegevensuitwisseling in de zorg. De Wet cliëntenrechten bij elektronische verwerking van gegevens in de zorg. Den Haag: Ministerie van Volksgezondheid, Welzijn en Sport; 2017. Bron: ► https://www.knmg.nl/actualiteit-opinie/nieuws/nieuwsbericht/per-1-juli-2017-nieuwe-regels-uitwisseling-medische-gegevens.htm.

KNMG. Omgaan met medische gegevens, KNMG-richtlijn. 2018. Bron: ► http://www.knmg.nl/web/file?uuid=043d8d9a-1d0e-46e0-a8e0-98092d764999&owner=5c945405-d6ca-4deb-aa16-7af2088aa173&contentid=411.

KNOV. Handreiking opvang na traumatische gebeurtenis. 2010. Bron: ► http://www.knov.nl/fms/file/knov.nl/knov_downloads/1051/file/KNOV-Handreiking_Opvang_na_Traumatische_gebeurtenis_definitief%5B1%5D.pdf?download_category=informatiebladen-modules.

KNOV. Handreiking omgaan met incidenten in de verloskundige praktijk. 2013 [met update 2017]. Bron: ► https://www.knov.nl/werk-en-organisatie/tekstpagina/154-2/calamiteiten-en-incidenten/hoofdstuk/193/calamiteiten-en-incidenten/.

KNOV/NVOG. Leidraad voor protocol klinisch verloskundige. 2014. Bron: ► http://nvog-documenten.nl/uploaded/docs/Leidraad%20voor%20protocol%20positie%20klinisch%20verloskundigen%2022-5-2014.pdf.

Korteweg FJ, Nikkels PGJ. De classificatie van doodsoorzaken bij perinatale sterfte. Ned Tijdschr Obstetr Gynaecol. 2014;127:16–8.

Landelijk Indicatie Protocol Kraamzorg. Instrument voor toekenning van kraamzorg: partusassistentie en kraamzorg gedurende de kraamperiode. 2008. Bron: ► http://www.knov.nl/fms/file/knov.nl/knov_downloads/712/file/Landelijk%20Indicatie%20Protocol%20Kraamzorg.pdf?download_category=overig.

Legemaate J, Christiaans-Dingelhoff I, Doppegieter RMS, Roode RP de. Melden van incidenten in de gezondheidszorg. 2006. Bron: ► https://www.knmg.nl/web/file?uuid=28265411-427a-4c20-921f-2cc549dadb0c&owner=5c945405-d6ca-4deb-aa16-7af2088aa173&contentid=1159&elementid=136579.

Legemaate J, Weidema F. Kwaliteit van zorg. In: Legemaate J, Widdershoven G, redactie. Basisboek ethiek & recht in de gezondheidszorg. Amsterdam: Boon; 2016. pag. 201–20.

Leistikow I. Voorkomen is beter. Leren van calamiteiten in de zorg. Leusden: Diagnose Uitgevers; 2014. ISBN 978-94-91969-01-0.

Leistikow IP, Ridder K den, Vries B de. Patiëntveiligheid. Systematische incident reconstructie en evaluatie. Houten: Bohn Stafleu en van Loghum; 2016. ISBN 978-90-368-1289-4.

Lombarts K. Performance van artsen. Rotterdam: 2010 Uitgevers; 2016. ISBN10: 9490951307.

Mañe E, Korteweg FJ, Prins-Wiersinga A, Drost, AP. Wat komt er ná de PAN? ACTion in werking, implementatie van een zorgpad bij verminderde kindsbewegingen tijdens de zwangerschap. Ned Tijdschrift Verloskunde. 2015;1:36–8.

McCay L, Wu AW. Medical error: the second victim. Br J Hosp Med (Lond). 2012;73(10):C146–8.

Merkus JM. Perinatale sterfte: audit dringend nodig. Ned Tijdschr Geneeskd. 2008 Mar 15;152(11):603–5.

Merwijk S van, Lambregts J, Grotendorst A, Projectgroep V&V 2010. Beroepsprofiel verpleegkundig specialist. Deel 4. 2012. Bron: ▶ http://www.invoorzorg.nl/docs/ivz/informatiecentrum/professionals/23203%20 Beroepsprofiel%20verpleegkundig%20specialist.pdf.

Meulen B ter, Stolper M, Molewijk B. Bespreek ethische dilemma's in moreel beraad. Gezamenlijk en gestructureerd overleg maakt besluiten beter. Medisch Contact 2016;04:34–7. Bron: ▶ https://www.medischcontact.nl/nieuws/laatste-nieuws/artikel/bespreek-ethische-dilemmas-in-moreel-beraad.htm.

Ministerie van Volksgezondheid, Welzijn en Sport. Wet kwaliteit, klachten en geschillen zorg. Handreiking 'leren van incidenten' voor kleine zorgaanbieders. Den Haag. 2016. Bron: ▶ https://www.knov.nl/werken-organisatie/tekstpagina/790-3/wet-kwaliteit-klachten-en-geschillen-zorg-wkkgz/hoofdstuk/1114/wet-kwaliteit-klachten-en-geschillen-zorg-wkkgz/.

NVOG Draaiboek Veilig Incident Melden. Bron: ▶ https://www.google.sr/url?sa=t&rct=j&q=&esrc=s&source=web&cd=1&cad=rja&uact=8&ved=0ahUKEwitoouGnJjTAhWCMSYKHVi0Bh4QFggpMAA&url=http%3A%2F%2Fwww.nvog.nl%2Fupload%2Ffiles%2FDraaiboek_Veilig_Incident_Melden.pdf&usg=AFQjCNFcgW_13K3F-X6u8qQLNOyj9e4aaQ&bvm=bv.152180690,d.eWE.

NVOG/KNOV. Eindrapport van de KNOV-NVOG Werkgroep Klinisch Verloskundigen. 2010. Bron: ▶ http://nvog-documenten.nl/index.php?pagina=/richtlijn/item/pagina.php&richtlijn_id=874.

Pampus MG van, Stramrood CAI. NVOG commissie collegiale ondersteuning. Onderzoek ingrijpende gebeurtenis aanleiding oprichting. NTOG 2016;129:374–5.

Panella M, Rinaldi C, Leigheb F, Donnarumma C, Kul S, Vanhaecht K, Stanislao F di. The determinants of defensive medicine in Italian hospitals: the impact of being a second victim. Rev Calid Asist Organo Sociedad Espanola Calid Asist. 2016;31(Suppl 2):20–5.

Ploem C, Voskes Y. De arts-patiëntrelatie. In: Legemaate J, Widdershoven G, redactie. Basisboek ethiek & recht in de gezondheidszorg. Amsterdam: Boon; 2016. pag. 37–64.

Rijken JJ. Handreiking verantwoordelijkheid en aansprakelijkheid bij integrale geboortezorg – tweede concept. AKD 2016. Bron: ▶ https://www.kennisnetgeboortezorg.nl/?file=6163&m=1480598597&action=file.download.

Rijksoverheid. Brief Mw. Schippers, minister Volksgezondheid, Welzijn en sport. 6 juni 2016, referentie 955940-149355-VGP.

Say L, Chou D, Gemmill A, Tunçalp Ö, Moller AB, Daniels J, Gülmezoglu AM, Temmerman M, Alkema L. Global causes of maternal death: a WHO systematic analysis. Lancet Glob Health. 2014;2(6):e323–33. ▶ https://doi.org/10.1016/S2214-109X(14)70227-X.

Say L, Souza JP, Pattinson RC; WHO working group on Maternal Mortality and Morbidity classifications. Maternal near miss–towards a standard tool for monitoring quality of maternal health care. Best Pract Res Clin Obstet Gynaecol. 2009;23(3):287–96. ▶ https://doi.org/10.1016/j.bpobgyn.2009.01.007.

Schaap T, Bloemenkamp K, Deneux-Tharaux C, Knight M, Langhoff-Roos J, Sullivan E, Akker T van den; INOSS. Defining definitions: a Delphi study to develop a core outcome set for conditions of severe maternal morbidity. BJOG 2017 Jul 29. ▶ https://doi.org/10.1111/1471-0528.14833.

Schermer BW, Hagenauw D, Falot N. Handleiding algemene verordening gegevensbescherming en uitvoeringswet algemene verordening gegevensbescherming. Den Haag: Ministerie van Justitie en Veiligheid; 2018. Bron: ▶ https://www.rijksoverheid.nl/documenten/rapporten/2018/01/22/handleiding-algemene-verordening-gegevensbescherming.

Schuitemaker N, Roosmalen J van, Dekker G, Dongen P van, Geijn H van, Bennebroek Gravenhorst J. Confidential enquiry into maternal deaths in The Netherlands 1983–1992. Eur J Obstet Gynecol Reprod Biol. 1998;79(1):57–62.

Schuitemaker NW, Schutte JM, Bonsel GJ. Maatschappelijke aspecten van de verloskunde. In: Heineman MJ, Evers JLH, Mssurger LFAG, Steegers EAP, redactie. Obstetrie en gynaecologie. De voorplanting van de mens. 7de druk. Amsterrdam: Reed Business; 2012. pag. 179–230.

Schutte JM, Schuitemaker NW, Roosmalen J van, Steegers EA; Dutch Maternal Mortality Committee. Substandard care in maternal mortality due to hypertensive disease in pregnancy in the Netherlands. BJOG 2008;115(6):732–6. ▶ https://doi.org/10.1111/j.1471-0528.2008.01702.x.

Seys D, Wu AW, Gerven E van, Vleugels A, Euwema M, Panella M, Scott SD, Conway J, Sermeus W, Vanhaecht K. Health care professionals as second victims after adverse events: a systematic review. Eval Health Prof. 2013;36(2):135–62. ▶ https://doi.org/10.1177/0163278712458918.

Vanhaecht K, Coeckelbergs E, Schouten L, Zeeman G. Onbedoelde schade treft ook de arts. Medisch Contact 2017;37:14–6.

Vathorst S van de. Moreel beraad. Ned Tijdschr Geneeskd. 2014;158:B1037.

Vredevoogd CB, Wolleswinkel-van den Bosch JH, Amelink-Verburg MP, Verloove-Vanhorick SP, Mackenbach JP. Perinatale sterfte getoetst: resultaten van een regionale audit. Ned Tijdschr Geneeskd. 2001 Mar 10; 145(10):482–7.

Wolleswinkel-van den Bosch JH, Vredevoogd CB, Borkent-Polet M, Eyck J van, Fetter WP, Lagro-Janssen TL, Rosink IH, Treffers PE, Wierenga H, Amelink M, Richardus JH, Verloove-Vanhorick P, Mackenbach JP. Substandard factors in perinatal care in The Netherlands: a regional audit of perinatal deaths. Acta Obstet Gynecol Scand. 2002;81(1):17–24.

Zorgstandaard Integrale Geboortezorg versie 1.1 (2016). Bron: ►https://www.zorginzicht.nl/bibliotheek/integrale-geboortezorg-zorgstandaard/Paginas/Home.aspx.

Deel IV De digitale wereld

Hoofdstuk 9   Het zorgdossier – ICT-toepassingen, eHealth en social media – 285
H.I.J. Wildschut, D. Berks, W.J. Hofdijk, G. de Winter, M. de Jong-Fintelman, M.I.H. Tan, H.R. Heilema en P.C.M. de Groot

Het zorgdossier – ICT-toepassingen, eHealth en social media

H.I.J. Wildschut, D. Berks, W.J. Hofdijk, G. de Winter, M. de Jong-Fintelman, M.I.H. Tan, H.R. Heilema en P.C.M. de Groot

9.1 Inleiding – 287

9.2 Het zorgdossier – 288
9.2.1 Het perinataal webbased dossier – 289
9.2.2 Digitale gegevensvastlegging in het individueel geboortezorgplan – 291
9.2.3 Digitale interprofessionele gegevensuitwisseling – 294

9.3 Eigendom zorggegevens en toestemmingsvereisten – 295
9.3.1 Medisch beroepsgeheim – 295
9.3.2 Eigendom van medische gegevens – 296
9.3.3 Toestemmingsvereisten voor toegang tot zorggegevens – 296
9.3.4 Geen toestemming – 298

9.4 ICT-bronnen in de zorg – 298
9.4.1 eHealth – 298
9.4.2 Patiënten-, cliënten- of zwangerenportaal – 298
9.4.3 Keuzehulp – 299

9.5 Digitale informatiebronnen voor integrale geboortezorg – 299
9.5.1 Preconceptiezorg – 299
9.5.2 Zwangerschap en bevalling – 299
9.5.3 Kraamperiode en de periode daarna – 300

© Bohn Stafleu van Loghum is een imprint van Springer Media B.V., onderdeel van Springer Nature 2018
H. I. J. Wildschut en I. C. Boesveld (Red.), *Integrale geboortezorg*,
https://doi.org/10.1007/978-90-368-2202-2_9

9.6	Digitale gegevensdiensten en social media – 300	
9.6.1	Inleiding – 300	
9.6.2	Zorgmail – 301	
9.6.3	Populaire berichtendiensten – 301	
9.7	Kunstmatige intelligentie – 301	
9.8	E-learning – 302	
9.8.1	Videoconferencing – 302	
9.9	Conclusies – 302	
9.10	Opdrachten – 303	
	Literatuur – 303	

9.1 Inleiding

Het begrip eHealth heeft betrekking op de toepassing van ICT-technologie bij het verbeteren van gezondheid en gezondheidszorg. eHealth beoogt daarmee de onderlinge relaties tussen cliënten, artsen en andere zorgverleners, ziekenhuizen, apotheken en laboratoria te versterken (Oh et al. 2005). eHealth omvat feitelijk alle digitale toepassingen in de zorg (Moghaddasi et al. 2012; Dokter en Zaat 2016), zoals het *googelen* van een aandoening (Bruele en Vos 2014; Narasimhulu et al. 2016), digitale consulten (e-consulten), patiënt- en zwangerenportalen, telemonitoring, apps, domotica, *wearables* (Dokter en Zaat 2016) en *applied gaming* (Baranowski et al. 2013).[1]

In de formele zorg heeft eHealth vooral betrekking op digitale dossiers, digitale uitwisseling van gegevens, het e-consult, kunstmatige intelligentie en e-learning. Daarnaast omvat eHealth verschillende vormen van mobiele communicatietechnologie, ook wel mHealth genoemd, waaronder telecoaching, telediagnostiek en telecardiotocografie.

Ondanks de enorme groei in het aanbod van allerlei technologische innovaties blijft de brede toepassing van eHealth in de zorg achter. Om die reden is het beleid van de overheid gericht op het inzetten en breed benutten van succesvolle eHealth-initiatieven om daarmee de zorg te verbeteren. De minister van VWS stelt met het stimuleren van eHealth-toepassingen in de zorg een aantal doelen (Ministerie van VWS 2014):

- de juiste informatie op het juiste moment op de juiste plek;
- ruimte voor maatwerk en innovatie met aanpassingen in de bekostiging;
- kennis delen;
- bewustzijn vergroten.

Het vakblad *Zorgvisie* geeft acht tips voor de introductie van eHealth in zorg (▶box 9.1):

Box 9.1 Acht tips voor de implementatie van eHealth
1. Begin klein.
2. Ga uit van de toegevoegde waarde.
3. Doe het samen.
4. Focus op enthousiasme, minder op weerstand.
5. Begin met een business case.
6. Betrek vanaf het begin de ICT-afdeling erbij.
7. Zie technologie niet als iets exotisch.
8. Heb lef, lof en een lange adem!

Bron: ▶www.zorgvisie.nl

---

1 *Domotica* zijn technologische hulpmiddelen die worden ingezet om 'zorg op afstand' te leveren aan mensen die zorg, ondersteuning of een vorm van toezicht nodig hebben. Dit kan variëren van een eenvoudige alarmknop die de patiënt bij zich draagt tot intelligente sensoren die waarnemen wanneer de betrokkene afwijkt van zijn of haar leefpatroon. *Wearables* zijn digitale gadgets die op het lichaam gedragen worden, zoals smartwatches, fitness trackers, speciale brillen en sensoren. *Applied gaming* zijn computerspellen met een intrinsiek motiverende werking. Hierdoor zijn ze uitermate geschikt voor het opdoen van kennis, het aanleren van vaardigheden of het veranderen van gedrag (▶https://redmax.nl).

eHealth is veelbelovend, maar slechts een middel en geen doel op zichzelf. Digitale hulpmiddelen zijn bedoeld als ondersteuning, niet als vervanging van menselijk contact (Nictiz 2016). eHealth moet net zo kritisch geëvalueerd worden als andere interventies (Graaf et al. 2014). Om het nut van eHealth-toepassingen te bepalen is het noodzakelijk dat dit verzamelbegrip wordt opgedeeld in verschillende categorieën. Bovendien moeten duidelijke uitkomstmaten worden gedefinieerd. In analogie met het nieuwe integrale bekostigingsmodel voor huisartsenzorg zou de prestatie 'eHealth' in de integrale bekostiging van geboortezorg moeten worden opgenomen.

9.2 Het zorgdossier

Tot voor kort werden alle gegevens die de zorgverlener nodig heeft om goede zorg te kunnen geven, schriftelijk vastgelegd op een papieren kaart (zwangerschapskaart) of in een papieren medisch dossier, ook wel (poli)klinische status of zorgdossier genoemd. Met de opkomst van informatie- en communicatietechnologie (ICT) is daar verandering in gekomen. Digitale informatie-uitwisseling is tegenwoordig niet meer weg te denken uit de dagelijkse praktijk. In huisartspraktijken, verloskundige praktijken, geboortecentra, ziekenhuizen, kraamzorginstellingen, consultatiebureaus en sociale wijkteams worden verschillende onderling niet-compatibele softwaresystemen gehanteerd, waardoor gegevens tussen de verschillende geboortezorgdomeinen niet uitwisselbaar zijn. In de praktijk wordt getracht dit probleem te ondervangen door het kopiëren, scannen, faxen of uitprinten van de zwangerschapskaart of van de relevante delen van het zorgdossier, vaak met toevoeging van een met de hand geschreven brief met informatie over de reden van overdracht. Deze traditionele vorm van overdracht gaat veelal gepaard met informatieverlies ten gevolge van onleesbaarheid, fouten bij duplicatie, onvolledigheid, ontijdige beschikbaarheid en/of zoekraken van gegevens. Dat laatste kan onder meer worden voorkomen door relevante informatie aan de cliënt zelf mee te geven (Elbourne et al. 1987; Brown et al. 2015). Ook bij terugkoppeling van het verloop van de zwangerschap, bevalling en kraamperiode kan om de genoemde redenen informatieverlies optreden.

> Met de integrale geboortezorg wordt gestreefd naar het werken met één digitaal zorgdossier, bij voorkeur het perinataal webbased dossier (PWD), waarin zorgprofessionals die rechtstreeks betrokken zijn bij de geboortezorg relevante informatie snel, betrouwbaar en veilig met elkaar kunnen delen (Zorgstandaard Integrale Geboortezorg 2016) (▶ par. 9.2.1).

Het is dan niet meer nodig om apart (handmatig) gegevens van bijvoorbeeld bloeddruk, zwangerschapsduur en bevindingen van laboratorium- en/of echo-onderzoek in te voeren. Ook andere praktische zaken, zoals telefoonnummers van de betrokken zorgverleners, zijn in dergelijke situaties direct beschikbaar. Het werken met één digitaal dossier vergemakkelijkt informatie-uitwisseling tussen zorgverleners, het vermindert de kans op informatieverlies, het voorkomt dubbele invoer van gegevens, het maakt (beleids)afspraken inzichtelijker, zowel voor de betrokken zorgverleners als voor de cliënt, en het vereenvoudigt de declaraties van de verleende (integrale) zorg (Anonymous 2016). Het werken met één digitaal dossier stuit ook op bezwaren, waaronder praktische haalbaarheid, gebrek aan privacy en kosten.

Om die reden worden andere digitale oplossingen voor het vastleggen van (privacygevoelige) informatie geëvalueerd, waarin de acute en reguliere gegevensoverdracht tussen de betrokken zorgprofessionals wordt geoptimaliseerd.[2]

Alle zorgprofessionals, waaronder verloskundigen en artsen, zijn verplicht om een zorgdossier van iedere behandelde (aanstaande) zwangere vrouw aan te leggen en bij te houden (Ploem en Vosker 2016). De arts, de verloskundige, de waarnemer, de opvolger en andere zorgverleners die bij de behandeling betrokken zijn, moeten uit het zorgdossier kunnen opmaken wat de medische achtergrond en situatie van de cliënt is. Deze verplichting is opgenomen in de Wgbo. Conform deze wet is een zorgvuldig bijgehouden dossier van belang voor de kwaliteit en continuïteit van zorg. Het zorgdossier wordt ook gebruikt voor afgeleide doelen zoals kwaliteitstoetsing, kwaliteitsbewaking en wetenschappelijk onderzoek. Daarnaast kan het zorgdossier een rol spelen bij het afleggen van verantwoording over het medisch handelen, zoals bij klachten en claims, ook al is het daar niet primair voor bedoeld (KNMG 2018).

In het zorgdossier bewaart de zorgverlener gezondheidsgegevens van de cliënt die hij of zij nodig heeft om goede zorg te kunnen geven, zoals algemene persoonsgegevens en gegevens over (familie)achtergrond, (eerdere) ziekten, behandelingen en bevindingen van onderzoek. Slechts gegevens die voor een 'goede hulpverlening' nodig zijn, moeten in het zorgdossier opgenomen worden. De zorgverlener beoordeelt per situatie welke gegevens dat zijn (KNMG 2018). De zorgverlener van de andere discipline wordt geacht deze informatie over te nemen in het eigen digitale zorgdossier. Bij integrale geboortezorg – waar de interprofessionele zorg in teamverband door verschillende disciplines wordt geleverd – is het de vraag hoe in de praktijk één gemeenschappelijk zorgdossier vorm krijgt, rekening houdend met de verplichting voor zorgverleners uit de verschillende disciplines een eigen dossier te voeren dat niet met zorgverleners uit andere disciplines mag worden gedeeld (▶box 9.2).

> **Box 9.2 Medmij**
> Samen met het veld heeft Nictiz de applicatie 'MedMij' ontwikkeld om door standaardisatie van taal veilige informatie-uitwisseling tussen zorgprofessionals en cliënten mogelijk te maken (▶ www.nictiz.nl). Met MedMij kan iedereen die dat wil, beschikken over zijn of haar relevante gezondheidsgegevens in één Persoonlijke Gezondheidsomgeving (PGO). Het uitgangspunt is dat de cliënt zelf deze PGO beheert. De cliënt bepaalt dan ook welke gegevens hij of zij in deze website of app wil opnemen, gebruiken en/of delen met zorgverleners. Eenheid van taal wordt als een belangrijke randvoorwaarde beschouwd voor het effectief uitwisselen van relevante gegevens tussen zorgverleners en cliënt.

9.2.1 Het perinataal webbased dossier

Volgens de Zorgstandaard Integrale Geboortezorg (2016) wordt de interprofessionele samenwerking bij voorkeur ondersteund door één uniform (integraal) digitaal dossier, het

---

[2] Ter bescherming van de privacy van cliënten is voor alle zorgverleners wettelijk vereist dat zij een zogeheten verwerkersovereenkomst sluiten met bedrijven (derden) die in hun opdracht persoonsgegevens be- of verwerken (KNOV 2018; ▶ www.knov.nl); zie ook ▶ par. 8.2.3.

perinataal webbased dossier (PWD).[3] Hiervoor is één uniforme taal ontwikkeld (perinataal woordenboek of perinatale dataset). Het perinataal woordenboek of de perinatale dataset is door leveranciers van ICT-systemen en zorgverleners ontwikkeld om in een ICT-omgeving eenheid van taal te bewerkstelligen, zodat deze landelijk uniforme gegevens onderling kunnen worden uitgewisseld (▶www.nictiz.nl). Het perinataal woordenboek vormt de basis voor het vastleggen van het gegevens in het individueel geboortezorgplan (▶par. 1.5.6). Dat geldt ook voor gegevensberichten aan RIVM-CvB voor bevolkingsonderzoek en Perined (▶par. 5.10.1).

In combinatie met de eis dat zorgverleners uit elke discipline een eigen dossier moeten bijhouden, doet zich de vraag voor waar het geboorteplan wordt vastgelegd en hoe de dossiers van de zorgverleners uit de verschillende disciplines zich verhouden tot het PWD. In de eerste jaren van de ontwikkeling van de integrale geboortezorgdossiers zijn voor deze problemen twee oplossingen uitgewerkt: werken met één ICT-systeem of werken met behoud van het eigen ICT-systeem.

— Voor de eerste oplossing wordt meestal het EPD-systeem van het ziekenhuis gebruikt. Dat betekent dat eerstelijnsverloskundigen afscheid moeten nemen van hun eigen verloskundige ICT-systeem en overstappen op het EPD van het ziekenhuis. De kraamzorg, de jeugdgezondheidszorg en de sociale wijkteams hebben zich (nog) niet bij deze opzet aangesloten, zodat het gezamenlijke (integrale) geboortezorgdossier niet compleet is.
— De tweede oplossing houdt in dat iedere zorgverlener in het eigen ICT-systeem blijft werken, waarbij de gegevens van de cliënt via een beveiligde technische infrastructuur (IHE[4]) worden gedeeld met zorgverleners uit andere disciplines. De *proof of concept* toonde aan dat de systemen technisch kunnen worden gekoppeld. Gegevens rond zwangerschap en geboorte kunnen aldus door de betrokken zorgverleners onderling worden gedeeld. In geval van een acuut bericht – bijvoorbeeld bij een verwijzing tijdens de bevalling vanuit huis naar het ziekenhuis – heeft het bericht het ziekenhuis meestal al bereikt voordat de zwangere vrouw op de verloskamer arriveert.

Met het PWD-programma kunnen zorgprofessionals gegevens veilig vastleggen en onderling uitwisselen. Aan de hand daarvan kunnen zij het voorgenomen beleid op elkaar afstemmen. Daarnaast krijgt de cliënt met het PWD-programma meer regie over de gegevens van haar zwangerschap (▶box 9.3).

Box 9.3 Persoonlijke Gezondheidsomgeving (PGO) als voorbeeld van ICT-applicatie in de geboortezorg
Een belangrijk deel van de intake van een zwangere vrouw betreft informatie over haar familiehistorie, medische voorgeschiedenis laboratoriumuitslagen, allergieën, medicatie en eventuele vorige zwangerschappen. Dikwijls is de zwangere vrouw hiervan het best op

---

3 Het PWD is een Nederlandse informatiestandaard en is opgenomen in het kwaliteitsregister van Zorginstituut Nederland (ZIN). Het PWD is een initiatief van de KNOV, NVOG en wordt samen met Nictiz uitgevoerd. Bij het PWD zijn ook Perined, RIVM, NVK, BO Geboortezorg en cliëntvertegenwoordigers betrokken.

4 Integrating the Healthcare Enterprise (IHE) is een internationaal samenwerkingsverband tussen gebruikers en leveranciers van ICT. IHE promoot het gecoördineerd gebruik van ICT-standaarden (DICOM en HL7) in de zorgsector.

de hoogte en kan zij, desgewenst, de gegevens zelf thuis invoeren in het digitale dossier. Dit betreft een eenmalige registratie bij de bron; zij hoeft niet telkens haar verhaal opnieuw te vertellen. Via de koppeling met haar PGO kan elke zorgverlener die bij de zorg voor de zwangere vrouw is betrokken deze gegevens inzien. Ook het geboorte- of bevalplan is een vast onderdeel van het dossier. Hierin beschrijft de vrouw haar wensen ten aanzien van de bevalling (▶ par. 1.5.6). Als de vrouw de technische mogelijkheden, kennis en (taal)vaardigheid heeft, kan zij het bevalplan zelf invoeren in het dossier; anders doet de coördinerend zorgverlener dat. De zorgverlener heeft baat bij de PGO, want hij of zij hoeft niet het hele verhaal opnieuw vast te leggen.

9.2.2 Digitale gegevensvastlegging in het individueel geboortezorgplan

In de opzet van digitale gegevensvastlegging in het individueel geboortezorgplan (▶ par. 1.5.6) heeft elk contactmoment tussen de zwangere vrouw en de zorgprofessional een vaste indelingsstructuur: (1) anamnese, (2) onderzoek, (3) evaluatie van haar huidige situatie, met werkdiagnose en eventuele differentiaaldiagnose, en (4) plan van aanpak.

Voor de ontwikkeling van het gemeenschappelijk dossier is in de proefregio's gekozen voor het probleemgeoriënteerde SOEP-format (Weed 1971). We beschrijven dit format hier als illustratie van digitale gegevensvastlegging. SOEP is een acroniem van:

- **S**ubjectief – de noden, wensen en gevoelens van de zwangere vrouw die door haar tijdens het contact met de zorgprofessional worden verwoord, samen met gegevens die uit anamnese naar voren komen.
- **O**bjectief – bevindingen die door of op verzoek van de zorgverlener zijn vastgesteld, waaronder bijvoorbeeld de bevindingen van het uitwendig lichamelijk onderzoek, lengte, bloeddruk, de aanwezigheid van foetale harttonen en laboratoriumbevindingen.
- **E**valuatie – de duiding van de meest recente gegevens, zoals klachten, symptomen en objectieve bevindingen, in het licht van het gekozen beleid. Op grond daarvan wordt in afstemming met het gekozen zorgpad geëvalueerd of er aanleiding is voor aanpassing van het beleid. Bij afwezigheid van pathologie kan 'gaat goed' volstaan. Indien er pathologie wordt vermoed, wordt de werkdiagnose met eventuele differentiaaldiagnosen beschreven.
- **P**lan – naar aanleiding van de Evaluatie wordt bij het 'Plan' een eventuele aanpassing van het individueel zorgplan beschreven, bijvoorbeeld aanvullende activiteiten die voortvloeien uit de aanpassing van het beleid op grond van het vermoeden van pathologie (werkdiagnose en differentiaaldiagnose). Dat kan bijvoorbeeld aanvullend laboratoriumonderzoek zijn (dat dan in een volgend contact bij het punt 'Objectief' instroomt) of het overschakelen naar een ander zijpad (bijvoorbeeld intra-uteriene groeirestrictie of hypertensie). Dat betekent uitleg, met eventueel geruststelling of het inzetten van één of meer (be)handelingsopties, zoals afwachten met nieuwe afspraak, nader laboratoriumonderzoek, echo-onderzoek en/of verwijzing naar specialist, diëtist, fysiotherapeut en/of maatschappelijk werker en/of behandeling met geneesmiddelen. Naar aanleiding de van Evaluatie leidt het Plan eventueel tot aanpassing van het individueel zorgplan.

Deze vier SOEP-stappen zijn terug te vinden in elk contactmoment met de zwangere vrouw en zullen leiden tot de actuele en relevante documentatie van het zorgproces.

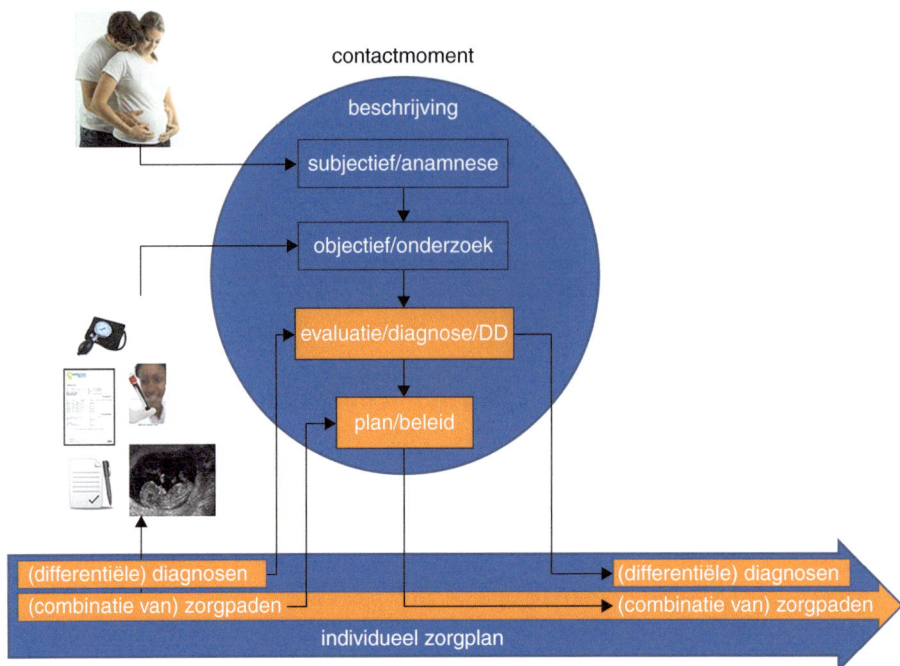

Figuur 9.1 Weergave van gegevensstromen tijdens het antenataal contactmoment

Er is voor het SOEP-format gekozen omdat het voor de zorgverleners niet alleen gaat om het delen van informatie over zwangerschap en geboorte, maar omdat er – mede gelet op de gezamenlijke verantwoordelijkheid – behoefte was aan het vastleggen van de overwegingen voor het voorgenomen beleid. Dan pas is er sprake van een dynamisch geboortezorgplan, waardoor het integrale geboortezorgteam de verantwoordelijkheid gezamenlijk kan dragen. ▪Figuur 9.1 is een weergave van de digitale opbouw en rangschikking van dit format.

Elke digitale bouwsteen wordt gekoppeld aan de items S, O, E of P. Elke bouwsteen bevat één gegevensvariabele (bijvoorbeeld lengte) of een standaardset van gegevensvariabelen (bijvoorbeeld bloeddruk, uitwendig onderzoek en foetale harttonen). De bouwstenen zijn gekoppeld aan zorgpaden. Daarmee wordt een logisch verband gelegd tussen de inhoudelijke beschrijving van de interprofessionele afspraken en de informatiestandaard om deze te beschrijven. De bouwstenen kunnen worden aangevuld met gegevens over het minimaal benodigde competentieniveau van de zorgverlener en over de tijdsduur van de het SOEP-onderdeel. Dat kan leiden tot geautomatiseerde kostprijsberekeningen.

De geaggregeerde gegevens van het standaardzorgpad en van (eventuele) gedifferentieerde zorgpaden worden vastgelegd in 'de Roze Wolk', de dataset die betrekking heeft op de gegevensset van de individuele zwangere vrouw (▪fig. 9.2). Afhankelijk van de gekozen architectuur – alleen in één systeem of werken in een IHE-XDS-omgeving – moet de vertaalslag van deze aanpak van het gemeenschappelijk plan en dossier worden gemaakt.

Beschreven systematiek faciliteert op een overzichtelijke manier het in elkaar schuiven van gegevens wanneer verschillende zorgpaden tegelijk worden ingezet (zie ▪fig. 9.3). De verschillende gegevensvariabelen in combinatie met het individueel zorgplan vormen 'de Roze Wolk'.

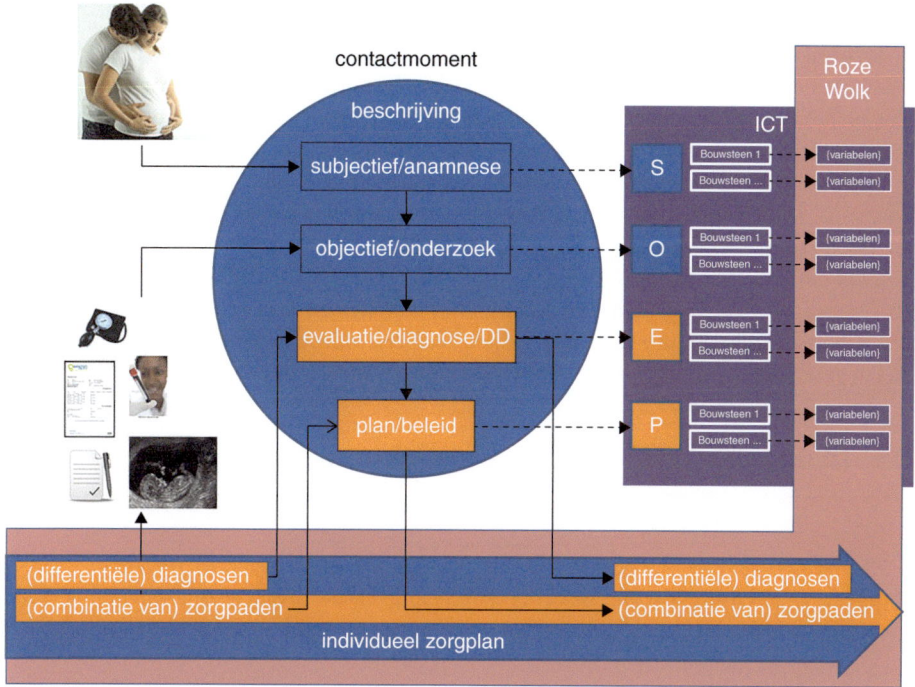

◘ **Figuur 9.2** Weergave van koppeling tussen gegevens die voortkomen uit het contact en de variabelen in de ICT-omgeving.

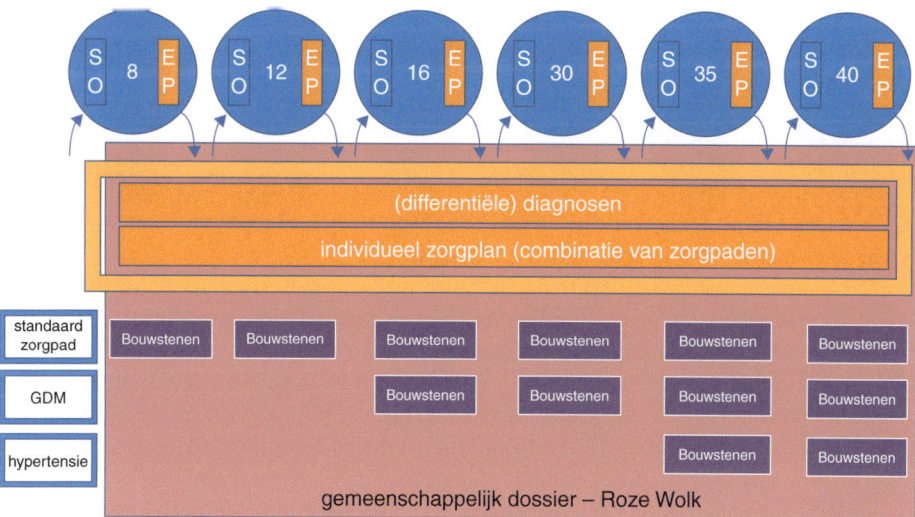

◘ **Figuur 9.3** Weergave van 'de Roze Wolk'. In dit geval zijn verschillende zorgpaden gecombineerd in relatie tot antenatale bevindingen die zijn gecategoriseerd volgens het SOEP-format in week 8, 12, 16, 30, 35 en 40 van de zwangerschap. Het standaardzorgpad wordt gepresenteerd, samen met het zijpad zwangerschapsdiabetes (GDM) in week 16 en zwangerschapshypertensie in week 35

Kort samengevat lijkt het SOEP-format een gevalideerd en goed toepasbaar dataformat dat inzichtelijk maakt hoe gegevens vanuit de zorgpaden worden opgeslagen in de gegevensset van de individuele zwangere vrouw. Daarmee wordt het gemeenschappelijk dossier gekoppeld aan het individueel zorgplan, met alle gegevens van (herhaal)consulten tijdens zwangerschap, bevalling en kraamperiode. Hierdoor wordt een goed inzicht verkregen in de compleetheid van de gegevensvariabelen en wordt ook bij aanpassingen in het zorgplan inzichtelijk welke gegevensvariabelen moeten worden aangepast. Voorts kunnen de uitkomsten van de zorgverlening worden vastgelegd en gebruikt voor de evaluatie van de zorg.

Door gebruik te maken van de gegevensset van de perinatale dataset lijken de koppelingen (interfaces) tussen systemen onderling en van systemen van externe ICT-leveranciers goed geborgd te zijn. Trainingsbureau Talmor heeft een videoclip gemaakt die de toepassing van het gezamenlijk geboortedossier illustreert: ▶ https://vimeo.com.

9.2.3 Digitale interprofessionele gegevensuitwisseling

Inleiding

Bij digitale gegevensuitwisseling wordt onderscheid gemaakt tussen 'push-' en 'pull-verkeer' (▶ box 9.4) (KNMG 2018).

> **Box 9.4 Toelichting push- en pull-verkeer**
> - Bij push-verkeer ligt het initiatief voor de gegevensuitwisseling bij de verzender, ofwel de zorgverlener die het dossier beheert. Deze verstuurt gericht gegevens naar één of enkele ontvangers.
> - Bij pull-verkeer stelt de zorgverlener dossiergegevens beschikbaar voor raadpleging door andere zorgverleners. Op voorhand staat niet vast wie uiteindelijk de gegevens zullen raadplegen. Het initiatief voor de daadwerkelijke gegevensuitwisseling ligt bij de dossierraadpleger.
>
> Bron: KNMG (2018)

Voorbeelden van push-verkeer zijn e-mail, WhatsApp en andere applicaties waarmee berichten en foto's kunnen worden uitgewisseld met derden.

Met de toepassing van de PWD-dataset wordt het pull-verkeer vergemakkelijkt. Koppeling van databestanden is tegenwoordig minder problematisch, mede omdat de velden voor informatieopslag conform de landelijke perinatale dataset zijn opgesteld (zie ▶ par. 9.1). De belangrijkste doelstellingen van het delen en/of uitwisselen van gegevens tussen de betrokken zorgverleners zijn: (1) het waarborgen van de continuïteit van zorg, (2) naadloze overdracht binnen het interprofessionele geboortezorgteam (3) financiële administratie en verantwoording, en (4) vastleggen van kwaliteitsindicatoren voor monitoring en bewaking.

De implementatie van de PWD-toepassing voor gegevensoverdracht wordt momenteel in twee proefregio's nader uitgewerkt.

Gegevensuitwisseling tussen rechtstreeks betrokken zorgverleners

Rechtstreeks betrokken zorgverleners zijn in het algemeen personen die als team op gelijkgerichte wijze betrokken zijn bij de behandeling van de patiënt of cliënt (KNMG 2018).

In de geboortezorg zijn dat eerstelijnsverloskundigen, klinisch verloskundigen, arts-assistenten, gynaecologen en verpleegkundigen en kraamverzorgenden. Rechtstreeks betrokken zorgverleners mogen alleen de informatie uitwisselen die zij nodig hebben om hun specifieke taak bij de behandeling en/of begeleiding van de zwangere vrouw goed uit te kunnen voeren.

Gegevensuitwisseling met sociale wijkteams

Sinds 2015 zijn gemeenten verantwoordelijk voor welzijns- en jeugdhulpvoorzieningen. De meeste gemeenten kennen sociale wijkteams die al dan niet specifiek gericht zijn op jeugd en gezin (Dörenberg 2017) (▶par. 2.5.2). Er zijn verschillende soorten wijkteams, met verschillende doelstellingen, benaming en samenstelling. Er zijn wijkteams die (1) algemene vragen op gebied van zorg en ondersteuning behandelen, (2) bemoeizorg leveren (▶par. 2.5.3), en (3) een indicerende en/of behandelende rol hebben. Huisartsen en verloskundigen worden in toenemende mate uitgenodigd voor overleg met het sociale wijkteam, waarbij drie relevante rollen te onderscheiden zijn: (1) de rol van verwijzer, (2) de rol van expert of adviseur, en (3) de rol van informant. In elk van die rollen dient de zorgprofessional zich te vergewissen van het aanbod en de werkwijze van het wijkteam, waarbij de grenzen van het beroepsgeheim zorgvuldig moeten worden bewaakt (▶box 9.5) (Ministerie van VWS 2016; Centrum voor Ethiek en Gezondheid 2016; Dörenberg 2017).

> **Box 9.5 Aanbevelingen van de Landelijke Huisartsen Vereniging (LHV) voor de samenwerking tussen de huisarts en het sociale wijkteam**
>
> *Do's:*
> - Stel uzelf op de hoogte van wat het wijkteam precies doet. In welke situaties kunt u een cliënt naar het wijkteam doorverwijzen? Verleent het wijkteam vervolgens zelf hulp of verwijst het team uw cliënt naar een andere zorgprofessional, bijvoorbeeld maatschappelijk werk?
> - Stel in uw praktijk een coördinator aan om een goede verbinding met het wijkteam te hebben.
>
> *Don'ts:*
> - Neem zelf geen zitting in het wijkteam.
> - Geef alleen medische informatie als daarvoor toestemming door de cliënt is verleend.
>
> Bron: ▶www.lhv.nl

9.3 Eigendom zorggegevens en toestemmingsvereisten

9.3.1 Medisch beroepsgeheim

Het medisch beroepsgeheim omvat geheimhoudingsplicht van de zorgverlener (individuele zorgverlener of instelling) van *alles* wat hem of haar bekend is over de cliënt (Ministerie van VWS 2016). Het gaat dan dus niet alleen om medische informatie van de cliënt zelf, maar ook om privéomstandigheden, zoals een mededeling van de cliënt dat er problemen zijn in haar familie. In essentie houdt het beroepsgeheim in dat de zorgprofessional geen informatie over de cliënt mag prijsgeven aan anderen dan de cliënt zelf, tenzij de cliënt daarvoor toestemming heeft gegeven. Onder 'anderen dan de cliënt' vallen ook de partner en overige familieleden, tenzij zij de cliënt in verband met wilsonbekwaamheid vertegenwoordigen en namens de cliënt beslissingen moeten nemen (Ploem en Voskers 2016). Privacy is een belangrijk aspect waarmee rekening moet worden gehouden (KNMG 2017; KNMG 2018) (zie ook ▶par. 8.2.3). Zowel voor de papieren als de digitale zorgdossiers geldt dat persoonsgegevens zodanig beveiligd moeten worden dat verlies of onrechtmatig gebruik wordt vermeden (KNMG 2018). Om deze beveiliging te waarborgen is degene die de gegevens opslaat wettelijk verplicht om hiervoor de noodzakelijke technische en organisatorische maatregelen te treffen (Staatsblad van het Koninkrijk der Nederlanden. Jaargang 2017; KNMG 2018) (▶par. 9.2).

9.3.2 Eigendom van medische gegevens

Er moet onderscheid worden gemaakt tussen eigendom van en zeggenschap over het zorgdossier. Zowel de cliënt als de zorgverlener heeft bepaalde zeggenschap over de gegevens, maar geen van beiden heeft het eigendomsrecht (KNMG 2018). De fysieke gegevensdragers (de computer of het papieren zorgdossier) waarop de gegevens van de cliënt staan, zijn in de regel eigendom van de zorgaanbieder, dus de zorgverlener of de zorginstelling (KNMG 2018).

9.3.3 Toestemmingsvereisten voor toegang tot zorggegevens

De Wet cliëntenrechten bij digitale verwerking van gegevens richt zich specifiek op digitale gegevensuitwisseling (Ministerie van VWS 2017). Deze wet is van toepassing op alle uitwisselingssystemen die in de zorg worden gebruikt. Hieronder vallen zowel landelijke uitwisselingssystemen, zoals het Landelijk Schakel Punt (LSP), als regionale uitwisselingssystemen waarmee ziekenhuizen bijvoorbeeld huisartsen en verloskundigen toegang verlenen tot onderdelen van medische dossiers van hun cliënten. Deze wet biedt bescherming van privacy van cliënten, geeft hun recht op inzage in de eigen medische gegevens en biedt hun regie over het voorgenomen beleid (KNMG 2017).[5] In het kader van deze wet is van de cliënt uitdrukkelijk toestemming nodig voor het delen van tot de persoon herleidbare medische gegevens met zorgverleners die rechtstreeks bij de behandeling zijn betrokken (KNMG 2017). Op grond van 'goed hulpverlenerschap' kan de 'vervanger' of 'waarnemer' van de hoofdbehandelaar gegevens van de cliënt na verkregen toestemming zonder meer inzien (KNMG 2018). Dat geldt onder meer voor situaties waarin sprake is van 'wisseling van de wacht'. Dat betekent dat de (aanstaande) moeder niet telkens opnieuw toestemming hoeft te geven voor het verstrekken van gegevens aan opeenvolgende zorgverleners die verantwoordelijk zijn voor de continuïteit van de aan haar verleende zorg. Van belang is dat cliënt weet met welke zorgverleners haar gegevens worden gedeeld. Zijn dat uitsluitend de zorgverleners in de 'eigen' verloskundige praktijk of ook de tweedelijnszorgverleners die samen met de eerste lijn tot het integrale geboortezorgteam worden gerekend?

Gegevensverstrekking in het kader van doorverwijzing of overdracht

Het verstrekken van relevante medische (en verloskundige) gegevens in het kader van een doorverwijzing gebeurt op grond van veronderstelde toestemming (KNMG 2018). Omdat de cliënt instemt met doorverwijzing, wordt namelijk verondersteld dat zij ook instemt met informatie-uitwisseling.

---

5   De nieuwe Europese privacywet (AVG) staat boven de nationale wetgeving (▶par. 8.2.3). De Wet cliëntenrechten, enz. geldt als aanvulling op de AVG. Dat betekent dat dáár waar de AVG meer bescherming voor patiënten biedt, de AVG voorgaat.

Gegevensverstrekking in het kader van kwaliteit van zorg

Voor het gebruik van de gegevens van incidentmeldingen, kwaliteitsindicatoren en kwaliteitsvisitaties is geen toestemming van de betrokkene nodig, tenzij de gegevens tot de persoon herleidbaar zijn (KNMG 2018). De zwangere vrouw wordt tijdig geïnformeerd over het rapporteren van haar dossiergegevens aan organisaties die de landelijke databestanden beheren, waaronder Perined (voor het vastleggen van kwaliteitsindicatoren voor monitoring, bewaking en spiegelinformatie) (▶par. 5.10.1), Praeventis (voor het vastleggen van de bevindingen van prenatale infectieziekten en erythrocytenimmunisatie in het kader van het PSIE-programma) (▶par. 10.3.1), Peridos (voor screening op down-, edwards- en patausyndroom en voor de 20-wekenecho) (▶par. 1.5.5) en NEORAH (voor de registratie van afwijkende neonatale hielprikbevindingen). De zorgverlener informeert de zwangere vrouw en haar (eventuele partner) in hoeverre tot de persoon herleidbare gegevens voor deze registraties worden gebruikt. Voor het opnemen van deze gegevens in een landelijke database is geen toestemming van de (aanstaande) moeder vereist. Volgens juristen is hier sprake is van 'veronderstelde toestemming'. De (aanstaande) moeder moet wel vooraf zijn geïnformeerd over de mogelijkheid dat haar gegevens voor kwaliteitsdoelen worden gebruikt. Ook moet zij in staat zijn gesteld om hiertegen bezwaar te maken, tenzij er een wettelijke verplichting is om persoonsgegevens in voorkomende gevallen voor kwaliteitsdoelen te gebruiken (KNMG 2018).

Financiële administratie en verantwoording

Zorgverzekeraars mogen gegevens over iemands gezondheid verwerken als dat noodzakelijk is voor de uitvoering van de Zorgverzekeringswet. Bij het uitwisselen van gegevens in het kader van de zorgverzekering vermeldt de zorgverlener het burgerservicenummer van de zwangere vrouw (▶box 9.6) (KNMG 2018).

> **Box 9.6 Burgerservicenummer (BSN)**
> Cliënten moeten zich bij alle zorgverleners (kunnen) identificeren. Artsen dienen het burgerservicenummer van de cliënt te controleren bij een betrouwbare bron. Legitimeren is in het algemeen mogelijk met een paspoort, identiteitskaart of een vreemdelingendocument. De identificatie heeft als doel om het BSN, dat de arts verplicht is te gebruiken bij het verwerken van persoonsgegevens, te kunnen koppelen aan een bepaalde cliënt. Op die manier wordt gewaarborgd dat de patiëntgegevens en de betreffende cliënt bij elkaar horen. Zo kunnen cliëntverwisselingen worden voorkomen.

Recht op inzage door de cliënt

De cliënt heeft recht op inzage in haar zorgdossier.[6] Dit recht is vastgelegd in de Wet op de geneeskundige behandelingsovereenkomst (Wgbo). Desgewenst krijgt zij een afschrift van haar dossier (KNMG 2017, 2018). Deze rechten gelden ook voor de schriftelijke informatie van andere (behandelend) artsen die in het dossier zit, zoals verwijs- en ontslagbrieven. Een cliënt kan zijn of haar zorgdossier aanvullen. Het is niet van belang of de zorgverlener het eens is met de aanvulling; de gegevens moeten verplicht aan het zorgdossier worden toegevoegd.

---

6   Sommige verloskundige praktijken beschikken over een software-applicatie die cliënten een app bieden waarmee zij altijd direct toegang hebben tot hun verloskundige dossier.

9.3.4 Geen toestemming

Tijdens het eerste consult doet de verloskundig zorgverlener er goed aan de moeder uit te leggen dat bespreking in het geboortezorgteam ten goede komt aan de kwaliteit van verleende zorg. Desondanks hebben sommige vrouwen bezwaar tegen het delen van hun medische gegevens met professionals uit andere disciplines die deel uitmaken van het interprofessionele geboortezorgteam, in het bijzonder als daar geen specifieke aanleiding voor is. Zij willen niet 'medisch' worden en geven geen toestemming. Dit bezwaar moet worden gerespecteerd. De verloskundig zorgverlener mag de cliënt er wel op wijzen dat het bezwaar tegen het delen van gegevens nadelig kan zijn voor de kwaliteit van de geleverde zorg (KNMG 2018). In het kader van de plicht tot 'goed hulpverlenerschap' kan de coördinerend zorgverlener overwegen de casus anoniem in het geboortezorgteam te bespreken, maar dat geldt alleen als hij of zij concrete zorginhoudelijke vragen over de betrokken cliënt heeft (Ploem en Voskes 2016).

9.4 ICT-bronnen in de zorg

9.4.1 eHealth

Er zijn tal van eHealth-toepassingen in geboortezorg mogelijk. Uitgangspunt van eHealth is dat (aanstaande) zwangere vrouwen met deze technologie in staat zijn zelf de regie te nemen over hun gezondheid. Zij kunnen bijvoorbeeld zelfstandig metingen doen van hun lichaamsfuncties (bijvoorbeeld hartslag, lichamelijke activiteit, bloedsuikerwaarden) en deze online delen met de zorgverlener.

Recent zijn digitale zorgpaden en hulpmiddelen (apps) ontwikkeld met professionele informatie voor zowel cliënten als zorgprofessionals. Over de effectiviteit en betrouwbaarheid van apps in de geboortezorg is (nog) weinig bekend. Bovendien is het probleem van veel apps dat ze vaak ontwikkeld zijn voor hoogopgeleiden, terwijl juist bij mensen in de groep kwetsbare (zwangere) vrouwen met een lage sociaaleconomische status (SES) de meeste gezondheidswinst valt te behalen (M. Fransen, persoonlijke mededeling). Bij toepassing van apps met bijvoorbeeld keuzehulpprogramma's is het belangrijk rekening te houden met de digitale mogelijkheden en vaardigheden van de doelgroep (Delanoë et al. 2016). Zo zijn er ook apps die meerwaarde kunnen hebben bij toepassing op de groep kwetsbare jonge (zwangere) vrouwen met een lage SES die met de reguliere zorg moeilijk bereikbaar zijn (▶ par. 1.6).

9.4.2 Patiënten-, cliënten- of zwangerenportaal

Een patiënten- of cliëntenportaal wordt door Nictiz en de Patiëntenfederatie Nederland omschreven als 'een website waar medische gegevens door cliënten op te vragen zijn, vaak aangevuld met handige functionaliteiten zoals online een afspraak maken of een herhaalrecept aanvragen' (Dokter en Zaat 2016). Het patiënten- of cliëntenportaal is in de meeste gevallen gekoppeld aan het dossier van de behandelend zorgverlener, waardoor informatie uit het dossier zichtbaar is voor de patiënt/cliënt. Het zwangerenportaal (▶ www.perinatologie.nl) is een door een Nederlands ICT-bedrijf ontwikkelde site die zich richt op de zwangere vrouw. Zij kan via dit portaal haar eigen dossier inzien. De gegevens zijn afkomstig uit de aangesloten bronsystemen. Binnen haar eigen dossier kan zij ook zien met wie gegevens zijn gedeeld.

9.4.3 Keuzehulp

eHealth-technologie biedt met keuzehulpprogramma's cliënten de mogelijkheid van digitale ondersteuning voor geïnformeerde besluitvorming (Vlemmix et al. 2013; Ross et al. 2016; Loudon et al. 2016; Portocarrero et al. 2017; Stacey et al. 2017) (▶par. 1.2), maar ook zorgverleners kunnen baat hebben bij digitale ondersteuning voor beleidsbeslissingen, bijvoorbeeld bij de keuze voor de optie van uitwendige versie bij stuitligging (Vlemmix et al. 2013), de wijze van bevallen van vrouwen met een eerdere keizersnede (Vlemmix et al. 2013) of voor de postpartum-triage van vrouwen met een verhoogde kans op psychopathologie of psychosociale problematiek (Quispel et al. 2012, 2015). Keuzehulpprogramma's voor zwangere vrouwen zijn over het algemeen effectief (Vlemmix et al. 2013; Stacey et al. 2017), maar maken (nog) geen deel uit van integrale geboortezorg. Keuzehulpprogramma's zouden een 'keurmerk' moeten hebben dat garant staat voor betrouwbaarheid en inhoudelijke kwaliteit (Clifford et al. 2017).

Med-Decs is een Europese verzameling van digitale keuzehulpen die de cliënt kan helpen bij het nemen van medische beslissingen. Dat geldt ook voor de categorie vrouwen met kinderwens (▶www.med-decs.org/nl).

9.5 Digitale informatiebronnen voor integrale geboortezorg

De Zorgstandaard Integrale Geboortezorg is de kwaliteitsstandaard voor integrale geboortezorg die is opgenomen in het Kwaliteitsregister van het Zorginstituut Nederland (ZiN) (▶www.zorginzicht.nl). De cliëntversie ervan is online beschikbaar op ▶https://allesoverzwanger.nl.

9.5.1 Preconceptiezorg

Er zijn diverse internetsites voor stimulering van een gezonde leefstijl, ondersteuning van gedragsverandering, leefstijlinterventies, stoppen met roken, afvallen en stressreductie (Steegers-Theunissen en Steegers 2015; Dongen et al. 2016; Jiskoot et al. 2017). Mensen kunnen apps gebruiken die hun direct feedback op hun gedrag geven, waardoor zij hun leefstijl kunnen aanpassen. Daarnaast zijn er websites die toekomstige ouders op mogelijke risico's rondom een toekomstige zwangerschap wijzen. Zo kunnen vrouwen bijvoorbeeld de online Zwangerwijzer (▶www.zwangerwijzer.nl) raadplegen. Aan de hand van een vragenlijst krijgen zij informatie over eventuele risico's van een toekomstige zwangerschap. Als sprake is van één of meer risico's krijgen zij daarover een (behandel)advies. De verzamelde antwoorden en adviezen kan de informatiezoeker downloaden en zo nodig digitaal naar haar zorgverlener sturen. Voor toekomstige ouders is er de website ▶http://nietofwelzwanger.nl. Via deze site wordt informatie gegeven over onder meer anticonceptie, gezond zwanger worden en foliumzuurgebruik.

9.5.2 Zwangerschap en bevalling

Zwangere vrouwen hebben online toegang tot voorlichting over de diverse aspecten van zwangerschap. Voorbeelden zijn de RIVM-brochure 'Zwanger!' die in meerdere talen beschikbaar is (▶www.rivm.nl), de RIVM-brochures voor prenatale screening, waaronder down-, edwards- en patausyndroom en de 20-wekenecho (▶www.onderzoekvanmijnongeborenkind.nl). Ook de websites 'allesoverzwanger.nl', 'de verloskundige' (▶www.deverloskundige.nl) en 'thuisarts' (▶www.thuisarts.nl) bieden algemene informatie over zwangerschap, bevalling en kraamperiode. De website 'de verloskundige' (▶www.deverloskundige.nl) biedt daarnaast ook specifieke informatie over de bevalling, zoals baringshouding, pijnstilling, het beval- of geboorteplan enzovoort.

9.5.3 Kraamperiode en de periode daarna

De stichting Opvoeden.nl beheert een website (▶www.opvoeden.nl) met informatie en advies over opvoeden en opgroeien. De onderwerpen variëren van kinderwens tot ouderschap en van baby tot jongvolwassene. Deze stichting is een maatschappelijke organisatie zonder winstoogmerk en wordt gefinancierd door het ministerie van Volksgezondheid, Welzijn en Sport. Stichting Opvoeden.nl en de GroeiGids verzorgen samen de digitale versie van de GroeiGids (▶www.groeigids.nl). Dit is een serie van zeven delen die (aanstaande) ouders informatie biedt over de ontwikkeling, gezondheid en opvoeding van hun kind, vanaf het moment van een kinderwens tot aan de jongvolwassen leeftijd.

9.6 Digitale gegevensdiensten en social media

9.6.1 Inleiding

Gebruik van social media biedt kansen voor zorgprofessionals, maar de grenzen tussen professionele en persoonlijke communicatie kunnen vervagen. In de 'Handreiking Artsen en Social Media' heeft KNMG de belangrijkste digitale kansen en valkuilen voor artsen op een rij gezet (KNMG 2011) (▶box 9.7).

> **Box 9.7 Bewust gebruik van social media**
> - Benut kansen van social media.
> - Garandeer vertrouwelijkheid.
> - Word geen vrienden met patiënten.
> - Maak onderscheid tussen openbaar en privé.
> - Denk aan de reikwijdte.
> - Toon respect.
> - Spreek uw collega aan.
> - Volg gedragsregels van de werkgever.
> - Let op disciplinaire risico's.
>
> Bron: Maak bewust gebruik van social media. De negen aanbevelingen van de KNMG, uitgewerkt in de 'Handreiking Artsen en Social Media' (KNMG 2011)

9.6.2 Zorgmail

In de gezondheidszorg zijn voor interne en externe communicatie verschillende beveiligde e-mail-systemen beschikbaar, zoals Zorgmail (▶ http://zorgmail.nl/), SecureMail (▶ www.securemailworks.com), Medi-send (▶ www.medi-send.nl)), Voltage Mail (▶ www.voltage.com), Zorgdomein (▶ https://zorgdomein.com) en Zorgring (▶ www.zorgring.nl). In Nederland worden Zorgmail, Zorgdomein en Zorgring door veel verloskundigen en gezondheidszorginstellingen gebruikt. Er bestaat geen wettelijke bepaling die het gebruik van e-mail bij het uitwisselen van medische gegevens reguleert. Daarom moet aansluiting worden gezocht bij meer algemeen geformuleerde regels over de omgang met medische gegevens (KNMG 2018).

9.6.3 Populaire berichtendiensten

Messenger-apps, zoals WhatsApp, Facetime, Facebook chat, iMessage, Skype, Snapchat en Telegram Messenger, zijn populaire berichtendiensten. De veiligheid van deze diensten staat ter discussie (Slikboer 2015; Paauw 2016; Nouwt 2016). Zo kunnen ontwikkelaars van deze diensten meelezen, advertenties plaatsen of relevante informatie blokkeren. Ook kunnen – onbewust of onbedoeld – gegevens van de cliënt in verkeerde handen terechtkomen (Croonen 2015). Op zorgverleners rust de plicht om vertrouwelijk om te gaan met persoonsgegevens van hun cliënten (▶ par. 9.3.1). Uit onderzoek in Nederland bleek dat zorgprofessionals vooral WhatsApp gebruiken voor het versturen van berichten met informatie over cliënten (Croonen 2015; Nouwt 2016). Dat is volgens de KNMG niet verboden, op voorwaarde dat deze gegevens niet-herleidbaar zijn tot een identificeerbare persoon (KNMG 2018).

De Medische App Checker
Medische apps dienen een specifiek medisch of preventief doel. De Medische App Checker biedt kaders voor het beoordelen van de kwaliteit van medische apps en beoogt daarmee het verantwoord gebruik door artsen en patiënten/cliënten te stimuleren. De Medische App Checker bestaat uit een drietal checks. De eerste check biedt kaders voor het gericht zoeken naar een geschikte medische app voor gebruik door patiënten/cliënten, artsen of mantelzorgers. De tweede check helpt bij het beoordelen van de betrouwbaarheid en de kwaliteit van een medische app vóór het downloaden. De derde check helpt, na het downloaden van de app, bij het beoordelen van de bescherming van persoonsgegevens. De Medische App Checker is een dienst die door de KNMG online beschikbaar is gesteld (▶ www.knmg.nl).

9.7 Kunstmatige intelligentie

Bij kunstmatige intelligentie wordt gestreefd om menselijk gedrag – waaronder redeneren, leren en het begrijpen van spraak – technisch na te bootsen (Zorgvisie 2017). In de zorg wordt kunstmatige intelligentie vooral ingezet voor de ondersteuning van klinische beslissingen, het terugdringen van medicatiefouten en het optimaliseren van zorgprocessen (Podichetty en Penn 2004; Dokter en Zaat 2016). Op dit terrein kunnen ICT-toepassingen in het digitale dossier potentieel bijdragen aan het beter gebruik van richtlijnen in de zorg (Everdingen et al. 2010).

9.8 E-learning

E-learning wordt dikwijls toegepast in het medisch onderwijs en in de bijscholing van zorgverleners (Adriaanse et al. 2014). E-learning wordt gezien als een volwaardig alternatief voor klassikaal onderwijs (Dankbaar 2009). Voorbeeld hiervan zijn de MOET-cursus (▶ https://moetcursus.nl) en de CAVE!-cursus (▶ https://acuteverloskunde.nl) (zie ▶ box 7.8). Beide hands-on cursussen zijn bedoeld voor zorgprofessionals die betrokken zijn bij de acute verloskunde, waaronder ernstige en levensbedreigende complicaties. Voorafgaand aan de cursus is er een e-learning module gemaakt. Het behalen van de e-learning toets is voorwaarde voor deelname aan de cursus. E-learning modules worden tegenwoordig ook door enkele toonaangevende medisch-wetenschappelijke tijdschriften toegepast. Een dergelijke module bestaat uit een aantal digitale toetsvragen die betrekking hebben op een publicatie in hetzelfde nummer van het blad. Voor het beantwoorden van online-toetsvragen worden accreditatiepunten verstrekt.

9.8.1 Videoconferencing

Via het internet kunnen (echo)beeld en geluidsopnamen van klinische besprekingen, vergaderingen, congressen en colleges gelijktijdig op andere locaties ontvangen worden. Breedbandverbindingen maken het daarbij mogelijk dat de deelnemers op andere locaties interactief aan het overleg of de colleges kunnen deelnemen.

9.9 Conclusies

– Ten behoeve van integrale geboortezorg is een gemeenschappelijk dossier – het perinataal webbased dossier (PMD) – ontwikkeld waarmee gegevensoverdracht veiliger en efficiënter wordt.
– Menselijk contact blijft de belangrijkste bron voor communicatie en ondersteuning in de zorg. Digitale hulpmiddelen zijn bedoeld als ondersteuning, niet als vervanging van menselijk contact.
– Het individueel zorgplan en het daaraan verbonden gemeenschappelijk dossier is essentieel om de zwangere vrouw informatie en regie te geven over haar gezondheid. Het kan de ideale toepassing van eHealth in de geboortezorg zijn.
– Het groeiende aanbod en gebruik van apps door cliënten en zorgprofessionals kan meerwaarde hebben, mits ze betrouwbaar, kwalitatief en veilig zijn.
– Zorgverleners hebben uitdrukkelijk toestemming van cliënten nodig voor het bieden van inzage in hun digitaal medisch dossier aan rechtstreeks betrokken zorgprofessionals binnen het geboortezorgteam. Daarvan moet een aantekening worden gemaakt in het dossier.
– Het beroepsgeheim houdt in essentie in dat de zorgprofessional geen informatie over de cliënt mag doorgeven aan anderen dan de cliënt zelf, tenzij de cliënt daarvoor toestemming heeft gegeven.
– Onder 'anderen dan de cliënt' vallen ook de partner en overige familieleden, tenzij zij de cliënt in verband met wilsonbekwaamheid vertegenwoordigen en namens de cliënt beslissingen moeten nemen.

- Zonder toestemming van de cliënt mogen gegevens voor kwaliteitsdoeleinden worden gebruikt. Het verdient overigens wel aanbeveling de cliënt over het gebruik van gegevens voor kwaliteitsdoeleinden te informeren. De cliënt moet dan in staat worden gesteld hiertegen bezwaar te maken.
- De cliënt heeft het recht om eigen gegevens uit het medisch dossier in te zien.
- De cliënt heeft recht op een afschrift van het eigen dossier.
- De cliënt kan de zorgverlener verzoeken gegevens die feitelijk niet juist of die onvolledig zijn te verbeteren.
- Mede gezien de onveiligheid van internet is het van belang te voorkomen dat privacygevoelige informatie in verkeerde handen komt. Informatie dient versleuteld en goed beveiligd te zijn en via een beveiligde weg te worden gecommuniceerd.
- VSV's die op weg zijn naar een integrale geboortezorgorganisatie moeten niet alleen keuzes maken over de inrichting van het gemeenschappelijk dossier en het individuele zorgplan, maar ook over de implementatie van de zorgpaden, de vertaling daarvan naar ICT-bouwstenen en ten slotte het ICT-systeem waarmee de zorginhoudelijke, financiële en logistieke regie kan worden gevoerd.
- In analogie met het nieuwe integrale bekostigingsmodel voor huisartsenzorg zou de prestatie eHealth in de integrale bekostiging van geboortezorg moeten worden opgenomen.

9.10 Opdrachten

Opdrachten

1. Welke toepassingen van eHealth gebruikt u in uw praktijk?
2. Wat zijn volgens u de kansen van eHealth voor de realisatie van integrale geboortezorg?
3. Waar ziet u belemmeringen van eHealth voor integrale geboortezorg?
4. Hoe ziet uw ideale gezondheidsapp eruit?
5. Vindt u dat eHealth leidt tot medicalisering van de zwangerschap?

Literatuur

Adriaanse T, Eijsden P van, Leeuw PW de. E-learning bij tijdschriftartikelen. Ned Tijdschr Geneeskd. 2014;158:B1124.

Anonymous. Met één druk op de knop. Het digitale dossier in de praktijk. Tijdschr Verloskundigen 2016;1:25–9.

Baranowski MT, Bower PK, Krebs P, Lamoth CJ, Lyons EJ. Round table conference. Effective feedback procedures in games for health. Games Health J. 2013;2(6):320–6. ▶ https://doi.org/10.1089/g4h.2013.1328.

Brown HC, Smith HJ, Mori R, Noma H. Giving women their own case notes to carry during pregnancy. Cochrane Database Syst Rev. 2015 Oct 14;(10):CD002856. ▶ https://doi.org/10.1002/14651858.CD002856.

Bruele T van den, Vos HMM. Dokter, weet dat uw patiënt googelt. Ned Tijdschr Geneeskd. 2014;158:A8093.

Centrum voor Ethiek en Gezondheid (CEG). Samen zorgen in de wijk. Signalering ethiek en gezondheid 2016/2. Den Haag: Centrum voor Ethiek en Gezondheid; 2016. Bron: ▶ https://ceg.nl/uploads/publicaties/Samen_zorgen.pdf.

Clifford AM, Ryan J, Walsh C, McCurtin A. What information is used in treatment decision aids? A systematic review of the types of evidence populating health decision aids. BMC Med Inform Decis Mak. 2017 Feb 23;17(1):22. ▶ https://doi.org/10.1186/s12911-017-0415-7.

Croonen H. Veilig whatsappen een must voor dokters. MC 2015;25:2314. Bron: ▶ https://www.medischcontact.nl/nieuws/laatste-nieuws/artikel/veilig-whatsappen-een-must-voor-dokters.htm.

Dankbaar MEW. De effectiviteit van e-learning en de implementatie in het medisch onderwijs. Tijdschr Medisch Onderwijs. 2009;28(5):212–22.

Delanoë A, Lépine J, Leiva Portocarrero ME, Robitaille H, Turcotte S, Lévesque I, Wilson BJ, Giguère AM, Légaré F. Health literacy in pregnant women facing prenatal screening may explain their intention to use a patient decision aid: a short report. BMC Res Notes. 2016 Jul 11;9:339. ▶https://doi.org/10.1186/s13104-016-2141-0.

Dokter E, Zaat J. E-health nog een rommeltje? Ned Tijdschr Geneesk. 2016;160:c3011.

Dongen AJ van, Nelen WL, In 't Hout J, Kremer JA, Verhaak CM. e-Therapy to reduce emotional distress in women undergoing assisted reproductive technology (ART): a feasibility randomized controlled trial. Hum Reprod. 2016;31(5):1046–57. ▶https://doi.org/10.1093/humrep/dew040.

Dörenberg VET. Gegevensuitwisseling tussen artsen en sociale wijkteams. Een juridisch perspectief. Ned Tijdschr Geneeskd. 2017;161:D1481.

Elbourne D, Richardson M, Chalmers I, Waterhouse I, Holt E. The newbury maternity care study: a randomized controlled trial to assess a policy of women holding their own obstetric records. Br J Obstet Gynaecol. 1987;94(7):612–9.

Everdingen JJ van, Dreesens DH, Tuut MK. Regie over richtlijnen. Plannen voor richtlijnontwikkeling in Nederland. Ned Tijdschr Geneeskd. 2010;154:A1599.

Graaf Y van der, Zaat J, Eijsden P van, Leeuw P de. E-health. Ned Tijdschr Geneeskd. 2014;158:B1127.

Jiskoot G, Benneheij SH, Beerthuizen A, Niet JE de, Klerk C de, Timman R, Busschbach JJ, Laven JS. A three-component cognitive behavioural lifestyle program for preconceptional weight-loss in women with polycystic ovary syndrome (PCOS): a protocol for a randomized controlled trial. Reprod Health 2017 Mar 6;14(1):34. ▶https://doi.org/10.1186/s12978-017-0295-4.

KNMG. Handreiking artsen en social media. 2011. Bron: ▶https://www.knmg.nl/advies-richtlijnen/dossiers/sociale-media.htm.

KNMG. Handreiking privacy bij regionale uitwisseling van patiëntengegevens. 2017. Bron: ▶https://www.knmg.nl/advies-richtlijnen/dossiers/privacy-en-patientgegevens.htm.

KNMG. Omgaan met medische gegevens, KNMG-richtlijn. 2018. Bron: ▶http://www.knmg.nl/web/file?uuid=043d8d9a-1d0e-46e0-a8e0-98092d764999&owner=5c945405-d6ca-4deb-aa16-7af2088aa173&contentid=411.

KNOV. Privacyverklaring 2018. Bron: ▶https://www.knov.nl/werk-en-organisatie/tekstpagina/764-4/privacyverklaring/.

Loudon H, Nentin F, Silverman ME. Using clinical decision support as a means of implementing a universal postpartum depression screening program. Arch Womens Ment Health. 2016;19(3):501–5. ▶https://doi.org/10.1007/s00737-015-0596-y.

Ministerie van Volksgezondheid, Welzijn en Sport (VWS). Kamerbrief over e-health en zorgverbetering. Den Haag: Ministerie van VWS; 2014 juli 2. Bron: ▶https://www-rijksoverheid-nl.eur.idm.oclc.org/documenten/kamerstukken/2014/07/02/kamerbrief-over-e-health-en-zorgverbetering.

Ministerie van Volksgezondheid, Welzijn en Sport (VWS). De herziene factsheet medisch beroepsgeheim, versie mei 2016. Den Haag: Ministerie van VWS; 2016. Bron: ▶https://www.rijksoverheid.nl/documenten/publicaties/2016/06/29/factsheet-medisch-beroepsgeheim.

Ministerie van Volksgezondheid, Welzijn en Sport (VWS). Wet cliëntenrechten bij elektronische verwerking van gegevens. Den Haag: Ministerie van VWS; 2017. Bron: ▶https://www.rijksoverheid.nl/onderwerpen/patientenrecht-en-clientenrecht/vraag-en-antwoord/wat-verandert-er-vanaf-1-juli-2017-voor-zorgverleners-in-de-elektronische-verwerking-van-medische-gegevens.

Moghaddasi H, Asadi F, Hosseini A, Ebnehoseini Z. E-Health: a global approach with extensive semantic variation. J Med Syst. 2012;36(5):3173–6. ▶https://doi.org/10.1007/s10916-011-9805-z.

Narasimhulu DM, Karakash S, Weedon J, Minkoff H. Patterns of internet use by pregnant women, and reliability of pregnancy-related searches. Matern Child Health J. 2016;20(12):2502–9 PubMed PMID: 27456311.

Nictiz. Meer dan techniek. eHealth monitor 2016. Bron: ▶https://www.nictiz.nl/SiteCollectionDocuments/Rapporten/eHealth-monitor%202016%20(web).pdf.

Nouwt S. WhatsApp niet veilig, alternatieven wel. Medisch Contact 2016 maart 23. Bron: ▶https://www.medischcontact.nl/nieuws/laatste-nieuws/artikel/whatsapp-niet-veilig-alternatieven-wel.htm.

Oh H, Rizo C, Enkin M, Jadad A. What is eHealth (3): a systematic review of published definitions. J Med Internet Res. 2005;7(1):e1. ▶https://doi.org/10.2196/jmir.7.1.e1.

Paauw S. Autoriteit persoonsgegevens raadt whatsApp af. medisch contact 2016. Bron: ▶https://www.medischcontact.nl/nieuws/laatste-nieuws/artikel/autoriteit-persoonsgegevens-raadt-whatsapp-af.htm.

Ploem C, Vokses Y. De arts-patiëntrelatie. In: Legemaate J, Widdershoven G, redactie. Basisboek ethiek & recht in de gezondheidszorg. Amsterdam: Boom uitgevers; 2016;37–64.

Podichetty V, Penn D. The progressive roles of electronic medicine: benefits, concerns, and costs. Am J Med Sci. 2004;328:94–9. ▶https://doi.org/10.1097/00000441-200408000-00005.

Portocarrero ME, Giguère AM, Lépine J, Garvelink MM, Robitaille H, Delanoë A, Lévesque I, Wilson BJ, Rousseau F, Légaré F. Use of a patient decision aid for prenatal screening for Down syndrome: what do pregnant women say? BMC Pregnancy Childbirth 2017 Mar 20;17(1):90. ▶ https://doi.org/10.1186/s12884-017-1273-0.

Quispel C, Schneider TA, Bonsel GJ, Lambregtse-van den Berg MP. An innovative screen-and-advice model for psychopathology and psychosocial problems among urban pregnant women: an exploratory study. J Psychosom Obstet Gynaecol. 2012;33(1):7–14. ▶ https://doi.org/10.3109/0167482X.2011.649814.

Quispel C, Schneider TA, Hoogendijk WJ, Bonsel GJ, Lambregtse-van den Berg MP. Successful five-item triage for the broad spectrum of mental disorders in pregnancy – a validation study. BMC Pregnancy Childbirth 2015 Feb 28;15:51. ▶ https://doi.org/10.1186/s12884-015-0480-9.

Ross J, Stevenson F, Lau R, Murray E. Factors that influence the implementation of e-health: a systematic review of systematic reviews (an update). Implement Sci. 2016 Oct 26;11(1):146.

Slikboer K. Patiëntgegevens via WhatsApp discutabel. Medisch Contact 2015 juli 9. Bron: ▶ https://www.medischcontact.nl/nieuws/laatste-nieuws/artikel/patientgegevens-via-whatsapp-discutabel.htm.

Staatsblad van het Koninkrijk der Nederlanden. 446 Besluit van 10 november 2017, houdende nadere regels over functionele, technische en organisatorische maatregelen bij elektronische gegevensverwerking door en tussen zorgaanbieders (Besluit elektronische gegevensverwerking door zorgaanbieders). Jaargang 2017. Bron: ▶ https://www.privacyindezorg.nl/assets/files/stb-2017-446.pdf.

Stacey D, Légaré F, Lewis K, Barry MJ, Bennett CL, Eden KB, Holmes-Rovner M, Llewellyn-Thomas H, Lyddiatt A, Thomson R, Trevena L. Decision aids for peoplefacing health treatment or screening decisions. Cochrane Database Syst Rev. 2017 Apr 12;4:CD001431. ▶ https://doi.org/10.1002/14651858.CD001431.pub5.

Steegers-Theunissen RP, Steegers EA. Embryonic health: new insights, mHealth and personalised patient care. Reprod Fertil Dev. 2015;27(4):712–5. ▶ https://doi.org/10.1071/RD14386.

Vlemmix F, Warendorf JK, Rosman AN, Kok M, Mol BW, Morris JM, Nassar N. Decision aids to improve informed decision-making in pregnancy care: a systematic review. BJOG 2013;120(3):257–66. ▶ https://doi.org/10.1111/1471-0528.12060.

Weed LL. The problem oriented record as a basic tool in medical education, patient care and clinical research. Ann Clin Res. 1971;3(3):131–4.

Zorgstandaard Integrale Geboortezorg versie 1.1 (2016). Bron: ▶ https://www.zorginzicht.nl/bibliotheek/integrale-geboortezorg-zorgstandaard/Paginas/Home.aspx.

Zorgvisie. Nieuws. Zorg zet vol in op artificial intelligence. 2017. Bron: ▶ https://www.zorgvisie.nl/ongeremde-groei-voor-artificial-intelligence-in-de-zorg/.

Deel V Financiële consequenties

Hoofdstuk 10 Geboortezorg – van monodisciplinaire naar integrale bekostiging – 309
H.I.J. Wildschut, P.F. Boekkooi, K.F.M. Kuijper, R.C. de Jong, H. van Belzen-Slappendel, M.S. van Galen, M.F.M. Shekary-Moonen en J.N. Struijs

Geboortezorg – van monodisciplinaire naar integrale bekostiging

H.I.J. Wildschut, P.F. Boekkooi, K.F.M. Kuijper, R.C. de Jong, H. van Belzen-Slappendel, M.S. van Galen, M.F.M. Shekary-Moonen en J.N. Struijs

10.1 Inleiding – 311

10.2 Achtergrond – 312

10.3 Basispakketvergoedingen: welke kosten worden gedekt? – 313
10.3.1 Prenataal – 313
10.3.2 De bevalling – 314
10.3.3 Kraambedperiode – 315
10.3.4 Ambulancezorg – 316

10.4 Eerstelijnsgeboortezorg – tarieven en prestaties – 317
10.4.1 Bevalling in een geboortecentrum – 322

10.5 Tweedelijnszorg – tarieven en prestaties – 323
10.5.1 Inleiding – 323
10.5.2 Achtergrond – 323

10.6 Kraamzorg: tarieven en prestaties – 326

10.7 Het integrale bekostigingsmodel – 326
10.7.1 Inleiding – 326
10.7.2 Experimenten – 327
10.7.3 Integrale bekostiging als uitgangspunt van geboortezorgvernieuwing – 327
10.7.4 Implementatie – 330
10.7.5 Integrale bekostigingsmodellen – 330

© Bohn Stafleu van Loghum is een imprint van Springer Media B.V., onderdeel van Springer Nature 2018
H. I. J. Wildschut en I. C. Boesveld (Red.), *Integrale geboortezorg*,
https://doi.org/10.1007/978-90-368-2202-2_10

10.8	Juridische organisatiemodellen – 335
10.9	Autoriteit Consument en Markt (ACM) – 337
10.10	Conclusies – 337
10.11	Opdrachten – 338
	Literatuur – 338

10.1 Inleiding

Integrale bekostiging heeft als doel de onderlinge medische en zorginhoudelijke samenwerking tussen de verschillende zorgverleners uit verschillende disciplines te bevorderen door middel van het opheffen van financiële belemmeringen in de bestaande bekostigingssystematiek. Hierdoor kan goede zorg tegen aanvaardbare kosten worden bewerkstelligd (Zorgstandaard Integrale Geboortezorg 2016; Struijs et al. 2016, 2017).

Sinds 2017 wordt in een aantal regio's in Nederland geëxperimenteerd met integrale bekostiging van geboortezorg (▶box 10.1) (NZa 2017).

> **Box 10.1 Model van integrale bekostiging**
> Integrale bekostiging van de geboortezorg biedt zorgverzekeraars de mogelijkheid om alle zorg tijdens het gehele geboortezorgtraject als één product tegen één integraal tarief in te kopen. De zorgverzekeraar sluit hiervoor een contract af met een regionale zorggroep, zoals een integrale geboortezorgorganisatie (IGO). De IGO zorgt ervoor dat integrale geboortezorg wordt geleverd door de zorgaanbieders in de regio. Om die reden sluit de IGO contracten af met individuele zorgverleners die rechtstreeks bij geboortezorg zijn betrokken (eerstelijnsverloskundigen, gynaecologen, kinderartsen, kraamzorginstanties enzovoort) en/of met zorginstellingen. De IGO kan ook (een deel van) de zorg zelf leveren door zorgverleners in dienst te nemen. In het tarief wordt onderscheid gemaakt tussen de fasen van de zwangerschap (prenatale, natale en postnatale fase) en tussen reguliere en complexe zorg. De kwaliteitseisen voor de noodzakelijk geachte zorg staan beschreven in de Zorgstandaard Integrale Geboortezorg die in 2016 is vastgesteld door het Zorginstituut Nederland.
>
> Bron: Struijs et al. (2017); NZa (2017)

Wat houdt integrale bekostiging precies in? In hoeverre wijkt integrale bekostiging af van de reguliere – monodisciplinaire – bekostiging van verloskundige zorg in de eerste en tweede lijn? Wat zijn de gevolgen van integrale bekostiging voor de cliënt? Welke kosten worden gedekt door het basisverzekeringspakket? En hoe zit het precies met de eigen bijdrage en het eigen risico? Hoe onderscheidt het integrale bekostigingsmodel zich van de reguliere bekostigingsmodellen van geboortezorg? De volgende casus beschrijft de ervaringen van een cliënte.

> **Box 10.2 Casus mevrouw J.**
> Een jaar na de bevalling van mijn tweede zoontje krijg ik een rekening van het ziekenhuis. Dat verbaast mij. Ik zou thuis bevallen maar werd halverwege op medische indicatie met een ambulance naar het ziekenhuis gestuurd. Nu wil het ziekenhuis dat ik betaal voor een 'niet-medisch geïndiceerde bevalling' – van mijn eigen bijdrage.
> Evenals met mijn eerste zoontje wilde ik graag thuis bevallen. Ook in mijn verzekeringspakket heb ik hier rekening mee gehouden; een ziekenhuisbevalling zou alleen op medische indicatie gedekt worden. De natuur leek mee te werken: de weeën begonnen thuis en de verloskundige at een stukje zelfgebakken appeltaart terwijl ze de vorderingen van mijn ontsluiting bijhield. Op een gegeven moment vermoedde ze echter dat er een ader door een nog niet gebroken vlies liep. Ze voelde iets. In het beste geval was

het gewoon een klein flubbeltje. In het slechtste geval was het een ader die samen met het vlies zou kunnen scheuren en de baby dan maar acht minuten de tijd zou geven gezond om geboren te worden. Ze wilde dit risico niet lopen en belde een ambulance. Hoewel ze rustig was, en ik daardoor ook, was de urgentie voelbaar. Zij bereidde mij voor op een heel team mensen dat mij op zou wachten. In het ziekenhuis bleek het, na inwendig onderzoek, geen ader op een vlies en dus geen gevaar.

Naar mijn idee werd het gebied nu grijs. We bleven in het ziekenhuis. Waarom? Geen idee. Ik had 8/9 cm ontsluiting. Er werd ons geen keus voorgelegd. We bleven gewoon. Met onze eigen verloskundige. Toen zij vond dat het te lang duurde en de verpleegkundige op zoek ging naar een infuusstandaard voor het waakinfuus werd ik overgeleverd aan persweeën en binnen korte tijd werd mijn mannetje geboren.

Ik ben zowel bij het ziekenhuis als bij mijn verloskundige te rade gegaan. In het ziekenhuis lijkt er intern onenigheid en krijg ik wisselend bericht of mijn bevalling nu wel of juist niet een niet-medisch geïndiceerde bevalling betrof. Door deze tegenstrijdige communicatie wordt de rekening uiteindelijk uit coulance kwijtgescholden. De verloskundige heeft niet eerder zoiets meegemaakt. Ook mijn huidige verloskundige – ik kan ieder moment bevallen van mijn derde zoontje – wist niet goed wat zij met de casus aan moest toen ik aangaf niet weer in een dergelijke situatie te willen belanden door op z'n minst tijdig geïnformeerd te worden over mogelijke extra kosten van besluiten over het beleid tijdens de bevalling.

Ik ben blij dat ik de rekening niet hoef te betalen. Ik ben vooral ook blij dat ik dit grondig uit heb gezocht. Om eerlijk te zijn begrijp ik echter nog steeds niet helemaal wat er speelt in dat grijze gebied en hoe ik ervoor behoed kan worden. Dat voelt niet helemaal stevig en juist met mijn derde bevalling zo dichtbij kan ik alle stevigheid gebruiken om hopelijk deze keer toch thuis te kunnen bevallen.

10.2 Achtergrond

Het Zorginstituut Nederland (ZiN) adviseert de minister van VWS over de inhoud van de verplicht verzekerde zorg. De adviezen worden door verschillende commissies getoetst, waaronder de Wetenschappelijke Advies Raad (WAR) en de Adviescommissie Pakket (ACP) (Rijksoverheid; ▶www.zorginstituutnederland.nl). Uitgangspunt van het ZiN is dat elke burger toegang houdt tot goede zorg tegen aanvaardbare kosten voor de samenleving.

De Nederlandse Zorgautoriteit (NZa) bepaalt welke zorg zorgprofessionals in rekening mogen brengen en stelt maximumtarieven vast. Bovendien controleert de NZa – op basis van eigen analyses en van meldingen van consumenten – of zorgverleners en zorgverzekeraars zich aan de regels en wettelijke bepalingen houden (▶www.nza.nl). Van hen wordt verwacht dat ze duidelijke informatie geven over de prijs en kwaliteit van zorg. De NZa publiceert regelmatig geactualiseerde prestatie- en tariefbeschikkingen, waaronder die voor 'Verloskunde', 'Kraamzorg' en 'Integrale Geboortezorg'. Met de prestatie- en tariefbeschikking Verloskunde is wettelijk bepaald dat de kosten van verloskundige zorg die vóór, tijdens en tot zes weken na de bevalling wordt verleend door de verloskundige, huisarts of gynaecoloog, worden gedekt door de basisverzekering. Voor de kraamzorg geldt een verplichte eigen bijdrage. De kosten van verloskundige zorg komen niet ten laste van het verplichte eigen risico van de verzekerde. Dat geldt ook voor laboratoriumonderzoek dat door zorgverleners is aangevraagd.

Volledige vergoeding voor geboortezorg vindt alleen plaats als de verloskundig zorgverleners gecontracteerd zijn door de zorgverzekeraar van de zwangere vrouw. En hoewel het theoretisch de verantwoordelijkheid van de zwangere vrouw zelf is, is het van groot belang dat de verloskundig zorgverleners dit aspect goed met de cliënt doornemen. Zeker voor cliënten met lage gezondheidsvaardigheden, of met een taalbarrière, is de zorgverzekering dikwijls lastig te begrijpen. De coördinerend zorgverlener kan hun desgewenst tekst en uitleg geven.

10.3 Basispakketvergoedingen: welke kosten worden gedekt?

10.3.1 Prenataal

Prenataal echo-onderzoek

Er zijn verschillende soorten echo's tijdens de zwangerschap, zoals de 8-wekenecho die bedoeld is om de locatie, vitaliteit en het aantal embryo's in de baarmoeder te beoordelen, de 12-wekenecho voor het vaststellen van de zwangerschapstermijn (termijnecho), het structureel echoscopisch onderzoek (SEO, ook wel 20-wekenecho genoemd), en de zogenoemde 'specifieke diagnose-echo', die uitsluitend geïndiceerd is voor de indicaties foetale groeirestrictie, foetale ligging, vaginaal bloedverlies, placentalokalisatie en uitwendige versie. De 8-wekenecho (vitaliteitsecho) (NZa vaststelling beleidsregel Verloskunde 2018) behoort niet tot het verzekerde pakket als deze standaard wordt aangeboden ongeacht de indicatie. Daartegen worden de 12- en 20-wekenecho wel vanuit de basisverzekering vergoed. Daarnaast worden de kosten van alle medisch noodzakelijke echo's gedekt door de basisverzekering. Hiervoor geldt geen verplicht eigen risico of een eigen bijdrage.

Prenatale counseling

Onder prenatale counseling wordt een informatief gesprek tussen de zwangere vrouw en de zorgverlener bedoeld, waarin de zwangere vrouw en haar (eventuele) partner wordt uitgelegd wat het doel, de inhoud en de eventuele consequenties zijn van prenatale screeningstesten op foetale aangeboren afwijkingen. Voor het counselingsgesprek geldt geen verplicht eigen risico of eigen bijdrage.

Prenatale screeningstesten

– Infectieziekten en erythrocytenimmunisatie

De Prenatale Screening Infectieziekten en Erytrocytenimmunisatie (PSIE) is een landelijk bevolkingsonderzoek waarbij elke vrouw aan het begin van haar zwangerschap bloedonderzoek aangeboden krijgt. Het bloed wordt onderzocht op hepatitis B, syfilis (lues), hiv, ABO-bloedgroep, resus (D)-antigeen (RhD-antigeen) en irreguliere erytrocyten antistoffen (IEA). Per 1 juli 2011 zijn toegevoegd: (1) de bepaling van het resus (c)-antigeen (Rhc-antigeen) in het eerste bloedonderzoek, gevolgd door screening op laat gevormde IEA bij Rhc-negatieve zwangere vrouwen in week 27 en (2) de foetale resus (D)-typering in week 27 bij RhD-negatieve zwangere vrouwen.

Na de eerste bloedafname, die bij voorkeur plaatsvindt vóór een zwangerschapsduur van 13 weken, kunnen binnen het bevolkingsonderzoek verschillende vervolgacties plaatsvinden als de resultaten daartoe aanleiding geven. De kosten van de PSIE worden door de

overheid vergoed, evenals de kosten die voortvloeien uit dit onderzoek als er afwijkingen worden gevonden. Ook de kosten voor het noodzakelijke medisch laboratoriumonderzoek – zoals het hemoglobinegehalte en de orale glucosetolerantietest (OGTT) op medische indicatie – worden vanuit de basisverzekering vergoed. Hiervoor geldt geen eigen risico.
— Aangeboren foetale afwijkingen

Er zijn diverse prenatale screeningstesten op foetale chromosoomafwijkingen beschikbaar, waaronder de combinatietest en de niet-invasieve prenatale test (NIPT) (▶par. 1.5.5). De NIPT-test wordt in Nederland uitsluitend aangeboden in wetenschappelijk onderzoeksverband (voor meer informatie zie: ▶www.meerovernipt.nl). De eigen bijdrage voor de combinatietest bij een eenlingzwangerschap is ongeveer € 170; voor de NIPT € 175 (tarief 2018) (RIVM; informatie over prenatale screening ▶www.onderzoekvanmijnongeborenkind.nl). De kosten van de NIPT worden niet gedekt vanuit de basisverzekering, tenzij er een verhoogd risico is op foetale chromosoomafwijkingen (ZiN 2017). Zo'n verhoogd risico berust meestal op een afwijkende bevinding van de combinatietest. Vergoeding van de kosten van de NIPT bij vrouwen met een verhoogd risico op chromosoomafwijkingen valt onder het eigen risico.

Diagnostisch vervolgonderzoek
Soms is het medisch noodzakelijk om specialistische echo's uit te voeren. Denk bijvoorbeeld aan echoscopisch vervolgonderzoek (geavanceerd ultrageluidonderzoek (GUO) in een academisch centrum voor prenatale diagnostiek of in een daarbij aangesloten satellietcentrum), in verband met een vermoeden op een structurele afwijking van de foetus (Wildschut et al. 2011). Bij een medische indicatie wordt dit diagnostisch vervolgtraject gedekt door de basisverzekering. Het eigen risico is hierop niet van toepassing.

Zwangerschapscursussen
Zwangerschapscursussen worden niet uit het basispakket vergoed. Afhankelijk van de polisvoorwaarden kan wel sprake zijn van een beperkte vergoeding. Er kan eventueel een aanvullende verzekering worden afgesloten. Voor de vergoedingen uit de aanvullende verzekering geldt geen eigen risico. Vaak bieden de GGD of de JGZ zwangerschapscursussen aan, die onder de Wet publieke gezondheid door de gemeenten worden gefinancierd. Deze cursussen zijn meestal gratis of er wordt een minimale bijdrage gevraagd.

10.3.2 De bevalling

Vrouwen zonder een medische indicatie
Vrouwen zonder medische indicatie voor de bevalling hebben de keuze om thuis, in het geboortecentrum of poliklinisch in het ziekenhuis te bevallen[1].
— Bij een thuisbevalling worden alle verloskundige kosten gedekt door de basisverzekering.
— Voor een poliklinische bevalling of een bevalling in een geboortecentrum geldt een maximumtarief van € 549,31, waarvan een deel (€ 208) wordt vergoed uit de basisverzekering

---

1   Een poliklinische bevalling is in het ziekenhuis onder begeleiding van de eerstelijns verloskundige. Vrouwen die in aanmerking komen voor een poliklinische bevalling hebben geen medische of sociale indicatie voor een ziekenhuisbevalling.

(tarief 2018). Het verschil tussen het tarief voor een poliklinische bevalling (zonder medische of sociale indicatie) en de € 208 die door de zorgverzekeraar wordt vergoed, is de eigen bijdrage voor de verzekerde (▶www.zorginstituutnederland.nl). De eigen bijdrage voor een poliklinische bevalling staat momenteel ter discussie. Voor de eigen bijdrage van de poliklinische bevalling in een ziekenhuis of voor een bevalling in een geboortecentrum is een aanvullende verzekering mogelijk.

Vrouwen met een medische indicatie

Alleen als sprake is van een medische noodzaak wordt verloskundige zorg vanuit de basisverzekering volledig vergoed. Er geldt *geen eigen risico* voor de kosten van verloskundige zorg. Uitzondering daarop is het gebruik van medicatie. Daarentegen geldt voor de kosten van pijnbestrijding tijdens de bevalling (epidurale analgesie) in het ziekenhuis geen eigen risico. Dat geldt ook voor pijnbestrijding met lachgas in ziekenhuizen en geboortecentra die deze voorziening hebben.

10.3.3 Kraambedperiode

Kraampakket

Bij iedere bevalling (thuis, geboortecentrum, poliklinisch of klinisch in ziekenhuis) is een kraampakket nodig. Hier zitten allerlei kraambedbenodigdheden voor tijdens en na de bevalling, zoals matrasbeschermers, onderleggers, verband, watten en ontsmettingsmiddelen. Bedklossen behoren niet tot de standaarduitrusting van het kraampakket. Het kraampakket moet door de (aanstaande) ouders zelf worden aangeschaft; de kosten hiervan worden over het algemeen niet vergoed, tenzij een aanvullende zorgverzekering is afgesloten. Bij een bevalling in het geboortecentrum of het ziekenhuis (met of zonder medische noodzaak) worden kraambedbenodigdheden meestal door het ziekenhuis of het geboortecentrum geregeld. Hieraan zijn geen extra kosten verbonden. Let wel, de meeste vrouwen hebben na ontslag uit het ziekenhuis of geboortecentrum nog een kraampakket thuis nodig.

Kraamzorg

Kraamzorg is de zorg die nodig is bij de geboorte, zoals het assisteren bij de bevalling, de gezondheid van de moeder en kind monitoren en het verzorgen van de pasgeborene (▶par. 7.9). Ook huishoudelijke taken kunnen door de kraamverzorgende worden verricht. Het aantal uren kraamzorg dat een vrouw nodig heeft, wordt vastgesteld op basis van het landelijk indicatieprotocol (LIP) Kraamzorg (2008). Kraamzorg wordt gedekt door de basisverzekering voor minimaal 24 uur en maximaal 80 uur (ZiN 2015). De zorg die nodig is, wordt verdeeld over maximaal tien dagen, vanaf de dag van de bevalling. Voor kraamzorg thuis geldt *een verplichte eigen bijdrage van € 4,30 per uur.* Dat betekent 8 x € 4,30 = € 34,40 per dag (ZiN. Bron: ▶www.zorginstituutnederland.nl). Het totale bedrag dat de ouder(s) kwijt zijn aan kraamzorg hangt af van het totale aantal uren geleverde kraamzorg. De uren van de zorg tijdens de bevalling worden hierbij niet meegerekend. Het aantal uren kraamzorg dat dagelijks wordt geleverd, hoeft niet constant te zijn en neemt vaak in de loop van de kraamperiode af. Voor het verblijf ziekenhuis met een medische indicatie, hoeft geen eigen bijdrage voor de kraamzorg betaald te worden (ZiN. Bron: ▶www.zorginstituutnederland.nl). Voor de eigen bijdragen die gelden voor kraamzorg is aanvullend verzekeren mogelijk. Bovendien kan een aanvullende verzekering extra uren kraamzorg vergoeden, bovenop het geïndiceerde aantal uren. Verder geldt geen eigen risico voor kraamzorg, alleen voor medische nazorg en geneesmiddelen na de bevalling. Voor kraamzorg in een zogenoemd kraam- of geboortehotel zonder medische indicatie wordt een eigen bijdrage (€ 4,30 per uur; tarief 2018) gerekend. Bovendien worden de verblijfskosten en eventuele kosten van bijvoorbeeld verbandmateriaal in rekening gebracht. De eigen bijdrage vervalt als er in verband met de gezondheidstoestand van de moeder en/of haar kind een medische indicatie is voor de kraamperiode.

Lactatiekundigen

Hoewel de meeste moeders probleemloos borstvoeding geven, zijn er toch bepaalde situaties waarin de borstvoeding niet naar wens gaat. Lactatiekundige hulp kan hierin uitkomst bieden (▶par. 7.10). Lactatiekundige hulp valt niet onder het basispakket en moet door cliente zelf worden gefinancierd. Soms wordt lactatiekundige hulp vergoed via een aanvullend verzekeringspakket.

Fysiotherapie

Fysiotherapie, waaronder bekkenfysiotherapie, wordt niet gedekt vanuit de basisverzekering. Voor vergoeding hiervan kan de zwangere vrouw zich aanvullend verzekeren. Alleen bij urine-incontinentie worden de eerste negen behandelingen vergoed. De kosten van deze vergoeding vallen dan niet onder het eigen risico.

10.3.4 Ambulancezorg

Het landelijk uniforme tarief van ambulancevervoer wordt door de NZa vastgesteld. Hierbij wordt onderscheid gemaakt tussen tarieven voor spoedvervoer en besteld vervoer. De prijs van de ambulancerit bestaat uit het landelijk uniforme basistarief plus het aantal kilometers dat de ambulance heeft gereden (het zogenoemde 'beladen vervoerskilometertarief'). De kosten voor A1/A2 spoedvervoer[2] zijn € 701,85 (basistarief) plus € € 4,01 per beladen vervoerskilometer[3] (tarief 2018) (▶https://puc.overheid.nl). De kosten voor ambulancevervoer worden vanuit de basisverzekering gedekt maar vallen wel onder het verplicht eigen risico.

> **Box 10.2 Vervolg casus mevrouw J.**
>
> Om welk bedrag gaat het? Als mevrouw J. thuis was bevallen, dan zouden alle kosten van de bevalling worden vergoed. Ze heeft zelf het kraampakket besteld. De verloskundige verwees haar om medische redenen tijdens de bevalling naar het ziekenhuis. Mevrouw J. werd opgehaald door de ambulance. Er was een spoedindicatie voor ambulancevervoer naar het ziekenhuis. Dit valt onder haar basisverzekering. Wel wordt voor de kosten van

---

2 De A1-rit wordt ingezet als er gevaar bestaat voor het leven of voor blijvende invaliditeit van de aanstaande moeder en/of haar kind; de A2-rit wordt ingezet als er geen direct levensgevaar is, maar wel snel directe actie nodig is. Onder de B-rit wordt al het overige bestelde vervoer gerekend.

3 Het aantal beladen kilometers is het aantal kilometers met de patiënt in de ambulance, berekend aan de hand van een postcodetabel, met een hieraan gekoppelde routeplanner. Bij de berekening wordt uitgegaan van de snelste route tussen de locatie waar de patiënt wordt opgehaald en de locatie waar de patiënt wordt afgeleverd (▶https://puc.overheid.nl).

het ambulancevervoer haar eigen risico aangesproken. Aangekomen in het ziekenhuis wordt zij door de arts-assistent gynaecologie onderzocht. Het probleem waarvoor zij werd ingestuurd, kon in het ziekenhuis door de arts niet worden bevestigd. De eerstelijnsverloskundige heeft daarom de baring verder begeleid. Was dit dan een poliklinische bevalling zonder medische indicatie? Als dat zo was, dan had mevrouw J. toentertijd een eigen bijdrage van € 316,08 moeten betalen (tarief 2015). Maar dat was niet de keuze van mevrouw J.; zij wilde juist thuis bevallen. Of was zij toch medisch? Mevrouw J. lag in het ziekenhuis aan een infuus; weeënstimulatie werd overwogen. Als ze 'medisch' zou zijn, worden de kosten voor verloskundige zorg volledig vergoed, zonder dat haar eigen risico wordt aangesproken.

Mevrouw J. noemt dit een 'grijs gebied' en het ziekenhuis deed niet moeilijk over de betaling. Gelukkig maar. Want de mogelijkheid om zelf te kiezen voor de plaats van de bevalling is haar onthouden. Ook kreeg ze geen informatie over de financiële implicaties. Wat zou de introductie van het integrale bekostigingsmodel in dit geval voor mevrouw J. veranderen? Zij werd opnieuw zwanger en was uitgerekend in 2017.

Mevrouw J. heeft een tabel gemaakt van alle (eventuele) kosten van verloskundige zorg waar zij mee te maken kon krijgen (◘tab. 10.1). Met dit lijstje (tarieven 2017) kan zij samen met haar partner kiezen voor een eventueel aanvullend verzekeringspakket (▶www.zorgwijzer.nl).

10.4 Eerstelijnsgeboortezorg – tarieven en prestaties

Eerstelijnsgeboortezorg valt uiteen in eerstelijnsverloskundige zorg en kraamzorg (zie ▶H. 4).

Het maximumtarief voor volledige eerstelijnsverloskundige zorg is € 1448.75 (peildatum 1 januari 2018) (NZa; Beleidsregel BR/REG-18117 ▶https://puc.overheid.nl). In ◘tab. 10.2 staan de maximumtarieven die zorgverleners met ingang van 1 januari 2018 voor verschillende prestaties in rekening kunnen brengen bij de zorgverzekeraar van de betrokken zwangere vrouwen (NZa; Beleidsregel BR/REG-18117. ▶https://puc.overheid.nl).

De prenatale fase is opgedeeld in drie tijdsspannen: 0 tot en met 14 weken, 15 tot en met 29 weken en vanaf 30 weken tot vóór de bevalling (◘tab. 10.2a en b).

Voor de basisverloskundige zorgprestaties aan zwangere vrouwen woonachtig in een achterstandswijk wordt een toeslag van 23 % berekend (◘tab. 10.2a en b). Verloskundigen kunnen behalve genoemde prestaties ook de volgende zorgprestaties declareren (tarieven 2018): algemene termijnen-echo (€ 45,48)[4], specifieke diagnose-echo (€ 37,90), uitwendige versie bij stuitligging (€ 99,06), prenatale screening, waaronder counseling (€ 43,90), de NT-meting (inclusief de serumtest) (€ 169,45) en het SEO (€ 179,25)[5], preconceptieconsult en IUD aanbrengen/implanteren of verwijderen etonogestrel-implantatiestaafje (NZa. Tarieven 2018;

---

4 Het maximum abonnementstarief voor een algemene termijnen echoscopisch onderzoek in de eerste lijn (één of meerdere echo's en inclusief eventuele niet-geïndiceerde echo's) kan per zwangerschap maar eenmaal in rekening worden gebracht.

5 Declaratie van de prestaties counseling of NT-meting of SEO is alleen mogelijk indien de zorgverlener een samenwerkingsovereenkomst heeft met een Regionaal Centrum voor Prenatale Screening. De tarieven voor de NT-meting en SEO gelden voor eenlingzwangerschappen. Voor een meerlingzwangerschap kan 83 % van dit tarief extra worden gedeclareerd.

Tabel 10.1 Alle (eventuele) kosten van verloskundige zorg die al of niet door de basisverzekering in 2017 worden gedekt. Bron: Zorginstituut Nederland

	basisverzekeringspakket	aanvullende verzekering	eigen bijdrage	eigen risico[a]
de kosten voor verloskundige zorg vóór, tijdens en na de bevalling	+	n.v.t.	geen	geen
het prenatale counselingsgesprek	+	ja	geen	geen
echo-onderzoek				
8-wekenecho	–	+	geen	geen
12-wekenecho	–	n.v.t.	geen	geen
standaard 20-wekenecho	+	n.v.t.	geen	geen
prenatale screeningstesten				
prenatale screening infectieziekten en erytrocytenimmunisatie (PSIE)	+	n.v.t.	geen	geen
combinatietest	–	+	geen	geen
NIPT (als kansbepalende test)[b]	–	+	eigen bijdrage van € 175	geen

10.4 · Eerstelijnsgeboortezorg – tarieven en prestaties

◻ Tabel 10.1 Alle (eventuele) kosten van verloskundige zorg die al of niet door de basisverzekering in 2017 worden gedekt. Bron: Zorginstituut Nederland (vervolg)

	basisverzekeringspakket	aanvullende verzekering	eigen bijdrage	eigen risico[a]
diagnostisch vervolgonderzoek				
geavanceerd ultrageluidonderzoek	+	n.v.t.	geen	geen
NIPT (als diagnostische test)[c]	+	n.v.t.	geen	afhankelijk van de polisvoorwaarden zorgverzekeraar[a]
vlokkentest	+	n.v.t.	geen	ja
vruchtwaterpunctie	+	n.v.t.	geen	ja
algemeen				
zwangerschapscursussen	–	+	geen	geen
diëtist[d]	gedeeltelijk	+	geen	geen
ambulancevervoer[e]				
bevalling				
thuis	+	n.v.t.	kosten kraampakket	geen
geboortecentrum	–	+	wisselt per zorginstelling	geen
ziekenhuis zonder m.i.[f]	–	+	wisselt per zorginstelling	geen
ziekenhuis met m.i.[g]	+	n.v.t.	geen	geen

Tabel 10.1 Alle (eventuele) kosten van verloskundige zorg die al of niet door de basisverzekering in 2017 worden gedekt. Bron: Zorginstituut Nederland (vervolg)

	basisverzekeringspakket	aanvullende verzekering	eigen bijdrage	eigen risico[a]
kraamtijd				
thuis	+	+	kraampakket plus eigen bijdrage	geen
geboortecentrum/ ziekenhuis poliklinisch.	+	n.v.t.	eigen bijdrage[b]	geen
ziekenhuis met m.i.	+	n.v.t.	geen	geen
lactatiekundigen	–	+	afhankelijk van de polisvoorwaarden zorgverzekeraar[a]	geen
fysiotherapie				
fysio- of oefentherapie	–	+	afhankelijk van de polisvoorwaarden zorgverzekeraar[a]	geen

[a] Polisvoorwaarden verschillen per verzekeraar. Het verdient aanbeveling de (aanstaande) ouders te adviseren de polisvoorwaarden van hun eigen verzekering goed te lezen.
[b] NIPT (niet-invasieve prenatale test). Voorwaarde is deelname aan de Trident-2 studie (voor meer informatie zie: ▶ www.meerovernipt.nl).
[c] NIPT (niet-invasieve prenatale test). Voorwaarde is deelname aan de Trident-1 studie (voor meer informatie zie: ▶ www.meerovernipt.nl).
[d] Dieetadvies door een diëtist wordt gedeeltelijk gedekt door de basisverzekering van alle zorgverzekeraars (▶ www.zorgwijzer.nl).
[e] Indirecte kosten, zoals kosten voor vervoer, vallen wel binnen het eigen risico. Kosten worden uitsluitend vergoed als hier een medische indicatie (m.i.) voor is.
[f] Er ligt een wetsvoorstel om de eigen bijdrage voor een poliklinische bevalling af te schaffen.
[g] m.i.: medische indicatie voor de bevalling.
Hieronder wordt ook verstaan de medische indicatie voor een bevalling in een geboortecentrum of ziekenhuis vanwege verzoek tot pijnstilling (zoals ruggenprik, lachgassedatie).

10.4 · Eerstelijnsgeboortezorg – tarieven en prestaties

Tabel 10.2a en b NZa-tarievenlijst (per 1 januari 2018) voor maximumtarieven van geleverde zorgprestaties door eerstelijnsverloskundigen

omschrijving	tarief	percentage van tarief voor volledige verloskundige zorg
A: Volledige verloskundige zorg		
verzekerden niet woonachtig in achterstandswijken	€ 1.448,71	100
verzekerden woonachtig in achterstandswijken	€ 1.781,91	23
B: Deelprestaties verloskundige zorg		
– volledige prenatale zorg		
verzekerden niet woonachtig in achterstandswijken	€ 536,02	37
verzekerden woonachtig in achterstandswijken	€ 659,30	
– volledige natale zorg		
verzekerden niet woonachtig in achterstandswijken	€ 586,73	40,5
verzekerden woonachtig in achterstandswijken	€ 721,68	
– volledige postnatale zorg		
verzekerden niet woonachtig in achterstandswijken	€ 325,97	22,5
verzekerden woonachtig in achterstandswijken	€ 400,94	
C: Deelprestaties prenatale zorg bij spontane abortus of verwijzing van de cliënt/patiënt naar de tweede lijn		
– prenatale zorg van 0 tot en met 14 weken		
verzekerden niet woonachtig in achterstandswijken	€ 182,25	34
verzekerden woonachtig in achterstandswijken	€ 224,17	
– prenatale zorg van 15 tot en met 29 weken		
verzekerden niet woonachtig in achterstandswijken	€ 273,37	51
verzekerden woonachtig in achterstandswijken	€ 336,25	
– prenatale zorg na 29 weken doch vóór de bevalling		
verzekerden niet woonachtig in achterstandswijken	€ 616,42	115
verzekerden woonachtig in achterstandswijken	€ 758,20	
D: Deelprestaties prenatale zorg in geval van overgaan van de cliënt/patiënt van een zorgaanbieder naar een andere zorgaanbieder (bijvoorbeeld in verband met verhuizing) indien de overdracht plaatsvindt tijdens de zwangerschap		

◘ Tabel 10.2a en b NZa-tarievenlijst (per 1 januari 2018) voor maximumtarieven van geleverde zorgprestaties door eerstelijnsverloskundigen (vervolg)

omschrijving	tarief		percentage van tarief voor volledige prenatale zorg	
	1e zorgverlener	2e zorgverlener	1e zorgverlener	2e zorgverlener
– in de periode van 0 tot en met 14 weken				
verzekerden niet woonachtig in achterstandswijken	€ 91,12	€ 536,02	17	100
verzekerden woonachtig in achterstandswijken	€ 112,08	€ 659,30		
– in de periode van 15 tot en met 29 weken				
verzekerden niet woonachtig in achterstandswijken	€ 273,37	€ 353,77	51	66
verzekerden woonachtig in achterstandswijken	€ 336,25	€ 435,14		
– in de periode na 29 weken doch vóór de bevalling				
verzekerden niet woonachtig in achterstandswijken	€ 388,93	€ 241,1	72	45
verzekerden woonachtig in achterstandswijken	€ 474,69	€ 296,69		

NZa; Beleidsregel BR/REG-18117; ►https://puc.overheid.nl.

Beleidsregel BR/REG-18117; ►https://puc.overheid.nl). De declaraties voor deze prestaties zijn niet gebudgetteerd, dat wil zeggen dat ze door de gecontracteerde zorgverzekeraar altijd worden vergoed (openeindfinanciering).

10.4.1 Bevalling in een geboortecentrum

Bij bevalling in een geboortecentrum kan naast het maximumtarief voor de verschillende (deel)prestaties, zoals beschreven in artikel A, B, C en D (◘tab. 10.2), tevens de module 'geboortecentrum' in rekening worden gebracht aan de zorgverzekeraar van de cliënt. Hierbij geldt een maximumtarief van € 555,27 (Tarief 2018; NZa; Beleidsregel BR/REG-18117; ►https://puc.overheid.nl). Het geboortecentrum mag dit bedrag rechtstreeks declareren onder deze beleidsregel, dus zonder tussenkomst van de verloskundige. Een geboortecentrum is in dit verband een locatie, anders dan thuis, waar zwangere vrouwen met een laag risico kunnen bevallen onder supervisie van een eerstelijnsverloskundige (Hermus et al. 2017). Bij bevalling in een geboortecentrum met behulp van lachgassedatie kan naast het genoemde maximumtarief voor de verschillende (deel)prestaties tevens de module 'bevalling met lachgassedatie in een geboortecentrum' in rekening worden gebracht. Het tarief voor deze module bedraagt maximaal € 994,78 per zwangere vrouw (Tarief 2018; NZa; Beleidsregel BR/REG-18117; ▶ https://puc.overheid.nl). De module 'geboortecentrum' mag daarnaast niet in rekening worden gebracht.

10.5 Tweedelijnszorg – tarieven en prestaties

10.5.1 Inleiding

De DBC-declaratiesystematiek is theoretisch gebaseerd op de gemiddelde prijs die het ziekenhuis voor alle zorg voor een bepaald 'ziektebeeld' (zorgproduct) rekent. De declaratietarieven van de Nederlandse ziekenhuizen komen tot stand na onderhandeling met de verschillende zorgverzekeraars[6]. Het 'gemiddelde' declaratietarief kan flink afwijken van het feitelijke tarief van de zorg die aan de individuele cliënt wordt geleverd. De DBC-declaratiesystematiek is voor de meeste zorgverleners niet te begrijpen – een 'black box'. Het DOT ('DBC's op weg naar transparantie') is het verbeterde DBC-systeem voor ziekenhuizen dat per 1 januari 2012 van start is gegaan (NZa 2012). Daarin worden de ruim 30.000 bestaande DBC's vervangen door circa 6.500 declarabele eenheden, de DBC-zorgproducten. DOT maakt onderscheid tussen 'DBC-zorgproducten' en 'overige zorgproducten'[7]. Het declaratierecht van 'DBC-zorgproducten' en 'overige zorgproducten' was voorbehouden aan twee soorten zorgverleners, te weten: instellingen en solisten. Daarin is in 2015 verandering gekomen.

10.5.2 Achtergrond

Tot en met 2014 viel het tarief voor een DBC-zorgproduct uiteen in een kostendeel en één of meer honorariumdelen. Het kostendeel was het bedrag per zorgproduct dat in rekening gebracht werd ter vergoeding van de instellingskosten. Deze kosten bestonden uit A personeelskosten (salarissen van klinisch verloskundige, verpleegkundigen enzovoort) en B materiële kosten, zoals het gebruik van de verloskamer. Voor zowel het A-segment als het B-segment gold per DBC-zorgproduct een vast honorariumbedrag voor de vrijgevestigde medisch specialist. In 2015 is het onderscheid tussen het kostendeel en honorariumdeel van de tarifering afgeschaft.

---

6 Declaratietarieven van derdelijns-, hoogcomplexe en/of topklinische zorg worden in dit boek buiten beschouwing gelaten.

7 Er zijn enkele zorgactiviteiten die niet in DBC-zorgproducten opgaan, maar die direct als een eigen zorgproduct declarabel zijn. Dit worden 'overige zorgproducten' genoemd. Dit zijn bijvoorbeeld alle dure geneesmiddelen. Voor de verloskunde hebben 'overige producten' betrekking op bepaalde echo's (geavanceerd ultrageluidonderzoek) en op de prestaties 'verblijf gezonde moeder' en 'verblijf gezond kind.'

Het reguliere bekostigingsmodel voor ziekenhuiszorg

Het kostendeel en het honorariumdeel worden tegenwoordig opgeteld tot één integraal tarief voor het totaalpakket aan geleverde zorg (integrale prestatie). Het ziekenhuis krijgt de kosten van de integrale prestaties van de zorgverzekeraar vergoed. Alle zorg moet nu aan de hand van integrale prestaties worden gedeclareerd. Alle medisch specialisten die werkzaam zijn in het ziekenhuis, waaronder bijvoorbeeld internisten, anesthesiologen en kinderartsen, en alle niet-medisch-specialistische zorgverleners, waaronder klinisch verloskundigen, verpleegkundigen en verzorgenden, worden aan de hand van de integrale prestatie bekostigd. De medisch specialist, waaronder de gynaecoloog, krijgt van het ziekenhuis een vergoeding (honorarium) voor de door hem of haar geleverde zorg. De hoogte van de vergoeding voor specialistisch zorg is een zaak tussen het ziekenhuis en de vrijgevestigde medisch specialist die in het ziekenhuis wordt vertegenwoordigd door het medisch-specialistisch bedrijf (MSB). Dat geldt niet voor specialisten in loondienst. Specialisten in loondienst ontvangen in beginsel een vast salaris voor hun werkzaamheden, los van de hoeveelheid zorg die ze leveren. Ziekenhuizen gaan hier vervolgens verschillend mee om. In sommige ziekenhuizen is het mogelijk is om een beperkte 'bonus' te verdienen bij een bepaald niveau van productie. Deze (eventuele) bonus is dikwijls gebaseerd op een bepaald percentage van de omzet. De uiteenlopende beloningsmodellen verklaren de onderlinge verschillen tussen de ziekenhuizen in de hoogte van de vergoedingen voor medisch-specialistische zorg.

Alle gynaecologische DBC-zorgproducten van het onderdeel Verloskunde vallen onder het B-segment en zijn daarmee vrij onderhandelbaar met de zorgverzekeraars. Dat betekent dat er tussen ziekenhuizen ook grote verschillen kunnen zijn in de afspraken met de zorgverzekeraars over de bekostiging van DBC-zorgproducten.[8]

In tegenstelling tot de tarifering van de zorg door eerstelijnsverloskundigen zijn er om die reden geen vaste tarieven voor de medisch-specialistische geboortezorg. Verreweg het grootste deel van kindergeneeskundige DBC-zorgproducten vallen onder het A-segment. In het A-segment liggen de maximumtarieven vast. De tarieven zijn in principe onderhandelbaar, op voorwaarde dat het vastgestelde maximum niet wordt overschreden.

De gynaecoloog registreert aan de hand van DBC-zorgproducten gegevens over geleverde zorg. DBC-zorgproducten hebben betrekking op de diagnose en uitgevoerde verrichtingen (zorgactiviteiten, zoals echo's, laboratoriumonderzoek, cardiotocografie enzovoort). Alle zorgactiviteiten die voor een patiënt/cliënt worden geregistreerd, worden naar de grouper[9] gestuurd, die op basis van een lijst van zorgactiviteiten (prestatiecodelijst), de gestelde diagnose en enkele andere gegevens bepaalt welk DBC-zorgproduct voor het betreffende zorgtraject kan worden gedeclareerd[10]. Aan het einde van de behandeling worden de zorgactiviteiten met behulp van een landelijk computersysteem vertaald naar het DBC-zorgproduct. De diagnoselijst van de gynaecologie is opgebouwd uit de categorieën verloskunde, gynaecologie, oncologie, infertiliteit en endocrinologie (◻tab. 10.3).

---

8 De prijzen die ziekenhuizen met de zorgverzekeraars voor DOT's afspreken correleren over het algemeen slecht met de kostprijzen voor de zorgproducten, voor zover die bekend zijn. De afgesproken prijzen hangen samen met de totale hoeveelheid zorg die de zorgverzekeraar per ziekenhuis inkoopt. De gebudgetteerde DOT-gelden worden vervolgens door het ziekenhuis per vakgroep verdeeld. In de praktijk kan dat betekenen dat er meer verloskundige zorg in ziekenhuizen wordt geleverd dan feitelijk wordt vergoed in verband met de budgetafspraken.

9 Een grouper is een ICT-applicatie voor het automatisch afleiden en vaststellen van zorgproducten in de ziekenhuiszorg.

10 Zorgactiviteiten worden als prestatiecodes vermeld op de (elektronische) declaratie, zodat de zorgverzekeraar kan zien welke zorg is verleend. De begrippen zorgprestatie, prestatiecode en declaratiecode zijn synoniem.

◘ **Tabel 10.3** geeft een beschrijving van een selectie van DBC-zorgproducten 'Verloskunde' met het gemiddelde integrale tarief per DBC-zorgproduct (2016). (NZa. Bron: ► www.opendisdata.nl)

DBC-zorgproductcode	beschrijving	gemiddeld integraal tarief (2016) in €
150101002	operatie wegens buitenbaarmoederlijke zwangerschap	3.760
150101003	onderzoek(en) of behandeling bij problemen in de vroege zwangerschap of zwangerschap eindigend in een miskraam	645
150101004	maximaal vijf verpleegligdagen bij zwangerschap eindigend in een miskraam	1.745
150101006	curettage bij zwangerschap eindigend in een miskraam	1.775
150101011	een of twee consulten op de polikliniek bij zwangerschap eindigend in een miskraam	250
159899004	bevalling met behandeling van ernstige nabloeding	10.155
159899007	keizersnede	4.210
159899008	maximaal vijf verpleegligdagen bij complicaties na de bevalling	1.405
159899010	bevalling met handmatig verwijderen van de placenta of operatie vanwege een scheur van de baarmoedermond na de bevalling	4.195
159899014	begeleiding tijdens de bevalling van een stuitligging of meerling	2.975
159899016	complicaties, waaronder handmatige placentaverwijdering of operatie vanwege scheur van de baarmoedermond na de bevalling elders	202
159899017	bevalling met behulp van een verlostang of vacuümcup bij de bevalling	2.660
159899019	begeleiding van een spontane bevalling	2.230
159999017	maximaal vijf verpleegligdagen bij begeleiding van de zwangerschap	2.150

◘ Tabel 10.4 Tariefbeschikking kraamzorg 2018. (Bron: NZa ►https://puc.overheid.nl)

prestaties	maximumtarief
kraamzorg per uur[a]	€ 47,70
partusassistentie per uur	€ 47,70
per inschrijving	€ 44,24
per intake[b]: – bij de zwangere vrouw thuis – telefonisch	€ 66,35 € 22,15
per partusassistentie[c]	€ 88,48

[a] Kraamzorg zoals omschreven in artikel 2.11 van het besluit zorgverzekering (tarieven 2017).
[b] Per verzorging kan slechts één intake worden gedeclareerd.
[c] Dit tarief wordt eenmalig per bevalling naast het uurtarief in rekening gebracht.

10.6 Kraamzorg: tarieven en prestaties

Voor de inkoop van kraamzorg hanteren zorgverzekeraars een wisselend beleid. Een deel van de zorgverzekeraars contracteert alle kraamzorgaanbieders op 100 % van de maximumtarieven (◘tab. 10.4), een ander deel differentieert op basis van landelijke kwaliteitsindicatoren. Sommige zorgverzekeraars hanteren een hoger tarief voor zorgaanbieders van kraamzorg in achterstandswijken.

Bij de volgende criteria wordt er gedifferentieerd in tarief: de zorgaanbieder registreert de kwaliteitsindicatoren en de zorgaanbieder vraagt actief naar cliëntervaringen om daarmee de zorgverlening te verbeteren. Op dit moment staat in veel inkoopgesprekken de samenwerking met de medisch-specialistische zorg centraal door de beoogde ontwikkelingen naar integrale bekostiging in de geboortezorg. Hierdoor stellen zorgverzekeraars zich op dit moment terughoudend op om specifieke afspraken te maken binnen één discipline in de geboortezorg, waaronder kraamzorg (ZiN 2015).

10.7 Het integrale bekostigingsmodel

10.7.1 Inleiding

In 2012 heeft de NZa advies uitgebracht over de (integrale) bekostiging (Engels: *bundled payment*) van zorg rondom zwangerschap en geboorte, die begint op het moment dat de (zwangere) vrouw zich wendt tot een verloskundige, huisarts of gynaecoloog en eindigt zes weken na de geboorte. Dit betreft zowel de bekostiging van eerstelijnsverloskundige zorg als van medisch-specialistische zorg in de tweede lijn. Ook de kraamzorg maakt onderdeel uit van dit advies. Gezien de wens om te komen tot samenwerking en betere coördinatie tussen verschillende geboortezorgverleners in de eerste en tweede lijn, lijkt integrale bekostiging vanzelfsprekend: de zorgprofessionals delen *samen* de verantwoordelijkheid voor de zorg en leveren integraal zorg waarin de (aanstaande) moeder en haar (ongeboren) kind centraal staan. Alle (aanstaande) moeders krijgen dan 'geboorteketenzorg-op-maat' op basis van een *gemiddeld* tarief. Het integrale bekostigingsmodel beoogt de kwaliteit en betaalbaarheid van de geboortezorg te verbeteren (NZa 2012; Struijs et al. 2017).

10.7.2 Experimenten

Integrale bekostiging gaat niet over zorginhoud, maar over het geld dat met integrale zorg gemoeid is. Integrale bekostiging dwingt zorgverleners uit de verschillende disciplines om onderling financiële afspraken te maken over gezamenlijke zorglevering. Integrale bekostiging dwingt niet noodzakelijkerwijs betere zorg af. De NZa vindt dat er in de regio voldoende ruimte moet zijn voor zorgverzekeraars en zorgverleners om een eigen visie op integrale zorginhoud en bijkomende integrale bekostiging te ontwikkelen en deze toe te passen door middel van experimenten (NZa 2012). Per 2015 kwam de module 'integrale geboortezorg, aanvullende tariefruimte (10 %)' beschikbaar voor eerstelijnsverloskundige zorg om de kwaliteit, samenwerking en professionalisering van integrale geboortezorg te stimuleren (KPMG Plexus 2016). Tevens kunnen hiermee de extra transitiekosten van juridisch advies en de inzet van extra personeel worden gedekt (NZa 2017).

Het ministerie van VWS heeft in 2016 het Taskforce Programma Transitie Geboortezorg[11] in het leven geroepen om de regionale knelpunten in de integrale geboortezorg en de daarmee samenhangende bekostigingssystematiek te inventariseren en deze op landelijk niveau op te lossen. De Taskforce ondersteunt thans een aantal proefregio's die per 1 januari 2017 op een vorm van integrale bekostiging zijn overgestapt (▶www.kennisnetgeboortezorg.nl). In opdracht van het ministerie van VWS evalueert het RIVM de ervaringen met het experiment integrale bekostiging (Struijs et al. 2016).

10.7.3 Integrale bekostiging als uitgangspunt van geboortezorgvernieuwing

Met integrale bekostiging wordt een zorgprogramma of een zorgketen bekostigd. Integrale Geboortezorg wordt geleverd door een team van zorgverleners (eerste- en tweedelijnsverloskundigen, arts-assistenten, gynaecologen, anesthesisten, O&G-verpleegkundigen, kinderartsen en kraamverzorgenden) die zowel zelfstandig als gezamenlijk in organisatieverband functioneren, waarbij de zorg voor de zwangere vrouw en haar (ongeboren) kind centraal staat (Struijs et al. 2017). Het gaat over de zorg die, vanuit het perspectief van de zwangere vrouw, een continu karakter heeft door goede samenwerking en onderlinge afstemming van de zorg, die wordt verleend door de betrokken beroepsgroepen en zorgprofessionals. Integrale zorg doorbreekt daarmee de bestaande schotten tussen de eerste- en tweedelijnszorgverlening (NZa 2012). Voor integrale bekostiging worden door de zorgverzekeraar prijsafspraken gemaakt met één zorggroep die een juridische entiteit is (▶par. 10.8), zoals een

---

11 De Taskforce verleent ook ondersteuning bij diverse vraagstukken die betrekking hebben op integrale geboortezorg, zoals juridische modellen, fiscaliteit, Autoriteit Zorg en Markt (ACM), onderhandeling met zorgverzekeraars, transitiekosten enzovoort.

IGO, en niet meer met aparte instellingen binnen het verloskundig samenwerkingsverband (VSV) (Struijs et al. 2016). Zorgverleners kunnen aldus financiële afspraken maken over de gezamenlijke zorglevering.

Taakoptimalisatie

Goede samenwerking geeft mogelijkheden voor taakoptimalisatie,[12] zodat de verloskundige taken kan overnemen van de gynaecoloog (en vice versa) en de kraamverzorgende taken kan overnemen van de verloskundige of de obstetrieverpleegkundige (NZa 2012; KPMG Plexus 2016). Voorbeelden van taakoptimalisatie tussen de gynaecoloog en de eerstelijnsverloskundige zijn het overnemen van een aantal voorlichtingsactiviteiten, de begeleiding van een zwangere vrouw met een medium risico en de begeleiding van de baring van vrouwen met een fluxus postpartum in de anamnese.[13] Door betere samenwerkingsafspraken en (eventueel) extra scholing kan ook de eerstelijnsverloskundige vrouwen met een medium risico begeleiden en de gynaecoloog inschakelen als het noodzakelijk is. Een voorbeeld van taakoptimalisatie tussen de verloskundige en de kraamverzorgende is het afleggen van een huisbezoek rond de 34e week van de zwangerschap. Integrale bekostiging van geboortezorg zal naar verwachting taakoptimalisatie stimuleren (Struijs et al. 2017). Bovendien kan met goede afspraken over taakoptimalisatie het fysiologisch karakter van bepaalde aspecten van de zwangerschap en baring bij een medische indicatie worden benadrukt. Om de kwaliteit van de zorg te waarborgen zal bij- en nascholing op dit terrein nodig zijn (Struijs et al. 2016).

Overlegmomenten

De bekostigingssystemen van eerste- en tweedelijnsverloskundige geboortezorg zijn aanmerkelijk verschillend. De schotten in het reguliere sectorspecifieke bekostigingsmodel van geboortezorg versterken de onderlinge concurrentie, en de daarmee samenhangende domeindiscussie, en kunnen samenwerking tussen zorgprofessionals om die reden bemoeilijken (NZa 2012; KPMG Plexus 2016). Voor een goede samenwerking is gezamenlijk overleg nodig tussen verloskundigen, gynaecologen en kinderartsen over het (medische en psychosociale) over de zwangere vrouwen die zij begeleiden. Voorbeelden van overlegmomenten zijn de gezamenlijke intakebespreking, het multidisciplinair overleg – waaronder deelname aan het POP-teamoverleg voor kwetsbare gezinssituaties (▶ par. 2.7) – de vervolgbespreking over het gewenste zorgpad gedurende de zwangerschap en de plaats van de bevalling.

In sommige regio's hebben eerstelijnsverloskundigen en gynaecologen het initiatief genomen om gezamenlijk spreekuur te houden in de eerstelijnspraktijk. Tijdens dit spreekuur kan inhoudelijk invulling worden gegeven aan 'integrale geboortezorg' en 'samen beslissen'; de zwangere vrouw en haar (eventuele) partner kunnen samen met de verloskundige en de gynaecoloog het gewenste beleid tijdens zwangerschap en bevalling bespreken.

---

12 In de discussie over dit onderwerp worden ook vaak de termen 'taakdelegatie' en 'taakherschikking' gebruikt. Met taakoptimalisatie wordt bedoeld dat alle professionals hun eigen specifieke capaciteit inbrengen in de integrale geboortezorgverlening. Het lijkt niet zinvol dat de één gaat doen waar de ander voor is opgeleid. Op dit moment doet de gynaecoloog of klinisch verloskundige vaak taken die beter bij de eerstelijnsverloskundige passen.

13 Bij een fluxus in de anamnese wordt de vrouw dikwijls aan het begin van de bevalling overgenomen uit de eerste lijn. Het probleem waarvoor medisch-specialistische expertise nodig is, speelt zich echter alleen direct na de geboorte van het kind af. Bij taakoptimalisatie begeleidt de eerstelijnsverloskundige de eigen cliënt tot aan de geboorte van het kind. Na de geboorte worden gynaecoloog of klinisch verloskundige actief bij de cliënt betrokken totdat de placenta is geboren.

Keuzevrijheid

De zwangere vrouw en haar (eventuele) partner kunnen kiezen tussen verloskundige praktijken die bij een IGO zijn aangesloten. Integrale bekostiging heeft geen directe invloed op de keuzemogelijkheid voor de zwangere vrouw voor zorgverlening. De zwangere vrouw heeft binnen het Nederlandse model ook de mogelijkheid om (tussentijds) over te stappen naar een andere IGO, waarbij de IGO's onderling de verschillende deelprestaties verrekenen (Struijs et al. 2017; NZa 2017). Inmiddels zijn hierover door de NZa bindende financiële afspraken gepubliceerd (▶ www.nza.nl).

Ook voor de plaats van bevalling wordt haar keuzevrijheid niet belemmerd door het integrale bekostigingsmodel. Wanneer, bijvoorbeeld, de bevalling start in de eerste lijn, maar door medische noodzaak overgaat naar de tweede lijn, kan het (samenwerkende) ziekenhuis vol zijn; er moet dan uitgeweken worden naar een ander ziekenhuis dat mogelijk niet aangesloten is bij de eigen IGO. Ook kan het zijn dat de vrouw zelf een voorkeur heeft voor een ander ziekenhuis dat niet is aangesloten bij de gecontracteerde IGO. Het nieuwe Nederlandse integrale bekostigingsmodel waarborgt de keuzevrijheid van de zwangere vrouw financieel met de zogenoemde 'bundelbreker' (▶ box 10.3). De zorg wordt dan vergoed via reguliere monodisciplinaire bekostiging (Struijs et al. 2017).

> **Box 10.3 Bundelbreker**
>
> De IGO contracteert veelal alleen zorgaanbieders uit dezelfde geografische regio en één ziekenhuis in die regio. Als gevolg hiervan ontstaat een impliciete koppeling tussen de (keuze voor een) verloskundige en (de keuze van) het ziekenhuis waar de zwangere vrouw eventueel wil bevallen. Deze koppeling kan theoretisch leiden tot een inperking van haar keuzevrijheid. Om de keuzevrijheid van de zwangere vrouw te garanderen, bestaat de mogelijkheid van een 'bundelbreker'. Dit houdt in dat, indien een zwangere vrouw zorg van een niet door de IGO-gecontracteerde zorgverlener ontvangt, het integraal bekostigingstarief (Engels: *bundled payment*) vervalt – de bundel 'breekt'. De zorg wordt vervolgens vergoed via de reguliere monodisciplinaire bekostiging. Conceptueel gezien verschuift de zorgcoördinatie bij een 'bundelbreker' van de IGO naar de zwangere vrouw. De vraag rijst hoe de zwangere vrouw de 100 % keuzevrijheid afweegt tegen een mogelijk beter afgestemd zorgtraject door een IGO waaraan de verloskundig zorgverlener verbonden is.
>
> Bron: Struijs et al. (2017)

Er zijn alternatieve plannen om in dit geval de IGO de kosten te laten betalen aan de andere niet-aangesloten zorginstelling of verloskundige praktijk, waarmee het concept van bundelbreker komt te vervallen. De vrije keuze van de cliënt is daarbij leidend (NZa 2017).

Nieuwe zorgverleners

Een negatief effect van integrale bekostiging kan de mogelijke uitsluiting van zorgverleners zijn en het creëren van toetredingsdrempels voor nieuwe spelers op de markt (NZa 2012). Bij een integrale bekostiging van de geboortezorgketen wordt een zorgverlener als het ware verplicht om deel te nemen aan een reeds bestaande IGO, die vervolgens moet besluiten of zij de nieuwe zorgverlener wel of niet toelaat; 'geen deelname' kan dan geen of minder inkomsten betekenen.

10.7.4 Implementatie

De invoering van integrale bekostiging geboortezorg gebeurt thans op vrijwillige basis. De reguliere – monodisciplinaire – bekostiging blijft voorlopig bestaan voor regio's die (nog) niet over willen stappen naar integrale bekostiging. De minister van VWS heeft benadrukt dat de invoering van integrale bekostiging gefaseerd en zorgvuldig moet gebeuren en geen medicalisering in de hand mag werken, en dat daarnaast de keuzevrijheid van de vrouw in stand moet blijven. Implementatie van integrale bekostiging is geen doel op zichzelf. Het gaat vooral om de inhoud, dat wil zeggen het verbeteren van de ervaren kwaliteit van zorg tegen aanvaardbare kosten. Voor de implementatie van integrale bekostiging zijn de volgende stappen te onderscheiden (▶box 10.4).

> **Box 10.4 Implementatiestrategie voor integrale bekostiging**
> - Fase 1: Starten van samenwerking en informatie-uitwisseling (medisch inhoudelijk/op grond van kwaliteitseisen).
> - Fase 2: Formaliseren van de samenwerking (convenant, contract, rechtspersoon).
> - Fase 3: Financiële afspraken maken (kan parallel aan stap 2).
> - Fase 4: Besluit om als één rechtspersoon of samenwerkingsverband te werken.
> - Fase 5: Besluit om als één contractpartner met verzekeraar te onderhandelen.
> - Fase 6: Integraal prestatietarief.
>
> Bron: NZa (2012)

10.7.5 Integrale bekostigingsmodellen

Wat kunnen wij leren van bekostigingsmodellen in andere sectoren?

Op dit moment bestaat integrale bekostiging voor de zorg aan patiënten met diabetes mellitus type 2 (DM2), COPD en cardiovasculair risicomanagement (VRM) (NZa 2012). Voor deze zorg is sinds 2010 integrale bekostiging structureel ingevoerd, nadat van 2007 tot 2010 de zorg alleen integraal bekostigd werd vanuit de NZa-beleidsregel Innovatie. De prestatiebeschrijving sluit aan bij de landelijke zorgstandaarden voor deze vormen van zorg. Deze zorg moet minimaal worden geboden om het ketenbedrag in rekening te mogen brengen.

In opdracht van het ministerie van VWS heeft het RIVM alternatieve bekostigingsmodellen van de geboortezorg in andere westerse landen geïnventariseerd (Struijs et al. 2017). Voor alle onderzochte initiatieven op dit terrein (n = 11) geldt dat kosten voor de zorg die buiten de geïncludeerde bekostigingshervorming valt, via het bestaande bekostigingsmodel worden vergoed. Uit de wetenschappelijke literatuur blijkt dat nog weinig empirisch bewijs is voor een effect van integrale bekostiging op de kwaliteit en doelmatigheid van de (geboorte)zorg.

Vaststelling van het ketentarief in andere sectoren

Het (vrije) ketentarief reflecteert de *gemiddelde* prijs voor de variëteit aan handelingen die noodzakelijk zijn voor het leveren van zorg. Bij genoemde integrale bekostigingsmodellen wordt gewerkt met hoofd- en onderaannemerschap: de hoofdaannemer of hoofdcontractant (dikwijls een zorggroep)[14] onderhandelt met de verzekeraar over het (gemiddelde) ketentarief per patiënt en de te leveren zorg en onderhandelt met de zorgverleners uit de keten (de onderaannemers) over wie welk deel van het ketentarief krijgt voor het deel van de geleverde zorg (NZa 2012).

Integrale bekostigingsmodel geboortezorgketen

Geboorteketenzorg is in opzet wezenlijk anders van aard dan integraal bekostigde keten- en/ of netwerkzorg aan patiënten met DM2, COPD of VRM. Geboortezorg is kortdurend en niet chronisch, zoals DM2, COPD of VRM. Bovendien leveren zorgprofessionals zorg die in elkaars verlengde ligt of substitueerbaar is, in plaats van ieder een eigen deel van de ketenzorg (NZa 2012). Ook is er een behoorlijke regionale variatie in het verloop van zwangerschappen en bevallingen, die wordt geïllustreerd door regionale verschillen in het percentage keizersneden, waardoor het gemiddelde tarief dat voor de zorg wordt berekend per regio sterk kan verschillen.

Prestatiebeschrijvingen voor het experiment integrale geboortezorg

Vanaf 1 januari 2017 kan aan de hand van negen deelprestaties worden bekostigd (▶box 10.5)[15]. Deze negen prestaties[16] zijn beroeps- en lijnoverstijgend. Verrichtingen van de betrokken zorgverleners (eerste- en tweedelijnsverloskundigen, arts-assistenten, obstetrieverpleegkundigen, gynaecologen, kraamverzorgenden en kinderartsen) zijn in de integrale prestatiestructuur ondergebracht.

Onder integrale geboortezorg wordt onder de beleidsregel 'integrale geboortezorg' (BR/REG-18150) verstaan:
1. (eerstelijns)verloskundige zorg, met uitzondering van preconceptiezorg;
2. kraamzorg;
3. medisch-specialistische zorg, zijnde:
    – obstetrische zorg (door gynaecoloog/perinatoloog), uitgezonderd high care-obstetrische zorg en geavanceerd ultrageluidonderzoek (GUO);
    – antenataal consult door kinderarts;
    (NB. Vanaf de geboorte van het kind valt alle door de kinderarts verleende zorg buiten de integrale bekostiging)
    – eerstelijnsdiagnostiek die samenhangt met de zorgvraag van de zwangere vrouw, waaronder echo- en laboratoriumdiagnostiek, microbiologisch onderzoek en pathologisch onderzoek.

De integrale prestatiestructuur is opgebouwd aan de hand van verschillende fases in de zwangerschap: prenataal (drie prestaties), nataal (drie prestaties), postnataal (twee prestaties) en kraamzorg (één prestatie) (▶box 10.5). Per fase van de zwangerschap kan slechts één integrale

---

14 Met hoofd-/onderaannemer wordt bedoeld dat een zorggroep (IGO) de zorg declareert en deze onder aftrek van de gemaakte managementkosten doorsluist naar de onderaannemers die de zorg daadwerkelijk verrichten. Deze onderaannemers kunnen de zorgverleners zijn maar ook samenwerkingsverbanden van zorgverleners, zoals maatschappen en coöperaties.

15 De beleidsregel heeft een experimenteel karakter en biedt in de komende periode de gelegenheid om ervaring op te doen met de gekozen prestatiestructuur, eventuele knelpunten op te lossen en de bestendigheid daarvan in de praktijk te monitoren en te toetsen.

16 Inmiddels is een tiende deelprestatie aan de prestatiecodelijst toegevoegd: 'Onderlinge dienstverlening integrale geboortezorg'. Deze algemene prestatie geldt voor het in rekening brengen van tarieven voor prestaties of delen van de prestatie 'integrale geboortezorg'.

prestatie in rekening worden gebracht. Dat betekent dat maximaal vier fases in rekening kunnen worden gebracht. De NZa beschouwt het algemene preconceptieconsult niet tot de te verzekeren prestaties (NZa 2015).

> **Box 10.5 Prestatiestructuur voor de bekostiging van integrale geboortezorg**
> Prenatale fase:
> - Begeleiding en nazorg van een (niet-vitale) zwangerschap die voor de 16e week eindigt (miskraam of een buitenbaarmoederlijke zwangerschap).
> - Geboortezorg 'prenataal' heeft betrekking op het totaal aan werkzaamheden dat door zorgprofessionals is verricht vanaf de fysieke intake van de zwangere vrouw tot aan het begin van (de actieve fase van) de bevalling.
> - Geboortezorg 'prenataal complex' betreft onder meer een klinische opname van vijf afzonderlijke of aaneengesloten verpleegdagen in verband met een – niet nader gespecificeerde – complicatie tijdens de zwangerschap en/of het aanbrengen van een cerclage.
>
> Natale fase:
> - Geboortezorg 'nataal' heeft betrekking op zorg rond de bevalling.
> - Geboortezorg 'intramuraal op eigen verzoek' duidt op het totaal aan werkzaamheden tijdens en kort na bevalling van vrouwen zonder medische of sociale indicatie voor een bevalling in een geboortecentrum of ziekenhuis. Op deze prestatie is een eigen bijdrage van de zwangere vrouw van toepassing*.
> - Geboortezorg 'complex'. Hieronder vallen de operatieve ingrepen, zoals de keizersnede, manuele placentaverwijdering, totaalruptuur en de complexe (lees operatieve) fluxusbehandeling.
>
> Postnatale fase:
> - Geboortezorg 'postnataal' omvat het totaal aan werkzaamheden door professionals tijdens de kraamperiode. Kraamzorg 'postnataal per uur' valt buiten deze prestatie.
> - Geboortezorg 'postnataal complex' omvat een klinische opname van langer dan vijf afzonderlijke of aaneengesloten verpleegdagen in verband met de conditie van de moeder en/of haar kind. Ook valt de complexe fluxusbehandeling onder de prestatie
>
> Kraamzorg:
> - Kraamzorg 'postnataal per uur' betreft werkzaamheden van kraamverzorgenden (per uur) vanaf de dag van de bevalling tot aan hooguit de tiende dag van de kraamperiode. Op deze prestatie is een eigen bijdrage van de zwangere vrouw van toepassing.
> *De eigen bijdrage staat ter discussie.
>
> Bron: NZa-beleidsregel Integrale geboortezorg (BR/REG-18150) (▶ https://puc.overheid.nl)

Deze integrale prestatiestructuur vormt de basis voor de tariefonderhandelingen tussen zorgverzekeraars en geboortezorgorganisaties. De tarieven voor de negen deelprestaties zijn vrij onderhandelbaar. Mede aan de hand van de Vektis-prestatiecodelijst (met bijbehorende monodisciplinaire prestatiecodes voor verloskundige hulp; ►https://tog.vektis.nl) kan de geboortezorgorganisatie aparte tariefafspraken met de zorgverzekeraar maken.[17] Aan de hand van een aantal voorbeelden uit de dagelijkse praktijk kan de invulling van de integrale deelprestaties worden geïllustreerd (►box 10.6).

> **Box 10.6 Enkele voorbeelden van de toedeling van integrale deelprestaties per zwangerschapsfase**
> Begeleiding van een vrouw met een ongecompliceerde zwangerschap en bevalling thuis.
> - De integrale prestaties geboortezorg 'prenataal', 'nataal', 'postnataal' en 'kraamzorg' worden in rekening gebracht.
>
> Begeleiding van een vrouw met een fysiologische zwangerschap met eenmalig consult van de gynaecoloog; onder supervisie van een eerstelijnsverloskundige bevalt zij zonder complicaties in het geboortecentrum.
> - De integrale prestaties geboortezorg 'prenataal', 'intramuraal op eigen verzoek', 'postnataal' en 'kraamzorg' in worden in rekening gebracht. Het consult van de gynaecoloog wordt niet apart in rekening gebracht.
>
> Begeleiding van een vrouw met insulineafhankelijke diabetes gravidarum (zwangerschapsdiabetes) die klinisch bevalt.
> - De integrale prestaties geboortezorg 'prenataal', 'nataal', 'postnataal' en 'kraamzorg' worden in rekening gebracht. De zorg die tijdens de zwangerschap wordt geleverd door de internist valt niet onder de integrale prestatie geboortezorg; deze zorg wordt apart in rekening gebracht.
>
> Begeleiding van een vrouw met tweelingzwangerschap; zij is vijf dagen opgenomen in verband met voortijdige weeën; zij bevalt spontaan bij een zwangerschapsduur van 34 weken. Beide kinderen worden geobserveerd op de afdeling Neonatologie van het plaatselijke ziekenhuis. In verband hiermee verblijft zij zelf nog zes dagen op de kraamafdeling.
> - De integrale prestaties geboortezorg 'prenataal complex', 'nataal', 'postnataal complex' en 'kraamzorg' worden in rekening gebracht.
>
> Begeleiding van een zwangere vrouw met een stuitligging à terme; zij bevalt door middel van een secundaire sectio caesarea. Op de derde dag post partum verlaat zij samen met haar kind het ziekenhuis.
> - De integrale prestaties geboortezorg 'prenataal', 'nataal complex', 'postnataal' en 'kraamzorg' worden in rekening gebracht.
>
> Begeleiding van een vrouw met een electieve (= geplande) sectio caesarea in de voorgeschiedenis; zij bevalt vaginaal onder leiding van een gynaecoloog en gaat de dag na de bevalling naar huis.
> - De integrale prestaties geboortezorg 'prenataal', 'nataal', 'postnataal' en 'kraamzorg' worden in rekening gebracht.

---

17 Vektis is een onafhankelijk organisatie (Engels: *trusted third party*) van Zorgverzekeraars Nederland ZN. Vektis biedt ondersteuning van het elektronische declaratieverkeer door het vastleggen van declaratiestandaarden en declaratiecodes. Daarnaast geeft Vektis informatie aan de relevante partijen in de zorg over zorgkosten en zorggebruik gebaseerd op de zorgdeclaraties van alle Nederlandse zorgverzekeraars.

> Een vrouw met ernstige pre-eclampsie (zwangerschapsvergiftiging) waarvoor zij twee weken klinisch is opgenomen; na de normale bevalling ligt zij twee dagen op de intensive care en vervolgens nog een week op de kraamafdeling.
> - De integrale prestaties geboortezorg 'prenataal complex', 'nataal, 'postnataal complex' en 'kraamzorg' worden in rekening. De opname op de intensive care valt niet onder de integrale geboortezorgprestatie; deze wordt apart in rekening gebracht.
>
> Begeleiding van een vrouw met een ongestoorde zwangerschap en een verzoek voor epidurale analgesie of lachgas tijdens de baring.
> - De integrale prestaties geboortezorg 'prenataal', 'nataal, 'postnataal' en 'kraamzorg' worden in rekening gebracht. Epidurale analgesie en pijnbestrijding met een lachgasmengsel zitten in de integrale geboortezorgprestatie en worden dus niet apart in rekening gebracht.
>
> Bron: ▶ www.nza.nl

Het is (nog) onduidelijk of voor de zwangere vrouw die ketenzorg krijgt op basis van een gemiddeld tarief, een (wettelijk) eigen risico of een eigen bijdrage van toepassing is.

Integrale geboortezorg: vrije prijsvorming en de rol van zorgverzekeraars

Integrale geboortezorgtarieven zijn vrij onderhandelbaar. Zorgverzekeraars onderhandelen met de IGO over de gemiddelde tarieven voor de integrale geboorteprestaties. De vrije prijsvorming is voor zorgverzekeraars een prikkel om goed in te kopen. De zorgverzekeraar neemt als inkopende partij idealiter alleen zorg af bij de zorgaanbieders met de beste prijs-kwaliteitverhouding. De zorgverzekeraar heeft voor een goede zorginkoop bijgewerkte informatie nodig over de verzekerde populatie, de inhoud van de zorg, de kwaliteit en de prijs. Vrije prijsvorming in de integrale geboortezorgketen betekent dat de tarieven van de gehele markt worden vrijgegeven. In het reguliere – monodisciplinaire – bekostigingsmodel zijn alleen de tarieven van de verloskundige zorg in de tweede lijn vrij onderhandelbaar. Vrije prijsvorming kent een aantal voor- en nadelen (NZa 2012) (▶box 10.7).

> **Box 10.7 Voor- en nadelen vrije prijsvorming**
> *Voordelen*:
> - ruimte voor individuele omstandigheden, ondernemerschap en onderscheid tussen zorgverleners;
> - prikkel tot kwaliteit en meer inzicht in prijs-kwaliteitverhouding;
> - meer mogelijkheden tot innovatieve zorg;
> - stimulans voor toetreding in regio's met schaarste;
> - ruimte om recht te doen aan verschillen in zorgzwaarte;
> - geeft een prikkel om de transparantie in de markt te vergroten.

> *Nadelen:*
> - inkomensonzekerheid;
> - risico op prijsstijgingen;
> - hogere transactiekosten;
> - risico op marktmacht.
>
> Bron: NZa (2012)

Vanuit het perspectief van de zorgverlener kan het invoeren van vrije prijzen leiden tot onzekerheid over inkomen en angst voor de inkoopmacht aan de kant van zorgverzekeraar. Zorgverleners denken vaak ten onrechte geen invloed te hebben op de prijs en inhoud van het contract tussen de zorgverzekeraar en de zorginstelling. Tegenwoordig hebben zorgverleners een meer nadrukkelijke rol in de onderhandelingen. Met het bundelen van krachten kunnen zorgverleners uit de verschillende disciplines een betere regionale onderhandelingspositie verwerven dan voorheen.

Integrale bekostiging en eventuele kostenbesparingen

Door het ontbreken van cijfers kunnen geen harde uitspraken worden gedaan over eventuele besparingen door integrale bekostiging (Struijs et al. 2017). Als mogelijke besparingen worden genoemd: de taakoptimalisatie tussen de rechtstreeks betrokken zorgverleners uit de verschillende disciplines, het vermijden van (onnodige) specialistische zorg (minder doorstroom naar de tweede lijn), het vermijden van dubbel onderzoek en diagnostiek, en het terugdringen van complicaties binnen de tweedelijns verloskundige zorg (NZa 2012; Struijs et al. 2017). Wat betreft het vermijden van (onnodige) specialistische zorg kan worden opgemerkt dat de trend van de laatste jaren juist een verschuiving naar medisch-specialistische zorg laat zien. Aangezien verschillende factoren hierbij een rol spelen, is niet te zeggen of en wanneer die trend door organisatorische veranderingen van geboortezorg wordt omgebogen. Er kan ook sprake zijn van een omgekeerd effect (meer indicaties voor tweedelijnszorg), juist als er meer sprake is van onderlinge samenwerking of als de richtlijnen dat vereisen (NZa 2012). Het eventuele besparingseffect op diagnostiek is waarschijnlijk beperkt omdat diagnostiek slechts een relatief klein deel uitmaakt van de kosten van verloskundige zorg. Met de invoering van één integraal dossier (▶ par. 9.2.1) kunnen tijd en kosten worden bespaard op het terrein van afspraakplanning en administratie.

10.8 Juridische organisatiemodellen

Het vormen van een geschikt juridisch organisatiemodel of een geschikte juridische entiteit voor de IGO is een belangrijk onderwerp van discussie voordat integrale bekostiging in de regio wordt geïmplementeerd. Zorgverleners maken zich zorgen over het effect van veranderingen van de organisatie van integrale geboortezorg op hun dagelijkse werkzaamheden en hun inkomen. De meeste zorgverleners zijn gewend aan rechtstreekse (monodisciplinaire) declaratie bij zorgverzekeraars. Met integrale bekostiging komt daar verandering in. De IGO maakt afspraken met zorgverzekeraars over een ketentarief voor de zorg die door de betrokken kerndisciplines gezamenlijk wordt geleverd.

Relevante vragen voor het opzetten van de meest geschikte organisatievorm van de IGO zijn: Welke partijen worden betrokken bij de oprichting van de IGO? Hoe ziet de samenstelling van het bestuur er uit? Wat zijn de toetredingseisen? Hoe wordt gelijkwaardigheid van de betrokken partijen gegarandeerd? Hoe zit het precies met het zelfstandig ondernemerschap van de betrokken zorgverleners, waaronder de eerstelijnsverloskundigen? Wie is voor de onderhandelingen met de zorgverzekeraar hoofdcontractant? Wat zijn de financiële en fiscale risico's? Is de regionale zorggroep (VSV) wel in staat om dit te realiseren? Is het niet veel logischer om ziekenhuizen *in de lead* te laten zijn? Kan een coöperatie van verloskundige praktijken hoofdcontractant zijn? Wat betekent dit voor de zeggenschap van verloskundigen, gynaecologen en kraamverzorgenden? Hoe kijken zorgverzekeraars en de inspectie (IGJ) aan tegen de voorgestelde regionale samenwerkingsorganisatie?

De CPZ Taskforce heeft deze vragen voorgelegd aan juridisch experts (CPZ. Handreiking keuze juridische entiteit; ▶ https://cpztaskforce.kennisnetgeboortezorg.nl). Zij concludeerden dat er voor de IGO grofweg vier modellen kunnen worden gebruikt (▶ box 10.8).

Box 10.8 Potentiële modellen voor de organisatie van geboortezorg
- Loondienst; individuele zorgverleners, waaronder eerstelijnsverloskundigen, gynaecologen en kraamverzorgenden zijn in loondienst van een gemeenschappelijke onderneming.
- Zelfstandig; individuele zorgverleners vormen met een groep een bedrijf (zoals een medisch-specialistisch bedrijf). Samen met andere groepen of zorgverlenersbedrijven vormen zij een gemeenschappelijke onderneming.
- Participatie in een gemeenschappelijke onderneming; individuele zorgverleners participeren rechtstreeks, of via een met andere zorgverleners opgericht bedrijf, en zijn in loondienst van een gemeenschappelijke onderneming.
- Mengvorm van ondernemerschap en loondienst.

Bron: Schutte en van Lanschot (2015)

In dit kader is het van belang of de IGO wel of geen zorgaanbieder in de zin van de wet is. De verschillende mogelijke organisatievormen van zorgorganisaties in het kader van de invoering van de integrale tarieven voor de geboortezorg, roepen een veelheid van fiscale vragen op. De Handreiking fiscaliteit van de CPZ-taskforce geeft nadere uitleg over het vraagstuk 'behoud fiscaal ondernemerschap' en over eventuele btw bij de invoering van integrale bekostiging van de geboortezorg (▶ https://cpztaskforce.kennisnetgeboortezorg.nl). Het betreft deels nog niet opgeloste bestaande en deels nieuwe problemen rond btw, inkomstenbelasting en vennootschapsbelasting. Van belang is de samenwerkingsafspraken tijdig voor te leggen aan de zorgverzekeraars en de regionale belastinginspecteur.

Ongeacht de organisatievorm die voor de IGO wordt gekozen, is het van belang dat er heldere afspraken zijn over verantwoordelijkheden, besluitvorming en mandatering binnen de geboortezorgorganisatie.

10.9 Autoriteit Consument en Markt (ACM)

De Autoriteit Consument en Markt (ACM)[18] geeft als wettelijk toezichthouder adviezen over het hanteren van kwaliteitsnormen en toetredingseisen, het voorkómen van niet-toegestane afstemming tussen concurrenten bij de totstandkoming van het integraal tarief en het voorkómen van een concentratie. Wat dat in de praktijk voor de regionale IGO in oprichting betekent en welke eisen de ACM stelt, staat vermeld in de Handreiking mededinging die is opgesteld door de CPZ Taskforce (▶ https://cpztaskforce.kennisnetgeboortezorg.nl).

10.10 Conclusies

- Zowel van zorgprofessionals als van zorgverzekeraars wordt verwacht dat ze duidelijke informatie geven over de prijs en kwaliteit van zorg.
- Gezien de complexe financieringsstructuur van geboortezorg is het van belang dat de zorgverlener de verzekerde zorg tijdig met de cliënt bespreekt. Dit geldt ook voor laaggeletterden of individuen met lage gezondheidsvaardigheden
- Volledige vergoeding voor geboortezorg vindt alleen plaats als verloskundig zorgverleners gecontracteerd zijn door de zorgverzekeraar van de zwangere vrouw. Het is om die reden van belang om dit bij alle vrouwen aan het begin van de zwangerschap te controleren.
- De Nederlandse Zorgautoriteit (NZa) publiceert online geactualiseerde monodisciplinaire maximumtarieven voor eerstelijnsverloskundige zorg en kraamzorg.
- Voor de poliklinische bevalling 'op eigen verzoek' (niet-medische indicatie) in een geboortecentrum of ziekenhuis worden instellingskosten voor het gebruik van de verloskamer berekend. De eigen bijdrage voor de zwangere vrouw wisselt per zorginstelling.
- Voor de eigen bijdrage in de geboortezorg kan een aanvullende verzekering worden afgesloten.
- Voor de bevalling op medische of sociale indicatie vervalt de eigen bijdrage voor het gebruik van de verloskamer.
- In het reguliere bekostigingsmodel van geboortezorg is de zwangere vrouw met een thuisbevalling goedkoper uit dan met een bevalling in een geboortecentrum of ziekenhuis, tenzij zij een medische indicatie heeft voor een ziekenhuisbevalling.
- DBC-zorgcombinaties zijn voor veel zorgverleners een 'black box'.
- De gynaecologische DBC-zorgproducten vallen onder het B-segment en zijn daarmee vrij onderhandelbaar met de preferente zorgverzekeraar in de regio.
- Integrale bekostiging van geboortezorg berust op een door de betrokken zorgprofessionals gezamenlijk opgesteld pakket van zorgverlening, waarover één contract wordt gesloten met de zorgverzekeraars.
- Integrale bekostiging van geboortezorg is gebaseerd op tariefafspraken met de zorgverzekeraars over negen deelprestaties, zoals genoemd in de NZa-beleidsregel Integrale geboortezorg.
- Integrale bekostiging is geen absolute voorwaarde voor de succesvolle implementatie van integrale geboortezorg.

---

18 De Autoriteit Consument en Markt (ACM) is belast met het toezicht op de naleving van de mededingswet (▶ http://wetten.overheid.nl).

10.11 Opdrachten

Opdrachten
1. Beschrijf in het kort hoe bij u in het VSV de bekostigingssystematiek is.
2. Zijn in uw regio stappen gezet naar het integraal tarief? Zo ja, welke stappen? Zo nee, waarom niet?
3. Bent u in loondienst? Zo ja, benoem de vakinhoudelijke en financiële voor- en nadelen van loondienst. Zo nee, benoem de vakinhoudelijke en financiële voor- en nadelen van het vrije ondernemerschap.
4. Hoe is de besluitvorming en mandatering in uw geboortezorgorganisatie geregeld?

Literatuur

Hermus MAA, Boesveld IC, Hitzert M, Franx A, Graaf JP de, Steegers EAP, Wiegers TA, Pal-de Bruin KM van der. Defining and describing birth centres in the Netherlands – a component study of the Dutch birth centre study. BMC Pregnancy Childbirth 2017 Jul 3;17(1):210. ▶ https://doi.org/10.1186/s12884-017-1375-8.

KPMG Plexus. Advies integrale bekostiging geboortezorg. 2016. Bron: ▶ https://www.rijksoverheid.nl/documenten/rapporten/2016/01/01/advies-integrale-bekostiging-geboortezorg.

Landelijk Indicatie Protocol Kraamzorg. Instrument voor toekenning van kraamzorg: partusassistentie en kraamzorg gedurende de kraamperiode. 2008. Bron: ▶ http://www.knov.nl/fms/file/knov.nl/knov_downloads/712/file/Landelijk%20Indicatie%20Protocol%20Kraamzorg.pdf?download_category=overig.

Nederlandse Zorgautoriteit (NZa). Advies Bekostiging (integrale) zorg rondom zwangerschap en geboorte. Het stimuleren van samenwerking. 2012. Bron: ▶ https://www.nza.nl/1048076/1048181/Advies_Bekostiging_integrale_zorg_rondom_zwangerschap_en_geboorte.pdf.

Nederlandse Zorgautoriteit (NZa). Standpunten – beoordeling modelovereenkomsten en reglementen. 2015. Bron: ▶ https://www.nza.nl/regelgeving/bijlagen/Standpunten_2015_beoordeling_modelovereenkomsten_en_reglementen.

Nederlandse Zorgautoriteit (NZa). Contractafspraken integrale bekostiging geboortezorg, rapportage overzicht integrale geboortezorg. 2017. Bron: ▶ https://puc.overheid.nl/nza/doc/PUC_3662_22/1/.

Nederlandse Zorgautoriteit (NZa). Vaststelling beleidsregel verloskunde – CI/17/30c. 2018. Bron: ▶ https://puc.overheid.nl/nza/doc/PUC_8782_22/1/.

Schutte F, Lanschot W van. De Geboortezorgorganisatie. Organisatiemodellen integrale geboortezorg, versie 3. Den Haag: Brabers Corporate Counsel; 2015. Bron: ▶ https://www.kennisnetgeboortezorg.nl/?file=6164&m=1480598597&action=file.download.

Struijs JN, Bruin-Kooistra M de, Heijink R, Baan CA. Op weg naar integrale bekostiging in de geboortezorg. RIVM-rapportnummer: 2016-0031. Bilthoven: Rijksinstituut voor Volksgezondheid en Milieu; 2016. ISBN 9789069602851.

Struijs JN, Vries EF de, Bruin-Kooistra M de, Baan CA. Bekostigingshervormingen in de geboortezorg. Wat kunnen we leren van het buitenland. Bilthoven: RIVM; 2017. Bron: ▶ http://www.rivm.nl/Documenten_en_publicaties/Algemeen_Actueel/Uitgaven/Preventie_Ziekte_Zorg/VPZ/Bekostigingshervormingen_in_de_geboortezorg/Download/Bekostigingshervormingen_in_de_geboortezorg.

Wildschut HIJ, Hollander NS de, Goudoever JB van. Screening op aangeboren afwijkingen: medisch-epidemiologische overwegingen. In: Wildschut HIJ, Goudoever JB van, Hollander NS den, Keirse E, Wert G de, redactie. Screening op foetale en neonatale afwijkingen. Leidraad voor besluitvorming. Amsterdam: Reed Business; 2011. pag. 19–38.

Zorginstituut Nederland (ZiN). Kraamzorg verzekerd van een goed begin? 2015. ▶ https://www.zorginstituut-nederland.nl/werkagenda/publicaties/adviezen/2015/03/24/kraamzorg-verzekerd-van-een-goed-begin.

Zorginstituut Nederland (ZiN). Rapport 'Prenatale screening en de Zorgverzekeringswet (Zvw)'; 2017. Bron: ▶ https://www.zorginstituutnederland.nl/publicaties/rapport/2017/08/02/rapport-%E2%80%98prenatale-screening-en-de-zorgverzekeringswet-zvw%E2%80%99-nipt.

Zorgstandaard Integrale Geboortezorg versie 1.1. 2016. Bron: ▶ https://www.zorginzicht.nl/bibliotheek/integrale-geboortezorg-zorgstandaard/Paginas/Home.aspx.

Deel VI Lerende omgeving

Hoofdstuk 11 Gezamenlijke deskundigheidsbevordering – 341
H.I.J. Wildschut, G.A.M. Vermeulen, C.G.J.M. Hilders en D. Berks

Hoofdstuk 12 Integrale geboortezorg – medisch-verloskundige en sociaal-maatschappelijke aandachtspunten – 357
H.I.J. Wildschut, C.J.M. de Groot, R.J.H. Galjaard en G. de Wert

Gezamenlijke deskundigheidsbevordering

H.I.J. Wildschut, G.A.M. Vermeulen, C.G.J.M. Hilders en D. Berks

11.1 Inleiding – 342

11.2 Kennisdomeinen – 343
11.2.1 De werkvloer – 343
11.2.2 Bij- en nascholing – 343
11.2.3 Nationale wetenschappelijke onderzoeksagenda – 344
11.2.4 Overige wetenschappelijke onderzoeksprogramma's – 348
11.2.5 Kennis- en onderzoeksagenda van beroepsverenigingen – 349
11.2.6 Overige kennisdomeinen voor professionals – 352
11.2.7 Kennisplatformen sociale vraagstukken – 353
11.2.8 Buitenlandse digitale kennisdomeinen – 353

11.3 Conclusies – 355

11.4 Opdrachten – 355

Literatuur – 355

© Bohn Stafleu van Loghum is een imprint van Springer Media B.V., onderdeel van Springer Nature 2018
H. I. J. Wildschut en I. C. Boesveld (Red.), *Integrale geboortezorg*,
https://doi.org/10.1007/978-90-368-2202-2_11

11.1 Inleiding

De werkomgeving is een belangrijke bron van kennis. Met de implementatie van integrale geboortezorg verandert niet alleen de manier van werken, maar ook de werkomgeving. Met de implementatie van integrale geboortezorg verschuift het accent van monodisciplinaire naar multidisciplinaire zorg, waarin gestructureerde samenwerking centraal staat. Deze samenwerking wordt onder meer gekenmerkt door het uitwisselen en delen van kennis tussen de betrokken disciplines. Op welke kennisbronnen is deze kennis gebaseerd? Hoe gaan de betrokken disciplines om met nieuwe inzichten op het terrein van integrale geboortezorg? Hoe kijken de samenwerkingspartners en hun beroepsverenigingen aan tegen de nieuwe ontwikkelingen op het terrein van wetenschap, cliëntenzorg, organisatie, bedrijfsvoering en communicatie in de geboortezorg?

In de volgende casus wordt een illustratie gegeven van deskundigheidsbevordering op de werkvloer. Een geschikte manier om klinische vragen te bespreken is het zogenoemde 'PICO-model'. Het gaat om een klassieke PICO-bespreking in een ziekenhuissetting, waarbij de eerstelijnsverloskundig is betrokken. Bij PICO gaat het om vragen als:

- P: Wat zijn de kenmerken van de 'patiënt'?
- I: Wat is de aard van de interventie in de behandelingsgroep?
- C: Met welke controlegroep wordt de interventie vergeleken?
- O: Wat is de uitkomst?

Casus

Tijdens het ochtendrapport wordt mevrouw L. besproken. De gegevens van haar zwangerschap worden op een PowerPoint-dia gepresenteerd. Zij is 29 jaar. Het betreft haar eerste zwangerschap. In verband met haar etnische achtergrond (Surinaams-Hindoestaans) werd bij de intake een nuchtere bloedsuikerbepaling afgesproken. Deze was normaal. Bij een zwangerschapsduur van 28 weken werd een orale glucosebelastingtest verricht. Deze is flink gestoord, waarop de eerstelijnsverloskundige haar naar de gynaecoloog verwijst. De diagnose zwangerschapsdiabetes wordt daarmee een feit. In verband hiermee wordt zij ook verwezen naar de diëtiste. Tevens wordt zij gezien door de diabetesverpleegkundige en de internist. De zwangerschap verloopt verder zonder problemen; bloedsuikerdagcurves zijn normaal. Er is geen noodzaak voor insulinetherapie. Op grond van echoscopisch onderzoek wordt het gewicht van het kind geschat op de 90e percentiel (hoog-normaal). Mevrouw L. wordt opgenomen bij een zwangerschapsduur van 40 weken voor een inleiding van de baring. Bij inwendig onderzoek wordt een rijpe baarmoedermond vastgesteld. Tijdens de bespreking komen de volgende vragen aan de orde: Wat is de reden dat ze wordt ingeleid? Hoe staat ze daar zelf tegenover? Als zij op de natuurlijke wijze bevalt en het kind is in een goede conditie, wanneer kan ze dan naar huis? Is de kinderarts op de hoogte van de inleiding?

Volgens de eerstelijnsverloskundige (coördinerend zorgverlener) is er strikt genomen geen indicatie voor een geplande inleiding. Het verzoek voor een inleiding komt vooral van het ouderpaar zelf, zegt de eerstelijnsverloskundige. Mevrouw L. is bang 'overtijd' te raken. Zij weet dat zij een groot kind in de buik heeft en denkt dat met de toename van de zwangerschapsduur het kind alleen maar groter wordt. Zij is ervan overtuigd dat de baring daardoor lastiger wordt. De eerstelijnsverloskundige vertelt dat na evenwichtige

> counseling over de verwachte voor- en nadelen van beide handelingsopties (afwachten en inleiden) het ouderpaar gekozen heeft voor inleiding. Dat hebben zij ook vermeld in hun geboorteplan.
> Een van de aanwezige obstetrieverpleegkundigen merkt op dat het regioprotocol 'zwangerschapsdiabetes' niets zegt over de wenselijkheid van een electieve inleiding bij vrouwen met zwangerschapsdiabetes die uitsluitend en adequaat worden behandeld met dieet. Alleen bij degenen die met insuline worden behandeld staat: 'Na evenwichtige counseling over de verwachte voor- en nadelen zijn de keuzes van de zwangere vrouw en haar (eventuele) partner met betrekking tot indicatiestelling voor inleiding en baringswijze leidend voor de uiteindelijke besluitvorming.'
> De eerstelijnsverloskundige stelt dat dit feitelijk voor alle zwangere vrouwen geldt, mits de inleiding niet tot onnodige gezondheidsschade leidt voor het kind. 'Mijn adagium is primum non nocere (doe ten eerste geen kwaad)', zegt zij stellig. Een van de aanwezigen vraagt zich af of het eventuele nut van een geplande inleiding van vrouwen met zwangerschapsdiabetes wetenschappelijk is onderbouwd. 'Mooi onderwerp voor een PICO!', merkt de aanwezige gynaecoloog op. Alle aanwezigen knikken instemmend en kijken de coassistent verwachtingsvol aan. Van hem wordt verwacht om binnenkort een PICO-onderwerp te presenteren.

11.2 Kennisdomeinen

11.2.1 De werkvloer

De werkvloer is een belangrijke bron van onderlinge uitwisseling van kennis en ervaring (Raad van Volksgezondheid en Samenleving 2017). Dat geldt zowel in de eerste, tweede als derde lijn. In het ziekenhuis zijn vele structurele besprekingen, zoals het dagelijkse ochtendrapport. Ook zijn er andere momenten van dienstoverdracht en werkbesprekingen, zoals de wekelijkse PICO-besprekingen, de tweewekelijke en/of maandelijkse complicatiebesprekingen en VIM-besprekingen. Bij veel van deze intramurale besprekingen is de eerste lijn (nog) niet aanwezig. Dat geldt niet voor periodieke werkbesprekingen tussen de eerste en tweede lijn, waaronder de extramurale (integrale) geboortezorgbesprekingen, de maternale en perinatale auditbesprekingen en het multidisciplinair overleg. Tijdens deze interprofessionele bijeenkomsten wordt een grote hoeveelheid praktische kennis opgedaan en uitgewisseld – kennis die vaak verder reikt dan het eigen vakgebied.

11.2.2 Bij- en nascholing

Vrijwel alle praktiserende artsen en verloskundigen zijn geregistreerd in vakspecifieke kwaliteitsregisters.[1] Het doel van deze kwaliteitsregisters is het waarborgen van de kwaliteit van de beroepsuitoefening door het verplicht bijhouden van de ontwikkelingen in het vak. Accreditatie voor na- en bijscholing wordt toegekend voor het bijwonen van door

---

1 GAIA (▶ www.knmg.nl) en het Kwaliteitsregister Verloskundigen (▶ www.kwaliteitsregisterverloskundigen.nl) zijn de kwaliteitsregisters voor respectievelijk artsen en verloskundigen.

de beroepsvereniging erkende congressen en bijeenkomsten, waaronder refereeravonden, het volgen van erkende cursussen en/of trainingen, het doen van e-learning, het lezen van geaccrediteerde wetenschappelijke artikelen en/of medeauteur zijn van wetenschappelijke publicaties, waaronder (peer-reviewed) artikelen, protocollen, richtlijnen, dissertaties en hoofdstukken in leerboeken. Hiermee laat de arts of verloskundige zien dat hij of zij investeert in het verwerven en bijhouden van kennis en vaardigheden. Voor registratie of herregistratie in het Kwaliteitsregister is een minimaal aantal accreditatiepunten vereist.

11.2.3 Nationale wetenschappelijke onderzoeksagenda

Naar aanleiding van de bevindingen van de Stuurgroep Zwangerschap en Geboorte heeft de minister van Volksgezondheid Welzijn en Sport (VWS) in 2011 8,1 miljoen euro beschikbaar gesteld voor onderzoek naar perinatale sterfte. Met dit geld werd onder meer het College Perinatale Zorg (CPZ) opgericht en het ZonMW-onderzoeksprogramma 'Zwangerschap en geboorte' ingesteld. Het CPZ kreeg de opdracht om de praktische uitvoering van de aanbevelingen van de Stuurgroep te faciliteren. Het hoofddoel van het CPZ was de vermijdbare maternale en perinatale sterfte in vijf jaar te halveren. Hiervoor werden zeven subdoelen geformuleerd (NZa 2012) (►box 11.1).

> **Box 11.1 Zeven doelstellingen van het CPZ**
> 1. Het initiëren en coördineren van algemeen beleid ter bevordering van de geboortezorg met gebruikmaking van de resultaten uit de PAN, de PRN en relevant wetenschappelijk onderzoek.
> 2. Zorgen dat landelijke multidisciplinaire richtlijnen, zorgstandaarden (waaronder de VIL) en zorgpaden worden ontwikkeld en het vaststellen hiervan.
> 3. Zorgen dat landelijke richtlijnen en zorgstandaarden regionaal worden geïmplementeerd en lokaal worden uitgevoerd via bindende deelname aan regionale samenwerkingsverbanden.
> 4. Het ontwikkelen en coördineren van een evenwichtige onderzoeksagenda voor geboortezorg door witte vlekken te inventariseren en voorstellen te doen voor aanvullend onderzoek.
> 5. Het operationaliseren van de resultaten uit de landelijke perinatale audit, de perinatale registratie en relevant wetenschappelijk onderzoek.
> 6. Het ontwikkelen van eenduidige preconceptionele, prenatale en postnatale voorlichting voor alle zwangere vrouwen.
> 7. Het realiseren van een webbased platform/community voor zowel zwangere vrouwen, zorgverleners in het veld als communicatiemiddel vanuit het CPZ met de regio's en het stimuleren van het gebruik van digitale gegevensuitwisseling in de vorm van webbased dossiers van zwangere vrouwen.

ZonMw-onderzoeksagenda

ZonMw financiert gezondheidsonderzoek in opdracht van het ministerie van VWS en de Nederlandse Organisatie voor Wetenschappelijk Onderzoek (NWO). Zo heeft ZonMW de afgelopen jaren verscheidene programma's gefinancierd die gericht zijn op het ontwikkelen van kennis op het terrein van zwangerschap en geboorte. Naast het programma

Zwangerschap en geboorte waren dit de programma's Doelmatigheidsonderzoek, Goed Gebruik Geneesmiddelen, Op één lijn en Preventie. De programma's Zwangerschap en geboorte, Doelmatigheidsonderzoek en Goed Gebruik Geneesmiddelen investeren ook de komende jaren in onderzoek op het terrein van zwangerschap en geboorte. Het programma Op één lijn is in 2014 afgerond (▶www.zonmw.nl).

Consortiumstudies

In 2003 namen zes perinatologische centra in Nederland gezamenlijk het initiatief subsidie aan te vragen bij het ZonMW-programma Doelmatigheid. Naar aanleiding hiervan werden zes wetenschappelijke multicenter-onderzoeksprojecten door ZonMW gehonoreerd. Sindsdien is het netwerk van deelnemende centra sterk gegroeid. Tegenwoordig zijn alle perinatologische centra bij consortiumstudies betrokken en wordt met meer dan zeventig Nederlandse ziekenhuizen samengewerkt. Belangrijkste doelstelling van de consortiumstudies is de wetenschappelijke onderbouwing van de effectiviteit en veiligheid van klinisch handelen, dat wil zeggen evidence-based policy. Het trialbureau is een vast aanspreekpunt voor alle betrokkenen, waaronder arts-onderzoekers en researchmedewerkers, en geeft methodologische ondersteuning aan de door ZonMW gehonoreerde onderzoeksprojecten (▶www.studies-obsgyn.nl). Via de internetsite (▶www.watverwachtu.nl) informeert het NVOG-Consortium 2.0 deelnemers over lopende onderzoeken en worden de resultaten van afgeronde onderzoeken gepresenteerd. Het Dutch Consortium for Healthcare Evaluation in Obstetrics and Gynaecology is een aan de NVOG gelieerd consortium waar ook overige studies op het gebied van obstetrie en gynaecologie te vinden zijn (▶www.studies-obsgyn.nl). De NVOG geeft online informatie over de consortiumstudies via de internetsite ▶www.studies-obsgyn.nl.

ZonMW-programma Zwangerschap en geboorte

In 2011 startte ZonMw met een vierjarig onderzoeksprogramma Zwangerschap en geboorte. Dit praktijkgerichte onderzoeksprogramma was primair gericht op het terugdringen van de perinatale en maternale sterfte en morbiditeit. Om dit doel te verwezenlijken is een kennisinfrastructuur ontwikkeld bestaande uit negen regionale consortia die samen het Kennisnet Geboortezorg vormen (▶box 11.2).

Daarnaast stelt de overheid subsidies beschikbaar in het kader van het ZonMW-programma Kwaliteit van Zorg (bron: ▶www.zonmw.nl). Hiermee wordt onder meer onderzoek gestimuleerd naar de psychosociale gevolgen van (de uitbreiding van) de neonatale hielprikscreening (▶par. 12.3.2).

> **Box 11.2 Kennisnet Geboortezorg**
> Het Kennisnet Geboortezorg is een digitaal platform voor zorgprofessionals dat wordt aangestuurd door het College Perinatale Zorg (CPZ) en heeft onder meer tot doel informatie beschikbaar te stellen aan zorgprofessionals. In de kennisbank (▶www.kennisnetgeboortezorg.nl) zijn belangrijke documenten te vinden, waaronder het Stuurgroeprapport 'Een goed begin', de Zorgstandaard Integrale Geboortezorg, de cliëntversie en het implementatieplan van de Zorgstandaard Integrale Geboortezorg (▶http://issuu.sdcommunicatie.nl) en informatie over de negen consortia. Het Kennisnet biedt daarnaast de mogelijkheid digitale multidisciplinaire werkgroepen te raadplegen, een digitale werkgroep te starten, aan een forum deel te nemen of online vragen te stellen.

ZonMw-vervolgprogramma Zwangerschap en geboorte

Als vervolg op het intitiële programma Zwangerschap en geboorte werd in 2016 door het ZonMw de onderzoeksagenda 'Een gezonde start voor moeder en kind. Integrale zorg rondom zwangerschap en geboorte' gepubliceerd (▶www.zonmw.nl). De thema's van dit vervolgprogramma Zwangerschap en geboorte II staan vermeld in ▶box 11.3.

> **Box 11.3 Thema's ZonMw-vervolgprogramma Zwangerschap en geboorte II**
> - Aanpak van oorzaken van perinatale en maternale sterfte en morbiditeit. Dit onderzoek resulteert in interventies voor de preventie, opsporing (risicoselectie en screening) en behandeling van deze belangrijkste oorzaken.
> - Gezondheidsvoorlichting en gezondheidsbevordering vóór, tijdens en na de zwangerschap.
> - Risicoselectie en screening.
> - Organisatie van zorg.

Daarnaast stelt de overheid subsidies beschikbaar in het kader van het ZonMW-programma Kwaliteit van Zorg (bron: ▶www.zonmw.nl). Hiermee wordt onder meer onderzoek gestimuleerd naar de psychosociale gevolgen van (de uitbreiding van) de neonatale hielprikscreening.

Programma Doelmatigheidsonderzoek

Het ZonMw-programma Doelmatigheidsonderzoek financiert wetenschappelijk onderzoek dat diagnostische procedures en medische behandelingen evalueert op effecten en kosten. Voorbeelden van gesubsidieerde projecten van het programma Doelmatigheidsonderzoek staan vermeld in ▶box 11.4.

> **Box 11.4 Voorbeelden Doelmatigheidsonderzoek**
> - Antenatale immunoprofylaxe bij RhD-negatieve zwangere vrouwen; dit onderzoek bestudeert de vraag of een diagnostische test om de foetale bloedgroep aan de hand van foetaal DNA in het serum van RhD-negatieve vrouwen te bepalen, voldoende technisch en diagnostisch van waarde is om antenatale immunoprofylaxe in week 30 te beperken tot Rh(D)-negatieve vrouwen die zwanger zijn van een RhD-positief kind. De test is voldoende betrouwbaar en adequaat gebleken (projectnummer 94501010).
> - SIMPLE II-studie; deze studie doet onderzoek naar de optimale zorg bij bevallingen via een keizersnede. In de SIMPLE II-studie is nagegaan in hoeverre de huidige zorg overeenkomt met die uit de richtlijnen, en welke factoren een effect hebben op de toepassing daarvan. Ten slotte zijn een predictiemodel en een keuzehulp ontwikkeld. Het gebruik van de keuzehulp resulteerde in een betere risicoselectie met minder spoed- en meer geplande keizersneden (projectnummer 1710030061).
>
> Bron: ZonMW; ▶www.zonmw.nl

ZonMw-programma Goed Gebruik Geneesmiddelen

Het programma Goed Gebruik Geneesmiddelen richt zich op het effectief, veilig en doelmatig gebruik van geneesmiddelen nadat deze geregistreerd zijn voor gebruik tijdens de zwangerschap. Voorbeelden van gehonoreerde projecten in het kader van dit programma staan vermeld in ▶box 11.5.

> **Box 11.5 Voorbeelden Goed Gebruik Geneesmiddelen**
> - Projectnummer 836011020; onderzoek naar de effecten van (onbehandelde) depressie, depressieve symptomen en het gebruik van antidepressiva op veelvoorkomende zwangerschapsuitkomsten. Dit onderzoek is nog niet afgerond.
> - Projectnummer 113105003; Pregmethics-studie. Dit onderzoek gaat na onder welke voorwaarden zwangere vrouwen ethisch verantwoord kunnen worden geïncludeerd in geneesmiddelenonderzoek.
> - Projectnummer 836012001; onderzoek naar de veiligheid van geneesmiddelen tijdens zwangerschap. Het Teratologie Informatie Service (TIS) van het Nederlands Bijwerkingen Centrum Lareb gaat zwangerschappen waarin geneesmiddelen worden gebruikt registreren en actief volgen (▶www.pregnant.nl) (zie ook ▶box 3.2). Dit onderzoek probeert te ontdekken in hoeverre een geneesmiddel eventueel schadelijk is voor het kind. Kennis daarover komt tot nu toe voornamelijk uit onderzoek bij proefdieren. Bij mensen is onderzoek alleen mogelijk door alle ervaringen in de praktijk te bundelen.
> - Projectnummer 836011005; onderzoek naar het optimale medicijn om vroegtijdige weeën te remmen: het APOSTEL III-onderzoek (vergelijking van nifedipine met atosiban). Uit dit onderzoek dat in 2016 is afgerond bleek dat er tussen beide weeënremmende middelen geen verschillen zijn in effectiviteit.
>
> Bron: ZonMW; ▶www.zonmw.nl

Programma Op één lijn

Het ZonMw-programma Op één lijn financierde projecten die gericht zijn op een betere organisatie van zorg. Voorbeelden van door dit programma gesubsidieerde projecten op het gebied van zwangerschap en geboorte staan beschreven in ▶box 11.6.

> **Box 11.6 Voorbeelden Op één lijn**
> De zwangere vrouw centraal
> Dit project was gericht op kwalitatief hoogwaardige zorg op maat voor de individuele zwangere vrouw'. Binnen dit project zijn de volgende zorgpaden ontwikkeld:
> - zwangere vrouwen met overgewicht/gezonde gewichtstoename in de zwangerschap;
> - zwangerschap bij allochtone vrouwen van niet-westerse afkomst;
> - zwangerschap bij vrouwen met psychosociale problematiek;
> - zwangerschap bij aanstaande ouders met een lage SES;
> - tienerouderschap/jonge ouders.

> Dit project is in 2012 afgerond (projectnummer 154012204).
> - Noordwest Nederland Op één lijn
>   De belangrijkste doelstelling van dit project was inzicht te verkrijgen in de succes- en faalfactoren van effectieve en gelijkwaardige samenwerking in VSV's. In het kader van dit project is door het Athena Instituut te Amsterdam het handboek *Gezonde geboortezorg met de dynamische leeragenda. Toolbox Reflectie en Actie voor verloskundige samenwerkingsverbanden* gepubliceerd (Lips et al. 2015). Dit project is in 2014 afgerond (projectnummer 1540310060).
>
> Bron: ZonMW; ▶ www.zonmw.nl

11.2.4 Overige wetenschappelijke onderzoeksprogramma's

Translationeel onderzoek – biobanken

De term 'translationeel' duidt op de vertaling van inzichten uit fundamenteel onderzoek naar klinische toepassingen (Raad voor Gezondheidsonderzoek 2007). Cohort-biobanken, die systematisch verzameld lichaamsmateriaal en de bijbehorende klinische data bevatten (▶ box 11.7), vormen een belangrijke infrastructuur voor translationeel onderzoek.

> **Box 11.7 Biobanken**
> Biobanken zijn voor wetenschappelijke doeleinden bijeengebrachte verzamelingen van lichaamsmateriaal met daaraan gekoppeld medische, genetische of andere gegevens over de donoren (patiënten of gezonde vrijwilligers). Naast bevindingen op groepsniveau genereert biobankonderzoek ook gegevens over de individuele deelnemende personen. Mede door nieuwe onderzoekstechnieken, zoals die voor genetische analyses (Horn en Parker 2017), worden er meer en meer individuele bevindingen gegenereerd. Biobanken dienen bevindingen die klinisch relevant en modificeerbaar zijn terug te koppelen naar de deelnemers die lichaamsmateriaal aan de biobank hebben afgestaan (Vermeulen et al. 2014). Dat wordt door de meeste donoren ook verwacht!

Enkele Nederlandse voorbeelden van grote cohortstudies die gebruikmaken van lichaamsmateriaal voor biobankonderzoek, zijn de ABCD-studie, Generation R-studie, Generation R-*Next*-studie en de OPZI-studie (▶ box 11.8).

> **Box 11.8 Voorbeelden van translationeel onderzoek**
> - ABCD-studie
>   De Amsterdam Born Children and their Development (ABCD)-studie is een grootschalig en langlopend onderzoek naar de gezondheid van kinderen vanaf het allereerste begin. Ruim 8.000 kinderen worden vanaf de zwangerschap gevolgd tot ze volwassen zijn. De ABCD-studie is in 2003 gestart vanuit de GGD Amsterdam in samenwerking met het AMC Amsterdam en later het Vrije Universiteit Medisch Centrum Amsterdam (Sikkens et al. 2009, Eijsden et al. 2011). Onderzocht wordt in welke mate de gezondheid van de kinderen, bij de geboorte en op latere leeftijd, wordt beïnvloed door vroege factoren en

omstandigheden. Dat wil zeggen: factoren en omstandigheden in de baarmoeder en in de eerste levensjaren. Speciale aandacht gaat daarbij uit naar verschillen in gezondheid tussen kinderen met een verschillende etnische afkomst.

Bron: ▶ http://abcd-studie.nl

− Generation R-studie
Generation R onderzoekt vanaf 2002 de groei, ontwikkeling en gezondheid van bijna 10.000 opgroeiende kinderen in Rotterdam. Deze kinderen worden vanaf de vroege zwangerschap tot hun jongvolwassenheid gevolgd (Hofman et al. 2004; Kruithof et al. 2014). Centraal staat de vraag waarom het ene kind zich optimaal ontwikkelt en het andere kind niet.

Bron: ▶ www.erasmusmc.nl

− Generation R *Next*
Recent is Generation R *Next* van start gegaan. Een cohort van 10.000 vrouwen die woonachtig zijn in Rotterdam, een kinderwens hebben of vroeg zwanger zijn, komen voor dit onderzoek in aanmerking. Het onderzoek gaat over de gezondheid van toekomstige ouders, en de groei, ontwikkeling en gezondheid van hun (ongeboren) kinderen.

Bron: ▶ www.generationr.nl

− OPZI-studie
Een ander voorbeeld van succesvol translationeel onderzoek in Nederland is de OPZI-studie. Naar aanleiding van deze studie wordt tegenwoordig met de screening op erytrocytenimmunisatie nagegaan of het bloed van de aanstaande moeder irreguliere erytrocytenantistoffen (IEA) ofwel bloedgroepantistoffen bevat die een abnormale afbraak van bloedcellen bij het (ongeboren) kind veroorzaken: hemolytische ziekte bij de foetus en/of pasgeborene.

Bron: ▶ www.rivm.nl

11.2.5 Kennis- en onderzoeksagenda van beroepsverenigingen

De wetenschappelijke kennisdomeinen van de zorgprofessionals die rechtstreeks betrokken zijn bij integrale geboortezorg zijn nog weinig geïntegreerd. Om die reden volgt hier een korte samenvatting van de wetenschappelijke kennis- en onderzoeksagenda van de beroepsverenigingen van de kernprofessionals.

Koninklijke Vereniging voor Verloskundigen (KNOV)

In 2010 heeft de KNOV het 'Advies Ontwikkeling Wetenschapsdomein Fysiologische Verloskunde' opgesteld (▶ www.knov.nl). Dit advies bevat de onderzoeksagenda 'fysiologische verloskunde' waarin het belang van wetenschappelijk onderzoek voor en door verloskundigen wordt benadrukt. De hoofdthema's van de KNOV-onderzoeksagenda zijn: (1) gezondheidsbevorderende interventies, waaronder het terugdringen van overgewicht, roken en alcoholgebruik, (2) verbeteren van risicoselectie, (3) toegankelijkheid en organisatie van zorg, in het bijzonder bij laagopgeleide zwangere vrouwen, en (4) cliëntenperspectieven.

Sinds 2011 heeft de KNOV een Wetenschapscommissie ingesteld en hiermee een belangrijke stap gezet naar de wetenschappelijke onderbouwing van de fysiologische verloskunde. Op advies van deze commissie is een bijzondere leerstoel op het gebied van *midwifery research* ingesteld, met als opdracht de KNOV-onderzoeksagenda als uitgangspunt voor wetenschappelijk onderzoek te gebruiken.

Andere activiteiten van KNOV zijn:

— het Tijdschrift voor Verloskundigen; dit tijdschrift is bestemd voor verloskundigen. Het tijdschrift is zowel op papier als online gratis beschikbaar voor leden van de KNOV en bevat veel (wetenschappelijke) informatie over zorg rond zwangerschap en geboorte, waaronder integrale geboortezorg (▶www.tijdschriftvoorverloskundigen.nl).
— de internetsite 'de verloskundige'; deze site (▶www.deverloskundige.nl) is op initiatief van de KNOV ontwikkeld en geeft informatie over zwangerschap en bevalling. De site is primair bedoeld voor zwangere vrouwen.

Nederlandse Vereniging voor Obstetrie en Gynaecologie (NVOG)

Met medewerking van het Kennisinstituut van Medisch Specialisten en Patiëntenfederatie Nederland heeft de NVOG recent de kennisagenda 2017–2020 opgesteld (▶www.nvog.nl). In dit meerjarenplan zijn de onderzoeksthema's voor de pijlers Foetomaternale geneeskunde (FMG), Gynaecologie (GYN), Oncologie (ONCO) en Voortplantingsgeneeskunde (VPG) beschreven. Tevens zijn de meest urgente kennislacunes/onderzoeksvragen binnen de vakgebieden Verloskunde en Gynaecologie geïnventariseerd. Voor het vakgebied FMG wordt in dit meerjarenplan de prioriteit gegeven aan drie wetenschappelijke thema's: (1) intra-uteriene groeirestrictie (IUGR), met het subthema waarde van doppleronderzoek bij IUGR, (2) interventies tijdens de bevalling, met het subthema preventie infecties, en (3) diabetes gravidarum, en subthemabehandeling volgens WHO-criteria 1999 versus 2013. Deze thema's worden thans uitgewerkt. De experts van de pijler FMG hebben de wetenschappelijke kennisagenda op een aantal (sub)thema's nader uitgewerkt (zie ▶box 11.9).

> **Box 11.9 Nader uit te werken thema's van de pijler FMG voor de NVOG-kennisagenda 2017–2020**
>
> *Hoofdthema: bevalling*
> Subthema's: sectio caesarea, kunstverlossingen, foetale bewaking:
> — kunnen de diagnostische eigenschappen van STAN®[1] verbeterd worden?
> — lactaatbepaling versus pH-bepaling bij het MBO[2];
> — nut van toedienen van corticosteroïden bij de à terme electieve sectio.
> Modus partus bij premature stuit
>
> Subthema's: inleiden, pijnstilling:
> — inleiden of afwachten bij de zwangere vrouw met klinisch risico op macrosomie of schouderdystocie?
> — koorts bij epidurale anesthesie: behandeling met antibiotica of observatie?

Hoofdthema: pre-eclampsie
- intraveneuze toediening labetalol vs nicardipine bij hypertensieve crises;
- cardiovasculaire en psychologische evaluatie na pre-eclampsie.

Hoofdthema: diabetes gravidarum
- management diabetes gravidarum volgens WHO-criteria 1999 versus 2013;
- inleiden of afwachten bij goed ingestelde diabetes gravidarum?

Hoofdthema: vroeggeboorte
- wel of geen weeënremming (tocolyse) bij gebroken vliezen?
- hele versus halve dosis corticosteroïden bij dreigende vroeggeboorte;
- de waarde van de GBS-sneltest bij PPROM[3]: inleiden of afwachten? Antibiotica of geen antibiotica?

Hoofdthema: PND[4]/echoscopie
- hoe kan de performance van de SEO[5] worden verbeterd?

Hoofdthema: groeivertraging
- de waarde van doppleronderzoek bij IUGR[6];
- cerebroplacentaire ratio bij opsporing van late IUGR en wel of geen interventie bij afwijkende ratio;
- corticosteroïdegebruik bij extreme IUGR randomiseren;
- neuroprotectie bij IUGR (evaluatie van melatonine, allopurinol).

Overig:
- langetermijnfollow-up van obstetrische interventies;
- landelijk opzetten van een biobank;
- erkennen en opsporen kwetsbare zwangere vrouwen;
- corticosteroïden bij excessief zwangerschapsbraken (hyperemesis gravidarum);
- preventie excessief bloedverlies tijdens en na de bevalling bij vrouw met stollingsstoornissen;
- aspirine ter preventie slechte zwangerschapsuitkomst.

[1] STAN®: automatische ST-analyse van het foetale elektrocardiogram (ECG),
[2] MBO: microbloedonderzoek, [3] PPROM: prelabour preterm rupture of membranes (voortijdig gebroken vliezen), [4] PND: prenatale diagnostiek, [5] SEO: structureel echoscopisch onderzoek (20-wekenecho), [6] IUGR: intra-uteriene groeirestrictie.
Voor de prioritering van onderzoekthema's binnen de overige gynaecologische pijlers wordt verwezen naar de internetsite: ▶ www.nvog.nl.

Andere activiteiten van het NVOG zijn:
- Het Nederlands Tijdschrift voor Gynaecologie en Obstetrie (NTOG); het NTOG is het officiële tijdschrift van de Nederlandse Vereniging voor Obstetrie en Gynaecologie (NVOG) (▶www.ntog.nl). De redactie van het NTOG stelt zich ten doel de leden van de NVOG en andere zorgprofessionals werkzaam op het gebied van de gynaecologie, perinatologie en voortplantingsgeneeskunde op de hoogte te houden van ontwikkelingen op deze deelterreinen. Het tijdschrift verschijnt tienmaal per jaar. Artikelen zijn online beschikbaar.

- Nederlands Centrum Jeugdgezondheid (NCJ); Het NCJ is het innovatie- en kenniscentrum voor de jeugdgezondheidszorg in Nederland (▶www.ncj.nl). Het NCJ publiceert wetenschappelijk onderbouwde richtlijnen van de JGZ (▶www.ncj.nl). De JGZ-richtlijnen zijn ontwikkeld binnen het ZonMw-programma Richtlijnen Jeugdgezondheidszorg 2013-2018. Het doel van dit onderzoeksprogramma is verdere professionalisering en uniformering in de JGZ. Daarnaast biedt het NCJ e-learningmodules.

11.2.6 Overige kennisdomeinen voor professionals

Midwifery Research Network Nederland

Het Midwifery Research Network Nederland (MRNN) is een eerstelijnsnetwerk voor verloskundig onderzoek. Belangrijk doel van het onderzoek is de wetenschappelijke onderbouwing van verloskundig handelen, waardoor de kwaliteit van zorg verbetert. Een belangrijke taak van het MRNN is het bemiddelen tussen verloskundige praktijken en onderzoekers bij de uitvoering van wetenschappelijk onderzoek (Torij et al. 2014). Het MRNN is het eerstelijnsonderzoeksnetwerk van de drie Nederlandse verloskundeacademies en hun onderzoeksafdelingen: de Academie Verloskunde Amsterdam Groningen (ATAG), de Academie Verloskunde Maastricht (AVM) en de Verloskunde Academie Rotterdam (VAR). Belangrijke partners in het netwerk zijn TNO (▶www.tno.nl) en het NIVEL. De genoemde academies voor verloskunde vermelden de lopende studies op de internetsite van het MRNN (▶www.mrnn.nl). Voorbeelden hiervan zijn de Index-studie en de Iris-studie.[2]

Kennispoort Verloskunde

Kennispoort Verloskunde is een initiatief van de Samenwerkende Opleidingen tot Verloskundige. Dit digitale kennisplatform richt zich op professionals in de geboortezorg, waaronder verloskundigen (in opleiding), gynaecologen (in opleiding), verpleegkundigen, kraamverzorgenden, verloskundig actieve huisartsen, kinderartsen en degenen die als docent dan wel als onderzoeker aan onderwijs- en onderzoeksinstellingen zijn verbonden (▶www.kennispoort-verloskunde.nl). Het doel van de digitale kennispoort is:

- het samenbrengen en ter beschikking stellen van actuele en relevante vakspecifieke kennis en informatie betreffende het verloskundig onderzoek;
- het stimuleren van kennisdeling en samenwerking tussen de diverse kennisinstellingen die actief zijn op het gebied van verloskundig onderzoek;
- het bevorderen van de dialoog tussen het wetenschappelijke veld en het praktijkveld, om gezamenlijke kennishiaten te onderkennen en aan te pakken.

De jaarindex 'Verloskunde Onderzoek in Nederland' is de digitale publicatie van het platform Kennispoort Verloskunde, waarin al het wetenschappelijk onderzoek is opgenomen dat van mogelijk belang is voor de verloskundige zorg in Nederland. De jaarindex bevat informatie

---

2   De Index-studie is een multicenter-RCT naar de effecten van inleiden van de bevalling bij een zwangerschapsduur van 41 weken of afwachten tot 42 weken (▶www.studies-obsgyn.nl). De IRIS-studie (IUGR Risk Selection Study) is een landelijke studie waarin wordt onderzocht of standaard derdetrimesterbiometrie, in vergelijking met echo's op indicatie, tot een vermindering van ernstige perinatale uitkomsten leidt (▶www.irisstudie.nl).

over lopend wetenschappelijk onderzoek, bevindingen van scripties en samenvattingen van promotieonderzoeken en internationale publicaties over relevante onderwerpen in de verloskunde. Online is een geactualiseerde lijst van wetenschappelijk onderzoek te vinden op ▶ www.kennispoort-verloskunde.nl.

Jan van Es Instituut

Het Jan van Es Instituut is een onafhankelijk expertisecentrum dat een brug slaat tussen wetenschap en praktijk. Het richt zich op het continu verzamelen, verrijken en verspreiden van kennis over de organisatie van de geïntegreerde eerstelijns- en wijkgerichte gezondheidszorg. Doel is het bereiken van een betere samenhang in de zorg, met het oog op het verkrijgen van betere uitkomsten voor burger, professional en samenleving (▶ www.jvei.nl).

11.2.7 Kennisplatformen sociale vraagstukken

Movisie is het landelijke kennisinstituut en adviesbureau voor toepasbare kennis, adviezen en oplossingen bij de aanpak van sociale vraagstukken op het terrein van welzijn, participatie, sociale zorg en sociale veiligheid. De activiteiten van deze organisatie zijn ondergebracht in vier programma's: (1) effectiviteit en vakmanschap, (2) zelfredzaamheid, (3) participatie, en (4) veiligheid en huiselijk/seksueel geweld (▶ www.movisie.nl).

Pharos is het landelijke kennis- en adviescentrum op het gebied van kwaliteit en effectiviteit van gezondheidszorg voor migranten, vluchtelingen en mensen met beperkte gezondheidsvaardigheden (▶ www.pharos.nl).

11.2.8 Buitenlandse digitale kennisdomeinen

Relevante medisch-wetenschappelijke literatuur kan op Internet met PubMed®, Ovid®, Embase®, Web of Science® of ResearchGate® worden opgezocht.

PubMed (▶ www.ncbi.nlm.nih.gov) is een van de meest gebruikte internetbrowsers voor het doorzoeken van wetenschappelijke publicaties. PubMed stelt de gebruiker gratis in staat om wetenschappelijke informatie via Medline te vinden. Medline is een internationale bibliografische database met publicaties op het terrein van biomedische en humane wetenschappen.

Met uitzondering van open access artikelen en korte samenvattingen (abstracts), moet voor het downloaden van de volledige tekst van artikelen dikwijls worden betaald. Ovid (▶ www.ovid.com) bevat een grote bibliografische database met vooral biomedische en farmacologische publicaties, waaronder medische leerboeken en tijdschriften. Voor Ovid geldt een abonnementstarief. Dat geldt ook voor Embase. Embase is de elektronische versie van Excerpta Medica. Embase biedt verhoudingsgewijs meer Europese artikelen dan PubMed. Web of Science is de elektronische versie van de Science Citation Index, de Social Citation Index en de Arts and Humanities Citation Index. Web of Science bestrijkt vrijwel alle exacte en humane wetenschappen. Het bevat geen trefwoorden, maar is goed bruikbaar voor eenvoudige zoekopdrachten (▶ www.medweb.nl). Dit is een betaalde dienst waarop universiteiten en enkele opleidingsziekenhuizen zijn geabonneerd. Tot slot, ResearchGate (▶ www.researchgate.net) is een gratis internetsite die een groot internationaal sociaal netwerk van wetenschappelijke onderzoekers omvat. Deze site stelt hen in staat om onderling onderzoeksbevindingen en wetenschappelijke informatie uit te wisselen en/of te delen.

Midwives Information & Resource Service (MIDIRS)

MIDIRS (▶www.midirs.org) is een wetenschappelijk kennisplatform voor geboortezorgprofessionals in het Verenigd Koninkrijk. Tegen betaling kan gebruik worden gemaakt van het databestand met wetenschappelijke publicaties op het gebied van verloskundige zorg.

Cochrane

Cochrane is een onafhankelijke internationale organisatie met als doel zorgverleners, beleidsmakers en patiënten te helpen bij het nemen van beslissingen over gezondheidszorg. Aan de hand van systematische literatuuroverzichten (Cochrane Reviews) geeft het geactualiseerde informatie over de effectiviteit van de gezondheidszorg (▶par. 5.5.2). Cochrane Reviews worden online gepubliceerd in de Cochrane Library (▶www.cochranelibrary.com). Cochrane Reviews op het terrein van zwangerschap en geboorte worden ook online gepubliceerd (▶www.cochranelibrary.com). Voorts houdt Cochrane een register bij van lopende onderzoeken (clinical trials). De Dutch Cochrane Centre (▶http://netherlands.cochrane.org) is de Nederlandse vertegenwoordiging van Cochrane.

NICE

Het National Institute of Health and Care Excellence (NICE) publiceert online geactualiseerde evidence-based kwaliteitsstandaarden – de NICE guidelines – die primair bestemd zijn voor zorgprofessionals in Engeland. Deze gezaghebbende kwaliteitsstandaarden hebben betrekking op de gehele geneeskunde, in het bijzonder de terreinen van preventie, gezondheidsbevordering en kwaliteit van zorg, waaronder medische en sociale hulpverlening (▶www.nice.org.uk). Ook op het terrein van geboortezorg doet NICE regelmatig aanbevelingen die digitaal kunnen worden geraadpleegd (▶www.nice.org.uk).

OMIM®

Het McKusick-Nathans Institute of Genetic Medicine, Johns Hopkins University School of Medicine, in de Verenigde Staten stelt sinds 1985 professionele informatie over erfelijke aandoeningen gratis beschikbaar via de website ▶www.ncbi.nlm.nih.gov. Op deze website staat een overzichtelijk compendium onder de naam Online Mendelian Inheritance in Man (OMIM®). OMIM® bevat geactualiseerde informatie over alle genetische aandoeningen, met speciale aandacht voor de associatie tussen genotype en fenotype.

Orphanet

Orphanet is in Frankrijk opgericht in 1997 met als doel de schaarse kennis over zeldzame ziekten te verzamelen om daarmee de diagnose, zorg en behandeling van patiënten met zeldzame ziekten te bevorderen. Orphanet is gaandeweg uitgegroeid tot een consortium van veertig landen binnen Europa en over de hele wereld.

Wereldgezondheidsorganisatie

De Wereldgezondheidsorganisatie (Engels: World Health Organization (WHO 2016) (▶www.who.int)) is onderdeel van de Verenigde Naties. Deze toonaangevende internationale organisatie stelt zich ten doel wereldwijde aspecten van de gezondheidszorg in kaart te brengen, activiteiten op het gebied van de gezondheidszorg te coördineren en de gezondheid van de wereldbevolking te bevorderen. In 2018 heeft de WHO onder redactie van Nina Mattock en Richard Casna een boek over integrale geboortezorg uitgebracht, getiteld *Pregnancy childbirth, postpartum and newborn care: a guide for essential practice (3rd edition)*. Dit boek is online gratis beschikbaar: ▶http://apps.who.int.

11.3 Conclusies

- De werkvloer is een voortdurende bron van kennis en ervaring.
- De ZonMW-onderzoeksagenda Zwangerschap en geboorte sluit goed aan bij de aanbevelingen van het Stuurgroeprapport 'Een goed begin'.
- Het Kennisnet Geboortezorg is een digitaal platform voor zorgprofessionals dat wordt aangestuurd door het College Perinatale Zorg (CPZ).
- Kennispoort Verloskunde is een initiatief van de Samenwerkende Opleidingen tot Verloskundige.

11.4 Opdrachten

Opdrachten

1. Geef aan hoe bij u de zorg voor vrouwen met diabetes gravidarum is geregeld.
2. Geef aan hoe u de PICO-bespreking in uw regio wil organiseren. Vindt u dat de zwangere vrouw zelf voor deze bespreking moet worden uitgenodigd? Beargumenteer uw antwoord.
3. Denkt u dat de verleende zorg aan vrouwen met diabetes gravidarum kan worden verbeterd? Zo ja, op welk terrein?

Literatuur

Eijsden M van, Vrijkotte TG, Gemke RJ, Wal MF van der. Cohort profile: the Amsterdam Born Children and their Development (ABCD) study. Int J Epidemiol. 2011;40(5):1176–86. ▶ https://doi.org/10.1093/ije/dyq128.

Hofman A, Jaddoe VW, Mackenbach JP, Moll HA, Snijders RF, Steegers EA, Verhulst FC, Witteman JC, Büller HA. Growth, development and health from early fetal life until young adulthood: the generation R study. Paediatr Perinat Epidemiol. 2004;18(1):61–72.

Horn R, Parker M. Opening pandora's box?: ethical issues in prenatal whole genome and exome sequencing. Prenat Diagn. 2017 Jul 10. ▶ https://doi.org/10.1002/pd.5114.

JGZ-academie. Bron: ▶ https://www.ncj.nl/producten-diensten/professionele-ontwikkeling-producten/jgz-academie/.

Kruithof CJ, Kooijman MN, Duijn CM van, Franco OH, Jongste JC de, Klaver CC, Mackenbach JP, Moll HA, Raat H, Rings EH, Rivadeneira F, Steegers EA, Tiemeier H, Uitterlinden AG, Verhulst FC, Wolvius EB, Hofman A, Jaddoe VW. The generation R study: biobank update 2015. Eur J Epidemiol. 2014;29(12):911–27. ▶ https://doi.org/10.1007/s10654-014-9980-6.

Lips S, Schuitmaker TJ, Droogers M, Broerse J. Gezonde geboortezorg met de dynamische leeragenda. Toolbox reflectie en actie voor verloskundige samenwerkingsverbanden. 2015. Bron: ▶ http://nwgz.nl/wpcontent/uploads/2015/07/Lips_Schuitmaker_Droogers_Broerse_2015__Gezonde_geboortezorg_met_de_dynamische_leeragenda1.pdf.

NZa. Advies bekostiging (integrale) zorg rondom zwangerschap en geboorte. Het stimuleren van samenwerking. 2012. Bron: ▶ https://www.nza.nl/1048076/1048181/Advies_Bekostiging_integrale_zorg_rondom_zwangerschap_en_geboorte.pdf.

Raad van Volksgezondheid en Samenleving (RVS). Zonder context geen bewijs. Over de illusie van evidence-based practice in de zorg. Den Haag: RVS; 2017. Publicatie 17-05 ISBN: 987-90-5732-267-9.

Raad voor Gezondheidsonderzoek. Translationeel onderzoek in Nederland – van kennis naar kliniek. Den Haag: Raad voor Gezondheidsonderzoek; 2007 publicatienr 55. Bron: ▶ https://www.gezondheidsraad.nl/sites/default/files/translationeel_nr55.pdf.

Sikkens JJ, Eijsden M van, Bezemer PD, Bakker MK, Bonsel GJ, Wal MF van der, Cornel MC. Congenitale afwijkingen in Amsterdam: resultaten 'Amsterdam-born children and their development'-studie. Ned Tijdschr Geneeskd. 2009;153:B433. Dutch. PubMed PMID: 19900335.

Torij H, Nieuwenhuijze M, Miranda E de, Klomp T. Midwifery research network the Netherlands. Ondersteuning van verloskundige praktijken en onderzoekers voor meer evidence based verloskunde. Ned Tijdschr Verloskd. 2014;1:29–30.

Vermeulen E, Boeckhout M, Zielhuis GA, Bakker R, Janssens AC, Schmidt MK. Biobanken en de terugkoppeling van onderzoeksbevindingen aan donoren. Ned Tijdschr Geneeskd. 2014;158(5):A6653.

World Health Organization. Standards for improving quality of maternal and newborn care in health facilities. 2016. Bron: ▶ http://apps.who.int/iris/bitstream/10665/249155/1/9789241511216-eng.pdf?ua=1.

Integrale geboortezorg – medisch-verloskundige en sociaal-maatschappelijke aandachtspunten

H.I.J. Wildschut, C.J.M. de Groot, R.J.H. Galjaard en G. de Wert

12.1 Inleiding – 358

12.2 Het geboortezorgstelsel – 358

12.3 Medisch-verloskundige aandachtspunten: de Big 4-aandoeningen – 360
12.3.1 Inleiding – 360
12.3.2 Aangeboren afwijkingen – 360
12.3.3 Vroeggeboorte – 369
12.3.4 Te laag geboortegewicht – 371
12.3.5 Slechte start bij de geboorte – 372

12.4 Sociaal-maatschappelijke aandachtspunten – 373
12.4.1 Manifest '1001 kritieke dagen' – 373
12.4.2 Jeugdgezondheidszorg (JGZ) – 373
12.4.3 Centrum voor Jeugd en Gezin (CJG) – 376
12.4.4 De huisarts – 376

12.5 Conclusies – 377

12.6 Opdracht – 377

Literatuur – 377

© Bohn Stafleu van Loghum is een imprint van Springer Media B.V., onderdeel van Springer Nature 2018
H. I. J. Wildschut en I. C. Boesveld (Red.), *Integrale geboortezorg*,
https://doi.org/10.1007/978-90-368-2202-2_12

12.1 Inleiding

Ieder kind heeft recht op een goede start bij de geboorte en optimale kansen voor een goede toekomst (Dute en Willems 2016). Bij dit recht op gezondheid gaat het over het 'recht op zorg voor gezondheid' en niet over het 'recht om gezond te zijn'[1].

Voorwaarde voor kwalitatief goede gezondheidszorg voor alle inwoners van ons land is een goedwerkend zorgstelsel, waarbij de Nederlandse overheid een cruciale rol speelt. De Nederlandse overheid heeft enerzijds een regulerende en toezichthoudende taak en anderzijds een faciliterende taak als het gaat om de toegankelijkheid van zorg, het inspelen op behoeften en wensen van het individu, het verminderen van gezondheidsverschillen (▶ par. 2.5) en het openstaan voor nieuwe ontwikkelingen en innovaties. Ook de artikelen 1 van de Nederlandse Grondwet (gelijke behandeling), 10 (eerbiediging van de persoonlijke levenssfeer), 11 (onaantastbaarheid van het menselijk lichaam) zijn hierbij van belang. De overheid heeft haar verplichtingen op dit vlak vormgegeven door nadere regelgeving, waaronder de Wet BIG, de Wgbo, en de Wkkgz (▶ https://mensenrechten.nl).

12.2 Het geboortezorgstelsel

In 2007 heeft de Wereldgezondheidsorganisatie (WHO 2010) het raamwerk voor een goed functionerend zorgstelsel opgesteld. Zes zogenoemde 'bouwstenen' (Engels: *building blocks*) kenmerken de normatieve kaders van dit internationale raamwerk: (1) dienstverlening, (2) menskracht, (3) gezondheidsinformatiesystemen, (4) toegang tot essentiële geneesmiddelen (5) financiële middelen, en (6) leiderschap en/of bestuur. Deze kenmerken hangen onderling nauw samen en vormen de basis voor een goede zorginfrastructuur voor gezondheidszorg. Dat geldt ook voor de organisatie (◘ fig. 12.1) en de bekostiging (◘ fig. 12.2) van het integrale geboortezorgstelsel in Nederland.

Integrale geboortezorg heeft tot doel gezondheid en welzijn van de (aanstaande) moeder, haar kind en het gezin waarin het opgroeit te verbeteren (▶ par. 2.1). Dit doel kan worden bereikt door goede kwaliteit van verleende zorg. De kwaliteit van zorg wordt in belangrijke mate bepaald door een goed functionerend zorgstelsel met inspanningen op zowel micro-, meso- als macroniveau (Vos et al. 2016). Microniveau betreft vooral de reguliere zorg die wordt verleend door individuele zorgprofessionals of door het team waarvan de zorgprofessional deel uitmaakt; mesoniveau betreft vooral de zorgtaken van gemeentelijke instanties, waaronder sociale wijkteams (▶ par. 2.5.2) en JGZ (▶ par. 12.4.2); macroniveau gaat vooral over de collectieve of publieke zorg via de overheid. Een goed functionerend zorgstelsel is een dynamisch proces, waarin open houding, respectvolle bejegening, kennis en visie belangrijke ingrediënten zijn voor de ervaren kwaliteit van zorg. Binnen het zorgstelsel is evaluatie door middel van wetenschappelijk onderzoek essentieel. De integrale aanpak staat garant voor goede samenwerking tussen alle stakeholders, waaronder beleidsmakers, verzekeraars, zorgprofessionals en wetenschappelijk onderzoekers – een interprofessionele samenwerking die moet leiden tot wetenschappelijk verantwoorde, compassievolle en betaalbare zorg, betere gezondheidsuitkomsten voor moeder en kind en meer tevredenheid, zowel van de cliënten als

---

1 Artikel 22 sub 1 van de Nederlandse Grondwet stelt dat de overheid maatregelen treft ter bevordering van de volksgezondheid (▶ www.denederlandsegrondwet.nl).

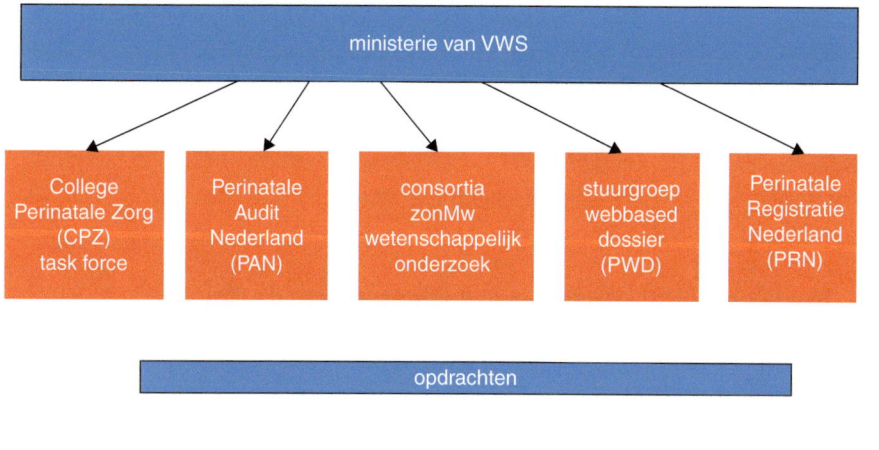

Figuur 12.1 Beknopte schematische weergave van de organisatie van het Nederlandse geboortezorgstelsel

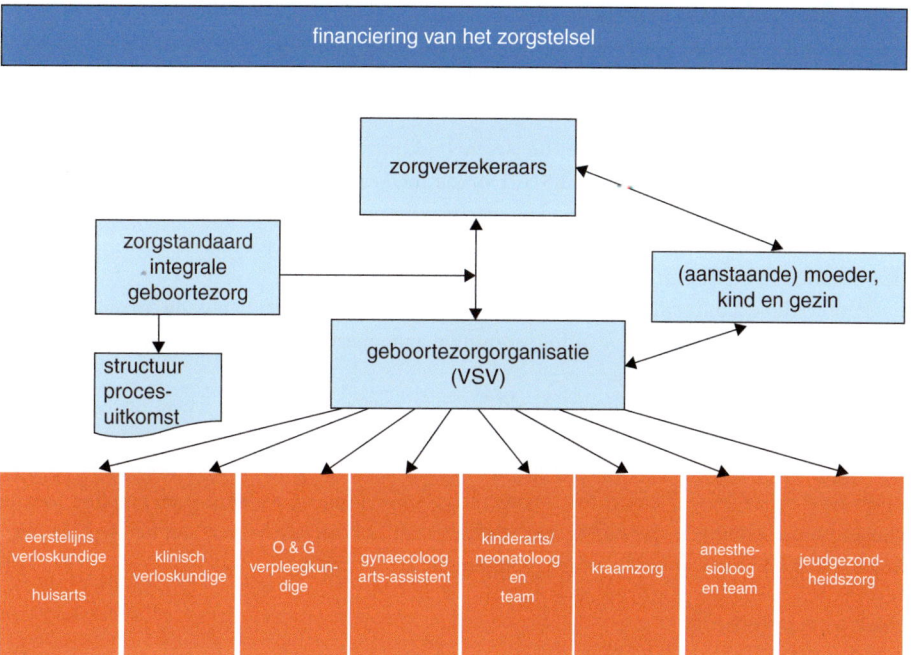

Figuur 12.2 Beknopte schematische weergave van een bekostigingsmodel voor integrale geboortezorg

van de zorgprofessionals. Naar verwachting leiden deze inzichten tot verbetering van de geboortezorg en daarmee tot verbetering van gezondheid en welzijn van moeder en kind, en tot vermindering van de perinatale sterfte.

> » Feiten veranderen voortdurend; het gaat om de vragen die zich verdiepen.
> Jeroen Geurts
> *Medisch Contact*, 21 juli 2017 (▶ www.medischcontact.nl).

12.3 Medisch-verloskundige aandachtspunten: de Big 4-aandoeningen

12.3.1 Inleiding

Het grootste deel (85,1 %) van de perinatale sterfte in Nederland hangt samen met aangeboren afwijkingen, vroeggeboorte, te laag geboortegewicht en slechte start bij de geboorte (lage apgarscore). Deze zogenoemde 'Big 4-aandoeningen' zijn op de langere termijn geassocieerd met gedrags- en ontwikkelingsstoornissen (Bonsel et al. 2010). De integrale aanpak van de Big 4-aandoeningen kan potentieel veel leed voorkomen (▶ par. 2.1).

12.3.2 Aangeboren afwijkingen

Achtergrond

In Nederland wordt ruim 20 % van de sterfte bij kinderen tussen de 0 en 5 jaar veroorzaakt door een aangeboren afwijking (CBS 2017). De term 'aangeboren' betekent: bij de geboorte aanwezig. Een aangeboren afwijking kan erfelijk zijn, maar dat hoeft niet. Aangeboren afwijkingen kunnen namelijk ook door externe invloeden worden veroorzaakt, waaronder infecties, schadelijke stoffen en geneesmiddelen.

Een erfelijke aandoening is weliswaar in aanleg bij de geboorte aanwezig, maar komt niet altijd direct na de geboorte tot uiting; sommige aangeboren en/erfelijke afwijkingen komen pas later in het leven tot uiting.

Het aantal overleden kinderen in de leeftijdscategorie van 0 tot 5 jaar neemt de laatste jaren sterk af (CBS 2017). Ook het aandeel van overleden kinderen met een aangeboren afwijking daalt. Deze daling van sterfte kan voor een deel worden toegeschreven aan tijdige opsporing en de mogelijkheid tot zwangerschapsafbreking in verband met ernstige foetale congenitale afwijkingen. De daling van sterfte wordt ook toegeschreven aan betere behandelingsmogelijkheden van kinderen met congenitale afwijkingen.

Primaire preventie

Met primaire preventie kunnen aangeboren afwijkingen worden voorkomen. Voorbeelden hiervan zijn het tijdig slikken van foliumzuur, waardoor de kans op een neuralebuisdefect (open rug en/of open schedel) bij het (ongeboren) kind kan worden verminderd, en het vermijden van blootstelling aan schadelijke omgevingsinvloeden, zoals roken, alcohol, drugs, teratogene geneesmiddelen, ongunstige arbeidsomstandigheden (Brand et al. 2009) en ongezonde voeding.

Preconceptionele genetische dragerschapsscreening

De meeste mensen weten niet van zichzelf dat ze drager zijn van een autosomaal recessieve of geslachtsgebonden erfelijke aandoening, en dan komt de geboorte van een kind met een dergelijke erfelijke aandoening volkomen onverwacht. Men schat de kans dat beide partners drager zijn van een autosomaal recessieve aandoening op ongeveer 1:100 tot 1:150 (Gezondheidsraad 2016). Mensen met een erfelijke aandoening in de familie of met een kenmerkende etnische achtergrond hebben dikwijls een grotere kans. Dat geldt ook voor partners die bloedverwant zijn (bijvoorbeeld neef-nichthuwelijken).

Het doel van preconceptionele genetische dragerschapsscreening is de toekomstige ouders inzicht geven in het individuele risico op zeldzame erfelijke ziekten bij het nageslacht, op een tijdstip dat voor hen alle opties voor voortplanting nog open liggen (Gezondheidsraad 2016), zodat zij een geïnformeerde keuze kunnen maken. Wettelijk verplichte deelname aan preconceptionele genetische dragerschapsscreening wordt in ons land afgewezen, omdat die in strijd is met zowel het recht op lichamelijke integriteit als het recht op reproductieve autonomie (Wert en Wachter 1990; Wert et al. 2012). Tot de opties behoren het afzien van het krijgen van (eigen) kinderen, het aanvaarden van het risico (eventueel in combinatie met prenatale diagnostiek), kunstmatige inseminatie met donorzaad of invitrofertilisatie (ivf) met donoreicellen, of het embryo te laten onderzoeken door middel van preïmplantatie-genetische diagnostiek (PGD) (▶box 12.1). Adoptie kan voor (aanstaande) ouders ook een optie zijn.

> **Box 12.1 Definitie preïmplantatie genetische diagnostiek (PGD)**
> Preïmplantatie genetische diagnostiek (PGD) is het onderzoeken van een cel of enkele cellen van een embryo in vitro (of een eicel vóór de bevruchting), met als doel een van tevoren bekend sterk verhoogd risico op een genetische aandoening uit te sluiten. PGD is slechts mogelijk in combinatie met invitrofertilisatie (ivf), waarbij in principe alleen 'niet-aangedane' embryo's in aanmerking komen voor plaatsing in de baarmoeder.

De technische mogelijkheden voor genoombrede diagnostiek en screening van zowel early en late onset genetische ziekten of aandoeningen zijn aanmerkelijk verbeterd (Fiorentino et al. 2014; Mackie et al. 2014; Webber et al. 2015; Horn en Parker 2017)[2]. Screening op dragerschap van een groot aantal erfelijke ziekten is daarmee toegankelijk geworden voor het grote publiek (Heuvel et al. 2015; Gezondheidsraad 2016). Dergelijke screeningstesten worden thans (nog) niet standaard aangeboden aan (toekomstige) ouders met kinderwens. Slechts een aantal academische centra – waaronder het UMCG en de Amsterdam UMC – bieden ouders met kinderwens de mogelijkheid om zich te laten testen op dragerschap van circa vijftig ernstige aandoeningen. De kenmerken van deze aandoeningen staan vermeld in ▶box 12.2.

> **Box 12.2 Kenmerken van ziekten waarop preconceptioneel wordt getest in de Amsterdam UMC**
> – De ziekte begint op de kinderleeftijd.
> – Het kind heeft een (ernstige) verstandelijke beperking.
> – Het kind lijdt aan een (zware) handicap en/of lijdt pijn.

---

2 Met behulp van next generation sequencing (NGS) (synoniem: high through-put sequencing) kan tegenwoordig het humane genoom in één dag volledig in kaart worden gebracht (Behjati en Taypey 2013).

- Het kind komt soms op jonge leeftijd te overlijden of heeft een sterk verkorte levensverwachting.
- Het kind zal naar verwachting met grote regelmaat het ziekenhuis bezoeken voor behandeling.
- De aandoening is niet te genezen.

Indien dragerschap van een van deze ernstige erfelijke ziekten bij beide partners wordt aangetoond, hebben zij een kans van één op vier op een aangedaan kind als het gaat op een erfelijke autosomaal recessieve aandoening. Als dragerschap is geconstateerd, bestaat er voor familieleden ook een verhoogde kans om ook drager te zijn. Familieleden van een drager hebben een medische indicatie voor een gericht dragerschapsonderzoek. Zij krijgen, met een verwijzing van de huisarts, de kosten van de test en eventueel bijkomend erfelijkheidsadvies door de klinisch geneticus meestal vergoed. De kosten voor een dergelijke dragerschapstest bedragen ongeveer 75 euro (Plantinga et al. 2016). Nadere online informatie voor (toekomstige) ouders met kinderwens en zorgprofessionals is beschikbaar op de site ▶www.dragerschapstest.nl. Deze genoombrede dragerschapstest wordt bij voorkeur in de eerste lijn aangeboden (Heuvel et al. 2015; Plantinga et al. 2016).

Er is onderzoek gedaan naar de acceptatie en wenselijkheid van preconceptionele dragerschapsscreening, veelal in het kader van screening op één of enkele aandoeningen, zoals taaislijmziekte (cystic fibrosis of CF) en hemoglobinopathieën (Achterbergh et al. 2007; Lakeman et al. 2009; Jans et al. 2012, 2013). Recent is onderzoek verricht naar de acceptatie en wenselijkheid van preconceptionele dragerschapsscreening op een groot aantal erfelijke ziekten. In een online survey werd (aanstaande) ouders (n = 504) gevraagd hoe zij aankijken tegen de eventuele optie zich voorafgaand aan een zwangerschap genetisch te laten testen op dragerschap van vijftig ernstige erfelijke ziekten (Plantinga et al. 2016; Voorwinden et al. 2017); 30 % van hen gaf aan hiervan voorstander te zijn (Plantinga et al. 2016). Potentiele voor- en nadelen van preconceptionele genetische screening staan vermeld in ▶box 12.3.

Box 12.3 Potentiële voor- en nadelen van preconceptionele genetische dragerschapsscreening (PGD)

Voordelen:
- gezondheidswinst/vermijden van leed;
- zinvolle reproductieve keuze.

Nadelen:
- doelgroep* is lastig te bereiken;
- tijd en inspanning voor deelname;
- onbekendheid;
- ongerustheid door medicalisering;
- psychische belasting als gevolg van ingewikkelde/lastige keuzes;
- contact leggen met familieleden;
- stigmatisatie;
- verzekering;
- kosten.

*Doelgroep: (toekomstige) ouders met kinderwens.

Bron: Holtkamp et al. (2017a, b); Gezondheidsraad (2016)

In 2010 bracht de Gezondheidsraad onder de titel 'Het "duizend dollar genoom"; een ethische verkenning' een rapport uit over de toepassing van genoombrede diagnostiek en screening (Dondorp en Wert 2010). Een dragerschapsscreening waarbij iemands totale DNA wordt geanalyseerd wordt onwenselijk geacht, onder andere in verband met de aanmerkelijke risico's op psychosociale schade voor de betrokkenen, samenhangend met onduidelijke testuitslagen en informatie over laat in het leven optredende, vooralsnog niet-beïnvloedbare ziekten.

Voorwaarden voor implementatie preconceptionele dragerschapsscreening

Voorafgaand aan bredere implementatie van preconceptionele dragerschapsscreening, bijvoorbeeld in het kader van preconceptiezorg, moet op basis van wetenschappelijk onderzoek worden besloten op welke aandoeningen en mutaties preconceptionele dragerschapsscreening wordt gericht, aan wie deze screening wordt aangeboden, en op welk moment (Wert et al. 2012; Gezondheidsraad 2016). Voor de nadere discussie in ons land is vooral van belang te bepalen wat het beste testpanel is (hoe breed zou je in het genoom willen kijken?), en onder welke voorwaarden screening op dragerschap als proportioneel kan worden beschouwd.

Het aanbieden van preconceptionele dragerschapstesten aan middelbare scholieren, zoals hier en daar in het buitenland gebeurt, wordt in ons land als onwenselijk gezien, niet alleen omdat jongeren op deze leeftijd nog niet met voortplanting bezig zijn, maar ook omdat het lastiger om in die setting een weloverwogen keuze tot deelname aan het preconceptionele screeningsprogramma te waarborgen.

Gentherapie

In de nabije toekomst kunnen erfelijke ziekten die het gevolg zijn van een defect (mutatie) van één base (nucleotide) in het DNA met behulp van de CRISP-Cas-techniek mogelijk worden verholpen. Met deze techniek kunnen ziekteverwekkende mutaties van het DNA worden gerepareerd (▶box 12.4). Deze revolutionaire genmodificatietechniek wordt (nog) niet klinisch toegepast in de voortplantingsgeneeskunde.

Box 12.4 Experimentele CRISPR-Cas-techniek voor gencorrectie

CRISP-Cas is een revolutionaire moleculaire techniek om genen te corrigeren, door bepaalde genen doelgericht uit te schakelen of te veranderen door nieuwe genen te introduceren. CRISPR (*Clustered Regularly Interspaced Short Palindromic Repeats*) zijn korte segmenten van herhaalde codes in het DNA van bacteriën, waarmee bacteriën zich beschermen tegen virusinfecties. CRISPR worden beschouwd als het afweersysteem van bacteriën dat het DNA van virussen herkent en vervolgens kapotknipt. In 2012 werd ontdekt dat CRISPR samen met de zogeheten Cas-enzymen (een afkorting van Crispr-ASsociated proteins) en gespecialiseerde RNA-moleculen een stukje uit het DNA kunnen halen en met grote nauwkeurigheid kunnen vervangen door een gemodificeerd gedeelte. Deze genetische 'knip-en-plaktechniek' kan in de bacteriële, plantaardige, dierlijke en menselijke cel worden toegepast. Toepassingen lijken oneindig: van het verhelpen van monogenetische mutaties die ziekten veroorzaken (gentherapie) tot het verbouwen van genetisch gemodificeerde gewassen. De CRISPR-techniek is relatief makkelijk uit te voeren en snel aan te passen aan nieuwe onderzoeksvragen, waardoor deze techniek zich razendsnel verspreidt.

In veel landen, waaronder Nederland, is genetische modificatie (Engels: *genome editing*) in het kader van de menselijke voortplanting wettelijk verboden (Embryowet. Art. 24.g). De vraag is of dat verbod niet moet worden heroverwogen (Köhler 2016; Wert en Pennings 2017). De argumenten voor een verbod (zoals: 'ingrijpen in kiembaan-DNA is onnatuurlijk' of 'het is in strijd met de menselijke waardigheid') zijn niet overtuigend, zeker niet als het gaat om genetische modificatie teneinde ernstige ziekten in het nageslacht te voorkómen. Nadere discussie is nodig over de gezondheidsrisico's van deze technieken (wanneer vinden we dat er voldoende preklinisch veiligheidsonderzoek is verricht om de stap naar de kliniek te mogen zetten?) en over een verantwoorde indicatiestelling (wat beschouwen we als onverantwoorde niet-medische, 'designer-achtige' toepassingen en hoe kunnen we die voorkomen?) (KNAW 2016). In de meeste situaties zal preïmplantatie-genetische diagnostiek (PGD; zie ▶box 12.3) een effectieve en veilige methode zijn om in hoog-risicosituaties de conceptie van een aangedaan kind te voorkomen. Hieruit volgt echter niet, zoals regelmatig wordt betoogd, dat er helemaal geen behoefte is aan genetische modificatie in de menselijke kiembaan. Zo is PGD in een aantal gevallen geen of geen ideale optie, bijvoorbeeld als een ouderpaar alleen maar aangedane embryo's produceert (embryoselectie biedt dan simpelweg geen soelaas) of omdat er door een combinatie van indicaties op voorhand een lage kans is op het kunnen selecteren van een geschikt embryo. Hoe dan ook: vooralsnog is klinische toepassing van modificatie in de menselijke kiembaan alleen al om de gezondheidsrisico's niet aan de orde.

Prenataal onderzoek naar aangeboren afwijkingen

Onderscheid wordt gemaakt in invasief onderzoek (vlokkentest, vruchtwater- en navelstrengpunctie) en niet-invasief onderzoek, maternaal bloedonderzoek en ultrageluidonderzoek (structureel echo-onderzoek (SEO) en geavanceerd ultrageluidonderzoek).

Eerste trimester van de zwangerschap

Tot voor kort werd in Nederland tijdens het eerste trimester van de zwangerschap uitsluitend de combinatietest gebruikt als kansbepalende screeningstest voor foetale chromosoomafwijkingen, waaronder trisomie 13 (patausyndroom), trisomie 18 (edwardssyndroom) en trisomie 21 (▶par. 1.5.5). Dit zijn over het algemeen zogenoemde 'de-novo-aandoeningen'; aandoeningen die niet bij de ouders aanwezig zijn, maar wel bij het kind worden gevonden. De moeder krijgt vervolgonderzoek aangeboden als uit de combinatietest blijkt dat zij een verhoogde kans heeft op een van genoemde aandoeningen. Als zij in wil gaan op het aanbod van vervolgonderzoek, kan ze kiezen tussen de NIPT, de vlokkentest of een vruchtwaterpunctie. Sinds kort wordt in onderzoeksverband de NIPT ook als eerste screeningstest aangeboden. De testeigenschappen van de NIPT zijn aanmerkelijk beter dan die van de combinatietest (Morain et al. 2013): er zijn veel minder foutpositieve testuitslagen en nauwelijks foutnegatieve bevindingen. Bovendien is de reikwijdte van de NIPT met de introductie van de array-comparatieve genomische hybridisatie (CHG)-test (Engels: *chromosomal micro-array* (CMW)-test) aanmerkelijk groter (Mackie et al. 2014; Steen et al. 2015).

Het doel van eerstetrimester prenatale screening is zwangere vrouwen die dat wensen tijdig te informeren over de eventuele aan- of afwezigheid van een van de genoemde chromosoomafwijkingen, zodat zij een keuze kunnen maken uit verschillende handelingsopties (RIVM 2018). Als met het vervolgonderzoek het vermoeden op een foetale chromosoomafwijking wordt bevestigd, kan de vrouw besluiten haar zwangerschap te laten beëindigen of haar zwangerschap te continueren. Zij kan zich dan voorbereiden op de geboorte van een kind met een chromosoomafwijking. De nadruk bij prenatale screening ligt op het mogelijk maken van een 'geïnformeerde keuze': indien gewenst krijgt de zwangere vrouw alle relevante informatie over het screeningsaanbod en maakt dan een eigen keuze om al dan niet op het screeningsaanbod in te gaan.

Anders dan in sommige andere landen heeft prenatale screening niet tot doel de kosten voor de gezondheidszorg te drukken door de geboorte van aangedane kinderen te voorkomen. Het beëindigen van een gewenste zwangerschap in verband met een aangetoonde foetale afwijking is met nadruk niet bedoeld als een instrument van 'bevolkingseugenetica', maar een – zij het tragische – keuze die de vrouw en haar (eventuele) partner moeten kunnen maken in het licht van hun eigen draagkracht. Dit zogenoemde 'autonomieparadigma' heeft belangrijke gevolgen voor de manier waarop de prenatale screening wordt aangeboden en geëvalueerd. Niet-directieve counseling en geïnformeerde keuze zijn daarbij cruciaal (▶ par. 1.5.5). Een landelijk screeningsprogramma dat primair gericht is op het maximaal voorkómen van de geboorte van aangedane kinderen en voorbijgaat aan de zelfbeschikking, noden en belangen van de cliënt en haar gezin, is in Nederlandse samenleving niet aan de orde. Zoals bij ieder screeningsprogramma geldt de eis dat het screeningsaanbod proportioneel moet zijn: de mogelijke voordelen van de screening moeten duidelijk opwegen tegen de mogelijke nadelen.

Routinisering

Een mogelijk nadeel van een vroege, eenvoudige en veilige niet-invasieve prenatale test (zoals de NIPT) is dat zwangere vrouwen en zorgverleners deze test als een vanzelfsprekend onderdeel van prenatale zorg gaan zien, wat tot routinisering van testen kan leiden. Hiermee wordt bedoeld dat het aanbod van prenatale screening op aangeboren afwijkingen wordt gepresenteerd als standaardonderdeel van de zwangerschapszorg. Deelname aan prenatale screening wordt door de zwangere vrouw en haar (eventuele) partner dan als vanzelfsprekend gezien (Jong et al. 2011; Gezondheidsraad 2016). Om die reden zullen meer zwangere vrouwen deze test laten verrichten, waardoor meer afwijkingen zullen worden gediagnosticeerd, wat mogelijk tot meer abortussen leidt. Als abortus de 'vanzelfsprekende' reactie op een 'afwijkende' bevinding wordt, ook al is die afwijking mild, spreekt men in het laatste geval van trivialisering van abortus (Jong et al. 2011). De voornaamste maatregel tegen routinisering is goede counseling, waarbij deelname aan screening en abortus bij afwijkende bevindingen niet als vanzelfsprekend worden gepresenteerd (Dondorp et al. 2015).

Reikwijdte van prenatale screeningstesten

Net als bij de preconceptionele dragerschapsscreening rijst de vraag hoe breed men met de NIPT zou mogen of moeten screenen. De focus op downsyndroom en enkele andere chromosomale afwijkingen is historisch verklaarbaar, maar eigenlijk arbitrair. Redenerend vanuit het doel van de screening – het faciliteren van reproductieve autonomie met betrekking tot beslissingen over de ernstige genetische risico's voor het nageslacht – is er in principe veel voor te zeggen de focus van de screening te verbreden; er zijn immers zoveel andere, zelfs ernstiger, afwijkingen dan downsyndroom. De vraag is: wie bepaalt die reikwijdte? En in hoeverre worden de rechten van het ongeboren kind gewaarborgd (Jong et al. 2011)?

In theorie kan in het kader van de prenatale screening gebruik worden gemaakt van genoombrede testen, waarbij het totale foetale DNA wordt geanalyseerd. Dit is echter niet wenselijk omdat de zwangere vrouw en haar (eventuele) partner dan worden overstelpt met informatie waaruit zij geen wijs kunnen worden (*information overload*). Bovendien zullen aldus veel kinderen worden geboren waarvan het totale genoom bekend is, dus inclusief predisposities voor later in het leven optredende ziekten, gedragskenmerken en maatschappelijk gevoelige *genetic traits*, zoals aanleg voor psychiatrische aandoeningen, antisociaal gedrag en homoseksualiteit. Dit betekent een schending van het recht van het kind om later zelf te kunnen beslissen over predictief genetisch onderzoek – een schending van het 'recht op niet weten' (Dondorp en Wert 2010). Mede tegen deze achtergrond is door de Europese en Amerikaanse beroepsorganisaties van genetici geadviseerd de prenatale NIPT-screening te beperken tot ernstige aangeboren ziekten en ziekten op de kinderleeftijd (Dondorp et al. 2015). Dit laat natuurlijk onverlet dat zwangere vrouwen in verband met een familiaire belasting ('op indicatie') moeten kunnen vragen om prenatale diagnostiek van een later in het leven optredende ernstige ziekte, zoals de ziekte van Huntington.

Onduidelijke bevindingen en counseling

Bredere tests genereren onvermijdelijk bevindingen waarvan de betekenis (nog) niet duidelijk is (Mackie et al. 2014; Joosten et al. 2016; Horn en Parker 2017; Steen et al. 2017). Dat kan tot verwarring en bezorgdheid bij toekomstige ouders leiden, die tijdens de zwangerschap en misschien ook na de geboorte kunnen voortduren (Jong et al. 2011). Bij goede counseling hoort ook goede informatievoorziening, ook met betrekking tot de detectie van eventuele bevinding waarvan de klinische relevantie onduidelijk is. Ouders die overwegen op het screeningsaanbod in te gaan, moeten hierover worden geïnformeerd. Tevens moet hun worden gevraagd in hoeverre zij over bevindingen waarvan de klinische relevantie onduidelijk is willen worden geïnformeerd (Steen et al. 2018). Bij complexe problematiek is het raadzaam om de betrokken ouder(s), na hun toestemming, te verwijzen naar een klinisch-geneticus.

Structureel echoscopisch onderzoek (SEO) tijdens de zwangerschap

In het tweede trimester van de zwangerschap krijgen zwangere vrouwen het SEO, ook wel 20-wekenecho genoemd, aangeboden. Net als prenatale screening tijdens het eerste trimester van de zwangerschap is het doel van prenatale screening door middel van het SEO de aanstaande ouders die dat willen, te informeren over de aan- of afwezigheid van een aangeboren afwijking bij het (ongeboren) kind. De officiële vergunning voor het SEO is formeel gericht op neuralebuisdefecten (open rug en/of open schedel), maar in de praktijk wordt de volledige anatomische structuur van het ongeboren kind onderzocht, waardoor aanmerkelijk meer structurele afwijkingen kunnen worden vastgesteld. De nadruk ligt ook hier op 'geïnformeerde keuze'. Bij afwijkende bevindingen kan de zwangere vrouw kiezen voor diagnostisch genetisch vervolgonderzoek (vruchtwaterpunctie of vlokkentest), als zij daarvoor in aanmerking komt. Met de huidige verbreding van genetisch-diagnostische testmogelijkheden voor genetisch vervolgonderzoek is de reikwijdte van deze testen aanzienlijk groter dan voorheen (Jong et al. 2011: Mackie et al. 2014; Gezondheidsraad 2016).

Niet alle structurele afwijkingen van het kind worden met het SEO gezien. Dat heeft te maken met de bekwaamheid, de aandacht en concentratie van degene die het echoscopisch onderzoek verricht, de tijd die voor het onderzoek wordt uitgetrokken, de kwaliteit van de echoapparatuur, de ligging van de foetus, de hoeveelheid vruchtwater in de baarmoeder, de aard van de afwijking en het eventuele overgewicht van de aanstaande moeder. Subtiele structurele hartafwijkingen zijn bijvoorbeeld echoscopisch aanzienlijk lastiger van te stellen dan nierafwijkingen. Daarnaast kunnen foutpositieve afwijkingen worden vastgesteld of afwijkingen die van tijdelijke en onschuldig aard zijn of waarvan de betekenis onduidelijk is (Martinez-Zamora et al. 2007; Lauson et al. 2010). Bovendien geldt voor het SEO dat het onderzoek pas relatief laat tijdens de zwangerschap plaatsvindt, waardoor soms te weinig tijd is voor het diagnostisch vervolgtraject en/of de bedenktijd voor een eventueel besluit tot het afbreken van de zwangerschap (een zwangerschapsduur van 24 0/7 complete weken (168 dagen) wordt als wettelijke grens beschouwd voor het afbreken van de zwangerschap (NVOG 2015)). Echoscopisch onderzoek eerder in de zwangerschap (vanaf 12 tot 14 weken) kan hierin mogelijk uitkomst bieden, hoewel de gepubliceerde detectiekans voor ernstige structurele afwijkingen bij laag-risicopopulaties matig is (46,1 %; 95 % BI: 36,9–55,5) (Karim et al. 2017). De Gezondheidsraad (2016) adviseerde onlangs om landelijk wetenschappelijk onderzoek te verrichten naar de effectiviteit van het vroege SEO en naar de ervaringen van zwangere vrouwen met het aanbod van een SEO in het eerste trimester van de zwangerschap (▶box 12.5).

> **Box 12.5 Voorgestelde vraagstellingen voor een landelijk onderzoek naar het vroege SEO**
> *Effectiviteit:*
> - Wat is de detectiegraad van de verschillende aandoeningen?
> - Hoeveel foutpositieve en onduidelijke bevindingen doen zich voor in de Nederlandse praktijk?
> - Hoe lang duurt het voor bevindingen bevestigd of ontkracht zijn?
>
> *Ervaringen zwangere vrouwen:*
> - Hoe ervaren zwangere vrouwen het aanbod van een vroeg SEO, met bijzondere aandacht voor ongerustheid en geruststelling – juist na (fout)positieve bevindingen?
> - Is er meer tijd voor vervolgdiagnostiek om de ontwikkeling van de foetus te volgen?
> - Is er meer bedenktijd voor een eventueel besluit tot het afbreken van de zwangerschap?
>
> Bron: Gezondheidsraad (2016)

Het toevoegen van een SEO in het eerste trimester aan het landelijk screeningsprogramma ter detectie van ernstige aangeboren foetale afwijkingen zou tegemoetkomen aan de reproductieve autonomie van groepen voor wie een zwangerschapsafbreking na 20 weken niet aanvaardbaar is. Voor sommige moslims geldt bijvoorbeeld een harde grens tot wanneer een zwangerschap mag worden afgebroken (120 dagen na de conceptie – komt overeen met een zwangerschapsduur van 19 weken + 1 dag) (Gitsels-van der Wal et al. 2015).

Het landelijk neonatale hielprikscreeningsprogramma
Doelstelling

Het doel van de neonatale hielprikscreening (▶ par. 3.4) is het vroegtijdig detecteren van een aantal zeldzame, ernstige aandoeningen waarbij interventies kort na de geboorte duidelijke voordelen hebben boven interventies die zonder screening niet of pas in een later stadium kunnen plaatsvinden Onder interventies vallen behandelingen, zoals het geven van een geneesmiddel of een dieet, maar ook preventieve maatregelen, zoals het vermijden van vasten bij bepaalde stoornissen in de vetzuurstofwisseling. Met tijdige detectie van een *beïnvloedbare* erfelijke ziekte of aandoening[3] wordt de ouders de onzekerheid van een langdurig diagnostisch traject bespaard. Als daartoe aanleiding is, kunnen risicodragers in de familie worden opgespoord.

---

3   Beïnvloedbaarheid betekent in deze context dat de behandeling of interventie in de praktijk klinisch relevante verbeteringen bereikt. Beïnvloedbaarheid impliceert niet dat de behandeling en/of interventie tot genezing leidt.

Voorlichting

In Nederland is deelname van de ouder(s) aan de hielprikscreening vrijwillig (▶box 12.6) en kosteloos. De voorlichting aan ouders moet op een begrijpelijke manier een goed beeld geven van wat de hielprikscreening inhoudt. Het RIVM heeft in 2017 de Factsheet Impact van ontwikkelingen in genetische testen tijdens de levensfases van een mens ontwikkeld (▶www.volksgezondheidenzorg.info). Mede op basis hiervan kunnen ouders een weloverwogen keuze maken of zij (1) zij al of niet deelnemen aan pre- of postnatale screening, (2) (bij deelname) al dan niet willen horen of hun kind drager is van sikkelcelziekte, en (3) al of niet akkoord gaan dat het hielprikkaartje vijf jaar bewaard wordt voor eventueel anoniem wetenschappelijk onderzoek.

> **Box 12.6 Drang of dwang bij het neonatale hielprikscreeningsprogramma**
> In een aantal landen is de hielprik wettelijk verplicht omdat deze het belang van het kind bij tijdige behandeling dient (Andrews et al. 1994). Nederland houdt vast aan vrijwillige deelname. Dwang wordt disproportioneel geacht omdat het a priori risico voor het kind op gezondheidsschade bij niet-deelname klein is en het belang dat wij hechten aan ouderlijke autonomie groot (zij het niet absoluut). Daar komt bij dat de deelname op vrijwillige basis zeer hoog is (bijna 100 %), en dwang mogelijk weerstand oproept en averechts werkt.

Het hielprikbloed wordt momenteel onderzocht op 19 ernstige erfelijke ziekten die potentieel beïnvloedbaar zijn. In 2016 vonden in totaal 815 doorverwijzingen plaats naar aanleiding van de hielprikuitslag. Dit leidt tot een totaal verwijscijfer van 0,37 % van het aantal gescreende kinderen in 2016. Verdenking op congenitale hypothyreoïdie was de belangrijkste indicatie voor doorverwijzing. In minder dan 0,5 % van het totaal aantal gescreende kinderen is de uitslag niet duidelijk (niet-conclusief). Een tweede hielprik is dan nodig en gebeurt meestal binnen twee weken na de eerste hielprik. Over de uitslag van de tweede hielprik krijgen de ouders altijd binnen vier weken bericht, ook als de uitslag goed is (▶box 12.7). Het hielprikprogramma wordt de komende jaren uitgebreid (Gezondheidsraad 2015).

> **Box 12.7 De hielprikprocedure**
> De hielprik kan alleen worden verricht na aangifte van de geboorte bij de Burgerlijke Stand van de gemeente. Zodra de pasgeborene is ingeschreven bij de Burgerlijke Stand krijgt de JGZ hiervan automatisch bericht. Een JGZ-medewerker (de screener), een verloskundige of een medewerker van het ziekenhuis (indien het kind nog is opgenomen) komt enkele dagen na de geboorte langs om hielprikbloed van het kind af te nemen. Soms wordt de hielprik verricht door een daartoe geschoolde kraamverzorgende. Na het verrichten van de hielprik krijgen de ouders een envelop, waarop de persoonsgegevens van hun kind en de datum van het verrichten van de hielprik staan vermeld. Na het verrichten van de hielprik wordt deze envelop gedurende drie maanden door de ouders bewaard. Als er wordt getwijfeld of de hielprik is verricht, dan toont de envelop aan dat deze inderdaad is uitgevoerd. De ouders krijgen geen bericht als de hielprik niet afwijkend (negatief) is.
> Bij een afwijkende uitslag heeft de medisch adviseur van het RIVM eerst overleg met de (gespecialiseerde) kinderarts. De medisch adviseur zet de afwijkende uitslag in de landelijke database (NEORAH) om ervoor te zorgen dat de behandelend kinderarts zo spoedig mogelijk de beschikking heeft over de juiste gegevens van het kind. Vervolgens informeert de medisch adviseur de huisarts en verstrekt de persoonsgegevens van het kind. De huisarts

bezoekt het kind zo snel mogelijk voor een beoordeling. Ook geeft de huisarts de ouders voorlichting over de consequenties van de uitslag. De huisarts zorgt voor tijdige verwijzing naar de (gespecialiseerde) kinderarts. In geval van dragerschap sikkelcelziekte kan de huisarts de ouders desgewenst verwijzen naar de afdeling Klinische genetica. Een deel van de kinderen blijkt de ziekte dan niet te hebben. Er is dan sprake van een zogenoemd 'foutpositief testresultaat'. Een ander deel heeft de ziekte wel (terechtpositief testresultaat) en kan worden behandeld. Met een screening kunnen ook kinderen gemist worden. De (algemeen) kinderartsen registreren deze gemiste kinderen in de landelijke database NEORAH. Deze meldingen worden door het RIVM verwerkt in de jaarlijkse evaluatie van het programma. Indien ouders niet willen dat de gegevens van het kind geregistreerd worden in NEORAH, kunnen zij daartegen bezwaar maken bij de behandelend kinderarts.

Dragerschap

Uit de hielprik kan blijken dat het kind drager is van sikkelcelziekte. Dat betekent dat een van de biologische ouders hiervan ook drager is. Zij kunnen zich hier, desgewenst, op laten testen. Ouders kunnen bezwaar maken tegen het ontvangen van informatie over dragerschap van sikkelcelziekte van hun kind. Zij geven dit door aan degene die de hielprik verricht. De ouder(s) wordt dan gevraagd een handtekening te zetten op de hielprikkaart.

12.3.3 Vroeggeboorte

Inleiding

Vroeggeboorte is de belangrijkste oorzaak van neonatale sterfte. Ongeveer 1 op 20 zwangerschappen eindigt in een vroeggeboorte. Onderscheid wordt gemaakt in spontane en kunstmatige (iatrogene) vroeggeboorte. De feitelijke oorzaak van spontane vroeggeboorte is niet bekend. De belangrijkste voorspellers van spontane vroeggeboorte zijn een eerdere vroeggeboorte en abnormale rek van de baarmoeder, zoals wordt gezien bij meerlingzwangerschappen en polyhydramnion.

Meerlingzwangerschap

Vrouwen die behandeld worden met eisprongstimulerende middelen hebben een vergrote kans op een meerlingzwangerschap. Dat geldt ook voor zwangerschappen die door middel van invitrofertilisatie (ivf) tot stand komen. De kans op meerlingzwangerschap is sterk afhankelijk van het aantal embryo's dat intra-uterien wordt geplaatst. Om de kansen op een meerlingzwangerschap, en daarmee vroeggeboorte, te verkleinen zijn kwaliteitsnormen voor de indicatiestelling van toepassing en is de uitvoering van de ivf-behandeling aangepast. In de landelijke netwerkrichtlijn Subfertiliteit wordt intra-uteriene plaatsing van hooguit twee embryo's aanbevolen (NVOG 2011). Momenteel is er een krachtige trend naar plaatsing van slechts één embryo.

Echoscopische meting van de lengte van de baarmoedermond

Met behulp van echoscopie kan de lengte van de baarmoedermond (cervixlengte) worden gemeten. In het tweede trimester van de zwangerschap (22–24 weken) is de echoscopisch gemeten baarmoedermondlengte geassocieerd met risico op vroeggeboorte: hoe korter de lengte, hoe groter het risico op vroeggeboorte. Vrouwen bij wie op grond van de baarmoedermondlengte een verhoogd risico op vroeggeboorte is vastgesteld, kunnen eventueel worden behandeld met progesteron, pessarium of cerclage. In Nederland worden zwangere vrouwen niet standaard echoscopisch gescreend op baarmoedermondlengte. Dat heeft onder meer te maken met het feit dat het eventuele effect van screening op de frequentie van vroeggeboorte in de algehele populatie zwangere vrouwen beperkt is en daarmee niet kosteneffectief (Berghella et al. 2013; Parry en Elovitz 2014). Vrouwen met een eenlingzwangerschap en verhoogde kans op vroeggeboorte op basis van hun voorgeschiedenis en/of een korte baarmoedermond, hebben waarschijnlijk baat bij behandeling, in het bijzonder die met progesteron (Romero et al. 2016; Jarde et al. 2017).

Fibronectinetest

Met de fibronectinetest[4] kan, in combinatie met de echoscopisch bepaalde cervixlengte, worden ingeschat hoe groot de kans is dat een zwangere vrouw binnen een week bevalt. Met een gunstige fibronectinetestuitslag kan worden voorkomen dat vrouwen met klinische verdenking op een dreigende vroeggeboorte (en bij wie een verkorte baarmoedermondlengte is vastgesteld) ten onrechte voor opvang en eventuele behandeling worden verwezen naar een perinatologisch centrum (Wilms et al. 2009; Deshpande et al. 2013; Baaren et al. 2017). Bij vrouwen met een klinische verdenking op een dreigende vroeggeboorte en een baarmoedermondlengte boven de 35 mm is de kans op vroeggeboorte binnen zeven dagen zeer klein; bij hen kan men de fibronectinetest achterwege laten (Wilms et al. 2009). De standaard invoering van de fibronectinetest bij vrouwen met dreigende vroeggeboorte bespaart zorgkosten, vooral omdat vrouwen met een gunstige testuitslag niet meer hoeven worden doorverwezen naar een perinatologisch centrum (Baaren et al. 2018).

Centralisatie van neonatale zorg

Het multicenter POPS-onderzoek (Project on Preterm and Small for Gestational Age Infants) werd in 1983 verricht onder een cohort van 1.336 kinderen die waren geboren bij een zwangerschapsduur van < 32 weken en/of met een geboortewicht van < 1.500 gram (Verloove-Vanhorick et al. 1988). Mede naar aanleiding van de bevindingen van het POPS-onderzoek (Verloove-Vanhorick en Verwey 1987) kwam in 1987 het Planningsbesluit 'Intensieve zorg voor zieke pasgeborenen' tot stand. Conform dit besluit werden de Neonatale Intensive Care Units (NICU's) ondergebracht in perinatologische centra, waaronder de acht universitaire centra en twee niet-universitaire centra, met speciale voorzieningen voor de opvang en behandeling van te vroeg geboren kinderen (< 32 weken) (Ouden en Dorrepaal 1997). Reeds vóór de geboorte van hun kind kunnen zwangere vrouwen naar een van deze centra worden overgeplaatst (Alten en Bruijne 1978). Dat zijn niet alleen vrouwen met een dreigende vroeggeboorte vóór de 32e week van de zwangerschap, maar ook ernstig zieke zwangere vrouwen. Naar schatting worden jaarlijks ruim drieduizend zwangere vrouwen ante partum naar een van deze centra overgeplaatst (Oei en Eyk 2002).

---

4   Met de fibronectinetest wordt wat vaginale afscheiding verzameld met een wattenstaafje. Daaruit wordt bepaald wat de concentratie van het eiwit fibronectine is. Als de concentratie verhoogd is (positieve fibronectinetest), bestaat de kans dat de bevalling binnen een week zal plaatsvinden. Als er geen verhoogde concentratie wordt gevonden (negatieve fibronectinetest), is de kans dat de bevalling binnen een week plaatsvindt zeer klein.

In 1997 concludeerde TNO dat de centralisatie van zorg heeft geleid tot een belangrijke verbetering van de zorg voor ernstig zieke pasgeborenen, waaronder te vroeg geboren kinderen, en tot een sterke daling van de mortaliteit (Ouden en Dorrepaal 1997; Kollée et al. 1998; Stoelhorst et al. 2005). Voldoende faciliteiten voor het obstetrische deel van de perinatale zorg zijn daarbij noodzakelijke voorwaarden, aldus het rapport. De betere overleving ging overigens gepaard met een toename van morbiditeit bij deze kwetsbare groep pasgeborenen, in het bijzonder met een toename van hersenbloedingen (intraventriculaire hemorragie) en longziekten (bronchopulmonale dysplasie) (Kleine et al. 2007). De overlevingskansen van de kinderen zijn tevens gunstiger geworden door betere neonatale beademingstechnieken en de endotracheale toediening van surfactant, een middel dat gebruikt wordt voor de behandeling van hyaliene-membraanziekte (Respiratory Distress Syndrome), een ernstige longziekte die het gevolg is van surfactanttekort (Fujiwara et al. 1990; Griese 1999).

Tegenwoordig wordt geadviseerd om zwangere vrouwen met een dreigende spontane vroeggeboorte vanaf een zwangerschapsduur van 23 4/7 weken te verwijzen naar een perinatologische centrum als er (a) sprake is van gebroken vliezen, (b) symptomen zijn van dreigende vroeggeboorte met een cervixlengte korter dan 15 mm, (c) meer dan 3 cm ontsluiting is, of als er (d) op andere gronden een spoedige bevalling te verwachten is (Laat et al. 2010). Tijdige toediening van corticosteroïden aan de zwangere vrouw met een dreigende vroeggeboorte vóór de 34e week vermindert het risico op neonatale mortaliteit en morbiditeit. Gezien het neuroprotectieve effect op het kind wordt daarnaast magnesiumsulfaat geadviseerd bij vrouwen met een dreigende vroeggeboorte vóór de 32e week van de zwangerschap (NVOG 2017).

Het nadeel van centralisatie is dat ouder(s) en naaste familieleden vaak lange afstanden moeten afleggen om bij hun kind te zijn. Om toch in de buurt van hun zieke kind te kunnen zijn, kunnen ouders en naaste familieleden verblijven in een Ronald McDonald Huis (▶www.kinderfonds.nl). Naast slapen in een eigen kamer kan het gezin in huiselijke sfeer gebruikmaken van een gemeenschappelijke woonkamer en keuken. De tien perinatologische centra in Nederland hebben alle een Ronald McDonald Huis in de buurt.

12.3.4 Te laag geboortegewicht

Inleiding

Een te laag geboortegewicht kan het gevolg zijn van vroeggeboorte, intra-uteriene groeivertraging of beide. Groeivertraging is ook geassocieerd met foetale chromosomale afwijkingen, meerlingzwangerschappen, drugs, placentaire afwijkingen en hypertensieve aandoeningen in de zwangerschap, in het bijzonder pre-eclampsie. Dit zijn alle potentiële medische aangrijpingspunten voor preventie en/of nieuwe behandelingsstrategieën.

Zowel vroeggeboorte als intra-uteriene groeivertraging zijn geassocieerd met een verhoogde kans op perinatale sterfte. In de westerse wereld is roken de belangrijkste determinant van een te laag geboortegewicht (Kramer et al. 2000). Mede om deze reden wordt roken tijdens de zwangerschap ontraden. Er zijn individuele programma's om vrouwen te helpen bij het stoppen met roken, bij voorkeur voordat zij zwanger zijn (▶par. 2.3.2). Daarnaast is het beleid van de overheid de laatste jaren gericht op het ontmoedigen van roken in openbare ruimten.

Er zijn ook andere uitdagingen op sociaal-maatschappelijk terrein. Zwangere vrouwen met een lage sociaaleconomische status hebben een verhoogde kans op kinderen met een te laag geboortegewicht en vroeggeboorte (Kramer et al. 2000; Blumenshine et al. 2010). Een deel van deze ongunstige zwangerschapsuitkomsten wordt verklaard door ongezonde leefstijl (KNOV 2017). De categorie kansarme zwangere vrouwen is zeer heterogeen (▶par. 2.5.1) en dikwijls weinig toegankelijk voor preventieve zorgverlening (Logan en Spencer 1996; Blumenshine et al. 2010; KNOV 2017).

Tijdige detectie van foetale groeivertraging

Momenteel wordt de foetale groei geschat aan de hand van uitwendig onderzoek van de grootte van de baarmoeder (fundushoogte). Dit is een weinig nauwkeurige methode om foetale groeiachterstand op te sporen (McDermott 2006). Echoscopisch onderzoek in het derde trimester van de zwangerschap kan hierin mogelijk verbetering brengen (Reu et al. 2008, 2010). De IRIS studie (IUGR Risk Selection Study) richt zich momenteel op de vraag of dergelijk onderzoek bij zwangere vrouwen die als laag-risico zijn geclassificeerd, nuttig is (Henrichs et al. 2016).

12.3.5 Slechte start bij de geboorte

Asfyxie

Nederlandse NICU's hanteren voor de definitie van asfyxie een lage apgarscore (≤ 5, vijf minuten na de geboorte), met afwijkende navelstreng-bloedgaswaarden (pH < 7,0 en/of basetekort (BE) ≥ 16 mmol/l) gevolgd door reanimatie.

Kritische hartafwijkingen[5] zijn een belangrijke oorzaak voor onverwachte collaps en sterfte van pasgeboren kinderen. De geschatte prevalentie van kritische hartafwijkingen is 3 per 1.000 bij levendgeboren kinderen (Ewer et al. 2012). Met behulp van een klein apparaatje (pulse oximeter) kunnen één uur na de geboorte via de huid (transcutaan) de hartslag en de zuurstofsaturatie van het kind worden gemeten, waarmee een eventuele levensbedreigende kritische hartafwijking tijdig kan worden opgespoord (Knowles et al. 2005; Narayen et al. 2015; Huizing et al. 2017). Met deze eenvoudige methode is de geschatte detectiekans op een kritische hartafwijking 58,3 % (95 %-BI 27,7 %–84,8 %) tegenover 32 % als de pasgeborene na de geboorte op standaard klinische wijze wordt onderzocht (Knowles et al. 2005; Ewer et al. 2012). De kans op een foutpositieve bevinding van de pulse oximeter is ongeveer 0,0–1,3 % (Knowles et al. 2005; Ewer et al. 2012; Narayen et al. 2016a, b). Uit Nederlands onderzoek blijkt dat deze methode zowel voor ouders als voor zorgprofessionals goed aanvaardbaar is, zowel in de thuissituatie als in het ziekenhuis (Narayen et al. 2017). In Nederland is deze methode (nog) niet standaard ingevoerd.

Therapeutische afkoeling (hypothermie) van pasgeborenen met hersenbeschadiging ten gevolge van ernstig zuurstoftekort tijdens de geboorte (Engels: *hypoxic ischaemic encephalopathy*) heeft een gunstig effect op sterfte en latere neurologische morbiditeit (Jacobs et al. 2013;

---

5 Voorbeelden van kritische hartafwijkingen zijn hypoplastisch linkerhartsyndroom, pulmonalis atresie met intact ventrikelseptum, transpositie van de grote vaten, aortaboogafwijkingen, totaal abnormale pulmonaalveneuze retour, tricuspidalisatresie, coarctatio aortae, aortastenose, pulmonalisstenose, tetralogie van Fallot, double outlet right ventricle, ebstein-anomalie enzovoort (Narayen et al. 2016a, b). Bij de pasgeborene bestaat een verbinding tussen de longslagader en de aorta. Deze verbinding (= ductus arteriosus of ductus Botalli) sluit normaal binnen de 24 uur na de geboorte. Kritische hartafwijkingen leiden dikwijls tot cyanose (blauwverkleuring) van het pasgeboren kind als gevolg van de sluiting van deze verbinding.

Gunn et al. 2017). De pathofysiologische achtergrond van deze behandeling is (nog) niet opgehelderd (Broek et al. 2010). Therapeutische afkoeling moet binnen zes uur na de geboorte worden gestart. Nader onderzoek is nodig naar de optimale indicatiestelling, de methode en duur van afkoeling.

Onderzoek is momenteel ook gaande naar de farmacologische behandeling van de gevolgen van perinatale asfyxie (Hassell et al. 2015). Daarnaast is het belangrijk om onderzoek te blijven doen naar de oorza(a)k(en) van perinatale asfyxie, de directe opvang van de asfyctische pasgeborene en naar manieren om deze ernstige complicatie tijdens de bevalling te voorkomen.

Audit van kinderen met à terme asfyxie

In 2015 werden 230 kinderen met à terme asfyxie tijdens een perinatale audit besproken (Perined 2016). Een dergelijke audit behelst de systematische analyse van factoren die (mogelijk) samenhangen met de perinatale asfyxie van de pasgeborene. Tijdens de perinatale audit wordt multidisciplinair besproken welke factoren potentieel vermijdbaar zijn. Naar aanleiding daarvan wordt een actieplan opgesteld, dit plan beoogt verbetering van zorg met vermindering van de kans op perinatale asfyxie.

12.4 Sociaal-maatschappelijke aandachtspunten

12.4.1 Manifest '1001 kritieke dagen'

Een aantal initiatiefnemers – waaronder de Nederlandse Vereniging van Pedagogen en Onderwijskundigen (NVO), het Nederlands Instituut voor Psychologen (NIP), de Dutch Association for Infant Mental Health (DAIMH) en de Stichting Babywerk – heeft het manifest '1001 kritieke dagen' gelanceerd (▶ www.nvo.nl). Belangrijk uitgangspunt van dit manifest is dat ieder kind een gelijke kans verdient op een gezond en gelukkig leven. In navolging van het Engelse voorbeeld *The 1001 critical days manifesto* (▶ www.1001criticaldays.co.uk) ligt het accent op de psychosociale aspecten van welzijn en gezondheid. Met vroegtijdige informatie, de juiste preventie en vroegtijdige interventies biedt dit manifest zorgverleners een handvat om beschadiging van het kind te voorkomen en een goede hechting tussen ouder(s) en hun kind te stimuleren. De 1001 kritieke dagen hebben betrekking op de tijdsperiode die ligt tussen de conceptie en het moment dat het kind twee jaar wordt. Deze tijdsperiode is cruciaal voor de lichamelijke en emotionele ontwikkeling van het kind (Teicher en Samson 2016; Teicher et al. 2016; Danese en Baldwin 2017; Roseboom 2018). Dit manifest benadrukt de noodzaak van de wetenschappelijke onderbouwing van het belang van deze periode voor de ontwikkeling en veiligheid van het kind.

12.4.2 Jeugdgezondheidszorg (JGZ)

Inleiding

De JGZ heeft tot doel de gezondheid van alle jeugdigen te bewaken en bevorderen. Zij bieden preventie op verschillende niveaus, signaleren medische problematiek en leiden toe naar de juiste vorm van zorgverlening. In kwetsbare gezinssituaties en vermoedens van kindermishandeling, doen jeugdartsen en jeugdverpleegkundigen onderzoek naar de situatie van kind en gezin. Ook doen zij een taxatie van het veiligheidsrisico (Sachse-Bonhof et al. 2015). Conform de KNMG-meldcode 'Huiselijk geweld en kindermishandeling' schakelt de jeugdarts de vertrouwensarts in of doet een melding bij 'Veilig Thuis' (▶www.vooreenveiligthuis.nl). Veel JGZ-organisaties hebben preventieve programma's voor kwetsbare zwangere vrouwen, waarin ondersteuning geboden wordt, zoals prenatale huisbezoeken door jeugdverpleegkundigen, Stevig Ouderschap en VoorZorg (▶par. 2.3.4).

Organisatie jeugdzorg

In het medische en sociale zorgdomein van de jeugd is de laatste tijd veel veranderd. Vanaf 1 januari 2015 valt op grond van de Wmo de gehele zorg voor jeugd onder de verantwoordelijkheid van gemeenten (▶par. 2.5.2). In veel gemeenten zijn op het terrein van zorg, ondersteuning en activering, de sociale wijkteams tegenwoordig het aanspreekpunt voor burgers. In sommige gemeentes zitten de sociale wijkteams en de JGZ onder één dak. Jeugdartsen en jeugdverpleegkundigen die werkzaam zijn binnen de JGZ kunnen deel uitmaken van sociale wijkteams of zijn beschikbaar voor consultatie (Paauw 2016). In andere gemeentes is de JGZ onderdeel van de GGD of van thuiszorginstellingen. Met toestemming van de vrouw dragen de kraamverzorgende en de verloskundig zorgverlener relevante informatie uit de zwangerschap en de kraamperiode digitaal of schriftelijk over aan de huisarts en, waar nodig, aan de JGZ. In de tweede week na de geboorte brengt een jeugdverpleegkundige een huisbezoek. Tijdens dat bezoek wordt uitgelegd wat de taken van de jeugdgezondheidszorg zijn, wordt ingegaan op specifieke zaken uit de verloskundige en kraamzorgoverdracht en worden zo nodig adviezen ten aanzien van (borst)voeding gegeven. Ook zal informatie gegeven worden over het inloopspreekuur op het consultatiebureau, over de werkwijze van de jeugdgezondheidszorg en over het Rijksvaccinatieprogramma (Zorgstandaard Integrale Geboortezorg 2016).

Het consultatiebureau

Het consultatiebureau is een openbare JGZ-instelling voor preventieve zorg voor alle kinderen van 0 tot 4 jaar. In het Basispakket JGZ staat welke activiteiten de jeugdgezondheidszorg aan elk kind in Nederland moet aanbieden. Monitoren, signaleren en screenen vormen de kern van het Basispakket JGZ. Als het kind ongeveer vier weken oud is, wordt het gezien door de jeugdarts en de keren daarna afwisselend door de jeugdverpleegkundige en jeugdverpleegkundigen. Hieraan zijn voor de ouders geen kosten verbonden.

De jeugdarts is verantwoordelijk voor de vaccinaties van het kind volgens het Rijkvaccinatieprogramma. Tijdens het eerste bezoek aan de jeugdarts wordt de moeder toestemming hiervoor gevraagd. De jeugdarts en de jeugdverpleegkundige volgen de groei van het kind aan de hand van de groeicurven van TNO. Aan de hand van het Van Wiechenschema[6] volgen zij de ontwikkeling van het kind op het terrein van gedrag, spraak, taal en motoriek.

Alles wat de jeugdarts/jeugdverpleegkundige meet en ziet wordt genoteerd in de GroeiGids. Ouders kunnen zelf ook de groei en ontwikkeling bijhouden in de app van de GroeiGids (▶www.groeigids.nl). Via deze app kunnen zij direct doorklikken naar gevalideerde informatie over de ontwikkeling, gezondheid en opvoeding van hun kind.

---

6 Het Van Wiechenonderzoek is een hulpmiddel om op systematische wijze de ontwikkeling van baby's, peuters en kleuters in kaart te brengen. Het onderzoek vindt plaats op het consultatiebureau (▶www.nji.nl).

JGZ-inloopspreekuren

Daarnaast bieden veel JGZ-organisaties frequente laagdrempelige inloopspreekuren in de wijk aan, waar ouders met vragen over hun kind(eren) zonder afspraak binnen kunnen lopen. De jeugdverpleegkundige is hier het centrale aanspreekpunt.

Werkwijze JGZ

Vroegsignalering van psychosociale problemen is een van de kerntaken van de JGZ. Een goede gesprektechniek, een empathische houding en het gebruik van goede (dus valide) meetinstrumenten zijn daarbij onontbeerlijk (NCJ 2016). Een vragenlijst als psychosociaal signaleringsinstrument is een hulpmiddel om de behoeften en belangen van de jeugdige systematisch in kaart te brengen. Doel en gebruik van een vragenlijst zijn voor veel ouders niet vanzelfsprekend. De JGZ zal dan ook vanaf het eerste contact heel helder moeten zijn over (de legitimatie van) haar taak, het gebruik van vragenlijsten als psychosociale signaleringsinstrumenten daarbij en het nut ervan voor ouder en kind (▶box 12.8).

> **Box 12.8 Signaleringsinstrumenten aangeraden door de JGZ**
>
> *Voor de prenatale periode:*
> - ALPHA-NL (▶par. 2.4.3);
> - Checklist Vroegsignalering in de kraamtijd (▶par. 6.8.3);
> - R4U (▶par. 2.4.1);
> - Mind2Care (▶par. 2.4.2);
> - Edinburgh Postnatal Depression Scale (EPDS); wordt zowel postnataal als prenataal gebruikt;
> - Samen Starten; prenataal DMO-gesprekprotocol.
>
> *Voor de postnatale periode (leeftijdsperiode 0–4 jaar):*
> - SPARK; voor opvoedings- en ontwikkelingsproblemen;
> - Samen Starten; postnataal DMO-protocol voor opvoedingsproblemen (▶par. 2.5.3);
> - BITSEA; voor psychosociale problematiek;
> - SDQ 3–4; voor psychosociale problematiek.
>
> De SPARK en het DMO-protocol zijn gespreksprotocollen die de JGZ gebruikt voor de signalering van risico's bij de opvoeding van kinderen jonger dan 2 jaar. BITSEA en de SDQ zijn vroegsignaleringsinstrumenten specifiek voor psychosociale problemen, gevalideerd voor kinderen van respectievelijk 2 en 3–4 jarigen.
>
> Bron: NCJ (2016)

> **Box 12.9 Samen Starten en het DMO-gespreksprotocol**
> Samen Starten is een programma dat effectieve samenwerking tussen zorgpartners rondom jonge kinderen beoogt (NCJ 2016). Binnen dit programma is een DMO-gespreksprotocol ontwikkeld en geëvalueerd voor kinderen in de leeftijd van 0–18 maanden. Dit protocol is vervolgens doorontwikkeld voor kinderen tot en met 4 jaar. In sommige gemeentes werkt de JGZ gewerkt met een zogenoemde 'SamenStarten App' (▶www.ncj.nl).
> Deze app maakt gebruik van digitale plaatjes die de (aanstaande) moeder aanklikt,

waarmee zij kan laten zien wat haar bezighoudt. De afbeeldingen illustreren situaties of gebeurtenissen die zij belangrijk vindt. Naar aanleiding hiervan volgt een gesprek met een JGZ-medewerker, waarin gezamenlijk wordt gekeken welk punten er voor dit gezin spelen. De SamenStarten App helpt de zorgprofessional om de ouders centraal te stellen. Deze app is ook goed bruikbaar voor ouder(s) die de Nederlandse taal niet of nauwelijks beheersen. Ongeveer een derde van de JGZ-organisaties in Nederland gebruikt het DMO-protocol (DMO-P) dat is gericht op signalering van opvoedingssituaties die risico's opleveren voor de sociaal-emotionele ontwikkeling van het kind (NCJ 2016). Het postnatale DMO-P bestaat uit een gesprek met de ouder(s) en een gestructureerde vragenlijst, waarmee de opvoedingssituatie op vijf domeinen (welbevinden kind, welbevinden ouder, rol partner, sociale steun en obstakels) in kaart wordt gebracht (NCJ 2016). Het postnatale DMO-P kan worden gecombineerd met het prenatale DMO-P. Aan de hand van de bevindingen kan in overleg met de ouder(s) gerichte gezins- en/of opvoedingsondersteuning worden gegeven (Oudhof et al. 2013). Gezinnen kunnen tot het vierde levensjaar van het kind voor ondersteuning terecht op het jeugdconsultatiebureau. De methodiek van het DMO-P kan worden toegepast als het kind 2 jaar (DMO-P2+) en 4 jaar oud is (DMO-P4+). Op deze manier kan de sociaal-emotionele ontwikkeling van het kind goed worden gevolgd. Voor ouders en kinderen met een migratieachtergrond is het DMO-protocol goed bruikbaar (Bommel et al. 2010).

12.4.3 Centrum voor Jeugd en Gezin (CJG)

De functie van het CJG is een laagdrempelige vraagbaak te zijn voor ouders, jeugdigen en professionals waar de juiste verbindingen tussen professionals gelegd worden wanneer er vragen zijn op het gebied van opvoeden. Dit heeft als doel dat jeugdigen en hun ouders snel en gecoördineerd die informatie, dat advies of die hulp krijgen die aansluit bij hun behoeften. In veel steden maakt de JGZ deel uit van het Centrum voor Jeugd en Gezin. De kerntaken van CJG-professionals staan vermeld in ▶box 12.10.

> **Box 12.10 Kerntaken CJG-professionals**
> - Signaleren, analyseren en, indien nodig, toeleiden naar (gespecialiseerde) hulp.
> - Ondersteuning en dienstverlening: voorlichting, advies, informatie en hulp, coachen, bekrachtigen en versterken.
> - Integrale zorg organiseren.
> - Monitoren, screenen en vaccineren.
>
> Bron: NCJ (2013)

12.4.4 De huisarts

De huisarts is de vertrouwenspersoon en het vaste aanspreekpunt op het gebied van fysieke en psychosociale gezondheid van de gezinsleden. De huisarts heeft korte lijnen naar andere zorgverleners uit diverse disciplines. Feitelijk is de huisarts de spil van het gezin voor medische en psychosociale zorgverlening.

12.5 Conclusies

- Voorwaarde voor verbetering van de vooruitzichten van de (aanstaande) moeder en haar (ongeboren) kind is een goedwerkend zorgstelsel, waarin de overheid een cruciale rol speelt.
- De meeste mensen weten niet van zichzelf dat ze drager zijn van een recessieve of geslachtsgebonden aandoening, en dan komt de geboorte van een kind met een dergelijke aandoening volkomen onverwacht.
- Het doel van elke vorm van screening is betrokkenen de mogelijkheid te geven om geïnformeerd te kiezen voor een van de verschillende handelingsopties, waaronder het niet krijgen van (eigen) kinderen, het afbreken van de zwangerschap als bij het ongeboren kind een ernstige afwijking wordt geconstateerd of zich voorbereiden op een kind met een afwijking.
- Mocht preconceptionele dragerschapsscreening ingevoerd worden (bijvoorbeeld in het kader van preconceptiezorg), dan moet op basis van wetenschappelijk onderzoek worden besloten op welke aandoeningen preconceptionele dragerschapsscreening gericht moet zijn, aan wie deze mag worden aangeboden, en op welk moment.
- De voornaamste maatregel tegen routinisering van screening op foetale chromosoomafwijking door middel van de NIPT is goede counseling, waarbij deelname aan screening niet als vanzelfsprekend wordt gepresenteerd.
- Met structureel echoscopisch onderzoek (SEO), ook wel 20-wekenecho genoemd, kunnen niet alle structurele afwijkingen van het ongeboren kind worden gezien.
- Roken is de belangrijkste oorzaak van te laag geboortegewicht.
- Vroeggeboorte is de belangrijkste oorzaak van neonatale sterfte in de westerse wereld
- Met de centralisatie van zorg in perinatologische (derdelijns)centra is de prognose van de ernstige bedreigde pasgeborene sterk verbeterd.
- Bij vrouwen met klinische aanwijzingen voor een dreigende vroeggeboorte sluit een negatieve uitslag van de fibronectinetest een bevalling binnen zeven dagen vrijwel uit.
- De standaard invoering van de fibronectinetest bij vrouwen met dreigende vroeggeboorte bespaart zorgkosten, vooral omdat vrouwen met een gunstige testuitslag niet meer hoeven te worden doorverwezen naar een perinatologisch centrum.
- Kritische hartafwijkingen zijn een belangrijke oorzaak van asfyxie na de geboorte.
- Met de pulse oximeter kan op een eenvoudige wijze een pasgeborene met een kritische hartafwijking worden geïdentificeerd.

12.6 Opdracht

Opdracht
- Beschrijf vanuit uw vakgebied de stand van zaken met betrekking tot vernieuwingen in de geboortezorg in uw regio.

Literatuur

Achterbergh R, Lakeman P, Stemerding D, Moors EH, Cornel MC. Implementation of preconceptional carrier screening for cystic fibrosis and haemoglobinopathies: a sociotechnical analysis. Health Policy 2007;83(2–3):277–86.

Alten D van, Bruijne JI. De intra-uterine overplaatsing van de jonge prematuur. Ned Tijdschr Geneeskd. 1978;9:299–303.

Andrews LB. Public choices and private choices: legal regulation of genetic testing. In: Murphy TF, Lappe MA, redactie. Justice and the Human Genome Project. Berkeley, Los Angeles, London: University of California Press; 1994. pag.46–74.

Baaren GJ van, Vis JY, Wilms FF, Oudijk MA, Kwee A, Porath MM, Scheepers HC, Spaanderman ME, Bloemenkamp KW, Haak MC, Bax CJ, Cornette JM, Duvekot JJ, Nij Bijvanck BW, Eyck J van, Franssen MT, Sollie KM, Vandenbussche FP, Woiski M, Bolte AC, Post JA van der, Bossuyt PM, Opmeer BC, Mol BW. Cost-effectiveness of diagnostic testing strategies including cervical length measurement and fibronectin testing in women with symptoms of preterm labor. Ultrasound Obstet Gynecol. 2018;51(5):596–603.
▶ https://doi.org/10.1002/uog.17481.

Behjati S, Tarpey PS. What is next generation sequencing? Arch Dis Child Educ Pract Ed. 2013;98(6):236–8.
▶ https://doi.org/10.1136/archdischild-2013-304340.

Berghella V, Baxter JK, Hendrix NW. Cervical assessment by ultrasound for preventing preterm delivery. Cochrane Database Syst Rev. 2013 Jan 31;(1):CD007235. ▶ https://doi.org/10.1002/14651858.CD007235.pub3.

Blumenshine P, Egerter S, Barclay CJ, Cubbin C, Braveman PA. Socioeconomic disparities in adverse birth outcomes: a systematic review. Am J Prev Med. 2010;39(3):263–72. ▶ https://doi.org/10.1016/j.amepre.2010.05.012.

Bommel H van. Vroegsignalering bij migrantenkinderen. Onderzoek naar de bruikbaarheid van het DMO-gespreksprotocol. Utrecht: Pharos; 2010. Bron: ▶ http://www.pharos.nl/documents/doc/vroegsignalering_bij_migrantenkinderen.pdf.

Bonsel G, Birnie E, Denktaş S, Poeran J, Steegers EAP. Lijnen in de perinatale sterfte. Signalementstudie 'Zwangerschap en Geboorte'. Rotterdam: Erasmus MC; 2010.

Brand T, Ruiz van Haperen VWT, Vliet-Lachotzki EH van, Steegers EAP. Effecten van arbeidsomstandigheden op de zwangerschap verdienen aandacht binnen de preconceptiezorg. Ned Tijdschr Geneeskd. 2009;153:A363.

Broek MP van den, Groenendaal F, Egberts AC, Rademaker CM. Effects of hypothermia on pharmacokinetics and pharmacodynamics: a systematic review of preclinical and clinical studies. Clin Pharmacokinet. 2010;49(5):277–94. ▶ https://doi.org/10.2165/11319360-000000000-00000.

CBS. Statline. Overledenen; doodsoorzaak; uitgebreidelijst, leeftijd, geslacht. Gewijzigd op 28 december 2017. Bron: ▶ https://opendata.cbs.nl/statline/#/CBS/nl/dataset/7233/table?ts=1528971841507.

Danese A, Baldwin JR. Hidden wounds? Inflammatory links between childhood trauma and psychopathology. Annu Rev Psychol. 2017 Jan 3;68:517–44. ▶ https://doi.org/10.1146/annurev-psych-010416-044208.

Deshpande SN, Asselt AD van, Tomini F, Armstrong N, Allen A, Noake C, Khan K, Severens JL, Kleijnen J, Westwood ME. Rapid fetal fibronectin testing to predict preterm birth in women with symptoms of premature labour: a systematic review and cost analysis. Health Technol Assess. 2013;17(40):1–138.
▶ https://doi.org/10.3310/hta17400.

Dondorp WJ, Wert MWR de. Het 'duizend dollar genoom': een ethische verkenning. Signalering ethiek en gezondheid, 2010/2. Den Haag: Centrum voor ethiek en gezondheid; 2010. Gezondheidsraad. Publicatienr: 2010/15. Bron: ▶ https://www.gezondheidsraad.nl/sites/default/files/201015r.pdf.

Dondorp W, Wert G de, Bombard Y, Bianchi DW, Bergmann C, Borry P, Chitty LS, Fellmann F, Forzano F, Hall A, Henneman L, Howard HC, Lucassen A, Ormond K, Peterlin B, Radojkovic D, Rogowski W, Soller M, Tibben A, Tranebjærg L, El CG van, Cornel MC; European Society of Human Genetics; American Society of Human Genetics. Non-invasive prenatal testing for aneuploidy and beyond: challenges of responsible innovation in prenatal screening. Eur J Hum Genet. 2015;23(11):1438–50. ▶ https://doi.org/10.1038/ejhg.2015.57.

Dute J, Willems J. Publieke gezondheidszorg. In: Legemaate J, Widdershoven G, redactie. Basisboek ethiek en recht in de gezondheidszorg. Amsterdam: Boom uitgevers; 2016. pag. 311–21.

Ewer AK, Furmston AT, Middleton LJ, Deeks JJ, Daniels JP, Pattison HM, Powell R, Roberts TE, Barton P, Auguste P, Bhoyar A, Thangaratinam S, Tonks AM, Satodia P, Deshpande S, Kumararatne B, Sivakumar S, Mupanemunda R, Khan KS. Pulse oximetry as a screening test for congenital heart defects in newborn infants: a test accuracy study with evaluation of acceptability and cost-effectiveness. Health Technol Assess. 2012;16(2):v-xiii, 1–184. ▶ https://doi.org/10.3310/hta16020.

Fiorentino F, Bono S, Biricik A, Nuccitelli A, Cotroneo E, Cottone G, Kokocinski F, Michel CE, Minasi MG, Greco E. Application of next-generation sequencing technology for comprehensive aneuploidy screening of blastocysts in clinical preimplantation genetic screening cycles. Hum Reprod. 2014;29(12):2802–13.
▶ https://doi.org/10.1093/humrep/deu277.

Fujiwara T, Konishi M, Chida S, Okuyama K, Ogawa Y, Takeuchi Y, Nishida H, Kito H, Fujimura M, Nakamura H, et al. Surfactant replacement therapy with a single postventilatory dose of a reconstituted bovine surfactant in preterm neonates with respiratory distress syndrome: final analysis of a multicenter, double-blind, randomized trial and comparison with similar trials. The Surfactant-TA Study Group. Pediatrics 1990;86(5):753–64.

Gezondheidsraad. Neonatale screening: nieuwe aanbevelingen. Den Haag: Gezondheidsraad; 2015. Publicatienr. 2015/08. Bron: ▶ https://www.gezondheidsraad.nl/nl/taak-werkwijze/werkterrein/preventie/neonatale-screening-nieuwe-aanbevelingen.

Gezondheidsraad. Prenatale screening. Den Haag: Gezondheidsraad; 2016. Publicatienr. 2016/19. Bron: ▶ https://www.gezondheidsraad.nl/sites/default/files/201619_prenatale_screening_0.pdf.

Gitsels-van der Wal JT, Martin L, Mannien J, Verhoeven P, Hutton EK, Reinders HS. A qualitative study on how muslim women of Moroccan descent approach antenatal anomaly screening. Midwifery 2015;31(3):e43–9.

Griese M. Pulmonary surfactant in health and human lung diseases: state of the art. Eur Respir J. 1999;13(6):1455–76.

Gunn AJ, Laptook AR, Robertson NJ, Barks JD, Thoresen M, Wassink G, Bennet L. Therapeutic hypothermia translates from ancient history in to practice. Pediatr Res. 2017;81(1–2):202–9. ▶ https://doi.org/10.1038/pr.2016.198.

Hassell KJ, Ezzati M, Alonso-Alconada D, Hausenloy DJ, Robertson NJ. New horizons for newborn brain protection: enhancing endogenous neuroprotection. Arch Dis Child Fetal Neonatal Ed. 2015;100(6):F541–52. ▶ https://doi.org/10.1136/archdischild-2014-306284.

Henrichs J, Verfaille V, Viester L, Westerneng M, Molewijk B, Franx A, Horst H van der, Bosmans JE, Jonge A de, Jellema P; IRIS Study Group. Effectiveness and cost-effectiveness of routine third trimester ultrasound screening for intrauterine growth restriction: study protocol of a nationwide stepped wedge cluster-randomized trial in The Netherlands (The IRIS Study). BMC Pregnancy Childbirth 2016 Oct 13;16(1):310. PubMed PMID: 27737654.

Heuvel L van den, Plantinga M, Verkerk M, Langen I van. In aantocht: dragerschapstest voor meer ziekten tegelijk. Medisch Contact 2015; 914–7. Bron: ▶ https://www.medischcontact.nl/nieuws/laatste-nieuws/artikel/in-aantocht-dragerschapstest-voor-meer-ziekten-tegelijk.htm.

Holtkamp KC, Vos EM, Rigter T, Lakeman P, Henneman L, Cornel MC. Stakeholder perspectives on the implementation of genetic carrier screening in a changing landscape. BMC Health Serv Res. 2017a Feb 16;17(1):146. ▶ https://doi.org/10.1186/s12913-017-2083-9.

Holtkamp KCA, Mathijssen IB, Lakeman P, Maarle MC van, Dondorp WJ, Henneman L, Cornel MC. Factors for successful implementation of population-based expanded carrier screening: learning from existing initiatives. Eur J Public Health. 2017b Apr 1;27(2):372–7. ▶ https://doi.org/10.1093/eurpub/ckw110.

Horn R, Parker M. Opening Pandora's box?: ethical issues in prenatal whole genome and exome sequencing. Prenat Diagn. 2017;38(1):20–5. ▶ https://doi.org/10.1002/pd.5114.

Huizing MJ, Villamor-Martínez E, Chavagne IA, Vanagt WY, Spaanderman MAE, Villamor E. Reliability and validity of a smartphone-paired pulse oximeter for screening of critical congenital heart defects in newborns. Neonatology 2017 Aug 3;112(4):324–9. ▶ https://doi.org/10.1159/000477294.

Jacobs SE, Berg M, Hunt R, Tarnow-Mordi WO, Inder TE, Davis PG. Cooling for newborns with hypoxic ischaemic encephalopathy. Cochrane Database Syst Rev. 2013 Jan 31;(1):CD003311. ▶ https://doi.org/10.1002/14651858.CD003311.pub3.

Jans SM, Henneman L, Jonge A de, El CG van, Tuyl LH van, Cornel MC, Lagro-Janssen AL. 'A morass of considerations': exploring attitudes towards ethnicity-based haemoglobinopathy-carrier screening in primary care. Fam Pract. 2013;30(5):604–10. ▶ https://doi.org/10.1093/fampra/cmt019.

Jans SM, Jonge A de, Henneman L, Cornel MC, Lagro-Janssen AL. Attitudes of general practitioners and midwives towards ethnicity-based haemoglobinopathy-carrier screening. Eur J Hum Genet. 2012;20(11):1112–7. ▶ https://doi.org/10.1038/ejhg.2012.72.

Jarde A, Lutsiv O, Park CK, Beyene J, Dodd JM, Barrett J, Shah PS, Cook JL, Saito S, Biringer AB, Sabatino L, Giglia L, Han Z, Staub K, Mundle W, Chamberlain J, McDonald SD. Effectiveness of progesterone, cerclage and pessary for preventing preterm birth in singleton pregnancies: a systematic review and network meta-analysis. BJOG 2017;124(8):1176–89. ▶ https://doi.org/10.1111/1471-0528.14624.

Jong A de, Dondorp W, Wert G de. Ethische reflexie. In: Wildschut HIJ, Goudoever JB van, Hollander NS den, Keirse E, Wert G de, redactie. Foetale en neonatale screening op aangeboren afwijkingen. Leidraad voor besluitvorming. Amsterdam: Reed Business; 2011: pag. 405–38.

Joosten M, Diderich KE, Opstal D van, Govaerts LC, Riedijk SR, Prinsen AK, Vries FA de, Go AT, Galjaard RJ, Srebniak MI. Clinical experience of unexpected findings in prenatal array testing. Biomark Med. 2016;10(8):831–40. ▶ https://doi.org/10.2217/bmm-2016-0054.

Karim JN, Roberts NW, Salomon LJ, Papageorghiou AT. Systematic review of first trimester ultrasound screening in detecting fetal structural anomalies and factors affecting screening performance. Ultrasound Obstet Gynecol. 2017;50(4):429–41. ▶ https://doi.org/10.1002/uog.17246.

Kleine MJ de, Ouden AL den, Kollée LA, Ilsen A, Wassenaer AG van, Brand R, Verloove-Vanhorick SP. Lower mortality but higher neonatal morbidity over a decade in very preterm infants. Paediatr Perinat Epidemiol. 2007;21(1):15–25.

KNAW. Genome editing – kansen en grenzen van moderne genetische-modificatietechnieken. Journalistiek verslag van het KNAW-symposium 'Genome editing – kansen en grenzen van moderne genetische-modificatietechnieken'. Amsterdam: KNAW; 2016.

KNOV. Handreiking kwetsbare zwangeren. 2017. Bron: ▶ http://www.knov.nl/fms/file/knov.nl/knov_downloads/2714/file/20170622_KNOV_Handreiking_kwetsbare_zwangeren_versie_FINAL.pdf.

Knowles R, Griebsch I, Dezateux C, Brown J, Bull C, Wren C. Newborn screening for congenital heart defects: a systematic review and cost-effectiveness analysis. Health Technol Assess. 2005;9(44):1–152, iii–iv.

Köhler W. Worden er straks alleen nog perfecte baby's geboren? NRC 30 september 2016. Bron: ▶ https://www.nrc.nl/nieuws/2016/09/30/knip-plak-crispr-en-bruine-ogen-zijn-blauw-4538594-a1524213?utm_source=SIM&utm_medium=email&utm_campaign=nboverig&utm_content=&utm_term=20170802.

Kollée LA, Ouden AL den, Drewes JG, Brouwers HA, Verwey RA, Verloove-Vanhorick SP. Perinatale verwijzing bij vroeggeboorte in Nederland. Vergelijking 1983–1993. Ned Tijdschr Geneeskd. 1998 Jan 17;142(3):131–4.

Kramer MS, Séguin L, Lydon J, Goulet L. Socio-economic disparities in pregnancy outcome: why do the poor fare so poorly? Paediatr Perinat Epidemiol. 2000;14(3):194–210.

Laat MWM de, Wiegerinck MM, Walther FJ, Boluyt N, Mol BMJ, Post JAM van der, Lith JMM van, Offringa M. Richtlijn 'Perinataal beleid bij extreme vroeggeboorte'. Ned Tijdschr Geneeskd. 2010;154:A2701. Bron: ▶ https://www.ntvg.nl/artikelen/richtlijn-%E2%80%98perinataal-beleid-bij-extreme-vroeggeboorte%E2%80%99/volledig.

Lakeman P, Plass AM, Henneman L, Bezemer PD, Cornel MC, Kate LP ten. Preconceptional ancestry-based carrier couple screening for cystic fibrosis and haemoglobinopathies: what determines the intention to participate or not and actual participation? Eur J Hum Genet. 2009;17(8):999–1009. ▶ https://doi.org/10.1038/ejhg.2009.1.

Lauson S, Alvarez C, Patel MS, Langlois S. Outcome of prenatally diagnosed isolated clubfoot. Ultrasound Obstet Gynecol. 2010;35(6):708–14. ▶ https://doi.org/10.1002/uog.7558.

Logan S, Spencer N. Smoking and other health related behaviour in the social and environmental context. Arch Dis Child 1996;74(2):176–9.

Mackie FL, Carss KJ, Hillman SC, Hurles ME, Kilby MD. Exome sequencing in fetuses with structural malformations. J Clin Med. 2014 Jul 8;3(3):747–62. ▶ https://doi.org/10.3390/jcm3030747.

Martinez-Zamora MA, Borrell A, Borobio V, Gonce A, Perez M, Botet F, Nadal A, Albert A, Puerto B, Fortuny A. False positives in the prenatal ultrasound screening of fetal structural anomalies. Prenat Diagn. 2007;27(1):18–22.

McDermott. Fundal height measurement. In: Wildschut HIJ, Weiner CP, Peter TJ, redactie. When to screen in obstetrics and gynecology. Philadelphia: Elsevier Ltd.; 2006. pag. 326-43.

Morain S, Greene MF, Mello MM. A new era in noninvasive prenatal testing. N Engl J Med. 2013 Aug 8;369(6):499–501. ▶ https://doi.org/10.1056/nejmp1304843.

Narayen IC, Blom NA, Bourgonje MS, Haak MC, Smit M, Posthumus F, Broek AJ van den, Havers HM, Pas AB te. Pulse oximetry screening for critical congenital heart disease after home birth and early discharge. J Pediatr. 2016a;170:188–92. e1. ▶ https://doi.org/10.1016/j.jpeds.2015.12.004.

Narayen IC, Blom NA, Ewer AK, Vento M, Manzoni P, Pas AB te. Aspects of pulse oximetry screening for critical congenital heart defects: when, how and why? Arch Dis Child Fetal Neonatal Ed. 2016b;101(2):F162–7. ▶ https://doi.org/10.1136/archdischild-2015-309205.

Narayen IC, Blom NA, Verhart MS, Smit M, Posthumus F, Broek AJ van den, Havers H, Haak MC, Pas AB te. Adapted protocol for pulse oximetry screening for congenital heart defects in a country with homebirths. Eur J Pediatr. 2015;174(1):129–32. ▶ https://doi.org/10.1007/s00431-014-2371-x.

Narayen IC, Kaptein AA, Hogewoning JA, Blom NA, Pas AB te. Maternal acceptability of pulse oximetry screening at home after home birth or very early discharge. Eur J Pediatr. 2017;176(5):669–72. ▶ https://doi.org/10.1007/s00431-017-2883-2.

Nederlands Centrum Jeugdgezondheid (NCJ). Richtlijn: Psychosociale problemen; 2016. Bron: ▶ https://www.ncj.nl/richtlijnen/alle-richtlijnen/richtlijn/?richtlijn=35&rlpag=1756.

NCJ. Richtlijn opvoedondersteuning. 2013. Bron: ▶ https://www.ncj.nl/richtlijnen/alle-richtlijnen/richtlijn/?richtlijn=9&rlpag=674.

NVOG. Landelijke netwerkrichtlijn Subfertiliteit. 2011. Bron: ▶ http://nvog-documenten.nl/index.phppagina=/richtlijn/pagina.php&fSelectTG_62=75&fSelectedSub=62&fSelectedParent=75.

NVOG. Herziene NVOG-richtlijn 'Zwangerschapsafbreking tot 24 weken'. Versie 2.0. 2015. Bron: ▶ http://nvog-documenten.nl/index.php?pagina=/site/pagina.php&id=54321.

NVOG. Richtlijn dreigende vroeggeboorte. 2017. Bron: Richtlijnen database: ▶ http://nvog-documenten.nl/index.php?pagina=/richtlijn/pagina.php&fSelectTG_62=75&fSelectedSub=62&fSelectedParent=75.

Oei SG, Eyck J van. Derdelijns verloskunde in gevaar. Medisch Contact 22 juli 2002. Bron: ▶ https://www.medischcontact.nl/nieuws/laatste-nieuws/artikel/Derdelijns-verloskunde-in-gevaar.htm.

Ouden AL den, Dorrepaal CA. Evaluatieonderzoek artikel 18 neonatale intensive care. Leiden: TNO-rapport 97.020; 1997.

Oudhof M, Wolff MS de, Ruiter M de, Kamphuis M, L'Hoir M, Prinsen B. Opvoedingsondersteuning voor hulp bij opvoedingsvragen en lichte opvoedproblemen. Utrecht: Nederlands Centrum Jeugdgezondheid (NCJ); 2013. Bron: ▶ https://assets.ncj.nl/docs/jgz-richtlijn_opvoedingsondersteuning_de_samenvatting_def.pdf.

Paauw S. Jeugdartsen niet betrokken bij wijkteams. Medisch Contact 24 febr 2016. Bron: ▶ https://www.medischcontact.nl/nieuws/laatste-nieuws/artikel/jeugdartsen-niet-betrokken-bij-wijkteams.htm.

Parry S, Elovitz MA. Pros and cons of maternal cervical length screening to identify women at risk of spontaneous preterm delivery. Clin Obstet Gynecol. 2014;57(3):537–46. ▶ https://doi.org/10.1097/GRF.0000000000000051.

Perined. Perinatale zorg in Nederland in 2015. Utrecht: Perined; 2016. Bron: ▶ https://assets.perined.nl/docs/980021f9-6364-4dc1-9147-d976d6f4af8c.pdf.

Plantinga M, Birnie E, Abbott KM, Sinke RJ, Lucassen AM, Schuurmans J, Kaplan S, Verkerk MA, Ranchor AV, Langen IM van. Population-based preconception carrier screening: how potential users from the general population view a test for 50 serious diseases. Eur J Hum Genet. 2016;24(10):1417–23. ▶ https://doi.org/10.1038/ejhg.2016.43.

Reu PA de, Oosterbaan HP, Smits LJ, Nijhuis JG. Avoidable mortality in small-for-gestational-age children in the Netherlands. J Perinat Med. 2010;38(3):311–8. ▶ https://doi.org/10.1515/JPM.2010.027.

Reu PA de, Smits LJ, Oosterbaan HP, Nijhuis JG. Value of a single early third trimester fetal biometry for the prediction of birth weight deviations in a low risk population. J Perinat Med. 2008;36(4):324–9. ▶ https://doi.org/10.1515/JPM.2008.057.

RIVM. Draaiboek Prenatale Screening down-, edwards- en patausyndroom en structureel echoscopisch onderzoek versie 8.0. 2018. Bron: ▶ https://www.rivm.nl/Documenten_en_publicaties/Professioneel_Praktisch/Draaiboeken/Preventie_Ziekte_Zorg/Draaiboek_prenatale_screening_downsyndroom_en_Structureel_Echoscopisch_Onderzoek/Download/Draaiboek_prenatale_screening_downsyndroom_en_Structureel_Echoscopisch_Onderzoek.pdf.

Romero R, Nicolaides KH, Conde-Agudelo A, O'Brien JM, Cetingoz E, Fonseca E da, Creasy GW, Hassan SS. Vaginal progesterone decreases preterm birth ≤ 34 weeks of gestation in women with a singleton pregnancy and a short cervix: an updated meta-analysis including data from the OPPTIMUM study. Ultrasound Obstet Gynecol. 2016;48(3):308–17. ▶ https://doi.org/10.1002/uog.15953.

Roseboom TJ. De eerste 1.000 dagen. Het fundamentele belang van een goed begin vanuit biologisch, medisch en maatschappelijk perspectief. Utrecht: De Tijdstroom; 2018.

Sachse-Bonhof H, Schwarte J, Putte E van de, Kamphuis M. Bij decentralisatie jeugdzorg hoort brede inzet jeugdarts. Medisch Contact 2 september 2015. ▶ https://www.medischcontact.nl/nieuws/laatste-nieuws/artikel/bij-decentralisatie-jeugdzorg-hoort-brede-inzet-jeugdarts.htm.

Steen SL van der, Bunnik EM, Polak MG, Diderich KEM, Verhagen-Visser J, Govaerts LCP, Joosten M, Knapen MFCM, Go ATJI, Opstal D van, Srebniak MI, Galjaard RJH, Tibben A, Riedijk SR. Choosing between higher and lower resolution microarrays: do pregnant women have sufficient knowledge to make informed choices consistent with their attitude? J Genet Couns. 2018;27(1):85–94. ▶ https://doi.org/10.1007/s10897-017-0124-5.

Steen SL van der, Diderich KE, Riedijk SR, Verhagen-Visser J, Govaerts LC, Joosten M, Knapen MF, Opstal D van, Srebniak MI, Tibben A, Galjaard RJ. Pregnant couples at increased risk for common aneuploidies choose maximal information from invasive genetic testing. Clin Genet. 2015;88(1):25–31. ▶ https://doi.org/10.1111/cge.12479.

Stoelhorst GM, Rijken M, Martens SE, Brand R, Ouden AL den, Wit JM, Veen S; Leiden follow-up project on prematurity. Changes in neonatology: comparison of two cohorts of very preterm infants (gestational age < 32 weeks): the project on preterm and small for gestational age infants 1983 and the Leiden follow-up project on prematurity 1996–1997. Pediatrics 2005;115(2):396–405.

Teicher MH, Samson JA. Annual Research Review: Enduring neurobiological effects of childhood abuse and neglect. J Child Psychol Psychiatry 2016;57(3):241–66. ►https://doi.org/10.1111/jcpp.12507.

Teicher MH, Samson JA, Anderson CM, Ohashi K. The effects of childhood maltreatment on brain structure, function and connectivity. Nat Rev Neurosci. 2016 Sep 19;17(10):652–66. ►https://doi.org/10.1038/nrn.2016.111.

Verloove-Vanhorick SP, Verwey RA. Project on preterm and small for gestational age infants in The Netherlands 1983. Proefschrift Rijks Universiteit Leiden; 1987.

Verloove-Vanhorick SP, Verwey RA, Ebeling MC, Brand R, Ruys JH. Mortality in very preterm and very low birth weight infants according to place of birth and level of care: results of a national collaborative survey of preterm and very low birth weight infants in The Netherlands. Pediatrics 1988;81(3):404–11.

Voorwinden JS, Buitenhuis AH, Birnie E, Lucassen AM, Verkerk MA, Langen IM van, Plantinga M, Ranchor AV. Expanded carrier screening: what determines intended participation and can this be influenced by message framing and narrative information? Eur J Hum Genet. 2017;25(7):793–800. ►https://doi.org/10.1038/ejhg.2017.74.

Vos AA, Voorst SF van, Steegers EA, Denktaş S. Analysis of policy towards improvement of perinatal mortality in the Netherlands (2004–2011). Soc Sci Med. 2016;157:156–64. ►https://doi.org/10.1016/j.socscimed.2016.01.032.

Webber DM, MacLeod SL, Bamshad MJ, Shaw GM, Finnell RH, Shete SS, Witte JS, Erickson SW, Murphy LD, Hobbs C. Developments in our understanding of the genetic basis of birth defects. Birth Defects Res A Clin Mol Teratol. 2015;103(8):680–91. ►https://doi.org/10.1002/bdra.23385.

Wert G de, Dondorp W, Knoppers BM. Preconception care and genetic risk: ethical issues. J Community Genet. 2012;3:221–8.

Wert G de, Pennings G. 'Genome editing' in de menselijke kiembaan: een ethische exploratie. In: Slager E, redactie. Reproductieve geneeskunde, gynaecologie en obstetrie 2017. Den Haag: Gezondheidsraad. Ingrijpen in het DNA van de mens; 2017. pag. 879–87.

Wert G de, Wachter M de. Mag ik uw genenpaspoort? Ethische aspecten van dragerschapsonderzoek bij de voortplanting. Baarn: Ambo; 1990.

WHO. Monitoring the building blocks of health systems. A handbook of indicators and their measurement strategies. Geneva. World Health Organization 2010. Bron: ►http://www.who.int/healthinfo/systems/WHO_MBHSS_2010_full_web.pdf.

Wilms FF, Stralen G van, Porath MM, Papatsonis DN, Oei SG, Mol BW, Scherjon S. Voorspellen van dreigende vroeggeboorte door middel van bepaling van foetaal fibronectine in vaginaal vocht. Ned Tijdschr Geneeskd. 2009;153:B398.

Zorgstandaard Integrale Geboortezorg versie 1.1. 2016. Bron: ►https://www.zorginzicht.nl/bibliotheek/integrale-geboortezorg-zorgstandaard/Paginas/Home.aspx.

Erratum bij: Integrale geboortezorg – Samen bevalt goed

Erratum bij:
H. I. J. Wildschut en I. C. Boesveld (Red.), *Integrale geboortezorg,*
▶ https://doi.org/10.1007/978-90-368-2202-2

In **hoofdstuk 4** *Integrale geboortezorg – achtergrond, definitie, doelstellingen en organisatorische aspecten,* H.I.J. Wildschut, I.C. Boesveld et al, is helaas een fout geslopen:
- Stellingenlijst op pagina 135 hoort thuis op pagina 121 en is onderdeel van Het Negen Maanden Spel (figuur 4.10).
- Het figuuronderschrift onder de Stellingenlijst op pagina 135, hoort onder figuur 4.13 op pagina 136.

In **hoofdstuk 8** *Professionele verantwoordelijkheid – omgang met klachten, incidenten, complicaties en calamiteiten,* H.I.J. Wildschut, B.J. Smit et al, is bij een aantal aanbevelingen in Box 8.1 op pagina 249 helaas een fout geslopen:

Aanbeveling **1** moet zijn:
Voor de cliënt is te allen tijde duidelijk wie van de betrokken zorgverleners:
- het aanspreekpunt is voor vragen van de cliënt of diens vertegenwoordiger;
- de inhoudelijke (eind)verantwoordelijkheid heeft voor de zorgverlening aan de cliënt;
- belast is met de coördinatie van de zorgverlening aan de cliënt (zorgcoördinator).

Het is van belang dat deze drie taken over zo weinig mogelijk zorgverleners worden verdeeld. Zo mogelijk zijn deze taken in één hand.

Aanbeveling **2** moet zijn:
Alle bij de samenwerking betrokken zorgverleners beschikken zo nodig over een gezamenlijk en up-to-date zorg- of behandelplan betreffende de cliënt.

De gereviseerde online versies van de hoofdstukken zijn hier te vinden
▶ https://doi.org/10.1007/978-90-368-2202-2_4
▶ https://doi.org/10.1007/978-90-368-2202-2_8

© Bohn Stafleu van Loghum is een imprint van Springer Media B.V., onderdeel van Springer Nature 2018
H. I. J. Wildschut en I. C. Boesveld (Red.), *Integrale geboortezorg,*
https://doi.org/10.1007/978-90-368-2202-2_13

Aanbeveling **3** moet zijn:
Gegarandeerd wordt dat de rechten van de cliënt, zoals deze voortvloeien uit wetgeving en rechtspraak, op de juiste wijze worden nagekomen. Waar nodig worden afspraken gemaakt om te vergemakkelijken dat de cliënt de hem/haar toekomende rechten kan uitoefenen.

Aanbeveling **4** moet zijn:
Een zorgverlener die deelneemt in een samenwerkingstraject vergewist zich ervan dat hij/zij beschikt over relevante gegevens van collega's en informeert collega's over gegevens en bevindingen die zij nodig hebben om verantwoorde zorg te kunnen verlenen.

Onze welgemeende excuses voor deze fouten.

Bijlagen

Nawoord – 384

Bijlage A – 385

Bijlage B – 386

Register – 387

© Bohn Stafleu van Loghum is een imprint van Springer Media B.V., onderdeel van Springer Nature 2018
H. I. J. Wildschut en I. C. Boesveld (Red.), *Integrale geboortezorg*,
https://doi.org/10.1007/978-90-368-2202-2

Nawoord

» Transform a team of experts into an expert team
  J. Yeung

De Stuurgroep Zwangerschap en Geboorte kreeg in 2008 van de minister van VWS de opdracht om voorstellen te doen ter verbetering van geboortezorg. Naar aanleiding hiervan kwam de stuurgroep met zeven speerpunten (▶par. 4.5.3). Goed luisteren en communiceren met de (zwangere) vrouw en haar (eventuele) partner, en inzicht hebben in de sociale omstandigheden waarin zij leeft en waarin het kind terechtkomt, zijn belangrijke voorwaarden voor kwalitatief goede geboortezorg. Kwalitatief goede geboortezorg behoort een weerspiegeling te zijn van respect, gelijkwaardigheid, empathie en verantwoorde zorg, waarbij de (zwangere) vrouw, haar (ongeboren) kind en het gezin centraal staan en waarbij rekening wordt gehouden met hun wensen en behoeften. Dat is geen eenvoudige opgave. Het vereist onderling vertrouwen en goede – integrale – samenwerking tijdens het gehele traject van geboortezorg, dat wil zeggen vanaf de periode vóór de bevruchting tot en met de geboorte van het kind en de periode daarna. In nauwe samenwerking met gemeenten zijn de regionale geboortezorgorganisaties de motor voor vernieuwingen en organsatorische verbeteringen van integrale geboortezorg. Met de implementatie van integrale geboortezorg wordt het medisch-verloskundige zorgdomein geïntegreerd met het sociaal-maatschappelijk zorgdomein. Hiermee wordt beoogd 'zorg op maat' te leveren (▶par. 1.5.6).

In Nederland is de perinatale sterfte in 16 jaar tijd met 39 % afgenomen van 11,9 per 1.000 geboortes in 2000 naar 7,3 per 1.000 in 2016 (Perined. Factsheet Zwangerschap en geboorte 2016) (▶Bijlage A). Het is niet duidelijk in hoeverre deze afname kan worden toegeschreven aan geboortezorgvernieuwingen. In de toekomst zal blijken of de integrale aanpak leidt tot de verdere verbetering van perinatale sterftecijfers en de gewenste verbetering van de kwaliteit van geboortezorg. Eén ding is duidelijk: zowel op medisch-verloskundig als op sociaal-maatschappelijk terrein is integrale samenwerking tussen alle betrokkenen in de geboortezorg cruciaal voor de kwaliteit van de zorg en daarmee voor de gezondheid en het welzijn van de (aanstaande) moeder, haar (ongeboren) kind en het gezin waarin het opgroeit. Samen bevalt goed!

Bijlage A

Figuur B1 Trend in foetale, neonatale en perinatale sterfte in Nederland voor 1999–2016

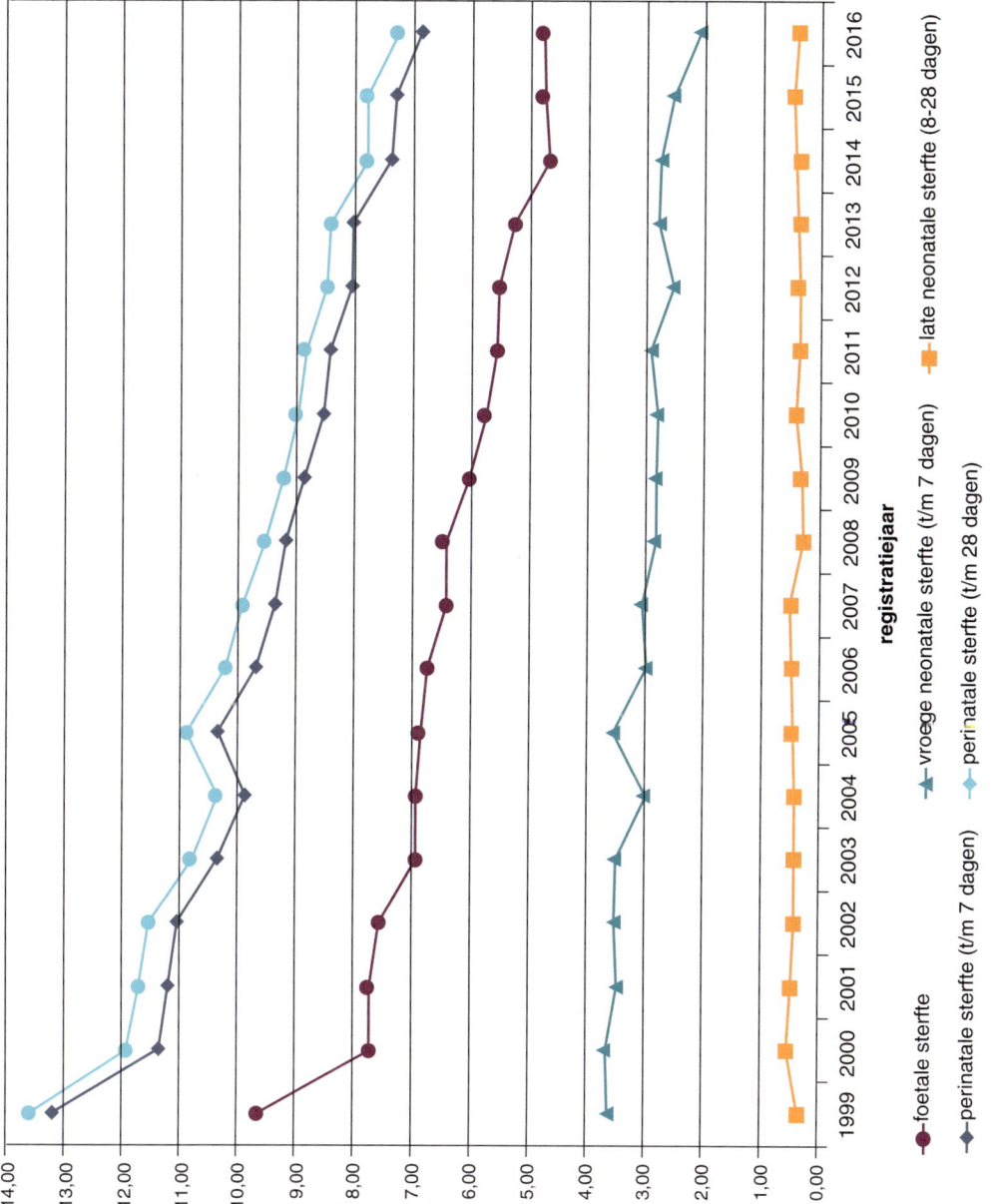

Bron: Perined. Factsheet Zwangerschap en geboorte 2016; ▶ https://assets.perined.nl (met toestemming) (zie ook ▶ par. 4.3.1)

Bijlage B

Figuur B2 Trend in aspecten van geboortezorg tussen 1999 en 2016

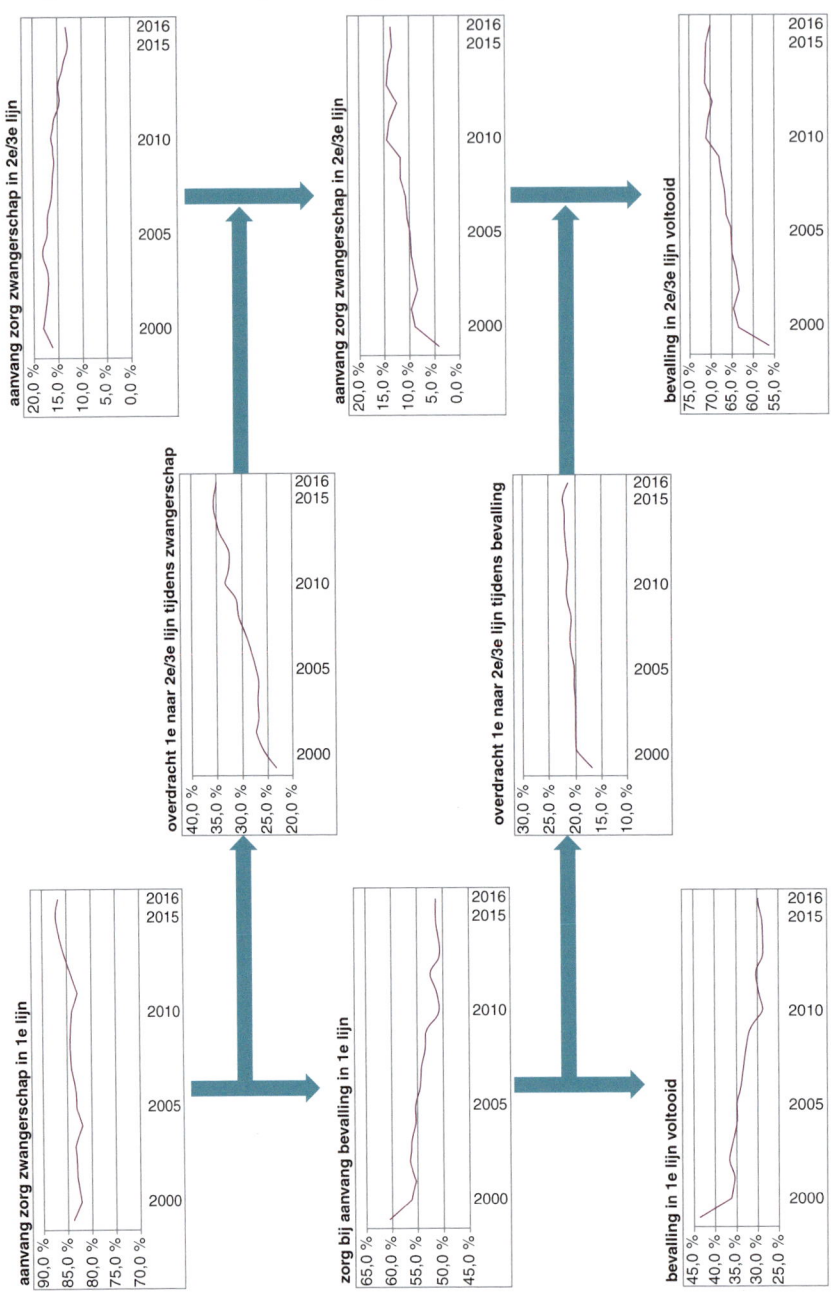

Perinatale sterfte wordt gedefinieerd als foetale of neonatale sterfte tijdens de periode van zwangerschap – vanaf 22 weken – tot en met 28 dagen na de geboorte.

Bron: Perined. Factsheet Zwangerschap en geboorte 2016; ▶ https://assets.perined.nl (met toestemming)

Register

A

aandacht 10
- persoonsgericht 10
- taakgericht 10

aangeboren afwijking 360
ACTion-methodiek 270
Adverse Outcome Indicator (AOI-5) 168
adviesraad 125
Alliantie Gezondheidsvaardigheden 26
ALPHA-NL 65
armoede 52, 78
- geografische verschillen 78

asfyxie 372
- kritische hartafwijking 372
- therapeutische afkoeling (hypothermie) 372

attitude
- professionele 12

Autoriteit Consument en Markt (ACM) 337

B

Baby Friendly Hospital Initiative (BFHI) 83
Barker-hypothese 192
basispakketvergoeding
- bevalling 314
- kraambedperiode 315
- prenataal 313

beleid
- verschil van opvatting 30

bemoeizorg 68
Beroepsvereniging Echoscopisten Nederland (BEN) 223
besluitvorming 8
- paradigmaverschuiving 8

bevalling 12
- plaats 21
- traumatisch 12

bevalling in ziekenhuis
- criteria 199

bevalplan 24
Big 4-aandoening
- aangeboren afwijking 360

Big 4-aandoeningen 51, 360
- asfyxie 372
- te laag geboortegewicht 371
- vroeggeboorte 369

bij- en nascholing 343

biobanken 348
BMR-vaccinatie 85
borstvoeding 79
- geïnformeerde keuze 82
- gezondheidseffecten 80
- vitamine K 81
- wettelijke regeling 81

BRAIN-methodiek 16
burgerservicenummer 297

C

calamiteit 259, 265
campagne 'Samen beslissen' 9
CanMEDS 133
CanMEDS-raamwerk 214
- competentiegebieden 214

casemanager. *Zie* coördinerend zorgverlener
Centering-Pregnancy-Fit® 34
CenteringParenting® 33
CenteringPregnancy® 31
Centrum voor Jeugd en Gezin (CJG) 376
Childbirth Perception Scale (CPS) 166
cirkel van Deming 134
cliënt
- plichten bij medische behandeling 252

cliënten- of patiëntenportaal 298
cliëntenparticipatie 124
cliëntenraad 125
Cochrane 153, 354
College Perinatale Zorg (CPZ) 17, 135, 344, 345
communicatie 13
- aspecten 13

complicatie 259
complicatieregistratie 267
consortiumstudies 345
consultkaart 22
Consumer Quality Index (CQI) 168
continuïteit van zorg 107
continuüm van zorg 107
coördinerend zorgverlener 23, 253, 254, 313
counseling 10
- bij chromosoomafwijking 20
- directieve 10
- niet-directieve 10

counselor 224
CPZ Taskforce

- CPZ-ladder interprofessionele samenwerking 126
- Handreiking fiscaliteit 336

D

debriefing 116
Dienst Maatschappelijke Ondersteuning (DMO) 67
digitale gegevensuitwisseling 294
- push- en pull-verkeer 294

DMO-gespreksprotocol 67, 375
doula 35
drang 68
dwang 69

E

e-learning 302
echoscopist 223
eerstelijnsgeboortezorg
- tarieven en prestaties 317

eHealth 287
- implementatie 287

epigenetica 193
evidence-based denken 153
evidence-based practice 158
    context-based 159

F

flesvoeding 82
fragmentatie van zorg 99

G

Geboortebeweging.nl 29
geboortecentrum
- tarieven en prestaties 322

geboortegewicht
- te laag 371

geboorteplan 24
geboortezorg 254
- integraal, geïntegreerd 103
- risicocommunicatie 188
- risicosignalering en -management 192
- vrouwgestuurde zorg 29

geboortezorg in Nederland
- organisatie 95

geboortezorgmodel 11

geboortezorgplan 23
– individueel 23
geboortezorgstelsel
– zes bouwstenen 358
geboortezorgteam
– interprofessioneel 24
geboortezorgvernieuwing 97
gehoorscreening 84
geïnformeerde beslissing 8
geïnformeerde keuze 8
Generation R-studie 349
gepaste zorg 101
gezamenlijke besluitvorming 16
– drie goede vragen 16
– geen keuze willen/kunnen maken 29
– moeilijke of onmogelijke keuzes 26
– noodgevallen 26
– principe van 11
gezondheid
– WHO-definitie 180
gezondheidsvaardigheid 26
– communicatiestrategie 28
– definitie 26
gezondheidsverschillen 50
GGD 117
goed hulpverlenerschap 254
Grantly Dick Read 34
gynaecoloog
– beroepsprofiel 224
– opleiding 224
– taken en rollen 225

H

Handreiking kwetsbare zwangeren KNOV 57
hielprikscreening 84
– doelstelling 367
– procedure 368
– voorlichting 368
huisarts 7, 117, 240, 376
– bijdrage verloskundige zorgverlening 7
huisbezoek 254

I

incident 257
– weerslag op zorgverleners 274
individueel geboortezorgplan 23, 290
– digitale gegevensvastlegging 291
informatie
– folder 15
– folders in eigen taal 17
– relevante 15

– tolkentelefoon 27
– voor (aanstaande) moeder 13
– wettelijke regeling 27
informed consent 9
informed decision-making 8
integrale bekostiging
– bundelbreker 329
– doel 311
– implementatie 330
– keuzevrijheid 329
– model 326
integrale geboortezorg
– bekostiging 332
– bekostigingsmodel 358
– definitie, doelstelling, opzet 102
– digitale informatiebronnen 299
– doelstellingen 106
– implementatiestrategie 117
– implicaties 107
– kwetsbare (aanstaande) moeders 66
– plan van aanpak 111
– professionele verantwoordelijkheden 250
– regenboogmodel 105
– specifieke aspecten 11
– succesvolle implementatie 109
– visie 110
– vrije prijsvorming 334
integrale geboortezorgzorg
– dimensies, niveaus 105
intensivecare-neonatologieverpleegkundige 235
International Consortium for Health Outcome Measurements (ICHOM) 171
interprofessioneel geboortezorgteam 24
– algemene verantwoordelijkheid 251
– handelingsverantwoordelijkheid 251
interprofessionele geboortezorgteam 253
interprofessionele onderwijs 215
interprofessionele samenwerking 212, 262

J

Jan van Es Instituut 353
jeugdgezondheidszorg (JGZ) 67, 373
– consultatiebureau 374
– organisatie 374
– signaleringsinstrumenten 375
jeugdverpleegkundige 235
JGZ. Zie jeugdgezondheidszorg

K

Kennisnet Geboortezorg 345
kennisnetwerk
– consortia 162
Kennispoort Verloskunde 352
keten- en/of netwerkzorg
– continuüm 100
ketenzorg 95
keuzehulp 11, 21, 22, 188
– eHealth 299
klachtenfunctionaris 256
Kleurendenken 131
klinisch verloskundige 220, 255
Kloostermanlijst 95, 197
KNOV-praktijkkaart hypertensieve aandoeningen 15
Koninklijke Vereniging voor Verloskundigen (KNOV)
– onderzoeksagenda 349
kostenbesparing 101, 131, 335
kraampakket 315
kraamverzorgende 254, 255
– beroepsprofiel 236
– taken en rollen 237
kraamzorg
– kwaliteitsindicatoren 171
– tarieven en prestaties 326
kunstmatige intelligentie 301
kwaliteit van zorg 151
– algemene kaders 151
– cliëntervaringen 165
– gegevensverstrekking 297
– wettelijke kaders 160
kwaliteitsindicator 159
– begrippenlijst 160
kwaliteitsregistratie
– doelstelling 164
kwaliteitsstandaard 161
kwetsbare (aanstaande) moeder
– definitie 57
– integrale geboortezorg 66

L

lactatiekundige 239
Landelijk Kenniscentrum Psychiatrie en Zwangerschap (LKPZ) 57
– zelftest 65
Landelijk Meldpunt Zorg 257
Lean®-filosofie 128
leidraad 'Verloskundige zorg buiten de richtlijnen' 30

Register

M

Machteld Huber 180
manifest '1001 kritieke dagen' XXIII, 107, 373
maternale morbiditeit 267
maternale mortaliteit en morbiditeit 181
maternale sterfte 266
- melding 267
maternale sterfte- en morbiditeitsbespreking 267
medisch beroepsgeheim 295
Medische App Checker 301
MedMij 289
Meldpunt 'Zwanger & Verslaafd' 58
middelengebruik 58
MIDIRS 354
midwife-led continuity model of care 108
Midwifery Research Network Nederland (MRNN) 352
Mind2Care 64
MOET-cursus 302
moreel beraad 273
Movisie kennisinstituut
- sociale vraagstukken 353

N

nationale wetenschappelijke onderzoeksagenda 344
Nederlandse Vereniging voor Obstetrie en Gynaecologie (NVOG)
- onderzoeksthema's 350
Nederlandse Zorgautoriteit (NZa) 312
Negen Maanden Spel 120
neonatale zorg
- centralisatie 370
NEORAH 368
Net Promotor Score 165
NICE 354
Nijmegen Continuity Questionnaire (NCQ) 166
number needed to treat (NNT) 186

O

obstetrieverpleegkundige 232, 255
- beroepsprofiel 232
OMIM® 354
ondertoezichtstelling (OTS) 69
onderwijs
- interprofessioneel 215
onderzoeksprogramma
- Haagse Aanpak Perinatale Gezondheid 119
- Healthy Pregnancy 4 All 118
- 'Klaar voor een kind' 117
ongedocumenteerd 63
opleiding Gezondheidsbevordering en preventie 28
opleiding Voorlichting perinatale gezondheid 28
OPZI-studie 349
organisatiemodel
- juridisch 335
Orphanet 354

P

paradigmaverschuiving
- in besluitvorming 8
patient-reported experience measure (PREM) 167
patient-reported outcomes measure (PROM) 167
patiënten- of cliëntenportaal 298
Patiëntenfederatie Nederland 7
- kwaliteitsindicatoren goede zorg 7
patiëntveiligheid 258, 259
PCQ Zwangerschap en Geboorte vragenlijst 166
peer support 275
perinataal webbased dossier (PWD) 290
- doel 101
perinatale audit 267
- 6 Wat-vragen 269
- à terme asfyxie 373
perinatale morbiditeit
- geografische verschillen 51
perinatale sterfte
- definitie 131
- geografische verschillen 51
Perined 168
persoonlijke gezondheidsomgeving 290
Pharos 353
plaats van bevalling 21
- geïnformeerde keuze 21
plan-do-check-act-cirkel (PCDA) 134
POP-poli 71
praktijkkaart KNOV 15
preconceptiezorg
- algemeen individueel 194
- collectief 194
- doelstellingen 193
- specialistisch individueel 196
prenataal onderzoek
- aangeboren afwijkingen 364
- counseling 366
- reikwijdte 365
- routinisering 365

preventieparadox 190
Primary Health Care Activity Monitor for Europe (PHAMEU) 171
PRISMA-methodiek 265
privacyregelingen 252
problematisch middelengebruik 58
professionaliteit 213, 258
professionele attitude 12
programma 'Moeders van Rotterdam' 70
project 'Bij een goede start hoort een goed begin' 122
project 'Goede start' 123
psychiatrische/psychosociale problemen 57
psychosociale problematiek
- vroegsignalering 63
psychosociale zorg 71
- Blauwdruk 71
PubMed 353

R

R4U 63
raad van bestuur
- calamiteit 265
randomised controlled trials (RTC's)
- effectgrootte 156
- levels of evidence 155
reflectie op eigen handelen 266
regenboogmodel
- integrale geboortezorg 105
regionale geboortezorgorganisatie
- klacht 248
reproductieve keuzevrijheid 196
ReproQuestionnaire (ReproQ) 166
richtlijnen
- GRADE-keurmerk 162
richtlijnen en protocollen 161
Rijksvaccinatieprogramma 85
risico
- definitie 182
risico-informatie
- met getallen 185
- zonder getallen 187
risico-inschatting 181
risicocommunicatie 191
risicosignalering 181
- knelpunten 189
- kraamperiode 200
- zwangerschap en bevalling 197
RIVM 19
RIVM landelijke kwaliteitseisen 224
roken 58
- Zorgmodule Stoppen met Roken 59
Rotterdam Reproductive Risk Reduction (R4U) 199

S

samen beslissen 8
- tijdens de zwangerschap 17
Samen Starten 375
samenwerking
- interprofessioneel 212
- verantwoordelijkheidsverdeling 248
SBAR-methode 133
shared care 108
Signalementstudie zwangerschap en geboorte 181
SIRE-methode 266
SMART formuleren 269
social media 300
sociale verloskunde 53
sociale wijkteams 67, 117
- gegevensuitwisseling 295
Stevig Ouderschap 60
Stoppen-met-rokenprogramma 58
structureel echoscopisch onderzoek (SEO) 366
Stuurgroep Zwangerschap en Geboorte
- speerpunten 106
substandaardfactoren (SSF) 271

T

taakoptimalisatie 328
taalbarrière 26
tabaksverslaving 58
- Zorgmodule Stoppen met Roken 59
Taskforce Programma Transitie Geboortezorg 327
teamklimaat 113
- communicatie en samenwerking 114
- externe en interne aanpassing 114
teamtraining 115
- Locomotive-studie 116
- simulatietraining 116
tienerzwangerschap 61
Tolk- en Vertaalcentrum Nederland 27
translationeel onderzoek 348
Triple Aim-programma 102
- doelstelling 102
tuchtrechter 256
tweedelijnsverloskundige 220
tweedelijnszorg
- DBC-declaratiesystematiek 323

U

uithuisplaatsing 69

V

vaccinatie 85
- kinkhoest 86
value-based health care 101, 168
Veilig Incident Melden (VIM) 258
veiligheidscultuur 261, 262
- SCOPE-vragenlijst 261
- Veilig Incident Melden 261
verlengde-armconstructie 223
verloskunde
- landelijk cursusaanbod 221
verloskundige
- beroepsprofiel 218
- bevoegdheden 218
- klinisch 220, 255
- opleiding 217
- rechtspositie 255
- tweedelijns- 220
verloskundige indicatielijst (VIL) 95, 197
- herzien 197
verloskundigenzorg 153, 171
verpleegkundige 232
- intensivecare-neonatologie- 235
- jeugd- 235
- obstetrie- 232, 255
verslavingsproblematiek 57
videoconferencing 302
visitatie 272
voeding 79
voorbehouden handelingen 215
voorgenomen gesprek 263
- wat-, wanneer-, wie-, waarom- en hoevragen' 264
voorlopige ondertoezichtstelling (VOTS) 69
VoorZorg, ondersteuningsprogramma 61
vroeggeboorte 369
vroegsignalering
- psychosociale problematiek 63
VSV-spiegel 135

W

waardegedreven gezondheidszorg 101
websites
- allesoverzwanger.nl 300
- deverloskundige.nl 300
- Erfocentrum 60
- thuisarts.nl 300
- zelfbewustzwanger.nl 126
Wereldgezondheidsorganisatie 354, 358
Wet kwaliteit, klachten en geschillen zorg (Wkkgz) 255
wettelijke jeugdbeschermingsmaatregelen 69
WONDER-studie 31

Z

ZonMw-onderzoeksagenda 344
ZonMw-onderzoeksprogramma
- Doelmatigheidsonderzoek 346
- Goed Gebruik Geneesmiddelen 347
- Op één lijn 347
- Zwangerschap en geboorte 345
zorg
- cliëntperspectief 102
- fragmentatie van 99
- kostenbeheersing 102
- kwaliteit van 151
- reflectie op eigen handelen 266
zorg op maat 22, 57, 67
- uitgangspunten 22
zorgcoördinator 23
zorgdossier 288
- recht op inzage 297
zorggegevens
- toegang 296
- verwijzing of overdracht 296
Zorginstituut Nederland (ZiN) 161, 312
zorgmail 301
zorgplicht 30
Zorgstandaad Integrale Geboortezorg
- cliëntversie 299
zorgstandaard 161
zorgstelsel 358
zorguitkomst
- definitie 101
zwanger
- en asielzoeker 62
- en migratieachtergrond 62
- en ongedocumenteerd 63
- en sociale problematiek 60
- en verstandelijke beperking 60
zwangerschapscursus 34
zwangerschapsuitkomst
- ongunstige 52

MIX
Papier aus verantwortungsvollen Quellen
Paper from responsible sources
FSC® C105338

If you have any concerns about our products,
you can contact us on
ProductSafety@springernature.com

In case Publisher is established outside the EU,
the EU authorized representative is:
Springer Nature Customer Service Center GmbH
Europaplatz 3, 69115 Heidelberg, Germany

Printed by Libri Plureos GmbH
in Hamburg, Germany